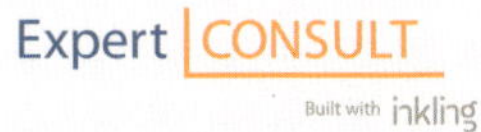

# Any screen.
# Any time.
# Anywhere.

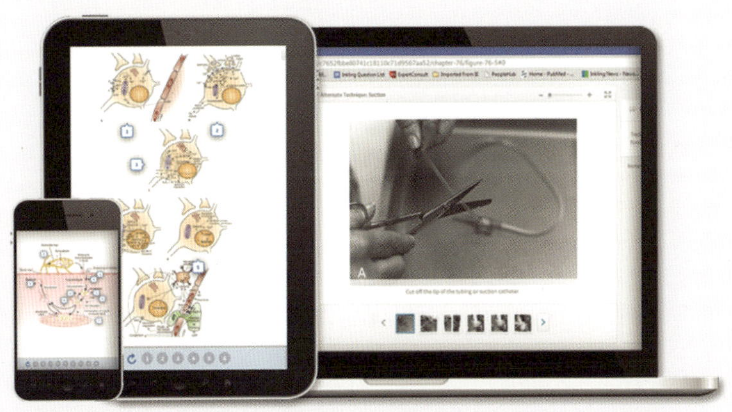

原著（英語版）のeBook版を
無料でご利用いただけます

“Expert Consult”ではオンライン・オフラインを問わず，原著（英語版）を閲覧することができ，検索やコメントの記入，ハイライトを行うことができます．

## Expert Consultのご利用方法

1. expertconsult.inkling.com/redeemにアクセスします．
2. 左ページのスクラッチを削り，コードを入手します．
3. “Enter code”にExpert Consult用のコードを入力します．
4. “REDEEM”ボタンをクリックします．
5. Log in（すでにアカウントをお持ちの方）もしくはSign upします（初めて利用される方）．
   ※Sign upにはお名前・e-mailアドレスなどの個人情報が必要となります．
6. “ADDING TO LIBRARY”ボタンを押すと，MY LIBRARYに本書が追加され，利用可能になります．

JN163439

ELSEVIER

テクニカル・サポート（英語対応のみ）：
email expertconsult.help@elsevier.com
call 1-800-401-9962（inside the US）
call +1-314-447-8200（outside the US）

# 小児症候学89

原著第2版

監訳
上村 克徳 Katsunori Kamimura
笠井 正志 Masashi Kasai

# Pediatric Decision-Making Strategies

Second Edition

著者
Albert J. Pomeranz
Svapna Sabnis
Sharon L. Busey
Robert M. Kliegman

ELSEVIER

東京医学社

ELSEVIER

Higashi-Azabu 1 -chome Bldg. 3 F
1 -9 -15 , Higashi-Azabu,
Minato-ku, Tokyo 106 -0044 , Japan

PEDIATRIC DECISION-MAKING STRATEGIES



ISBN: 978 -0 -323 -29854 -4

This translation of ***Pediatric Decision-Making Strategies, Second edition*** by **Albert J. Pomeranz, Svapna Sabnis, Sharon L. Busey and Robert M. Kliegman** was undertaken by Tokyo Igakusha Ltd. and is published by arrangement with Elsevier Inc.

本書，**Albert J. Pomeranz, Svapna Sabnis, Sharon L. Busey and Robert M. Kliegman** 著：***Pediatric Decision-Making Strategies, Second edition*** は，Elsevier Inc. との契約によって出版されている．

**小児症候学 89** by **Albert J. Pomeranz, Svapna Sabnis, Sharon L. Busey and Robert M. Kliegman.**



ISBN: 978 -4 -88563 -289 -1

*To Kate and Emily, the greatest daughters a father could hope for*

AP

*To my loving and supportive family - my husband, Samir, and my sons,Rahul and Nishant; my mother, Malavika Kapur, who always inspires me and in memory of my father, Ravinder Lal Kapur*

SS

*To Craig— for his endless patience and love*

SLB

# 第2版　原著謝辞

本書の正確さと完全性を保証するために多くの質問に答えてくれたウィスコンシン医科大学およびウィスコンシン小児病院の多くの医師とスタッフの方々に感謝いたします。彼らのアドバイスはいつもたいへん有益で，かつ辛抱強く対応してくれました。さらに以下の同僚たち，筋骨格系の項ではJay NoctonとJames Verbsky，血液の項ではAmanda Brandow，循環器系の項ではAnoop SinghとShanelle Clark，水・電解質の項ではScott Van WhyとCynthia Pan，内分泌系の項ではOmar AliとPatricia Donohoue，消化器系の項ではAlisha Mavis，呼吸器系の項ではLynn D'Andrea，そして水・電解質の項ではLarry Greenbaum(エモリー医科大学)からのお力添えに感謝申し上げます。

また,エルゼビアのLisa BarnesとJames Merrittの支援と励ましに感謝の意を表します。とくに，原稿作成の際に多大なるご助力をいただきましたKelsie Birschbachへは厚く御礼申し上げるしだいです。

Albert J. Pomeranz, MD
Svapna Sabnis, MD
Sharon Busey, MD
Robert M. Kliegman, MD

# 第2版　原著序文

初版の発行から12年を経て，Pediatric Decision-Making Strategiesの第2版を出版する機会を与えられたことをたいへんうれしく思います。本書の目的と基本的なアルゴリズム形式に変更はありませんが，利用可能な最新の医学的情報を反映して各章の内容を更新しました。本書の目的は初版と同じく，医学生・研修医・臨床医が小児の一般的な徴候や症状および検査の異常所見を評価する際の支援となることです。アルゴリズム形式により，診断への迅速かつ簡潔な段階的アプローチが可能となります。また各アルゴリズムに付随する解説により，診断までの特定のアプローチが明確になるとともに，さまざまな医学的状況に関する有益な追加情報を得ることができます。

本書の情報は最新のものになっています。文献は広範に見直され，本書のアルゴリズムの多くは適切な専門家との議論を経ています。私たちは正確で利用しやすいアルゴリズムを作成できたと考えています。しかし，与えられた問題に対して単一の優れたアプローチがあることはまれで，すべての診断がアルゴリズム内にうまく収まるわけではありません。アルゴリズムがすべての診断を包括しているとみなすべきではありませんが，議論される一般的な臨床問題について，合理的な鑑別診断に対する論理的かつ効率的な段階的アプローチを容易にすることが本書の目的であると考えています。今回の任務は，ウィスコンシン医科大学およびウィスコンシン小児病院の多くの同僚の寛大な支援なしに終えることはできませんでした。

Albert J. Pomeranz, MD
Svapna Sabnis, MD
Sharon Busey, MD
Robert M. Kliegman, MD

# 第2版　日本語版　監訳者序文

「医者の仕事は問題解決である」（上村克徳）

症候から鑑別疾患を思い浮かべることは重要である。臨床現場とケースカンファレンスは異なる。ケースカンファレンスでは，ふんだんに時間があり，時間がかかってもいかにまれな鑑別疾患をあげられるかが勝負のようである（そうではないケースカンファレンスもある）。逆に臨床現場では，短時間で鑑別疾患をあげられるか，がより重要である。さらにもっと重要なことは，速やかに効率よく問題解決ができることである。

さて本書は，89の症候から「鑑別疾患を速やかにあげ」，「問題解決」ができるヒントを効率的に得られる。アルゴリズムにさっと目を通す，その症候から広がる疾患の広がり（イメージ）を得ることができる。これは見逃しを防ぐためには重要である。また，鑑別していく作業の流れが一目瞭然となり，効率的な検査がタイミングよくできる。地引網的検査，電子カルテでの検査オーダー「オールクリック」を防ぐことができる。そしてポイントごとに「さすがネルソン！」と言いたくなるような秀逸なコメントがある。このコメントを読むことで疾患のイメージが深まり，次の一手も思い浮かびやすくなるため，保護者への説明も十全にでき，「問題解決」につながる。

当直帯で忙しく，疲れが極まっているときに限って，一度も出会ったことのない症候（疾患）に出会うことがあるのが小児医療のリアルである。共同監訳者であり，尊敬してやまない上村克徳先生を始めとして私が出会ってきた小児科医の諸先輩方は「さらり」と問題解決をされていた。知識，経験値の圧倒的な違いに驚き，感動し，あこがれた。しかし私にははるかに及ばない。だから小児科若手医師の皆さん，この『小児症候学89』を片手に武器とし，一緒に臨床の現場に向かい，「泥臭く」でよいので一緒に問題解決をし，子どもたちとその家族をハッピーにしていきましょう。

2018年4月

兵庫県立こども病院感染症内科
笠井 正志

# 小児症候学 89 著者・監訳者・翻訳者一覧

## 著者


Albert J. Pomeranz

Svapna Sabnis

Sharon L. Busey

Robert M. Kliegman


## 監訳


上村 克徳　兵庫県立こども病院 救急総合診療科

笠井 正志　兵庫県立こども病院 感染症内科


## 翻訳 五十音順


大西 理史　兵庫県立こども病院 専攻医

大野 茜子　長崎大学附属病院 小児科

梶原 伸介　兵庫県立こども病院 救急総合診療科

上月 愛瑠　国立感染症研究所 感染症疫学センター

潮見 祐樹　兵庫県立こども病院 小児集中治療科

染谷 真紀　兵庫県立こども病院 小児集中治療科

高寺 侑　(株)サノフィパスツール メディカル部

谷澤 直子　兵庫県立こども病院 救急総合診療科

津田 雅世　兵庫県立こども病院 救急総合診療科

永尾 宏之　国立循環器病研究センター 小児循環器科

夏秋 愛　姫路赤十字病院 小児科 専攻医

根津 麻里　神戸市立医療センター中央市民病院 小児科・新生児科

畑 菜摘　神戸市立医療センター中央市民病院 救命救急センター

松井 鋭　兵庫県立こども病院 救急総合診療科

松岡 由典　神戸市立医療センター中央市民病院 救命救急センター

三星 アカリ　兵庫県立こども病院 専攻医

村田 剛士　兵庫県立こども病院 専攻医

山口 宏　兵庫県立こども病院 神経内科

山下 裕加　神戸市立医療センター中央市民病院 小児科・新生児科 専攻医

山田 優里子　兵庫県立こども病院 専攻医

小児症候学 89

# 目次

## Part 1 頭部，頸部，眼



## Part 2 呼吸器系



## Part 3 循環器系



## Part 4 消化器系

## Part 5 泌尿生殖器系



## Part 6 筋骨格系



## Part 7 神経系



## Part 8 皮膚

## Part 9 血液



## Part 10 内分泌系



## Part 11 総合



## Part 12 水・電解質

# Part 1 Head, Neck, Eyes

# 頭部，頸部，眼

**Part 1** Head, Neck, Eyes **頭部，頸部，眼**

**chapter 1 EAR PAIN**

# 耳痛

耳痛は日常よく遭遇する症状で，とくに2～3歳までの児に多い。もっとも多い原因は急性中耳炎(AOM)である。80％以上の児が，3歳までに少なくとも1回はAOMに罹患する。

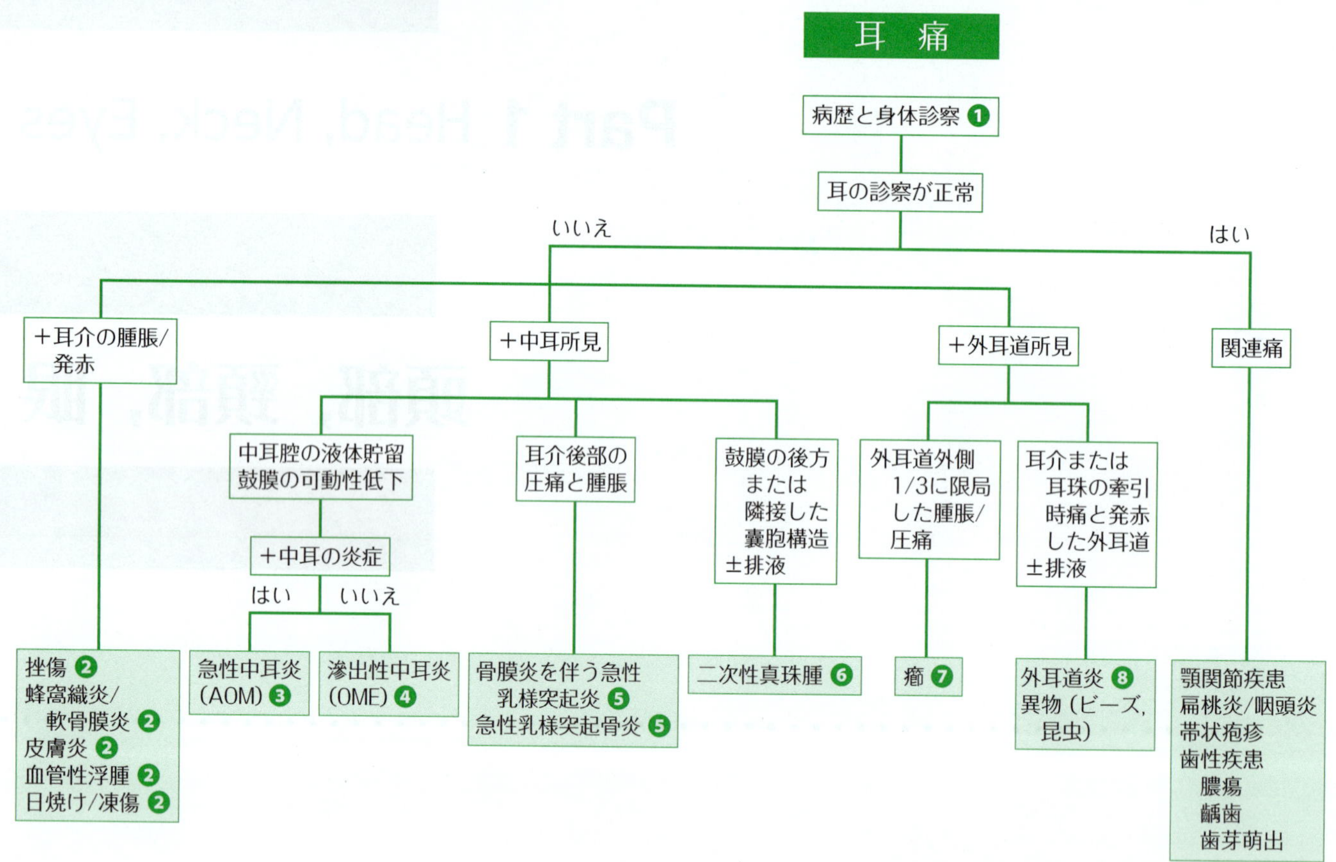


Nelson Textbook of Pediatrics, 19e. Chapters 631, 632, 634
ネルソン小児科学 原著 第19版．631章，632章，634章
Nelsons Essentials, 6e. Chapter 105

❶ 急性中耳炎(AOM)の症状は2歳未満の小児では非特異的(発熱，易刺激性，嘔吐など)である。耳介牽引痛は必ずしも特異的な所見ではない。しばしば上気道症状がAOMに先行もしくは随伴する。気密耳鏡※1検査で鼓膜の可動性変化を観察する※2ことが，中耳腔液体貯留の有無を診断する確実な手段である。

❷ 腫脹・発赤した耳介は，鈍的外傷(レスリング，ボクシング※3など)による挫傷の可能性がある。軟骨膜下血液貯留を伴う耳介血腫の増大に気づくことが重要であり，いわゆる「カリフラワー耳」の形成を予防するために適切な治療介入を行う。耳介軟骨膜炎も，未治療の場合には耳介変形をひき起こす可能性がある。耳介の腫脹は，日焼け，凍傷，虫刺症や接触刺激物に対するアレルギー反応が原因のこともある。

❸ AOMは，中耳の炎症所見(鼓膜の発赤・混濁・膨隆)，中耳腔液体貯留，最近の急性疾患の罹患※4により，臨床的に診断される。AOMの約2/3は細菌感染が原因である。主要な原因菌は，無莢膜型インフルエンザ菌，肺炎球菌，モラクセラ・カタラーリスである。AOMの不適切な診断は，抗菌薬の過剰使用および抗菌薬への薬剤耐性という重大な問題をひき起こす。

❹ 滲出性中耳炎(OME)とは，炎症または感染所見がないにもかかわらず中耳腔に液体が貯留している状態のことをいう。通常は上気道感染症に関連するか，または適切に治療されたAOMの後に発症する。一般的に，OMEは抗菌薬で治療すべきではない。症状として軽度の不快感や耳閉感を認めることは珍しくない。診断は，ティンパノメトリー検査と音響放射聴力測定 acoustic reflectometry が参考になる。これらの診断的検査は中耳腔の液体貯留の有無を判断するものであって，感染症の有無を判断するものではない。

❺ 骨膜炎を合併する場合，乳突蜂巣内の感染が乳様突起を覆う骨膜に進展してゆく。さらに感染が広がると骨炎をひき起こし，乳突蜂巣の破壊と膿瘍形成をきたす。結果として生じた骨軟部組織の腫脹はしばしば耳介の外方偏位※5をひき起こすほど深刻な状態※6となる。

❻ 真珠腫とは，中耳腔内の扁平上皮細胞の集塊のことを指し，白い乾酪壊死組織を伴う鼓膜の陥凹や穿孔がある場合に疑う必要がある。腫瘤の大きさの増大は，腫瘤の頭蓋骨内への進展と中耳・側頭骨の破壊をひき起こす。

❼ 頻度は低いが，耳鏡のスペキュラを外耳道に挿入した際に非常に強い痛みを訴える場合，外耳道に癤(せつ)が存在する手掛かりとなることがある。外耳道は，紅斑性丘疹または膿疱を認める以外は正常のことが多い。

❽ 外耳道は蝋のような撥水性の被膜をもつ耳垢によって保護されている。過度の湿潤，外傷，さまざまな皮膚病変(湿疹など)は，この耳垢の働きを損なう可能性がある。頻繁な水への曝露(水泳など)，補聴器の装着，湿疹性皮膚病変，綿棒やそのほかの器具の外耳道での過度の使用は外耳道炎発症のリスクになる。浮腫，紅斑，分泌物がよくみられる。時に外耳道炎は，穿孔した鼓膜からの膿性分泌物や鼓膜切開チューブが留置されている中耳からの感染によっても生じる。湿潤した刺激性の分泌物に細菌が定着し重複感染をもたらす。原因菌には緑膿菌，黄色ブドウ球菌やそのほかのグラム陰性菌，時に真菌が含まれる。

■ 訳者注釈

※1 送気球が付属した耳鏡

※2 中耳腔に液体貯留があると鼓膜可動性が低下する

※3 日本では柔道によるものが多い

※4 上気道症状を伴う気道感染症

※5 前から見ると耳介が立っているように見え，これを耳介聳立(しょうりつ)という

※6 側頭骨を破壊し頭蓋内に感染が進展することもある

参考文献

・American Academy of Pediatrics: Diagnosis and management of acute otitis media, Pediatrics 113:1451－1465, 2004.

Part 1 Head, Neck, Eyes 頭部，頸部，眼

chapter 2 RHINORRHEA

# 鼻汁

鼻汁は小児期によくみられる症状の一つである。ウイルス性上気道感染症によることがもっとも多いが，アレルギー疾患やそのほかの頻度の低い原因疾患との鑑別が必要である。

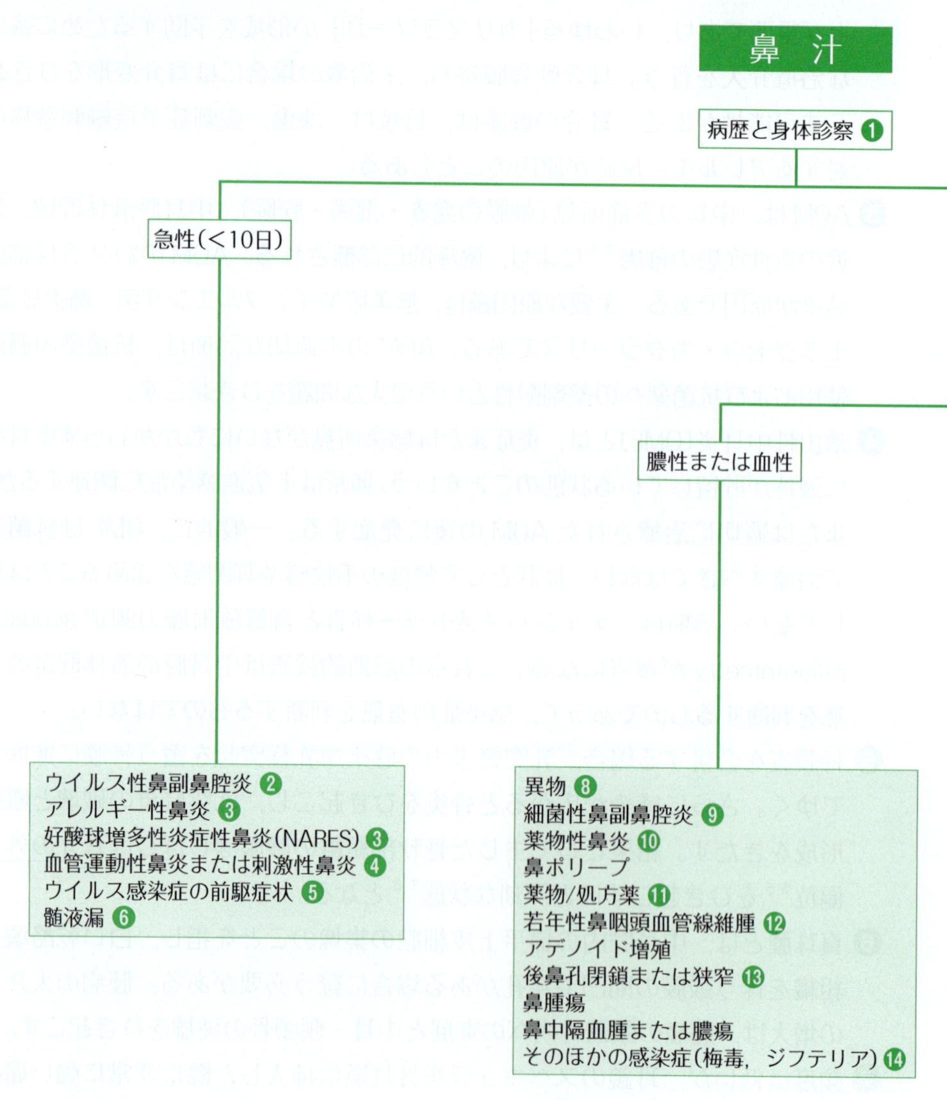

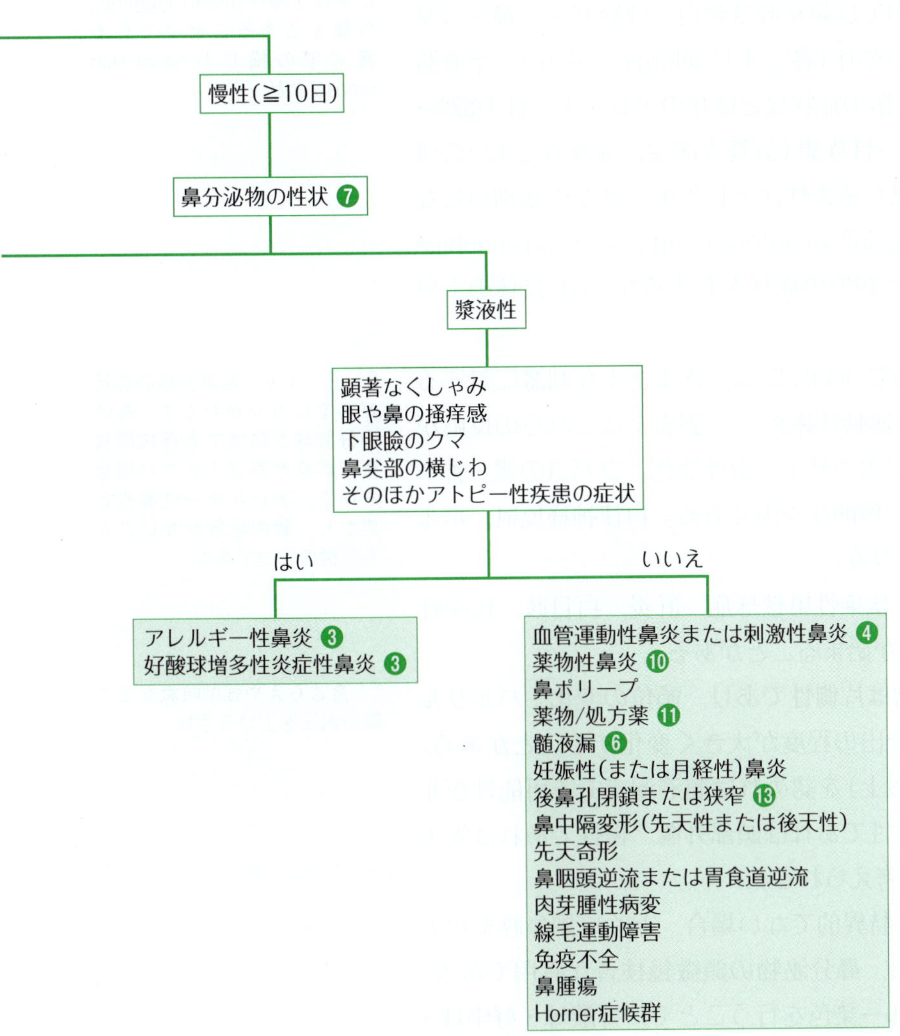


Nelson Textbook of Pediatrics, 19e. Chapters 137, 210, 368, 371, 372
ネルソン小児科学 原著 第19版. 137章, 210章, 368章, 371章, 372章
Nelsons Essentials, 6e. Chapters 102, 184

❶ 詳細なHEENT[※1]の診察が重要である。鼻の先天奇形（閉鎖，狭窄，低形成など）はしばしばほかの形態異常と関連するため，遺伝性症候群を示唆する徴候に注意すべきである。鼻の診察では，粘膜の外観（腫脹，蒼白，発赤，鼻腔の開存度），分泌物の性状，閉塞性病変（ポリープ，異物など）の有無も確認する。

❷ 急性鼻副鼻腔炎または感冒が，鼻汁のもっとも多い原因である。これらは小児期および青年期によくみられる疾患であり，なかでもウイルス性がもっとも一般的な原因である。細菌性の頻度は低い（❾を参照）。

❸ アレルギー性鼻炎は，季節性（花粉症など）または通年性の免疫グロブリンE（IgE）介在性疾患である。典型例では鼻粘膜は蒼白・浮腫状で，鼻汁は漿液性である。上方へ外鼻をこする動作（鼻こすり allergic salute），下眼瞼のくま allergic shiners，くしゃみ，眼の症状などほかのアレルギー性の徴候・症状[※2]もよくみられる。アトピー性疾患（気管支喘息，湿疹など）が合併していることもある。発熱の有無が感染性かアレルギー性かの鑑別点になる。好酸球増多性鼻炎 nonallergic inflammatory rhinitis with eosinophilia（NARES）は，アレルギー性鼻炎と類似の症状を有するが，IgE抗体の上昇を伴わない。

❹ 分泌物増加や粘膜腫脹といった血管運動反応は，さまざまな刺激に対する鼻粘膜の正常な反応である。血管運動性鼻炎[※3]の患者ではこれらの反応が過剰に生じている。外的刺激（外気温の低下，湿度変化，タバコの煙，香辛料の効いた食品など）がもっとも一般的な原因である。自律神経反射，ホルモン分泌，ストレスも誘因となり得る。

❺ 細気管支炎，突発性発疹，麻疹，伝染性単核球症，肝炎，百日咳，伝染性紅斑は，急性の水様性鼻汁で症状が始まることがある。

❻ 髄液漏による鼻汁は，透明で通常は片側性であり，頭位の変化・バルサルバ手技[※4]・頸静脈圧迫によって流出の程度が大きく変化することがある。液体中にグルコース（50 mg/dL以上）を認めれば髄液漏である可能性が非常に高い。この病態の原因は，急性であれば頭部外傷，慢性であれば先天性疾患（瘻孔，脳瘤など）や腫瘍が考えられる。

❼ 臨床経過および診察所見が診断に特異的でない場合，とくに副鼻腔炎かアレルギー性鼻炎かを検討する場合，鼻分泌物の顕微鏡検査が有用である。鼻分泌物のエオジン-メチレンブルー染色を行うことで，好酸球・好中球・細菌を同定することができる。好中球や細菌が優位であれば副鼻腔炎が示唆され，白血球分画中に5％以上の好酸球を認めた場合はアレルギー性鼻炎が示唆される。しかし，実際には2つの疾患はしばしば合併することがある。

❽ 鼻腔異物がある場合は，通常片側性で，悪臭を伴う膿性または血性の分泌物を認める。

❾ 細菌性鼻副鼻腔炎は，改善傾向のない鼻汁症状が10～14日以上にわたって遷延することで臨床的に診断される。ほかの症状として，口臭・発熱・睡眠中の咳嗽・後鼻漏がある。年長児は頭痛・顔面痛・歯痛・眼窩周囲の腫脹を訴えることがある。CTなどの放射線学的検査で細菌性かウイルス性

■ 訳者注釈

※1 Head，Eyes，Ears，Nose，Throat（頭部・眼・耳・鼻・咽頭）の略

※2 ほかに，口や鼻を上下左右に伸ばす動作 mouth giggling，外鼻をこすることでできる鼻尖部の横じわ nasal skin crease など

※3 アレルギー性鼻炎様の症状があるにもかかわらず，鼻汁中好酸球が陰性で各種抗原検査で抗原が同定されない場合をいう。アレルギー性鼻炎と異なり，眼の症状がないことも特徴の一つである

※4 息こらえや強制咳嗽などで胸腔内圧を上げる手技

かを鑑別することはできない。

⑩ 薬物性鼻炎は，血管収縮作用のある点鼻薬や噴霧薬の過剰使用※5 の結果生じる。鼻粘膜の急速な反応性腫脹や鼻腔閉塞をひき起こす。

⑪ コカイン，マリファナ，溶剤※6 の吸入は，粘液性または膿性の鼻汁をひき起こすことがある。鼻汁をきたす薬物には，経口避妊薬，アスピリン，非ステロイド性抗炎症薬，降圧薬などがある。一般的ではないが，アスピリン三徴（Samter の三徴）では，鼻ポリープ※7 はアスピリン過敏症※8 や気管支喘息と関連している。

⑫ 男児において徐々に頻度を増す鼻出血で，とくに片側性の鼻出血をともなう鼻腔閉塞症状は若年性鼻咽頭血管線維腫を示唆する。

⑬ 両側性後鼻孔閉鎖症 bilateral choanal atresia は新生児早期に呼吸窮迫症状を呈する。片側性後鼻孔閉鎖症は，のちに慢性片側性鼻汁を呈するが，鼻汁は水様または膿性のどちらもあり得る。新生児は鼻呼吸であるので，哺乳不良もよくある症状である。鼻孔からのチューブ挿入が困難であればこの疾患の可能性がある。後鼻孔閉鎖症が疑われる場合は必ず耳鼻科専門医へコンサルトすべきである。

⑭ 先天梅毒では，生後２週～３か月の間に漿液性鼻汁で発症し，しだいに粘液性・膿性もしくは血性に変化してゆく。有意な鼻腔閉塞は喘鳴（鼻づまりによる雑音 snuffles）をひき起こす※9。慢性の粘液性・膿性鼻汁，鼻中隔穿孔，鞍鼻変形は後期の合併症である。先天梅毒が疑われる場合は，トレポネーマ抗体の血清学的検査と検体※10 の暗視野顕微鏡検査を行うべきである。

参考文献


・DeMuri G, Wald ER: Acute bacterial sinusitis in children, N Engl J Med 367 :1128 –1134 , 2012 .


■ 訳者注釈

※5 ナファゾリンなどの血管収縮薬が鼻粘膜を虚血状態にするため粘膜が反応性増殖をきたす。薬物性肥厚性鼻炎ともよばれる

※6 シンナー

※7 鼻茸ともよばれ，重度の鼻副鼻腔炎と関連している

※8 アスピリン以外の非ステロイド性抗炎症薬（イブプロフェンなど）にも過敏性を示すことがある

※9 ほかの代表的症状として，全身性リンパ節腫脹・肝脾腫・手掌／足底の水疱性発疹・点状出血などを認める

※10 胎盤，臍帯など

chapter 3 SORE THROAT

# 咽頭痛

咽頭痛の原因は，そのほとんどが良好な経過で自然軽快するウイルス性疾患である。担当医は常にＡ群β溶血性連鎖球菌（*Streptococcus pyogenes*：Ａ群溶連菌）感染症の可能性を検討すべきであり，重篤な合併症[※1]の恐れがあるためその鑑別と治療は重要である。通常と異なるもしくは遷延する症状がみられたときに，ほかの低頻度の疾患を考慮すべきである。

（訳者注釈）※1 リウマチ熱，溶連菌感染後急性糸球体腎炎

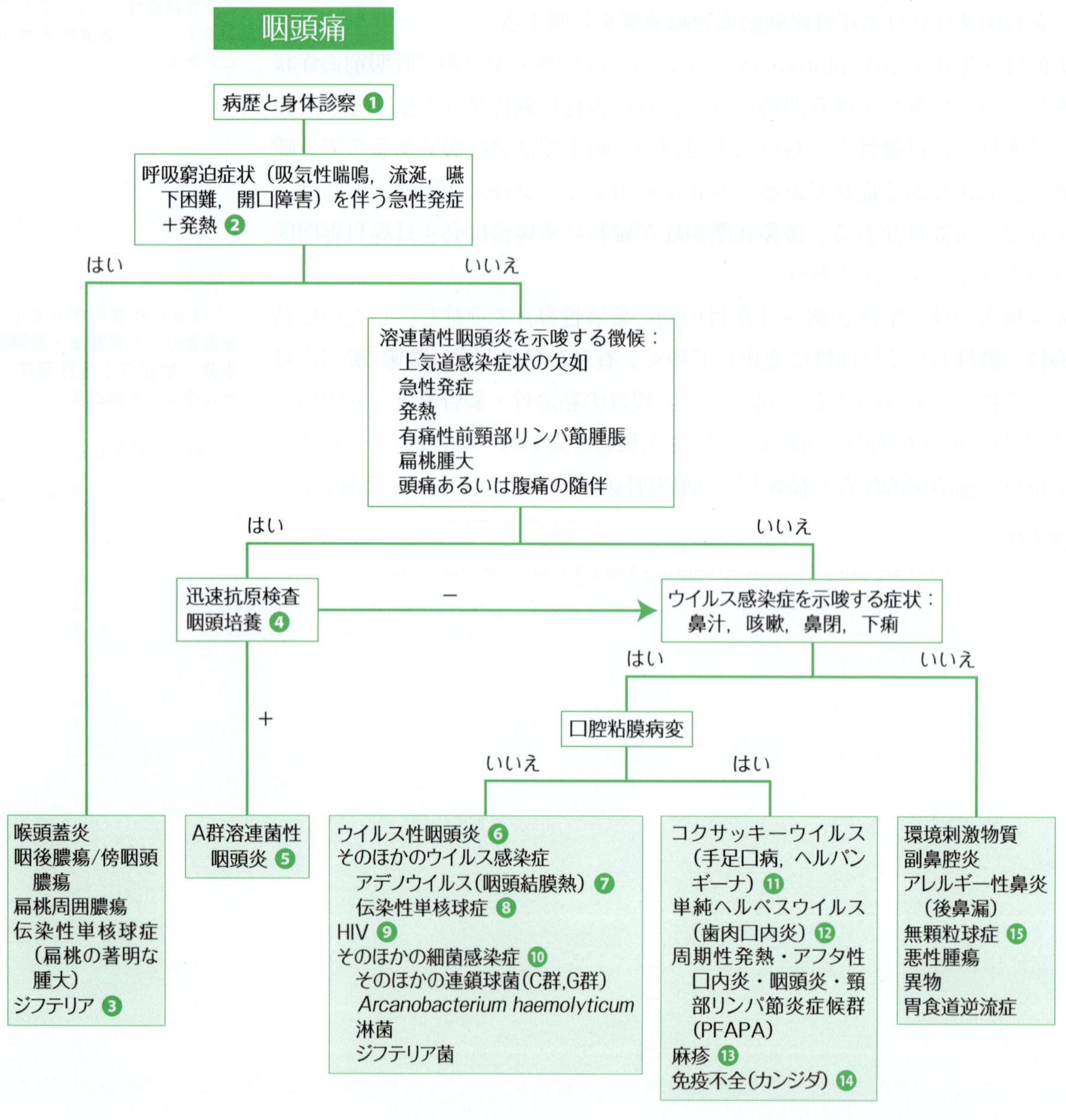


Nelson Textbook of Pediatrics, 19e. Chapters 176，180，238，242，244，246，254，373
ネルソン小児科学 原著 第19版．176章，180章，238章，242章，244章，246章，254章，373章
Nelsons Essentials, 6e. Chapter 103

■ 訳者注釈

❶ 感冒やA群溶連菌感染症と診断された家族・クラスメートとの接触歴が参考になる。性行為あるいは性的虐待の既往は咽頭淋菌感染症の可能性を念頭におく。咽頭の炎症所見の程度は咽頭痛の重篤度と必ずしも一致しない。扁桃滲出物は溶連菌感染症を示唆するが，伝染性単核球症やアデノウイルス感染症でもみられる所見である。溶連菌性咽頭炎では，扁桃腫大や滲出物付着を伴わず軽度の皮膚紅斑のみを呈する患者が多く存在することに注意が必要である。軟口蓋の小さいアフタや水疱はウイルス感染症が示唆される。

❷ 急性発症した疾患に吸気性喘鳴・流涎・あえぎ様呼吸・起坐呼吸が随伴する場合，上気道閉塞が切迫している可能性がある。急性喉頭蓋炎や咽後膿瘍などの危急的上気道閉塞疾患に対して，まず気道安定化のための緊急処置※2 を行い，その後特異的治療※3 を行う（ch. 12 参照）。診断に頸部側面X線検査が役立つことがあるが，X線検査は気道症状が安定している患者に限定して実施するべきである。

❸ ジフテリア菌 *Corynebacterium diphtheriae* 感染症はまれであるが，重篤な咽頭炎を起こす。この疾患は予防接種未接種児や開発途上国からの渡航者で疑うべきであり，全身症状とともに扁桃・咽頭壁に付着する灰白色の膜を認めることが特徴である。細菌培養と毒素※4 の同定が診断に必要である。頸部の軟部組織腫脹とリンパ節腫脹による猪首 bull-neck を呈することがある。

❹ 臨床的に溶連菌性咽頭炎が強く疑われる場合でも，検査による確定診断が強く推奨される。迅速抗原検査（RST）はいずれのキットでも特異度は高いが，感度はさまざまである※5。RST が陰性の場合は咽頭細菌培養検査（咽頭培養）を実施するのが標準的だが，RST や一般的な培養検査法ではA群溶連菌以外の原因菌を検出することはできない。家族内に咽頭培養陽性が確定している患者がいる場合，あるいは典型的な猩紅熱様発疹を呈している場合は咽頭培養の結果が陰性でもA群溶連菌感染を考慮しなければならない。

❺ A群溶連菌性咽頭炎は5～11歳にもっとも多く，3歳未満で発症する可能性はほとんどない。結膜炎・鼻炎・咳嗽・嗄声の随伴はA群溶連菌ではなくウイルス感染症の可能性が高いと考えてよく，また明らかな下痢の随伴も溶連菌感染の可能性を下げる。発熱・口周囲蒼白・苺舌・サンドペーパー様紅斑を含む猩紅熱の症状を呈する患者もいる。

❻ ウイルス性咽頭炎は鼻汁や咳嗽のような「感冒様症状」を伴うことがもっとも一般的である。ライノウイルス・コロナウイルス・アデノウイルス・エンテロウイルス・RS ウイルス・メタニューモウイルスが一般的な原因ウイルスである。通常，ウイルス性咽頭炎は咽頭痛に先行する発熱・倦怠感・食思不振を初発症状として緩徐に進行する。

❼ アデノウイルスは滲出性咽頭炎の原因となり得る。下痢や結膜炎が随伴することも多い。

❽ 伝染性単核球症はしばしば滲出性咽頭炎の症状を呈する。患者は咽頭炎症状に先行する急性発症の疲労感・倦怠感・発熱・頭痛を訴え，肝脾腫と全

※2 耳鼻咽喉科医バックアップのもと，麻酔科医による手術室での吸入麻酔薬を用いた気管挿管が望ましい

※3 膿瘍切開排膿術や抗菌薬投与など

※4 ジフテリア外毒素

※5 おおむね，感度 70～90%・特異度 95%以上とされている

身性リンパ節腫脹がよく認められる。思春期前の小児の臨床症状は，思春期・若年成人に比べて軽い傾向がある。末梢血異型リンパ球増多はこの疾患を示唆し，“Monospot”(heterophile antibody：異好性抗体)検査陽性でEB ウイルスによる伝染性単核球症と確定診断してよい。5 歳以下では異好性抗体価が低いことから，本検査の信頼性は低い。若年小児もしくは異好性抗体陰性の症例に対して EB ウイルス抗体検査を行うべきである。伝染性単核球症の 5 ～ 10 %はサイトメガロウイルス(CMV)感染症によるとされていることから，CMV 抗体検査も考慮すべきである。

❾ HIV 初感染でも，咽頭炎や伝染性単核球症様症候群を呈することがある。

❿ *Arcanobacterium haemolyticum* は猩紅熱様症状の原因になり得るが，検出には特殊な培養法が必要であるため咽頭炎の原因検索でルーチンで考慮する必要はない。A 群以外の連鎖球菌感染症による咽頭炎が疑われても，それらは自然軽快し合併症をきたすこともないので，治療は不要である。淋菌性咽頭感染症は通常無症状だが，発熱・頸部リンパ節炎を伴う急性咽頭炎症状を呈することもある。

⓫ コクサッキー A16 は，口腔・咽頭全体に広がるアフタ形成性水疱を伴い手掌・足底に広がる水疱性発疹が特徴的な手足口病の原因である。ヘルパンギーナは，発熱と後咽頭に散在する有痛性の水疱性病変が特徴的な疾患である。エンテロウイルス 71 などさまざまなエンテロウイルスがヘルパンギーナの原因になるが，コクサッキー A 群がもっとも関係がある。

⓬ 単純ヘルペスウイルス初感染は，口唇を含む口腔前部の有痛性の潰瘍形成性水疱疹が特徴的な歯肉口内炎をきたすことがある。滲出性扁桃炎を呈することもある。発熱・経口飲水量減少がしばしば認められる。ヘルペス性歯肉口内炎は 2 週間程度持続することもある。

⓭ 麻疹の初期にみられる咽頭炎は強い粘膜発赤を呈するが，扁桃の腫大もしくは滲出物を認めないのが特徴である。発熱・咳嗽・鼻汁・結膜炎※6，コプリック斑(頬粘膜にできる青白色粘膜疹)の存在は麻疹を示唆する。その後，前額部から胸腹部・四肢へと広がる斑状丘疹状発疹へと進展する。診断のための検査として，血清麻疹 IgM 抗体陽性，その後のセロコンバージョン(麻疹 IgG 抗体価上昇)，ウイルス分離，PCR 法を用いた検体(血液・尿・気道分泌物)からの麻疹ウイルス RNA の検出がある。

⓮ 免疫不全患者は口腔咽頭真菌感染のリスクがある。カンジダがもっともよくみられる原因菌であり，水酸化カリウム直接検鏡法か培養により診断する。

⓯ 無顆粒球症において，壊死性あるいは潰瘍性病変を伴った白色もしくは黄色滲出物のある咽頭炎を呈することがある。

■ 訳者注釈

※6 いわゆるカタル症状

参考文献


- Gereige R, Cunill-De Sautu B: Throat infections, Pediatr Rev 32 :459 –468 , 2011 .
- Kenna MA: Sore throat in children. In Bluestone CD, Stool SE, Kenna MA, editors: Pediatric otolaryngology, ed 4 , Philadelphia, 2003 , WB Saunders, pp 1120 .

# 頸部腫瘤

大部分の頸部腫瘤は良性だが，まれな悪性腫瘤を見逃さないことが重要である。焦点を絞った病歴聴取と身体診察が適切な診断へとつながるが，必要に応じてさらなる評価と治療のための紹介を検討する。

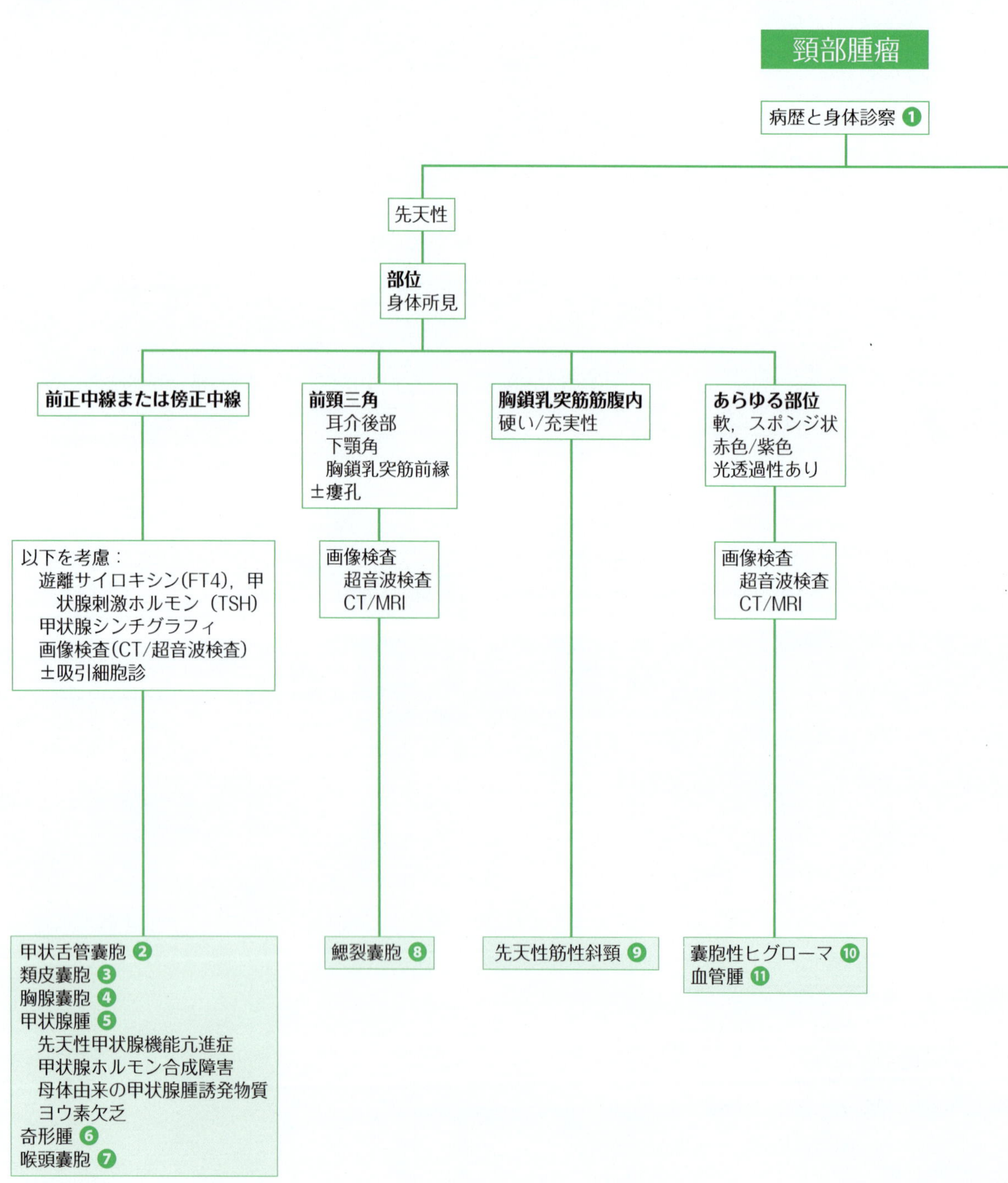

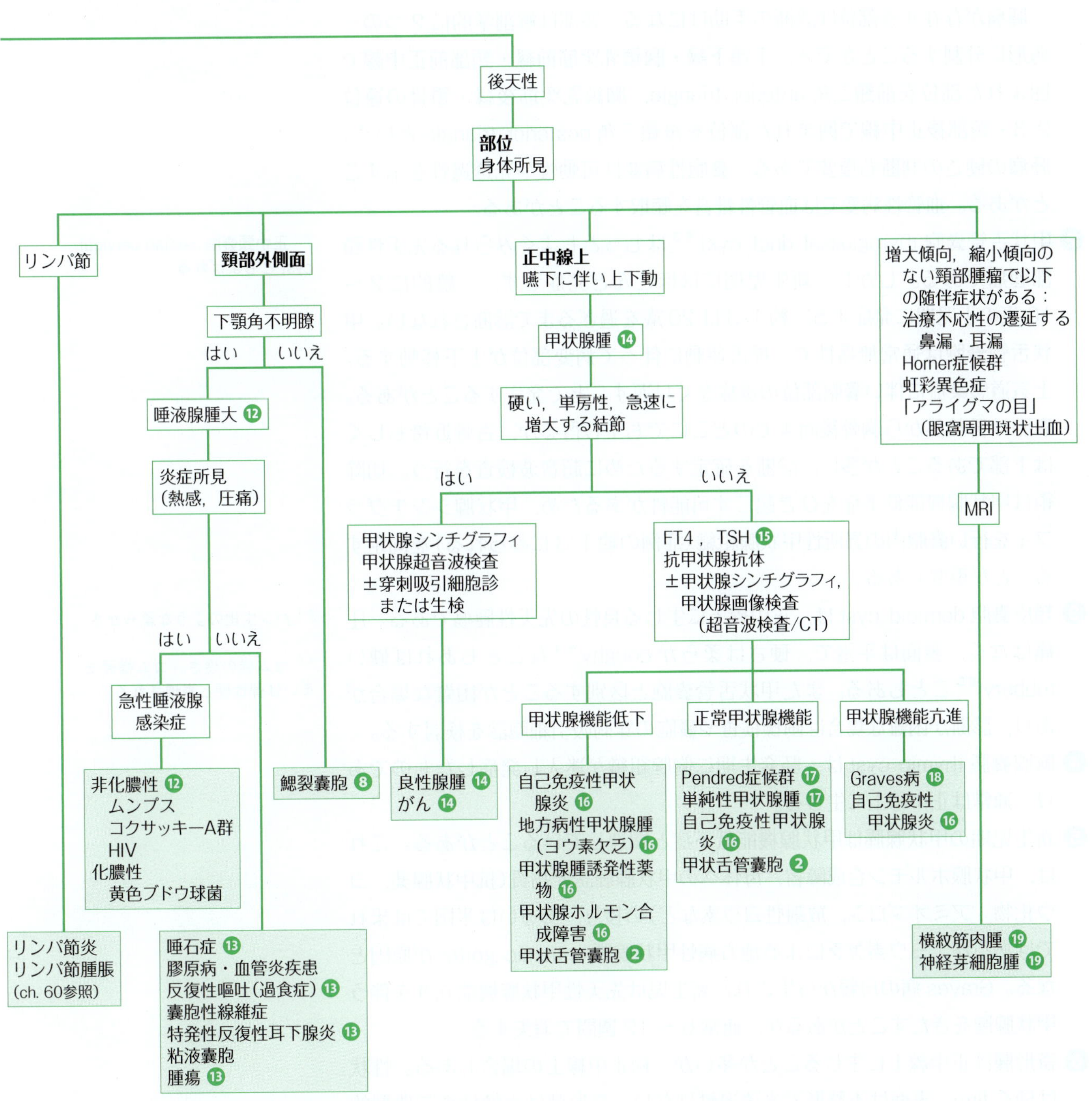


Nelson Textbook of Pediatrics, 19e. Chapters 240, 308, 494, 497, 559, 560, 561, 562, 614, 640, 642, 672
ネルソン小児科学 原著 第19版．240章，308章，494章，497章，559章，560章，561章，562章，614章，640章，642章，672章
Nelsons Essentials, 6e. Chapter 175

❶ 頸部腫瘤は，先天性と後天性の2つのカテゴリーに大別することができる。出生時から存在する腫瘤，腫瘤からの慢性的な排液，くり返す腫脹のエピソードは，多くが先天性である。発熱を伴う病歴は，炎症または感染を示唆する。発熱，盗汗，体重減少などの全身症状は，悪性疾患または肉芽腫性疾患[※1]の可能性を示唆する。急速に増大する無痛性腫瘤は悪性疾患の可能性がある。感染症による頸部腫瘤は疼痛を伴うことが多い。気管，食道，反回神経の圧迫を示す症状[※2]は，腫瘤の急速な増大が生命を脅かす可能性があるため，病歴と身体診察でそれらの症状の有無を必ず確認すべきである。鵞口瘡，副鼻腔・肺感染症，蜂窩織炎など反復する感染症の病歴は免疫不全症候群を示唆する。

腫瘤が存在する部位は診断の手助けになる。頸部は解剖学的に2つの三角形に分割することができ，下顎下縁・胸鎖乳突筋前縁・頸部前正中線で囲まれた部位を前頸三角 anterior triangle，胸鎖乳突筋後縁・鎖骨の遠位2/3・頸部後正中線で囲まれた部位を後頸三角 posterior triangle という。腫瘤の硬さの判断も重要である。嚢胞性病変は可動性や光透過性を示すことがある。血管性病変では血管性雑音を聴取することがある。

❷ 甲状舌管嚢胞 thyroglossal duct cyst[※3]はもっともよくみられる先天性頸部腫瘤である。しかし，新生児期にはほとんど発症せず，一般的に2～10歳の小児期に発症する。約1/3は20歳を過ぎるまで診断されない。甲状舌管嚢胞は通常無痛性で，提舌運動に伴って病変部位が上下移動する。上気道感染症に伴い嚢胞部位の炎症をくり返すことで発症することがある。嚢胞は舌基部から胸骨後面までのどこにでも生じ得るが，舌骨近傍もしくは下部であることが多い。診断を確定するために超音波検査を行う。切除術は甲状腺機能低下症をひき起こす可能性があるため，甲状腺シンチグラフィを行い嚢胞内の異所性甲状腺組織（症例の約1/3にみられる）を同定することが重要である。

❸ 類皮嚢胞 dermoid cyst は，正中線上に生じる良性の先天性腫瘍である。圧痛はなく，表面は平滑で，硬さは柔らか doughy[※4]なこともあれば硬い rubbery[※5]こともある。また甲状舌管嚢胞と区別することが困難な場合があり，診断が困難な場合は画像検査や嚢胞の穿刺吸引細胞診を検討する。

❹ 胸腺嚢腫 thymic cyst は，胚発生期に胸腺組織が迷入し発症したものであり，通常は正中線上に生じる。

❺ 新生児期の甲状腺腫は甲状腺機能低下症と関連していることがある。これは，甲状腺ホルモン合成障害，母体への甲状腺腫誘発物質（抗甲状腺薬，ヨウ化物，アミオダロン，放射性ヨウ素など）の投与，あるいは米国ではまれではあるが，ヨウ素欠乏による地方病性甲状腺腫 endemic goiter が原因となる。Graves 病の母親から生まれた新生児は先天性甲状腺機能亢進を伴う甲状腺腫をきたすことがあるが，通常6～12週間で消失する。

❻ 奇形腫は正中線上に生じることが多いが，傍正中線上の場合もある。性状は硬く firm，表面は不整形で光透過性はない。奇形腫は画像検査で典型的には石灰化像を示す。

❼ 喉頭嚢胞 laryngocele は，真声帯と偽声帯との間に位置する喉頭室 laryn-

■ 訳者注釈

※1 結核，非定型抗酸菌症が代表的

※2 吸気性喘鳴，陥没呼吸，嚥下困難，嗄声，会話時の息切れなど

※3 正中頸嚢胞 median cervical cyst ともよばれる

※4 パン生地のような柔らかさ

※5 ゴム様の硬さ。ゴム様硬あるいは弾性硬と表現される

geal ventricle の嚢胞性拡張である。正中線のすぐ横に位置し，柔らかく圧縮可能な嚢胞である。喉頭嚢胞はバルサルバ手技で拡大することがある。嗄声や吸気性喘鳴の原因になる可能性がある。画像検査で嚢胞内の鏡面像 air-fluid level が確認できることがある。

8 鰓裂奇形には嚢胞，空洞，瘻孔があり，頸部側面の前頸三角に形成される。大部分の異常は第二鰓弓から発生し，胸鎖乳突筋前縁に沿って生じる。一部の異常は第一鰓弓から発生し，下顎角部や耳介後部に生じる。これらは出生時には認められないことがあるが，感染した場合に排液を認めたり，成長とともに腫瘤が出現したりすることがある。超音波検査，CT，MRI で診断することができる。

9 先天性筋性斜頸は生後数週間以内に認められることが多い。胸鎖乳突筋筋腹内[※6]に硬く圧痛のない線維性腫瘤として触知する。これにより生じる斜頸は，頭部を腫瘤側に傾け，顎先を反対側へ回旋させる姿勢になる。外傷[※7]または子宮内の胎位異常によってひき起こされると考えられている。遷延する，重度で未治療の斜頸では，顔面および頭蓋骨に変形をきたすことがある。

10 嚢胞性ヒグローマ cystic hygroma は，リンパ管の異常拡張によって形成される嚢胞性腫瘤である。部位では後頸三角がもっとも多いが，顎下部あるいはオトガイ下部に発生することもある。性状は柔らかく，圧痛を認めないびまん性で圧縮可能な腫瘤であり，体に力を入れたり啼泣することで大きさが増大することがある。また，光透過性があることが多い。超音波検査で診断される。吸気性喘鳴や呼吸窮迫症状がある患者で，嚢胞の縦隔への進展を検索したい場合には，胸部 X 線検査を検討する。嚢胞性ヒグローマを有する乳児の多くに染色体異常が認められ，Turner 症候群・Noonan 症候群・Down 症候群と関連していることが多い。嚢胞性ヒグローマは，妊娠第二期といった早い時期に胎児超音波検査で診断されることもある。

11 血管腫は出生時からみられる血管奇形で，生後 1 年間は増大することがあり，その後退縮する。腫瘤は柔らかく圧縮性があり，赤色または紫色である。啼泣やバルサルバ手技で大きさが増大することがあり，光透過性はない。巨大血管腫では血管雑音が聴取できることがある。身体所見で大部分は診断可能であるが，超音波検査は診断を強化するために最初に行う検査として有用である。

12 唾液腺腫大は耳下腺にみられることがもっとも多く，腫大により下顎角は不明瞭となる。耳下腺以外には顎下腺やほかの小唾液腺にもみられることがある。耳下腺炎は耳下腺の腫脹・圧痛を伴い，古典的にはムンプスウイルス感染で発症するが，コクサッキー A 群ウイルスや HIV と関連することもある。黄色ブドウ球菌によってひき起こされる化膿性耳下腺炎では，膿が耳下腺管[※8]から排出されることがある。

13 両側顎下腺腫大は，AIDS，嚢胞性線維症，栄養障害で起こることがある。過食症でみられるような慢性反復性嘔吐は耳下腺腫大をきたす。唾石形成は，抗コリン作動性抗ヒスタミン薬[※9]と関連している可能性がある。特発性反復性耳下腺炎は，耳下腺腫脹が 2 ～ 3 週間持続する。通常，片側性で

■ 訳者注釈

[※6] 胸鎖乳突筋下 1/3 周辺に位置することが多い

[※7] 分娩時に生じた胸鎖乳突筋挫傷・血腫が線維性腫瘤化・瘢痕化する

[※8] ステンセン管 Stensen's duct とよばれ，上顎第二大臼歯付近の頬粘膜に開口する

[※9] 第一世代抗ヒスタミン薬（ジフェンヒドラミンなど）は抗コリン作用をもつため，唾液腺分泌が抑制され唾石形成の誘因になる

疼痛もほとんどない[※10]ことが多く，アレルギー機序が原因と考えられている。唾液腺の腫瘍はまれであり，通常は良性である（血管腫，過誤腫，多形性腺腫など）。

⑭ 甲状腺腫とは甲状腺組織の増大のことを指し，正中線上に位置し嚥下運動に伴って上下動する。甲状腺の部位に，性状が硬く急速に増大する結節を認めるときは，甲状腺シンチグラフィで評価する。シンチグラフィで集積像を認めない結節は悪性腫瘍が示唆される。超音波検査またはCTでも診断することが可能である。穿刺吸引または開放生検によって得られた標本の組織学的検査が甲状腺がん（組織型として，乳頭がん，濾胞がん，乳頭／濾胞を含んだ混合型分化がん，髄様がんなどがある）の診断的検査となる。良性の甲状腺腫も孤発性結節として認められる。

⑮ 甲状腺腫大を認めるすべての症例で甲状腺機能検査を実施すべきである。それにより，腫大した甲状腺が正常甲状腺機能か，甲状腺機能亢進か，甲状腺機能低下かの分類ができる。抗甲状腺抗体（抗甲状腺ペルオキシダーゼ抗体, 抗サイログロブリン抗体）[※11]が検出されれば，自己免疫機序を考える。画像検査は甲状腺腫の性状を特定するのに有用である。超音波検査は嚢胞性病変と充実性病変とを鑑別するのに役立つ。甲状腺シンチグラフィは，活動の増加または減少を放射線同位元素の取り込み，すなわち集積あり hot または集積なし cold の領域として示す。病因を特定できない場合は，悪性腫瘍を除外するために穿刺吸引細胞診または開放生検を行うべきである。

⑯ 自己免疫性甲状腺炎（リンパ球性甲状腺炎または橋本病としても知られている）は，小児における甲状腺疾患のもっとも一般的な原因であり，思春期に発症することが多い。ほとんどの小児において無症候性であり，正常甲状腺機能を示す。患者のかなりの割合が最終的に甲状腺機能低下となるが，一部の患者は甲状腺機能亢進を呈する。通常は抗甲状腺抗体が陽性である。ヨウ素欠乏による地方病性甲状腺腫は，米国ではヨウ素含有塩が入手しやすいためまれである。甲状腺腫誘発薬には，リチウム・アミオダロン・鎮咳薬に含まれるヨウ化物などがある。甲状腺ホルモン合成障害も甲状腺機能低下性甲状腺腫をひき起こす。

⑰ Pendred症候群（甲状腺腫と先天性難聴を呈する）の小児では正常甲状腺機能のことが多いが，甲状腺機能低下を示すこともある。甲状腺機能低下はホルモン合成障害が原因と考えられている。単純性甲状腺腫とは原因不明の甲状腺腫のことをいい，甲状腺シンチグラフィは正常で抗甲状腺抗体は検出されない。

⑱ 甲状腺機能亢進症の原因でもっとも多いのはGraves病[※12]である。甲状腺に加えて，胸腺，脾臓，眼窩内軟部組織（眼球突出）の大きさの増大を認める。患者は暑がり，体重減少，動悸，振戦など甲状腺機能亢進の古典的な徴候・症状を示す。甲状腺刺激ホルモン（TSH）は低下，トリヨードサイロニン（T3）・サイロキシン（T4）・遊離トリヨードサイロニン（FT3）・遊離サイロキシン（FT4）が上昇し，抗甲状腺ペルオキシダーゼ抗体が陽性となる[※13]。甲状腺シンチグラフィは必須ではないが，甲状腺への放射性ヨウ素の急速かつびまん性の取り込みを示す。McCune-Albright症候群や甲状腺

■ 訳者注釈

※10 発熱もきたさないことが多い

※11 ほかに，抗TSH受容体抗体も鑑別診断で重要

※12 Basedow病のこと。発見・報告者が1840年Carl von Basedow（ドイツ人），1835年Robert James Graves（イギリス人）であり，英語圏ではGraves病とよばれることが多い

※13 抗TSH受容体抗体陽性も重要な検査所見

がんで甲状腺機能亢進を呈することはまれである。

⑲ 横紋筋肉腫は頸部リンパ節腫脹を伴って発症することがあり，リンパ節は有痛性・無痛性のどちらもあり得る。増大傾向あるいは縮小しない頸部腫瘤に治療不応性の鼻漏・耳漏が随伴する場合に横紋筋肉腫を鑑別診断として考慮しなければならない。頸部腫瘤とHorner症候群を呈する患者では神経芽細胞腫を疑うべきである。Horner症候群では，同側の縮瞳・軽微な眼瞼下垂・下眼瞼のわずかな上方偏位※14を伴う眼球陥凹をきたすが，その原因は交感神経障害である。Horner症候群に2歳以前に罹患した場合，罹患側の虹彩の低色素沈着（虹彩異色症）が生じる。悪性腫瘍の眼窩転移は眼窩周囲斑状出血をきたし，いわゆる「アライグマの目 racoon's eye」のような外観になる。

■ 訳者注釈

※14 軽微な眼瞼下垂と軽微な下眼瞼上方偏位の結果，眼裂狭小を呈する

参考文献


・Beck AE, Scott P: Index of suspicion, Pediatr Rev 21 :139 –143 , 2000 .
・Brown RL, Azizkhan RG: Pediatric head and neck lesions, Pediatr Clin North Am 45 :889 , 1998 .

chapter 5 ABNORMAL HEAD SIZE, SHAPE, AND FONTANELS

# 頭部の大きさ，形態，および泉門の異常

巨頭症 macrocephaly は後頭前頭囲（occipitofrontal circumference：OFC）※1 が平均値より＋2 標準偏差 standard deviations（SD）以上のものと定義される。巨脳症 megalencephaly は脳成長の障害であり，通常は巨頭症を合併する。頭囲は大きめだが標準曲線に沿った成長率を示す児よりも，標準曲線のパーセンタイル線を超える頭囲の成長率を示す児※2 が問題になることが多い。小頭症 microcephaly は OFC が平均値－2 SD 以下のものと定義される。

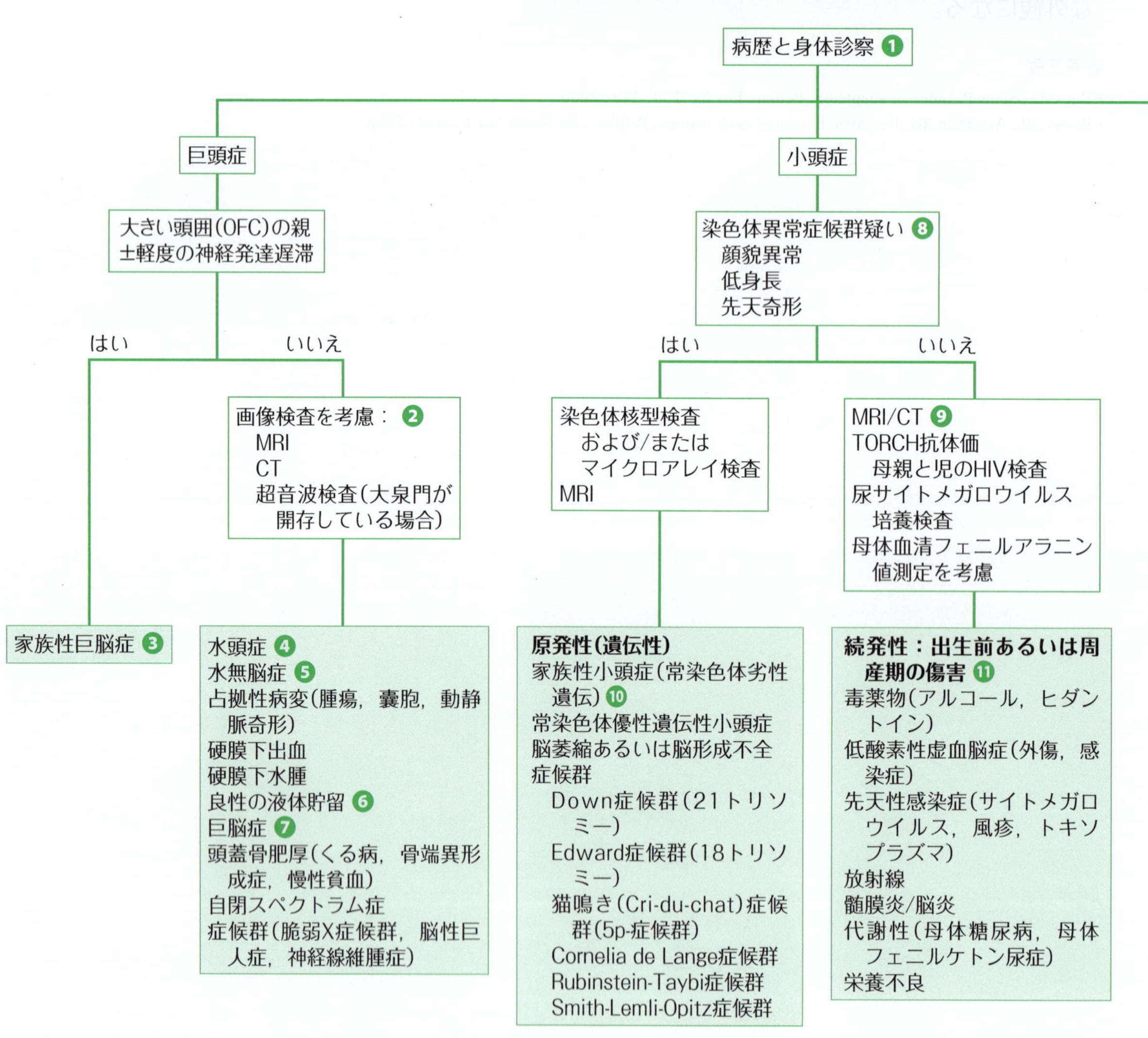

(訳者注釈)

※1 OFC は外後頭隆起と前頭部の最突出部を通る周径であることに注意。日本における頭囲計測は外後頭隆起と眉間（左右の眉の直上）を通る周径（occipitogalabellar circumference：OGC）で行われており，前方は最突出点を通らない。母子手帳に記載されている頭囲標準曲線も OGC が用いられている

※2 経時的評価による増加率が標準曲線の増加率を上回る

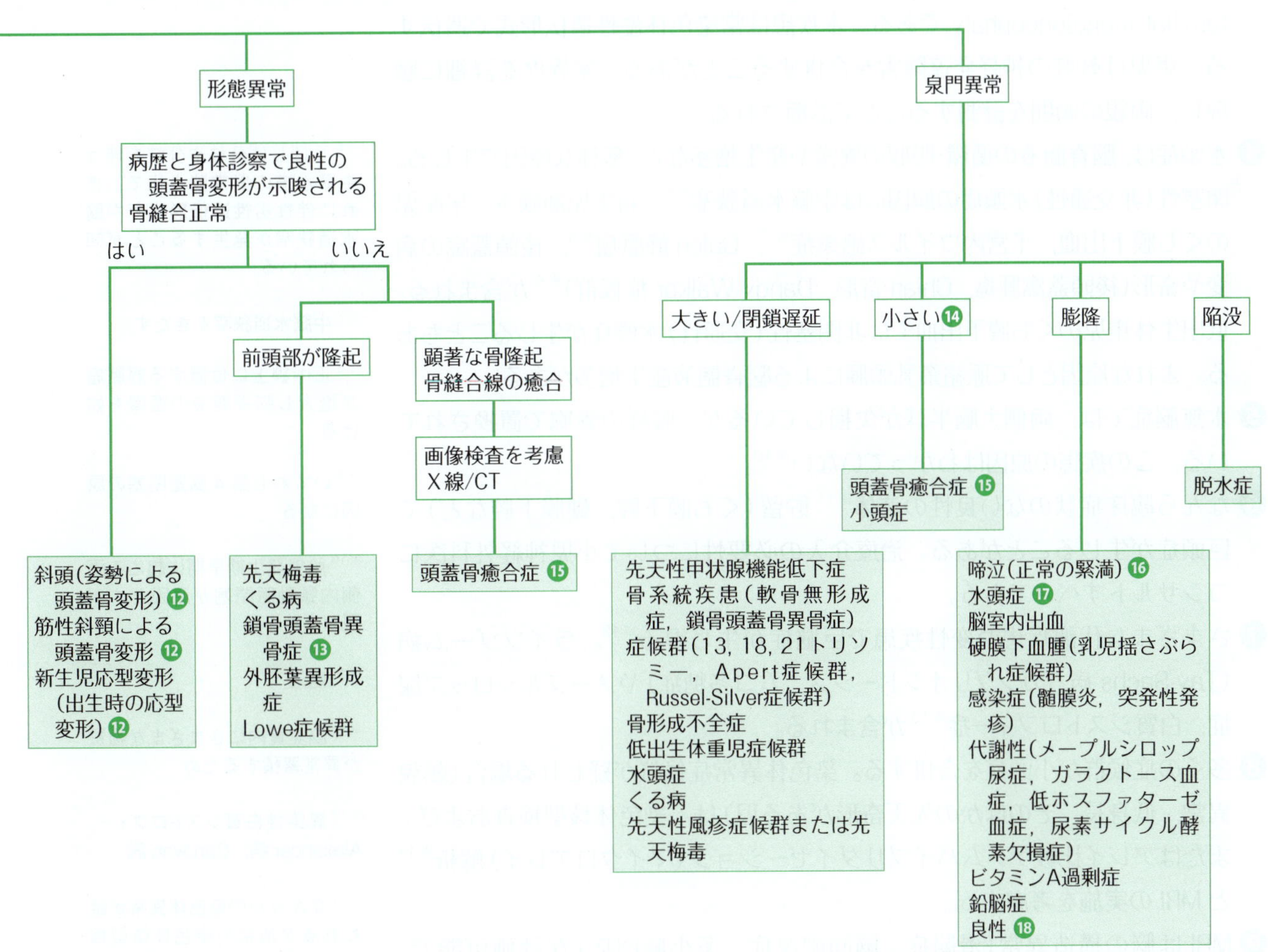


Nelson Textbook of Pediatrics, 19e. Chapters 88, 584, 585
ネルソン小児科学 原著 第19版．88章，584章，585章
Nelsons Essentials, 6e. Chapter 187

❶ 出生歴，成長発達歴，易刺激性・頭痛・視覚に関する問題の既往が初期評価に重要である。巨頭症の場合は家族の頭の大きさを問診する（家族の帽子のサイズなど）。特定の症候群を示唆するあらゆる特徴を見逃さないようにすることが重要である。

❷ 大泉門（AF）が開存していれば超音波検査が実施できる。閉鎖後であればMRIを考慮すべきである。頭部外傷（非偶発的，偶発的のいかんにかかわらず）[※3]の疑いがあるときはCTが推奨される。発達が正常，両親のどちらかが巨頭症で，子どもの頭囲の成長率も正常ならば，画像検査による評価は不要であろう。病歴と身体所見から評価の追加を検討する。骨系統疾患[※4]や外傷[※5]の評価に長管骨単純X線検査を実施することがある。染色体検査（脆弱X症候群）や代謝検査（尿有機酸分析）を考慮する。

❸ 解剖学的巨脳症の原因でもっとも多いのが良性家族性巨脳症 benign familial megalencephaly である。本疾患は常染色体優性遺伝形式で遺伝する。患児は軽度の神経発達障害を合併することがある。家族歴を詳細に聴取し，両親の頭囲を計測することで診断される。

❹ 水頭症は，脳脊髄液の循環・吸収の異常や産生増多など，多様な原因で生じる。閉塞性（非交通性）水頭症の原因には中脳水道狭窄[※6]，新生児髄膜炎，早産児のくも膜下出血，子宮内ウイルス感染症[※7]，Galen 静脈瘤[※8]，後頭蓋窩の病変や奇形（後頭蓋窩腫瘍，Chiari 奇形，Dandy-Walker 症候群）[※9]が含まれる。低出生体重児のくも膜下出血では非閉塞性（交通性）水頭症が生じることもある。まれな原因として脈絡叢乳頭腫による脳脊髄液産生増多がある。

❺ 水無脳症では，両側大脳半球が欠損しているか，膜様の嚢胞で置換されている。この疾患の原因はわかっていない[※10]。

❻ なんら臨床症状のない良性の液体[※11]貯留（くも膜下腔，硬膜下腔など）で巨頭症が生じることがある。治療介入の必要性について小児神経外科医にコンサルトすべきである。

❼ さまざまな代謝疾患や変性疾患で巨脳症が生じ得る[※12]。ライソゾーム病（Tay-Sachs 病，ガングリオシドーシス，ムコ多糖症）やメープルシロップ尿症，白質ジストロフィー症[※13]が含まれる。

❽ 多くの症候群が小頭症を合併する。染色体異常症候群が疑われる場合（顔貌異常，低身長，そのほかの先天奇形がある児）は，染色体核型検査および/またはアレイ比較ゲノムハイブリダイゼーション（マイクロアレイ）解析[※14]とMRIの実施を考慮する。

❾ MRIは脳の構造異常（滑脳症，脳回肥厚症，多小脳回症）が評価可能で，MRIとCTは頭蓋内石灰化を検出でき，これは先天性感染症を示唆する。また，尿サイトメガロウイルス培養検査とともに，母親と児のTORCH（トキソプラズマ症 toxoplasmosis，風疹 rubella，サイトメガロウイルス cytomegalovirus，単純性ヘルペスウイルス herpes simplex virus）抗体価やHIV検査を考慮する。母体血清フェニルアラニン値が高い場合（フェニルケトン尿症），フェニルケトン尿症ではない正常胎児にも影響を与え得るため[※15]，母体血清フェニルアラニン値の検査を考慮する。

❿ 家族性小頭症はさまざまな程度の精神発達遅滞としばしば関連している。

■ 訳者注釈

※3 非偶発的＝意図的，すなわち身体的虐待による頭部外傷を指す。硬膜下血腫後の硬膜下液体貯留が頭囲拡大をきたすことがある

※4 軟骨無形成症など

※5 身体的虐待による陳旧性骨折の所見など

※6 しばしば分枝や分岐を伴う中脳水道の異常狭小化で，まれに伴性劣性遺伝形式で中脳水道狭窄が発生することが知られている

※7 中脳水道狭窄をきたす

※8 正中線上に位置する静脈瘤が増大し脳脊髄液の循環を妨げる

※9 いずれも第4脳室閉塞の原因になる

※10 胎児発生期早期に起こる両側内頸動脈閉塞が原因とする説がある

※11 髄液

※12 脳実質内にさまざまな物質が異常蓄積するため

※13 異染性白質ジストロフィー，Alexander 病，Canavan 病

※14 なんらかの染色体異常が疑われるが通常の染色体核型検査では異常が検出されない場合や，通常の染色体核型検査で異常が認められ，その切断端を決定したい場合などが解析の対象になる

※15 低出生体重・小頭症・精神運動発達遅滞・心奇形を生じることがあり，これを母性フェニルケトン尿症という

⑪ 続発性小頭症 secondary microcephalus は，子宮内での脳の急速な発達時期，あるいは出生後２年間にさまざまな有害物質に曝露されることで生じる。

⑫ 成長過程の頭蓋骨に加わる力の変化（子宮内，周産期，出生後）の結果として頭蓋骨変形異常が生じる。姿勢[※16]による頭蓋骨変形，つまり斜頭（頭蓋骨非対称）がもっともよくみられる頭蓋骨変形である。乳児を仰臥位で寝かせることが推奨されるようになった影響で斜頭の発生が増加している。斜頭は真の頭蓋骨縫合の癒合症とは鑑別されなければならない良性の頭蓋骨変形である。斜頭では縫合線は離開しており，前頭部と側頭部の突出が平坦になった後頭部の同側に生じる。平坦になった後頭部の反対側の前頭部に平坦化が生じる。頭蓋骨の応形変形は骨盤位あるいは産道を通過した新生児で生じうるが，変形は数週間以内に消失する。先天性筋性斜頸[※17]では乳児の頸部可動域が制限されることがあり，顔面の非対称や斜頭が生じる。先天性筋性斜頸は新生児期にはしばしば見逃され，乳児が頭を動かせる時期になって初めて診断されることがある。姿勢による頭蓋骨変形の診断は病歴と身体診察に基づいてなされる。画像検査が必要になることはまれで，難治性の症例や先天奇形を合併している新生児に限って考慮されるべきである。

⑬ 鎖骨頭蓋骨異骨症は遺伝性疾患で，頭蓋骨，鎖骨，骨盤を含む膜様骨の不完全骨化が特徴である[※18]。頭蓋骨縫合はしばしば広く離開し，縫合骨 wormian bone[※19]がみられる。

⑭ 大泉門径[※20]は平均 2.5 cm である。閉鎖の時期は平均で生後７～19 か月時である。頭囲の発育が正常で縫合線の隆起がなければ早期閉鎖は問題ない。

⑮ ラムダ縫合の真の骨癒合症では，代償的な骨成長のため癒合部の対側にある前頭部と頭頂部の隆起が生じる。姿勢によるものと考えられる左右対称性の後頭部平坦化に画像検査は不要である。頭蓋骨癒合症では，癒合した縫合線が触知可能な隆起になっていることが多い。頭蓋骨癒合症は孤発性の原発性癒合症として発症することが一般的だが，症候群の一症状として生じることもある。代表的な関連疾患には Crouzon 症候群[※21]，Apert 症候群[※22]，Pfeiffer 症候群[※23]，先天性甲状腺機能亢進症，副腎皮質過形成がある。

⑯ 泣き止むとただちに改善する啼泣による一過性の大泉門膨隆や，髄膜炎の臨床徴候がある児を除いて，画像検査が推奨される。髄膜炎が疑われる場合は腰椎穿刺を実施すべきである。

⑰ 正常の大泉門をもつ児が啼泣すれば正常の緊満がみられる。これは水頭症の児にみられるような真の膨隆と鑑別されなければならない。啼泣のために緊満している場合でも，正常では大泉門に拍動性がある。水頭症では，大泉門に可視範囲での拍動性は通常認めない。大泉門の診察は児が坐位の姿勢[※24]で行うべきである。

⑱ 一過性の原因不明な良性の大泉門膨隆は正常乳児でも起こり得る。しかし，これは除外診断とすべきである。

**■ 訳者注釈**

※16 子宮内もしくは出生後の向き癖

※17 胸鎖乳突筋下 1/3 周辺に線維性腫瘤を触知する。腫瘤は生後２～３週で最大となり，その後自然退縮する

※18 前頭隆起，下顎突出，広い鼻底などの口腔顔面の変形を伴う

※19 頭蓋骨縫合線に沿ってみられるモザイク状の骨

※20 左前頭骨と右頭頂骨の距離 (a) と右前頭骨と左頭頂骨の距離 (b) を計測し，(a＋b)/2 で算出する

※21 冠状縫合の両側性早期癒合により短頭となることが多い。眼窩は十分に発育せず，眼球突出が目立つ

※22 冠状縫合・矢状縫合・ラムダ縫合など複数の縫合の早期癒合をきたす。顔面は非対象となることが多く，第２・３・４指の合指症が特徴的

※23 尖頭症を合併することが多い

※24 かつ安静にしている状態

参考文献


- Kiesler K, Ricer R: The abnormal fontanel, Am Fam Physician 67 :2547 –2552 , 2003 .
- Purugganan OH: Abnormalities in head size, Pediatr Rev 27 :473 –476 , 2006 .
- Ridgway EB, Weiner HL: Skull deformities, Pediatr Clin North Am 51 :359 –387 , 2004 .
- Robin NH: Congenital muscular torticollis, Pediatr Rev 17 :374 –375 , 1996 .

## chapter 6 RED EYE

# 眼の発赤

眼の発赤は小児領域でよくある受診理由の一つである。幅広い原因疾患の続発的症状としてみられる。

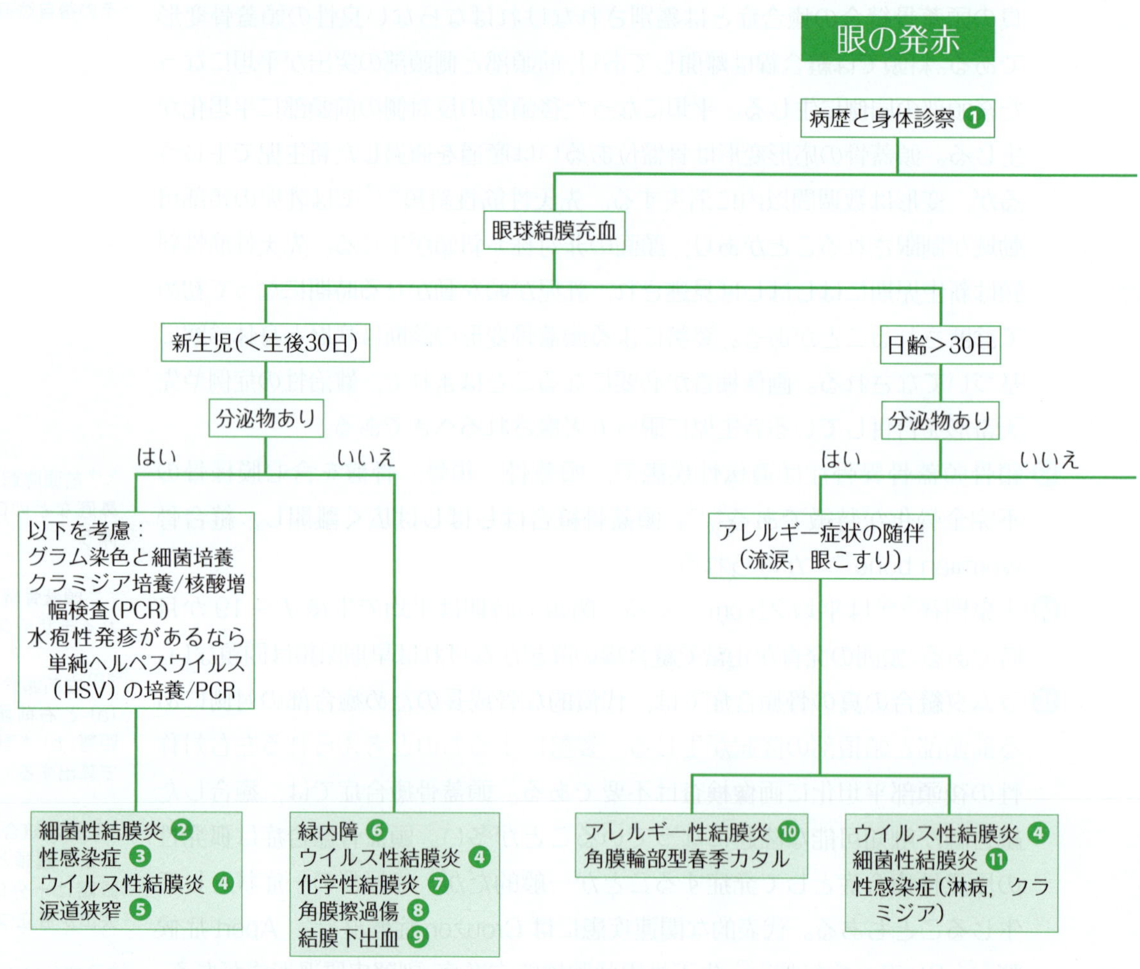

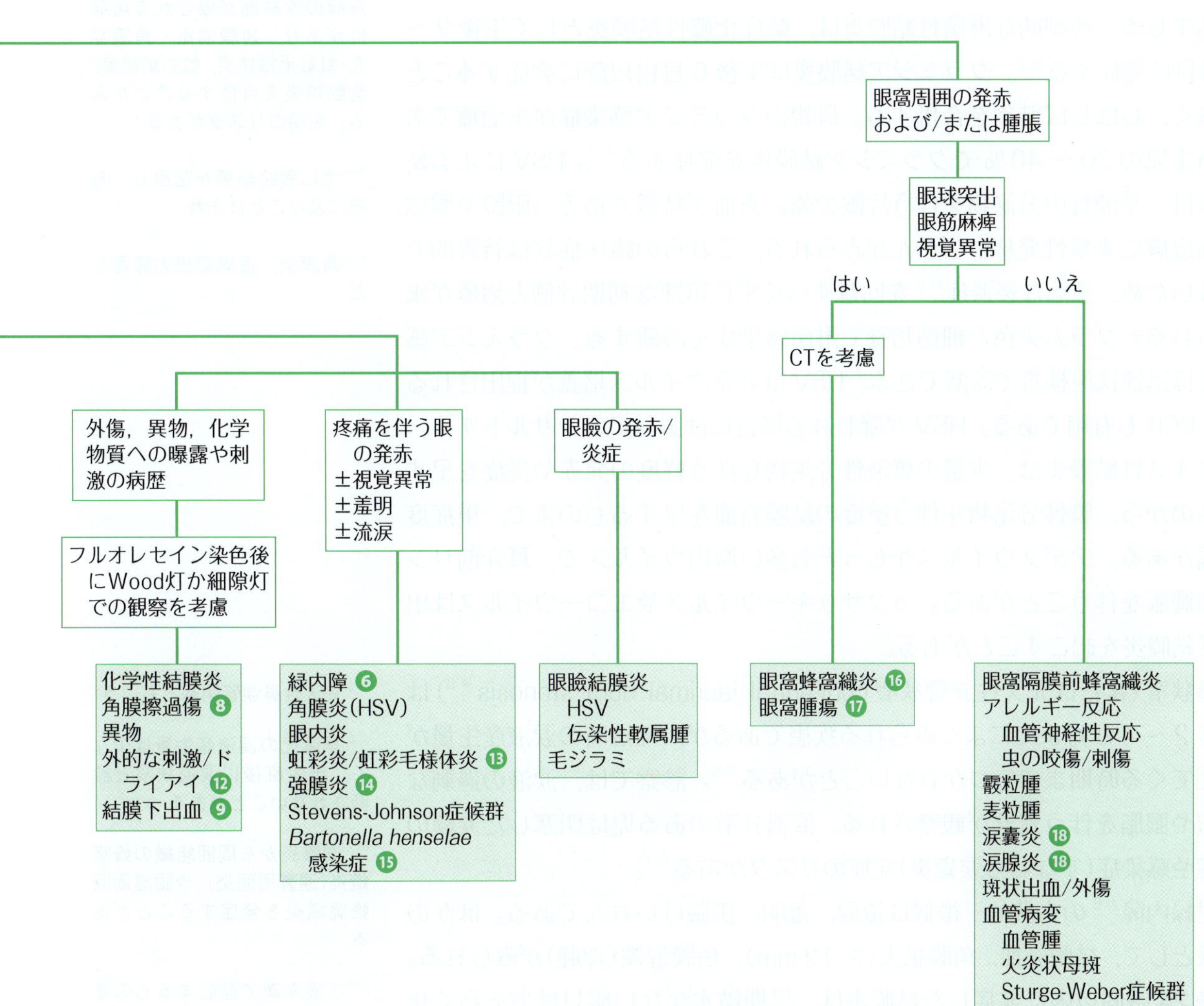


Nelson Textbook of Pediatrics, 19e. Chapters 611, 614, 618, 619, 624, 625
ネルソン小児科学 原著 第19版．611章，614章，618章，619章，624章，625章
Nelsons Essentials, 6e. Chapter 119

❶ 眼の発赤についての病歴では，発症年齢，分泌物の性状，随伴する症状や徴候を聴取することがもっとも重要である。刺激物（アレルゲン，粒子状物質 particulate matter，化学物質など）への曝露，外傷や流行感染症（学校や保育所での「ピンクアイ pink-eye[※1]」など）への接触歴も役立つ。乳幼児では母親の感染症罹患歴を問診する。

❷ 新生児期（生後 4 週以内）の結膜炎は新生児眼炎としても知られている。米国では黄色ブドウ球菌，表皮ブドウ球菌，肺炎球菌，モラクセラ・カタラーリスが原因であることが多い。

❸ 新生児眼炎はトラコーマクラミジア，淋菌，単純ヘルペスウイルス（HSV）でも生じる。典型的な淋菌性結膜炎は，劇症化膿性結膜炎として生後 2 ～ 6 日目に発症する[※2]。クラミジア結膜炎は生後 6 日目以降に発症することが多く，しばしば肺炎を合併する。母親のクラミジア感染症が未治療である新生児の 30 ～ 40 % でクラミジア結膜炎を発症する[※3]。HSV による結膜炎は，漿液性の分泌物を伴う片眼の強い充血が特徴である。眼瞼や眼窩周囲皮膚に水疱性発疹やびらんがみられる。これらの臨床症状は特異的ではないため，重篤な後遺症[※4]を回避すべく常に迅速な初期評価と治療が求められる。グラム染色と細菌培養で淋菌感染症を診断する。クラミジア感染症は迅速抗原検査で診断できる。HSV は通常ウイルス培養が提出されるが，PCR も有用である。HSV が疑われる場合には眼科にコンサルトする。

❹ ウイルス性結膜炎は，少量の漿液性分泌物を伴う軽度の発赤や炎症を呈するものから，膿性分泌物を伴う重度の結膜充血を呈するものまで，重症度に幅がある。アデノウイルスがもっとも多い原因ウイルスで，耳介前リンパ節腫脹を伴うことがある。コクサッキーウイルスやエコーウイルスは出血性結膜炎を起こすことがある。

❺ 涙道狭窄（または先天性涙管狭窄 congenital lacrimal duct stenosis[※5]）は生後 2 ～ 4 か月までによくみられる疾患であるが，啼泣時の涙液産生量が増えてくる時期まで気づかれないことがある[※6]。診察では，涙液の過剰な貯留や眼脂を伴う流涙が観察される。涙道狭窄のある児は閉塞した涙嚢の炎症や感染症（すなわち涙嚢炎）発症のリスクがある[※7]。

❻ 乳児緑内障[※8]の古典的三徴候は流涙，羞明，眼瞼けいれんである。ほかの症状として，結膜充血，角膜拡大（＞ 12 mm），角膜混濁（浮腫）がみられる。

❼ 生後 24 時間以内に発症した結膜炎は，早期破水がない限りはおそらく化学性結膜炎である。硝酸銀点眼はそのほかの予防薬（エリスロマイシン，テトラサイクリンなど）よりも化学性結膜炎を発症する可能性が高く，もはや米国では使用されていない[※9]。年長児では，化学性刺激物に化粧品や眼用治療薬が含まれるであろう。

❽ 角膜擦過傷は疼痛，流涙，羞明，結膜充血を伴う。不機嫌な乳児の鑑別診断において角膜擦過傷をあげることは重要である。フルオレセイン角膜染色後に青色光で観察することにより診断される。

❾ 結膜下出血は嘔吐や咳嗽，あるいは重量挙げになど伴って発症することがある。経腟分娩後の新生児にも起こり得る。

❿ アレルギー性結膜炎は痒み，結膜浮腫，眼瞼結膜の乳頭病変，白い糸状の

■ 訳者注釈

※1 はやり目

※2 治療が遅れれば結膜および角膜の深層部が侵される可能性があり，角膜潰瘍・角膜穿孔・虹彩毛様体炎，虹彩前癒着，全眼球炎を合併することがある。失明のリスクがある

※3 主に眼瞼結膜が罹患し，角膜に及ぶことはまれ

※4 角膜炎，遠隔期視力障害など

※5 先天性鼻涙管閉塞ともいう

※6 早産児の涙液産生量は少なく，出生直後に涙道狭窄と診断されないことがある

※7 涙嚢炎から周囲組織の蜂窩織炎（涙嚢周囲炎）や眼窩周囲蜂窩織炎を発症することがある

※8 3 歳未満で発症するものを乳児 / 先天性緑内障，3 ～ 30 歳で発症するものを若年緑内障とよぶ

※9 かつては淋菌性結膜炎予防のために出生直後の 1 ～ 2% 硝酸銀点眼（考案者の産婦人科医の名前からクレーデ点眼とよばれた）が行われていた。現在は，抗菌薬含有点眼 / 眼軟膏を使用する

分泌物を呈するのが特徴である。角膜輪部型春季カタルでは，腫脹・隆起した球結膜が角膜縁を輪状に取り囲む[※10]。

⓫ 細菌性結膜炎は片側性，両側性ともにあり得るが，ウイルス性結膜炎はたいてい両側性である。2つの臨床症状がかなりオーバーラップすることは確かだが，細菌性結膜炎はウイルス性結膜炎と比べて化膿性分泌物を呈することが多い。無莢膜型インフルエンザ菌，肺炎球菌，ブドウ球菌，連鎖球菌が原因菌として多い。

⓬ 眼の発赤は眼をこする刺激により生じることがある。テレビの長時間視聴やコンピュータの長時間使用では瞬目の回数が減り，眼の乾燥と刺激を生じることがある。

⓭ 虹彩炎や虹彩毛様体炎は局所の感染症[※11]や外傷で二次的に発症したり，リウマチ性疾患〔若年性関節リウマチ(JRA)[※12]，Reiter 症候群，Behçet 病など〕の症状のこともある。炎症性腸疾患や川崎病ではほかの関連症状がある。虹彩炎や虹彩毛様体炎の典型的症状として羞明があげられる。

⓮ 強膜炎は全身性エリテマトーデスや Henoch-Schönlein 紫斑病[※13]を含む特定の自己免疫疾患に随伴することがある。眼痛はあるが分泌物はなく，結膜炎でみられる毛細血管よりも拡張した血管を認める。

⓯ Parinaud 眼腺症候群とは，*Bartonella henselae* 感染症によって生じる猫ひっかき病のことである。肉芽腫性結膜炎や耳介前リンパ節腫脹といった症状を呈する。

⓰ 眼窩蜂窩織炎には眼球運動時の疼痛が随伴することがある。そのほかの症状として，眼球突出や眼球運動制限，視覚障害がある。眼窩蜂窩織炎は眼窩隔膜[※14]前（眼窩周囲）蜂窩織炎と区別されなければならない。眼窩蜂窩織炎では結膜充血はあまりみられず，眼窩隔膜前蜂窩織炎では外眼筋運動は正常である。

⓱ 横紋筋肉腫，神経芽細胞腫，リンパ管腫などの眼窩の腫瘍は眼窩蜂窩織炎と似た症状を示すことがある。

⓲ サルコイドーシス，結核，梅毒といった全身疾患のなかには慢性涙嚢炎を呈するものがある。涙腺（すなわち涙液の産生部位）は上眼瞼外側にある。感染症（黄色ブドウ球菌，伝染性単核球症，ムンプスなど）による涙腺の炎症（すなわち涙腺炎）が起こることはまれである。

**■ 訳者注釈**

※10 春季カタルは，思春期前に発症し多年にわたり再発をくり返す可能性のある疾患で，眼瞼結膜の敷石状乳頭病変や白濁した結膜偽膜をしばしば認める

※11 ヘルペス性角膜炎，細菌性または真菌性角膜炎など

※12 正式な疾患名は若年性特発性関節炎（JIA）

※13 正式な疾患名は IgA 血管炎

※14 眼窩骨膜から連続する繊維性の薄い膜で，眼輪筋のすぐ後方にあり，眼窩内容物を前方から閉鎖している

参考文献


・Greenberg MF, Pollard ZF: The red eye in childhood, Pediatr Clin North Am 50 :105 −124 , 2003 .
・Richards A, Guzman-Cottrill JA: Conjunctivitis, Pediatr Rev 31 :196 −208 , 2010

chapter 7 STRABISMUS

# 斜視

斜視(やぶにらみ squint，寄り目 crossed eyes，離れ目 straying eyes)はさまざまな眼位異常※1を記述するための用語である。6歳未満の小児の4％に発症する。通常は眼位異常単独の問題であるが，時に背景疾患の眼症状として顕在化することがある。早期診断・専門医への適切な紹介と治療により，斜視患児の30～50％に生じる弱視(視力低下)への進行を防止することが重要である。

(訳者注釈) ※1 視線の整合不全

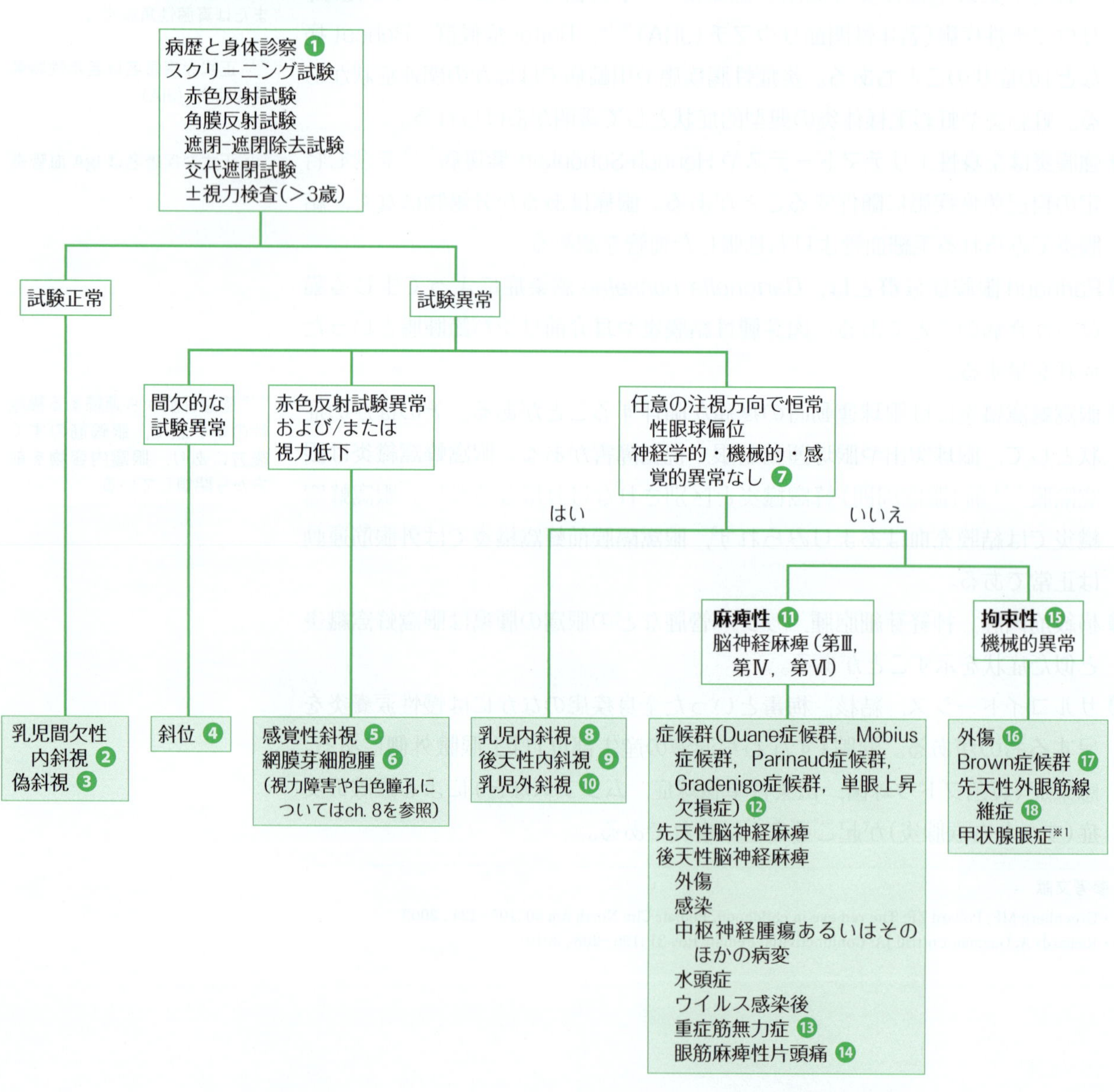


Nelson Textbook of Pediatrics, 19e. Chapters 584, 615
ネルソン小児科学 原著 第19版．584章，615章

(訳者注釈)
※1 内直筋腫脹による外転制限，下直筋腫脹による上転制限などを呈する。外直筋は侵されにくい

■ 訳者注釈

❶ 病歴では，発症年齢，眼球偏位が誘発される状況，随伴する視覚症状を聴取すべきである。未熟児，胎児期の薬物曝露(胎児アルコール症候群)，脳性麻痺，発達遅滞，染色体異常，遺伝子異常は早期発症斜視の危険因子である。家族歴や家族写真(角膜光反射や赤色反射を確認できる)の評価も有用である。

眼位と眼球運動は，角膜反射試験・遮閉-遮閉除去試験・交代遮閉試験を用いて評価する。角膜反射試験は若年児で有用であり，検者は児が光源を直接見るように，両眼角膜に同時に光源を当てる※2。斜視のない眼の場合，光反射は左右対称で，瞳孔の中心よりわずかに鼻側※3となる。斜視であれば光反射は左右非対称になる※4。斜視に対する遮閉試験では児の注意力と協力が必要である。交代遮閉試験※5で，斜視(顕在性偏位)と斜位(潜在性偏位)を識別する※6。注意深い診察により，斜位(潜在性眼球偏位：特定の状況下で生じる)か斜視(恒常性眼球偏位)か，麻痺性か非麻痺性か，内〜か外〜かを識別する。多くの場合，識別された眼位異常とその発症年齢に基づいて，特定の疾患単位として診断することが可能である。

❷ 一過性間欠性内斜視 intermittent transient eye crossing は生後3か月までの乳児では正常である。乳児不安定眼球 ocular instability of infancy ともよばれ，児が疲れているときによく生じる。

❸ 広く扁平な鼻梁や内眼角贅皮が顕著なときには，両眼球が内向きに寄っているように見えることがある(偽斜視 pseudostrabismus)※7。注意深く角膜反射試験を評価して眼位が正常かどうかを確認する。

❹ 斜位とは潜在的な眼球偏位傾向のことで，疲労・疾病罹患・ストレスあるいは片眼遮閉で顕在化することが多く，しばしば無症状である。斜位が有意なものであれば，一過性の複視(二重視)・頭痛・眼精疲労をひき起こすことがあり，治療が必要になることがある。

❺ 感覚性斜視は重度の視力低下(片側性または両側性)によって生じ，続発的な眼位整合不全が生じる※8。重度かつ早期の視力低下をきたした小児では感覚性眼振を併発することがある。

❻ 斜視は白色瞳孔を伴う網膜芽細胞腫の小児でみられることがある。

❼ 共同性斜視という用語は外眼筋やそれらの支配神経が正常である場合に使用される。偏位の程度はすべての注視方向で一定または比較的一定である。通常，共同性斜視の原因となる神経学的・機械的・感覚的異常やそのほかの欠損はない。非共同性斜視は注視方向によって変化する眼位異常により示唆される。この状態は外眼筋を支配する神経の麻痺や外眼筋の筋力低下，眼球運動の機械的な制限と関連して生じる。代償性斜頸がしばしば随伴する。

❽ 乳児(先天性)内斜視は生後6か月までに発症する※9。たいてい斜視の家族歴がある。

❾ 後天性内斜視は調節性，つまり焦点を合わせようとして内方に偏位することが多い。通常2〜3歳の小児に発症する。後天性内斜視は片眼の遮閉期間の解除後に続発することがある。

❿ 乳児外斜視は乳児内斜視よりもまれで，神経学的異常のある小児でよくみ

※2 Hirschburg 角膜反射法とよばれる

※3 角膜と黄斑の関係から

※4 角膜の光の位置が外方にあれば内斜視，内方にあれば外斜視，上方にあれば下斜視，下方にあれば上斜視

※5 ペンライトの光などを固視させ，まず一眼を遮閉し，次にその遮閉を除去し他眼を遮閉したときに遮閉を除去した眼球の動きを観察する検査法。なんらかの眼球偏位があれば遮閉を除去した眼球が急速に正中に戻る〔外から内に動けば外斜視(位)，内から外に動けば内斜視(位)〕

※6 斜視と斜位の違い：斜視は両眼視に異常があり，片眼(偏位していない眼)で物を見ている。斜位は両眼視を行っているときには眼位異常はない(両眼視ができる)が，融像が妨げられたときに眼球偏位が出現するもので，「隠れ斜視」ともよばれる

※7 偽内斜視 pseudoesotropia ともいう

※8 廃用性斜視ともいい，感覚性内斜視と感覚性外斜視がある

※9 先天性内斜視と診断された乳児で実際に出生直後から内斜視を指摘されている場合は少ない。よって，最近は「先天性」ではなく「乳児」内斜視の用語が適切と考えられている

られる。

⑪ 眼球運動とそれに随伴する眼瞼・虹彩の機能[※10]を注意深く評価することで，麻痺している脳神経を特定できる。後天性の脳神経麻痺では中枢神経病変を除外するための注意深い評価が必要である。代償性斜頸がしばしばみられる。

小児では第Ⅲ脳神経麻痺は通常先天性で，発生異常や分娩時外傷と関連していることが多い。小児の後天性第Ⅲ脳神経麻痺は懸念すべき症状であり，神経学的異常(頭蓋内腫瘍や動脈瘤[※11])が示唆される。第Ⅲ脳神経麻痺では眼瞼下垂とともに，正常で拮抗のない外眼筋，すなわち外直筋[※12]と上斜筋[※13]の作用の結果，麻痺側眼球が外斜視・下方偏位(下斜視)となる。第Ⅲ脳神経内眼筋枝が障害されれば散瞳がみられる[※14]。

第Ⅳ脳神経麻痺は先天性・後天性のどちらもみられ，上斜筋麻痺により麻痺側眼球が上方偏位(上斜視)する。下斜筋の拮抗は比較的弱く，鼻側を注視したときに麻痺側眼球が上方偏位する[※15]。

第Ⅵ脳神経麻痺は重度の内斜視を呈し，麻痺側眼球の外転が制限される[※16]。

⑫ Duane症候群は，第Ⅵ脳神経核の先天的な欠損により，外直筋の神経支配に異常が生じる疾患である。患側眼球の外転が制限される。患側眼球の内転時に鋭い上方偏位や下方偏位がみられる。これらの動きは眼球の後退[※17]も伴う。外斜視あるいは内斜視を認めることもある。Möbius症候群では，第Ⅵ・第Ⅶ脳神経核の欠損による先天性顔面神経麻痺と外転制限を認める。Parinaud症候群は垂直注視麻痺[※18]をきたす疾患であり，垂直注視麻痺が単独で起こる場合と，瞳孔[※19]または核性動眼神経(第Ⅲ脳神経)麻痺[※20]が併存してみられる場合がある。Gradenigo症候群では，炎症が原因の錐体蝶形骨靭帯に沿った神経圧迫により第Ⅵ脳神経麻痺をきたす疾患である。中耳炎や乳様突起炎，腫瘍などが原因になる。単眼上昇欠損症 monocular elevation deficiencyは，内転および外転時の両方における単眼の挙上不全である。この病態は，上転筋である上直筋と下斜筋の不全麻痺，あるいは線維性の下斜筋による上転制限の影響のことがある。

⑬ 重症筋無力症は小児ではまれだが，間欠的な斜視と眼瞼下垂がみられる場合には考慮すべきである。

⑭ 第Ⅲ脳神経麻痺に伴う瞳孔散大と眼瞼下垂は，眼筋麻痺性片頭痛[※21]の大部分に認められる症状である。眼筋麻痺は頭痛に続いて数週間続くことがある。

⑮ 拘束性斜視 restrictive strabismusは，炎症・浮腫・外傷・先天異常の結果生じた筋の線維化などの機械的な問題によって生じる。

⑯ 眼球への鈍的外傷によって生じた眼窩吹き抜け骨折 blowout fractureは，眼筋の浮腫・血腫に加えて，外眼筋が引っかかることで斜視が生じることがある。

⑰ Brown症候群では，上斜筋腱の異常[※22]により内転位で患側眼球の上転障害がみられる。

⑱ 外眼筋の過剰な線維化や付着部異常により，眼瞼下垂や外眼筋麻痺が生じる。先天性外眼筋線維症の特徴として，上方視での輻輳・下方視での開散・

■ 訳者注釈

※10 対光反射のこと

※11 内頸動脈後交通動脈分岐部動脈瘤（IC-PC動脈瘤）

※12 第Ⅵ脳神経（外転神経）支配

※13 第Ⅳ脳神経（滑車神経）支配

※14 第Ⅲ脳神経は外側に副交感神経線維〔内眼筋（瞳孔括約筋）を支配〕，内側に運動神経線維（外眼筋を支配）が走行する。よって，IC-PC動脈瘤などによる外部からの圧迫でまず影響を受けるのは外側を走行する副交感神経成分であるため，散瞳→眼瞼下垂→眼球運動障害の順に症状が発現する

※15 眼球が内直筋によって内転しているときは斜筋だけが挙上と下制に働く。このため，上斜筋（下制筋）麻痺が起こると，内転時に下斜筋（挙上筋）の働きで麻痺側眼球はより強く上方偏位する

患児は複視を避けるために，健側の肩側に首を傾け，顎を下げて健側方向に顔を回す，代償性斜頸をとることが多い

※16 患児は両眼視を保持するために，麻痺側に頭部を回していることが多い

※17 眼球後退による眼裂狭小化を認める

※18 主に上方注視麻痺で，下方注視は通常保持されている

※19 調節麻痺による両側散瞳

※20 Collier徴候（両側眼裂開大によるびっくり眼）など

※21 まれな疾患であるが，10歳以下の小児，とくに5歳以下に発症する。頭痛や嘔吐を伴う片頭痛発作の後に，同側の動眼神経麻痺が出現する

※22 上斜筋腱鞘症候群ともよばれる。先天性と後天性がある。先天性は上斜筋腱鞘の短縮や肥厚などの構造的異常が原因となり，後天性では眼窩内上方の滑車部を含む眼窩外傷や前頭洞炎で生じることがある

■ 訳者注釈

代償性下顎拳上がみられる。

参考文献


- Magramm I: Amblyopia: Etiology, detection, and treatment, Pediatr Rev 13 :7 -14 , 1992 .
- Ticho BH: Strabismus, Pediatr Clin North Am 50 :173 -188 , 2003 .
- Tingley DH: Vision screening essentials: Screening today for eye disorders in the pediatric patient, Pediatr Rev 28 :54 -61 , 2007 .

chapter 8 VISUAL IMPAIRMENT AND LEUKOCORIA

# 視覚障害と白色瞳孔

視覚に対する懸念がある小児を診療する場合，とくに幼若乳児では小児眼科医や検眼士へのコンサルテーションが必要になることがほとんどである。

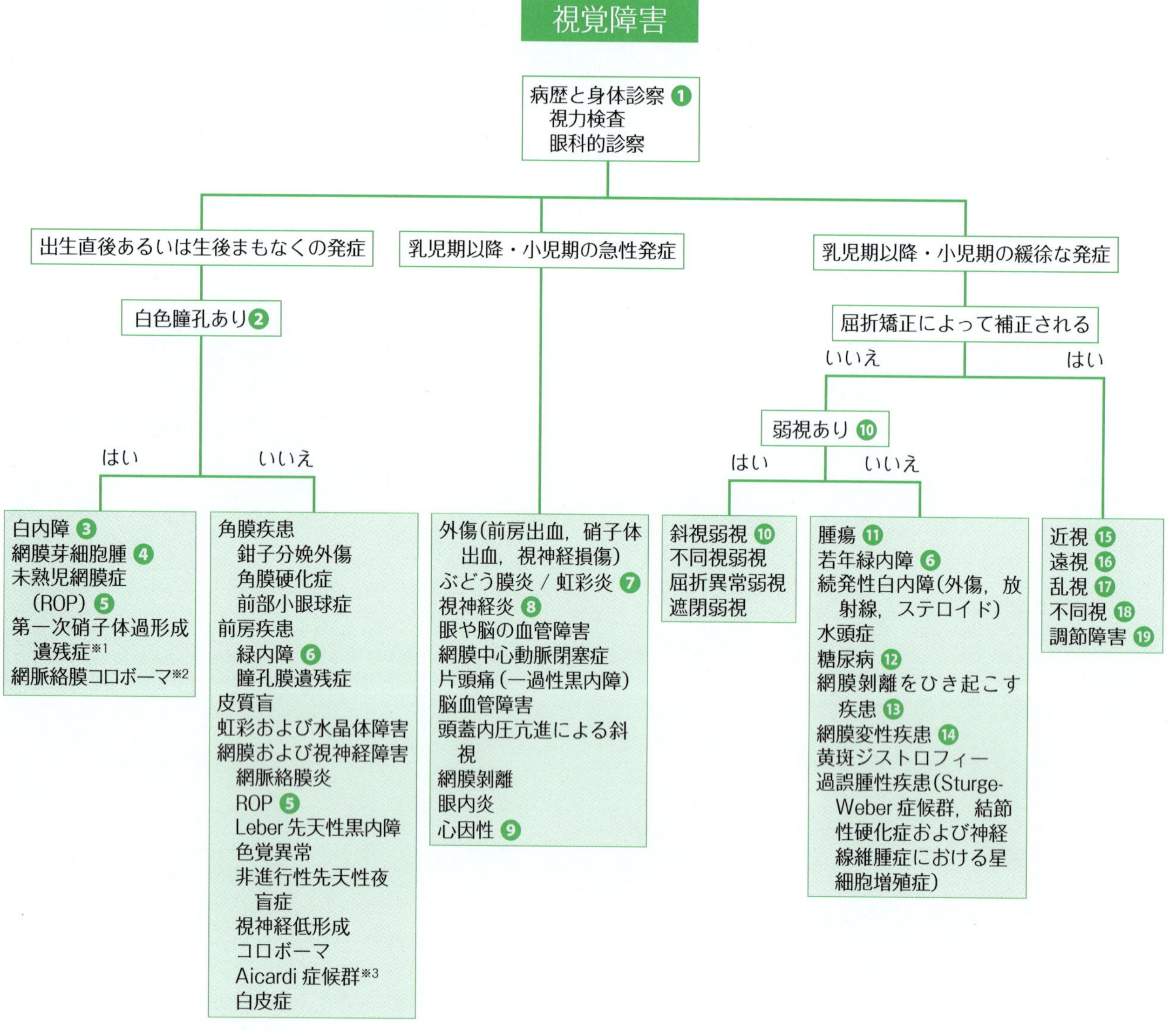


Nelson Textbook of Pediatrics, 19e. Chapters 496, 611-614, 620-624
ネルソン小児科学 原著 第 19 版．496 章，611-614 章，620-624 章

（訳者注釈）

※1 胎児期の硝子体血管が遺残し結合織過形成を生じたもの。白色瞳孔（通常は片眼）の原因の約 30％を占める

※2 組織の一部が発生異常で欠損したものをコロボーマという。網脈絡膜が欠損すると外側の強膜が透けて見え，白色瞳孔の原因になる

※3 網脈絡膜症，脳梁欠損，点頭てんかんを三主徴とする先天性多発奇形症候群

❶ 視覚症状に対する詳細な聴取は有用だが，乳児や年少児の病歴は主に家族や養育者の観察に基づくことが多い。年長児に対しては，見えにくさが局所的か全般的か[※1]，物が二重に見えるか，暗いところでの視力，異常な物(点や線など)が見えるかについて質問する。仮死出生や分娩外傷(鉗子分娩)が視覚障害に関与する可能性があるため，出生歴の聴取は重要である。最近の病歴[※2]は急性視神経炎によってひき起こされる突然の視力低下への診断の助けとなる。神経皮膚症候群[※3]，代謝異常，白内障，あるいはほかの視覚障害の家族歴も有用である。視覚の評価には，Snellen 視力検査表[※4]や読み書きができない小児に対して作られた視力検査表(タンブリングE[※5]や絵視力検査)を用いた視力検査も含めるべきである。乳幼児については，行動反応を用いた視覚評価[※6]のために専門医への紹介が必要なことがある。視野の評価[※7]も行うべきである。瞳孔・眼球運動・眼位の検査が必要である。徹底した眼科的検査が行われるべきである。診断に役立つ一般的な所見には，斜視・角膜混濁・白色瞳孔・眼振がある。

❷ 白色瞳孔(瞳孔光反射が白い)は，網膜，水晶体，あるいは硝子体の異常で起こる。白色瞳孔は，成長してからなんらかの視覚の問題が発生してはじめて認識されることもあるが，好発時期は乳児期早期である[※8]。網膜芽細胞腫の症状でもっともよくみられるのが白色瞳孔である。白色瞳孔を認めた場合，確実な診断的評価のために眼科医へ必ず紹介する。

❸ 白内障は水晶体の混濁であり，白色瞳孔の一般的な原因である。白内障の病因として，子宮内感染症(風疹，トキソプラズマ，サイトメガロウイルスなど[※9])，遺伝性[※10]，代謝疾患，染色体異常(18 トリソミー，13 トリソミー，Turner 症候群など)，毒薬物[※11]，外傷[※12]がある。また，未熟児網膜症のように眼内疾患の進行の結果として生じることもある。白内障に関連する代謝内分泌疾患には，ガラクトース血症[※13]，ガラクトキナーゼ欠損症[※14]，副甲状腺機能低下症，Wilson 病，若年性糖尿病などがある。糖尿病あるいは前糖尿病の母体から出生した小児に白内障がみられることもある。

❹ 網膜芽細胞腫は網膜に発生する悪性腫瘍で，小児の眼内腫瘍でもっとも頻度が高い。

❺ 未熟児網膜症は発達過程の網膜血管構造の疾患で，未熟児に発生する。米国小児科学会が提唱するスクリーニング検査ガイドラインによると，出生体重が 1,500 g 未満あるいは在胎 30 週以下の児，出生体重が 1,500 g ～2,000 g あるいは在胎 30 週を超えていても高リスクと判断された児[※15]がスクリーニング検査の対象となる。

❻ 緑内障とは，眼圧上昇に伴う進行性の視神経症である。先天緑内障は出生時に発症しており，乳児緑内障は 3 歳までに，若年緑内障は 3 ～ 30 歳に発症するものをいう。原発緑内障は眼の房水排出器官(線維柱帯)の単独奇形によるものが原因で，そのほかの眼異常や全身疾患に伴った続発緑内障もある。乳児緑内障では，乳幼児の眼球が柔軟で角膜や眼球の拡大をもたらすため，徴候や症状が成人緑内障と異なる。乳幼児での症状は牛眼あるいは雄牛の眼 ox-eye として知られている。乳児緑内障のうち，古典的三主徴〔流涙，羞明，眼瞼攣縮(眼瞼圧搾 eyelid squeezing)〕を呈するのは全

■ 訳者注釈

[※1] 障害側を確定するために片眼性か両眼性かの聴取も重要

[※2] 先行感染，症状の悪化に要した期間など

[※3] 神経線維腫症Ⅰ型・Ⅱ型，結節性硬化症など

[※4] アルファベットを用いた米国でもっともよく使われている視力検査表で，5～6 歳以降で文字を識別できる小児に用いる。日本で使用されているのは国際標準ランドルト環視力検査表

[※5] アルファベットのE字型を上下左右に回転させたものを並べた視力検査表で，検査前に練習すれば 3～4 歳児のほとんどで実施可能

[※6] 乳幼児にさまざまな幅の縞模様を提示し，それに反応するかどうかを判定する PL(preferential looking)法など

[※7] 中心暗点と半盲の検出

[※8] 周囲の者が白色瞳孔に気づく

[※9] そのほかに，梅毒・単純ヘルペスウイルスがある。また，麻疹・水痘帯状疱疹などの周産期感染症から二次的に生じることもある

[※10] ほかの疾患と関連のない白内障は常染色体優性遺伝形式がもっとも多い。多系統遺伝的障害として，Lowe 症候群(眼脳腎症候群)，筋強直性ジストロフィーなどがある

[※11] ステロイド関連白内障など

[※12] 小児白内障では身体的虐待を鑑別にあげる

[※13] 典型的な乳児ガラクトース血症としてのガラクトース-1-リン酸ウリジルトランスフェラーゼ欠損症

[※14] 白内障が唯一の臨床症状で，幼若乳児期に発症することもあれば小児期後半で発症することもある

[※15] 呼吸循環補助を要するなど，臨床経過が不安定であった児

体の30％程度しかない。ほかの症状として，角膜混濁，結膜充血，視力障害がある。

❼ 前部ぶどう膜炎※16は，虹彩または毛様体あるいはその両方の炎症のことを指す。若年性特発性関節炎，サルコイドーシス，川崎病，Stevens-Johnson症候群，ウイルス感染症（単純ヘルペスウイルス，帯状疱疹など），梅毒，結核など，多くの疾患に関連して発症する。後部ぶどう膜炎は脈絡膜の炎症のことを指し，しばしば網膜へ波及する。病因には寄生虫（トキソプラズマ症，トキソカラ症※17など），ウイルス感染症〔風疹，単純ヘルペスウイルス，ヒト免疫不全ウイルス（HIV），サイトメガロウイルスなど〕，結核などがある。

❽ 視神経炎※18は，視神経の炎症あるいは脱髄により急性の視力喪失をきたす疾患である。この疾患は自己免疫疾患（全身性エリテマトーデスなど），感染症（HIV，梅毒，Lyme病，髄膜炎など），毒物への曝露（メタノール，鉛など），あるいは低栄養（ビタミン$B_{12}$欠乏など）により起こる。多発性硬化症も病因となり得るが，成人でより一般的である※19。

❾ 心因性視力障害（詐病，転換性反応）は，学童期の小児に多くみられる。視力低下や見えにくさの訴えは，ほかの多くの訴え（異常な視感覚，複視，多重視，眼痛，頭痛など）を伴いやすい。眼科的診察所見が正常であることに加え，検査中に状況が変化すると訴えに一貫性がなくなることや，この方法で視力が改善する，という検者の示唆に良好な反応を示すこと，検査中の不適当な情動（無関心，好戦的，過剰な反応など）といった行動の警告徴候を呈することによって，この疾患が疑われる。

❿ 弱視とは，あらゆる屈折異常の矯正にもかかわらず改善しない視力低下のことである。視機能が未熟な小児の網膜上に鮮明な結像がなされないことにより生じる。視覚の発達にとって重要な生後10年間に網膜上への鮮明な結像の欠如が起きると弱視が生じる。網膜上の不鮮明な結像は，斜視に続発するもの※20，両眼の屈折異常が等しくない場合（不同視弱視），両眼の屈折異常が高度な場合（屈折異常弱視），白内障，角膜混濁，遮閉（アイパッチなど）による結像喪失によって起こる。

⓫ 視神経膠腫は，視経路に沿ってどの部位からも発症するが，視交叉がもっとも多い。片眼の視力低下※21，眼球突出，両耳側半盲，眼球偏位などさまざまな症状を伴って発症する。頭蓋咽頭腫は，視力喪失，下垂体機能不全（尿崩症，低身長，甲状腺機能低下症），頭蓋内圧亢進症状を伴って発症することがある。頭蓋内腫瘍が疑われるときは常に神経画像検査の適応がある。

⓬ 糖尿病の小児は，網膜症，視神経症，あるいは白内障を発症することがあり，視力喪失をきたすこともある。

⓭ 網膜剝離は，外傷（身体的虐待），未熟児網膜症，先天性白内障手術，糖尿病，鎌状赤血球症，Coats病※22，網膜芽細胞腫，眼球の炎症※23によって起こる。視力低下，斜視，眼振，あるいは白色瞳孔を呈する。

⓮ 網膜に発症する変性疾患には，Coats病，網膜分離症，家族性滲出性硝子体網膜症，網膜色素変性症がある。

⓯ 近視（近眼）※24は，近いものだけに焦点が合い鮮明に見える状態で，小児

■ 訳者注釈

※16 眼球壁は外層から順に，線維膜（角膜，強膜）・血管膜（虹彩・毛様体・脈絡膜）・神経膜（網膜）の3層からなる。ぶどう膜とは眼球血管膜のことを指し，毛様充血（角膜に接する部分の充血）・視力低下・縮瞳・対光反射減弱などの症状を呈する

※17 イヌ回虫やネコ回虫がヒトに感染して起こる寄生虫症

※18 突然発症ではなく，2～3日で進行し完成する視力低下が特徴。視野異常の大部分は中心暗点であり，眼球運動障害の合併はきわめてまれ

※19 小児と50歳以上での初発はまれ

※20 斜視弱視 strabismus amblyopia

※21 緩徐進行性の視力低下を示す

※22 網膜血管拡張により，滲出液が網膜外網状層・網膜下腔に貯留し網膜剝離をきたす疾患

※23 後部ぶどう膜炎・全眼球炎など

※24 平行光線が網膜より前で焦点を結ぶ状態（遠くを見るときはぼけて見える）であるが，近くを見るときは光が広がる方向で目に入ってくるため，焦点が網膜に近づき，眼鏡がなくともはっきり見える

でもっとも一般的な屈折異常であり，眼鏡が処方される。

⑯ 遠視（遠眼）[※25]は，出生時にはよくみられる症状であり，成長とともに改善する。眼筋による調節力でものに焦点を合わせようとするため，過剰な調節が眼精疲労の原因となる。

⑰ 乱視は，通常は角膜表面の不整によって起こる屈折異常であり，鮮明な結像を得るためには眼筋による調節や目を細めることを必要とするため，眼精疲労をきたすことがある。

⑱ 不同視とは，片方の眼の屈折状態がもう片方の眼と著しく異なる場合のことをいう。

⑲ 小児の調節障害はまれであるが，ときに小児でも若年性老視がみられる。小児の調節麻痺の原因には，医原性（毛様体筋麻痺薬[※26]），神経原性（動眼神経病変），全身疾患（ボツリヌス症[※27]）がある。

参考文献


- Curnyn KM, Kaufman LM: The eye examination in the pediatrician's office, Pediatr Clin North Am 50 :25 –40 , 2003 .
- Fierson WM: AAP policy statement. Screening examination of premature infants for retinopathy of prematurity, Pediatrics 131 :189 –195 , 2013 .
- Greenwald MJ: Refractive abnormalities in childhood, Pediatr Clin North Am 50 :197 –212 , 2003 .
- Kipp MA: Childhood glaucoma, Pediatr Clin North Am 50 :89 –104 , 2003 .
- Levin AV: Congenital eye anomalies, Pediatr Clin North Am 50 :55 –76 , 2003 .
- Mittleman D: Amblyopia, Pediatr Clin North Am 50 :189 –196 , 2003 .
- Stout AU, Stout JT: Retinopathy of prematurity, Pediatr Clin North Am 50 : 77 –88 , 2003 .


■ 訳者注釈

※25 平行光線が網膜より後ろで焦点を結ぶ状態で，近視と異なり遠くも近くもぼけて見える。小児期は眼筋による調節力が強いため，焦点を網膜に合わせることができる

※26 トロピカミド点眼による毛様体筋麻痺・散瞳

※27 ボツリヌス菌 *Clostridium botulinum* が産生するボツリヌス毒素により発症する，神経・筋の弛緩性麻痺を呈する疾患。神経筋接合部・自律神経節・神経節後副交感神経末端からのアセチルコリン放出阻害により，弛緩性麻痺（複視・眼瞼下垂・嚥下困難・呼吸困難・筋力低下など）に加え自律神経症状（口渇・便秘など）を呈する

chapter 9 ABNORMAL EYE MOVEMENTS

# 異常眼球運動

異常眼球運動は，偶然発見される良性のものもあれば，視覚や眼球の異常などに伴うものもある。しかしながら，視覚や眼球の異常は，より重篤な神経学的問題に続発することがある。

**異常眼球運動**

- 病歴と身体診察 1
  - 視力検査
  - 眼科的診察
- 律動的眼球運動あり
  - いいえ
    - 眼球クローヌス※1（多方向，自動運動） → 脳炎／水頭症／脳幹または小脳障害／神経芽細胞腫
    - 眼球測定障害※2（急速固視時の測定過大/測定過小） → 小脳機能不全
    - 眼球粗動※3（前方注視/瞬目を伴う水平眼振） → 小脳疾患／水頭症／中枢神経系腫瘍
    - 眼球浮き運動※4（第一眼位からの下転，数秒してから正中に戻る） → 橋疾患／橋腫瘍
  - はい
    - 眼筋群以外の筋の関与
      - はい
        - 眼球ミオクローヌス（眼振に同期した眼球外の筋収縮を伴う，律動的な振子型眼振） 2 → 小脳損傷／中脳，橋，延髄の損傷
      - いいえ
        - 眼振
          - 先天性眼振（生後6か月までに発症）
            - 視覚障害もしくは眼球欠損
              - はい → 先天性感覚性眼振 3
                - 白皮症
                - 無虹彩症
                - 色覚異常症
                - 先天性白内障
                - 角膜混濁/角膜奇形
                - 先天性黄斑病変
                - 先天性視神経萎縮
                - 緑内障
                - Leber先天性黒内障
                - 先天性非進行性夜盲症
              - いいえ → 先天性特発性運動眼振 4
          - 後天性眼振（生後6か月以降に発症）
            - 頭蓋内腫瘍 5
            - 中枢神経感染 5
            - 中枢神経外傷 5
            - 脳症 5
            - 多発性硬化症 5
            - 内耳炎 6
            - 点頭発作 7
            - 毒物/薬物（フェニトイン，アルコール，鎮静薬）
            - ビタミン$B_{12}$欠乏症
            - 正常眼振 8

Nelson Textbook of Pediatrics, 19e. Chapter 615
ネルソン小児科学 原著 第19版．615章

（訳者注釈）

※1 眼球クローヌス opsoclonus は，両眼が共同性に水平・垂直・回旋と方向性をもたずにあらゆる方向に振動する眼振で，神経芽細胞腫や脳炎などに合併する

※2 眼球測定障害は小脳性眼球運動障害として特異性が高い（測定過大より測定過小のほうが特徴的）

※3 持続時間2～3秒，10～15 Hzの水平眼振で，視線を変えると誘発される。小脳病変で起こりやすい

※4 眼球浮き運動 ocular bobbing は両眼が急激に下転し，緩徐に上転し正中に戻る動きをくり返す。橋の広範な障害で出現するため，意識障害・両側水平注視麻痺（眼球が真下に沈下）・縮瞳を合併する

❶ 病歴には，眼球運動の正確な記述，発症年齢，随伴する徴候や症状を含める。具体的には，視力・色覚・暗視・羞明・異常頭部運動・耳鳴・動揺視についてたずねる。動揺視とは，視野が動いたり左右に揺れたりする感覚である。

眼球運動を正確に記述し，ほかの随伴する徴候や症状を漏れなく得るためには，慎重な診察が必要である。異常眼球運動は，まず律動的(左右への揺れ，振子様)か非律動的かに分類する。このとき，眼筋以外の筋の動きと関連があるかどうかを識別する。眼振は片眼または両眼の反復する律動的な振動と定義される。眼振の型を詳細に分類するためには，振動の波形※1・方向性※2・振幅と頻度※3・速度※4が参考になる。眼振の振動が両眼で対称か非対称かは重要な点である※5。いくつかの眼振の型には診断的な意味がある。たとえば，垂直方向性眼振は後頭蓋窩の病変と関連している。いくつかの毒薬物誘発性眼振※6もときに垂直性である。

眼振の原因疾患を除外するために，神経画像検査やさらに特殊な検査(網膜電図 electroretinogram，視覚誘発電位検査 visual evoked potential test など)がしばしば必要である。

❷ 眼球ミオクローヌスは，律動的な振動性眼球運動※7とともに，軟口蓋・舌・顔面・咽頭・喉頭・横隔膜などの眼球外の律動性筋収縮を合併する疾患である。

❸ 先天性感覚性眼振 congenital sensory nystagmus は，一般に視覚障害をもたらす眼異常に関連して発症する眼振で，乳児の眼振のもっとも一般的な型である。通常生後6か月までに，先天的にあるいは周産期に視力喪失した小児に発症する。また，生後数年以内に失明した小児にみられることもある。原因は一般的検査や眼科的検査でしばしば明らかになる。電気生理学的検査は，眼底検査で明らかにならないいくつかの疾患(色覚異常，先天性非進行性夜盲症，Leber 先天性黒内障)を除外するために必要となるかもしれない(ch. 8 参照)。原因が明らかでない場合は，腫瘍を除外するために神経画像検査が常に推奨される。

❹ 先天性特発性眼振は，典型的には生後3か月までに発症し代償性斜頸が随伴する。眼や中枢神経系の基礎疾患を除外するために，包括的な診察・神経画像検査・電気生理学的検査が必要である。

❺ 中枢神経系の異常は，後天性眼振の原因から常に除外されるべきである。頭蓋内腫瘍を除外するために神経画像検査を考慮する。ほかの原因として，中枢神経感染症，外傷，脳症，脱髄性疾患などがある。

❻ 内耳炎はウイルス感染によって発症することが多く，中耳炎の合併症として発症することは少ない。症状には，めまい，耳痛，嘔気・嘔吐，難聴，眼振がある。

❼ 点頭発作 spasmus nutans は，通常生後1年以内に両側性非対称性眼振※8・点頭※9・斜頸の組み合わせとして発症する良性の疾患である。病因は不明である。通常，3歳までに症状は後遺症なく消失する。自然軽快する良性の経過をたどるが，中枢神経系腫瘍※10の除外のために神経画像検査が推奨される。

❽ 小児と成人の両方で，側方注視時に1～2回の水平性眼振がときに出現す

■ 訳者注釈

※1 電気眼振図 electronystagmography (ENG) で眼振の波形を記録し定量的に分析できる

※2 急速相と緩徐相をもつ衝動性，急速相と緩徐相をもたない振子様に分類する

※3 振幅が大きいものが大打性，振幅が小さいものが小打性。頻度が高くて速いのが頻打性，頻度が低くて遅いのが小頻打性

※4 衝動性眼振の緩徐相速度を，速度一定型・速度減衰型，速度増大型に分類する

※5 両眼で眼振の程度に差がみられる眼振を解離性眼振とよび，片眼にしか出現しない眼振を単眼性眼振とよぶ

※6 抗てんかん薬，有機リン中毒など

※7 1～3 Hz の振子様眼振で，垂直性が多い。脳幹部病変（とくに橋病変）後に発症することが多い

※8 解離性眼振

※9 うなずきをくり返すような頭の動作で，眼振よりも目立つ特徴的な症状

※10 視交叉神経膠腫の除外が必要。小児で単眼性もしくは解離性眼振を認めた場合は視交叉を中心とした画像検査が必須

るが，有意な所見とは考えられていない。

## 参考文献


・Curnyn KM, Kaufman LM: The eye examination in the pediatrician's office, Pediatr Clin North Am 50 :25 –40 , 2003 .

・Ruttum MS: Eye disorders. In Kliegman RM, Lye PS, Greenbaum LA, editors: Practical strate-gies in pediatric diagnosis and therapy, ed 2 , Philadelphia, 2004 , Elsevier Saunders. Chapter 43 .

・Thompson L, Kaufman LM: The visually impaired child, Pediatr Clin North Am 50 :225 –239 , 2003 .


■ 訳者注釈

# Part 2 Respiratory System

# 呼吸器系

chapter 10 COUGH

# 咳嗽

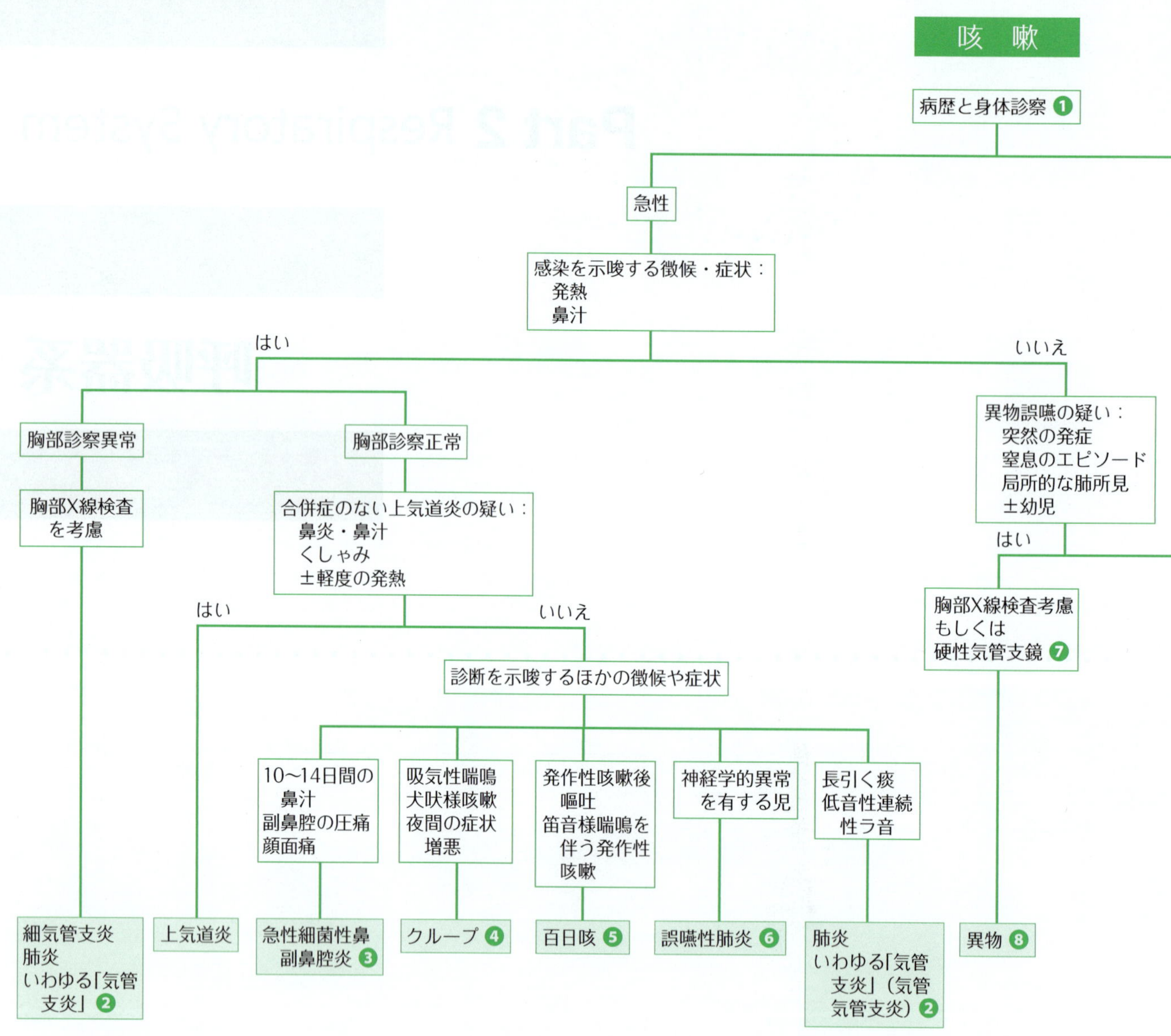

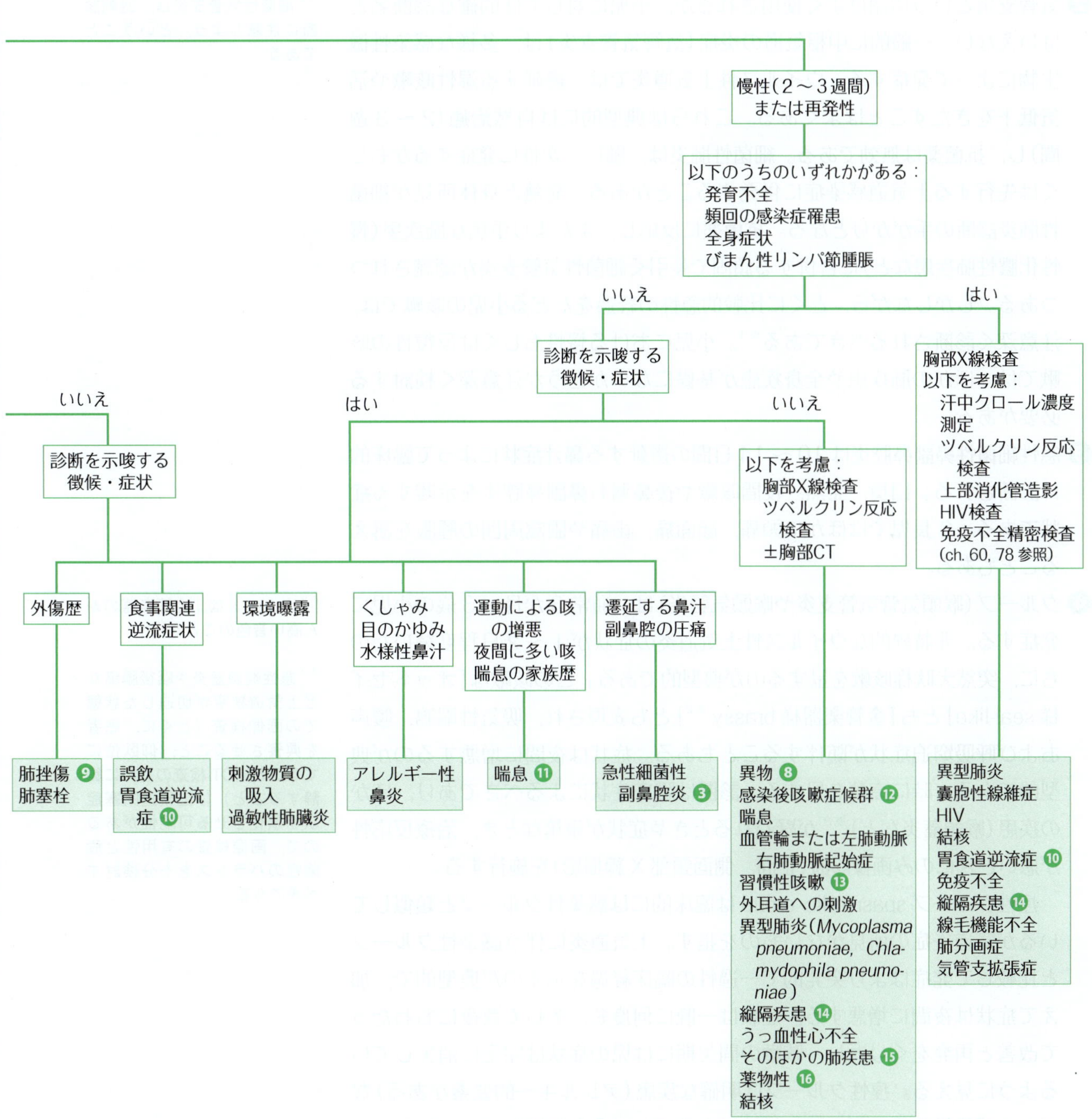


Nelson Textbook of Pediatrics, 19e. Chapters 138, 189, 315, 376, 377, 379, 383
ネルソン小児科学 原著 第19版．138章，189章，315章，376章，377章，379章，383章
Nelsons Essentials, 6e. Chapters 107, 133, 136

■ 訳者注釈

❶ 病歴には新生児期の情報や免疫不全症の評価が含まれるべきである。環境に関する聴取では可能性のある刺激物(薪ストーブ，煙，香水，アロマキャンドル，お香など)についての情報が必要である。システムレビューには呼吸器症状のほかに呼吸器以外の症状(たとえば，発育不全と悪臭のある便は嚢胞性線維症に関連があるとされており，口臭と頭痛は副鼻腔炎に関連している可能性がある)。とくに，最近の窒息のエピソード，季節によって変動する症状や，食事と症状との関係性についても尋ねるべきである。喘息(およびほかのアトピー素因)や嚢胞性線維症の家族歴の有無が有用である。

❷ 気管支炎という用語はよく使用されるが，小児に対しては的確な診断名とはいえない。一般的に中枢気道の炎症(気管気管支炎)は，多様な感染性微生物によって発症する。ウイルス性上気道炎では，遷延する湿性咳嗽や活気低下をきたすことはよくある。これらは典型的には自然治癒(2～3週間)し，抗菌薬は無効である。細菌性肺炎は，肺に一次性に発症するかもしくは先行する上気道感染症に併発することがある。発熱と身体所見が細菌性肺炎診断の手がかりとなる。抗菌薬に反応し，またより重篤な肺疾患(慢性化膿性肺疾患など)に合併する頑固で長引く細菌性気管支炎が認識されつつある。しかしながら，とくに比較的急性の経過をたどる小児の咳嗽では，注意深く診断されるべきである[※1]。小児における慢性もしくは反復性の咳嗽では，ほかの肺疾患や全身疾患が基礎にないかどうか注意深く検討する必要がある。

※1 細菌性気管支炎は，過剰診断に注意しよう，ということである

❸ 急性細菌性鼻副鼻腔炎は10～14日間の遷延する鼻汁症状によって臨床的に診断される。口臭，発熱，夜間咳嗽や後鼻漏も鼻副鼻腔炎を示唆する症状である。年長児ではほかに頭痛，顔面痛，歯痛や眼窩周囲の腫脹を訴えることもある。

❹ クループ(喉頭気管気管支炎や喉頭気管炎)は，通常3か月～3歳の小児に発症する。非特異的なウイルス性上気道炎の症状が1～2日程度続いたのちに，突然犬吠様咳嗽を呈するのが典型的である。この咳嗽は「オットセイ様 seal-like」とも「金管楽器様 brassy[※2]」とも表現され，吸気性喘鳴，嗄声および呼吸窮迫症状が随伴することもある。症状は夜間に増悪するのが典型的である。時に高熱を呈する。診断は臨床症状によるべきであり，ほかの疾患(喉頭蓋炎など)[※3]が疑われるときや症状が重篤なとき，治療反応性が悪いときにのみ画像診断(正面，側面頸部X線撮影)を施行する。

※2 brassyとは，金管楽器のかん高い音色のことを指す

※3 急性喉頭蓋炎や咽後膿瘍など上気道狭窄が切迫した状態での画像検査(とくに，患者を興奮させること，仰臥位にすること，CT検査のために鎮静すること)は上気道閉塞症状を悪化させる可能性があるので，画像検査の有用性と危険性のバランスを十分検討すべきである

痙性クループ spasmodic croup は臨床的には感染性クループと類似しているが気道炎症の所見がないものを指す。上気道炎に伴う感染性クループと比較して発症はより突発的で一過性の臨床経過を示すのが典型的で，加えて症状は夜間に増悪する。症状は一晩に何度も，そして数夜にもわたって改善と再発をくり返し，咳嗽の間欠期には児の症状は完全に消失しているように見える。痙性クループは明確な疾患(アレルギー的要素がある)なのか，感染性クループと同じ領域にあるのかどうかに関してはコンセンサスが得られていない。なぜなら，どちらもウイルス感染と関連しているからである。

❺ アメリカ疾病管理予防センター(CDC)と世界保健機構(WHO)によると，百

日咳の臨床診断は２週間持続する咳嗽に加えて，激しい咳嗽発作（とくに夜間），吸気時笛音，咳き込み嘔吐のうち１つ以上の症状が存在する場合になされる。百日咳に罹患した児は咳嗽発作の間欠期には全身状態は良好である。「笛音様喘鳴 whoop」は３か月未満の乳児や予防接種スケジュール途中の児では認められないこともある。眼球結膜出血，体幹上部の点状出血，疲労している様子は診断の助けとなり，さらに発熱，筋肉痛，咽頭炎および異常な肺所見がないことも診断の一助となる。百日咳の流行期，もしくは感染者との濃厚接触が明らかな症例では，２週間以上の持続する咳嗽のみで診断の十分な根拠となる。接触歴は重要であり，乳児や小児における百日咳症例のほとんどに，非特異的な持続する咳嗽症状のみを呈する軽度な症状の若年者や成人との接触歴がある。曝露のタイミングも診断に重要で，百日咳の潜伏期間が７～10日間であるのに対し，ウイルス性上気道炎はほとんどが１～３日程度である。鼻咽頭培養は診断のゴールドスタンダードとされているが，培養の難しさや不適切な検体の取り扱いによって感度は低下する。PCR 検査はより感度が高く，病初期３週間の間であれば有用であるものの，４週間を過ぎると偽陰性のリスクが増加する。抗菌薬投与後や症状がまだ非特異的な段階の病初期で検査を施行することは推奨されていない。リンパ球増加による白血球数の上昇（15,000～100,000／μL）は診断を支持するものであるが，低月齢の乳児や予防接種をうけた児ではみられないこともある。

❻ 神経学的異常のある児において，食物や分泌物の誤嚥はさまざまな頻度および重症度の咳嗽の原因となり得る。誤嚥による咳嗽は気道の炎症，気管支攣縮や肺炎によってひき起こされる。誤嚥性肺炎は重複感染することもしないこともある。感染症が発症するとなれば慢性疾患児や院内感染の場合，たいてい嫌気性菌かグラム陰性菌が原因である。核医学検査やバリウム造影検査は嚥下障害の評価に役立つ[※4]。しかし，誤嚥が間欠的にしか起こっていない場合の診断はしばしば困難である。

❼ 窒息の現場を目撃されたときや，病歴や身体所見から異物誤嚥が強く疑われるとき，硬性気管支鏡が診断的，治療的手段として選択されるようになってきた。窒息の現場が目撃されていないときは，胸部Ｘ線検査がほかの病因を除外するために施行されるのが一般的であるが，異物のうちＸ線非透過性のものは 10～25％である。呼気時または側臥位での撮影は患側の過膨張像を鋭敏に捉えやすいが，実際にはその像を得るのは難しい。

❽ 異物誤嚥は速やかに診断されることがほとんどであるが，ときに数週間から数か月間経過した後に症状が出現することがある。異物誤嚥は一般的には４歳以下の小児に多く，誤嚥物質としては食物（とくにナッツ類）や小さな玩具が多い。遅発型が疑われる症例は臨床所見（慢性咳嗽，喘鳴，局在する肺所見など）に基づいて，CT 検査，Ｘ線透視検査，診断的軟性気管支鏡検査を，それぞれのリスクとベネフィットを考慮して実施すべきである。

❾ 胸部外傷により肺挫傷が生じることがある。症状の発現は急性の場合もあれば，遅発性の場合もある。挫傷は胸部Ｘ線検査にて明らかになるが，初期段階でのＸ線像に有意な所見は見当たらないことも多い。

■ 訳者注釈

※4 が，通常は行わない

■ 訳者注釈

⑩ 歴史的には，胃食道逆流症（症候性，無症候性）は慢性咳嗽の病因として関連があるとされている。神経学的異常や誤嚥のリスクのある児を除いては，慢性咳嗽において胃食道逆流症が原因であるかどうかの結論はまだ得られていない。

⑪ 気管支喘息は小児において慢性および反復性咳嗽の原因としてもっとも一般的である。喘鳴は明らかでないこともある。疑わしき病歴，たとえば感冒時，運動時，激しく笑ったとき，啼泣時，寒冷気や煙または環境刺激物への曝露時の咳嗽，夜間に起こる咳嗽，治療（気管支拡張薬，数日間の経口コルチコステロイド薬など）に反応する咳嗽があれば，喘息の診断が強く示唆される。理想的には，スパイロメトリが確定診断に用いられるが，幼少児ではたいていこの検査を行うことができず，結果が正常でも喘息を除外できない。胸部X線検査は呼吸窮迫症状がなければ必要ないが，撮影した場合には肺過膨張や無気肺がみられることが多い。

⑫ 感染後咳嗽症候群 postinfectious cough syndrome は遷延する咳嗽症状（8週間に及ぶ）を呈し，合併症を伴わない呼吸器感染症にひき続いて起こることがあり，気道上皮の過剰炎症や咳受容体の過敏性によるものと思われる。上気道咳嗽症候群 upper airway cough syndrome（以前は後鼻漏とよばれていた）は仰臥位で増悪する咳嗽症状があり，副鼻腔炎やアレルギー性鼻炎が誘因となり得る。

⑬ 学童期の小児における遷延性咳嗽の原因として，習慣性咳嗽（心因性咳嗽や咳チックともよばれる）は頻度は低いが，たいてい治療抵抗性となる。粗い犬吠様咳嗽は覚醒している間にしか起こらない。寝ている間や気が紛れているときは消失する。児の見た目は良好で，たとえ咳嗽が著しく，しばしば授業妨害をするようなものであっても，たいてい本人は咳嗽で困っている様子はない。

⑭ 縦隔疾患には，腫瘍，サルコイドーシス・結核・ヒストプラズマ症によるリンパ節腫大，コクシジオイデス症 coccidioidomycosis，心膜嚢胞，横隔膜ヘルニアがある。

⑮ 多くのまれな疾患も咳嗽症状を起こすことがあり，間質性肺疾患，移植片対宿主病（GVHD），$\alpha_1$ アンチトリプシン欠損症，肺ヘモジデローシス，肺胞タンパク症，心不全，肺水腫，サルコイドーシス，閉塞性細気管支炎，濾胞性細気管支炎 follicular bronchiolitis などがあげられる。

⑯ アンジオテンシン変換酵素（ACE）阻害薬は慢性咳嗽の原因として知られている。胸部の放射線治療歴や細胞障害性薬物の投与歴からこれらによる肺疾患を疑うべきである。アスピリンやそのほかの非ステロイド系鎮痛薬は，その薬物に過敏性がある小児においては喘息症状を悪化させ得る。10代の小児における慢性咳嗽の原因として違法薬物（吸入剤も含む）の使用も検討が必要である。

参考文献


- American Academy of Pediatrics. Pertussis. In Red Book: 2012 Report of the Committee on Infectious Diseases. Pickering LK, ed. 29 th ed. Elk Grove Village, IL: American Academy of Pediatrics; 2012 : 553 -566 .
- Bjornson C, Johnson DW: Croup, Lancet 371 :329 -339 , 2008 .

# chapter 11 HOARSENESS

# 嗄声

嗄声は，声帯の大きさや形，緊張が変わることによって生じる声質の変化である。吸気性喘鳴 stridor が呼吸に関係しているのに対して，嗄声は発声と関係している。しかし，この2つは同時に起こり得る。嗄声はたいてい良性だが，その始まりが先天的な場合，外傷と関連する場合，1～2週間以上持続している場合は評価が必要である。

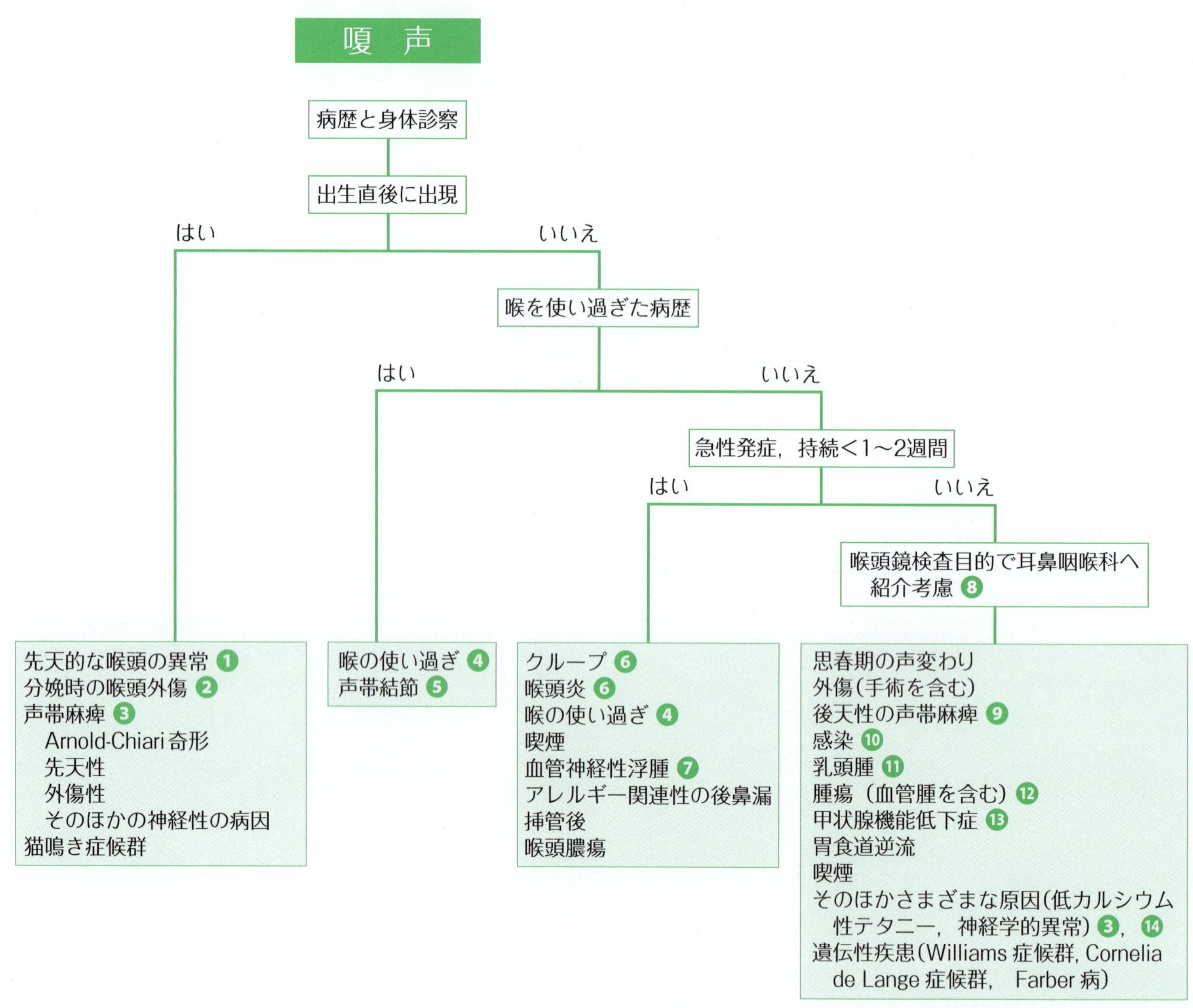


Nelson Textbook of Pediatrics, 19e. Chapters 311, 376, 377, 382
ネルソン小児科学 原著 第19版. 311章，376章，377章，382章
Nelsons Essentials, 6e. Chapters 107, 135

■ 訳者注釈

❶ 嗄声が生じる先天的な喉頭異常には，声門下狭窄，喉頭嚢胞，喉頭横隔膜症がある。喉頭の裂溝や裂孔はまれだが，20％の喉頭後部の裂溝や裂孔は気管食道瘻に関係している。

❷ 輪状甲状関節あるいは輪状披裂関節の脱臼は分娩外傷として起こることがある。新生児期の気管挿管による外傷もまた，狭窄や喉頭軟骨の脱臼を起こす。

❸ 先天性声帯麻痺は両側性より一側性のほうが一般的であり，ほとんどの症例が特発性である。障害が一側性の場合は，泣き声は弱々しく息漏れ様で，授乳・哺乳困難や誤嚥を起こすことがある。両側性の場合，吸気性喘鳴はさらに顕著になるが，泣き方に明らかな不自然さを認めないこともある。また分娩外傷は反回神経を傷つけることで声帯麻痺を起こすこともある。声帯麻痺は，末梢の神経学的な問題（反回神経の損傷，心血管異常，縦隔腫瘤，重症筋無力症，そのほかの神経障害）と同様に，水頭症や硬膜下血腫，そのほかの脳幹を圧迫するような要因（Dandy-Walker 嚢胞，Arnold-Chiari 奇形など）による中枢神経障害でも生じることがある。神経学的な問題がある場合は，両側性の声帯麻痺を起こしやすい。

❹ 嗄声は一般的に声の使い過ぎによって生じる。最近の運動行事※1 やロックコンサートへの参加について尋ねるべきである。

※1 日本だと運動会やカラオケについても聴取する

❺ 良性の声帯結節（謡人結節 screamer's nodule ともいう）もまた，声の使い過ぎによって生じる疾患である。もし声を休めることで治癒しないのであれば，評価が必要である。胃食道逆流による逆流物が喉頭レベルまで逆流する場合，症状は増悪する。

❻ 高月齢の乳児や年少児における一過性の嗄声でもっとも一般的な原因はクループ（喉頭気管気管支炎）であり，年長児においては喉頭炎を起こすウイルス性上気道炎である。一般的ではないが，鼻・副鼻腔疾患も原因となり得る。

❼ 喉頭のアレルギー性血管神経性浮腫は，急性の嗄声や呼吸窮迫症状を起こすこともある。早急に評価，治療を行う必要がある。

❽ 嗄声の病因が不明確である場合，患児を 1 ～ 2 週間経過観察してから耳鼻咽喉科に紹介し評価を行うのが妥当である。嗄声の症状がある患児（乳児期以降）の声帯をどのタイミングで観察すべきかについての明白なコンセンサスはなく，専門医は嗄声の重症度や随伴症状，その時点で疑っている疾患，処置上のリスクを考慮し，喉頭鏡を行うかどうかを決めている。呼吸窮迫症状，多呼吸，あるいは呼吸音の減弱をうかがわせるような要素があれば喉頭鏡を行う正当な理由となる。

❾ 後天的な声帯麻痺は，多発ニューロパチー（Guillain-Barré 症候群など），Arnold-Chiari 奇形，腫瘤や腫瘍による圧迫，脳幹脳炎，頸部や胸部の手術で起こることがある。

❿ 嗄声の原因となるまれな感染症として，梅毒，結核，ヒストプラズマ症があり，喉頭に肉芽腫性病変を形成する。HIV 感染を含む免疫不全の患者では，気道の真菌感染症に罹患しやすい。吸入ステロイド薬の長期使用はカンジダの増殖と関連することがある。ジフテリア，狂犬病，破傷風も病因とな

り得る。

⑪ 呼吸器乳頭腫症は生後数か月から５歳までのいずれの期間においても，進行性の嗄声を呈する原因となる。病因はヒトパピローマウイルス(もっとも一般的なのは６型と 11 型)で，出生時の産道感染による。

⑫ 皮膚血管腫，とくに頭部や頸部に生じるものは，生後数か月の間に嗄声や吸気性喘鳴を起こし得る潜在的な気道血管腫の存在を示唆する。リンパ管腫や横紋筋肉腫，白血病の浸潤も病因となりうる。

⑬ 先天性甲状腺機能低下症は，新生児期が過ぎた後も明らかにならないことがしばしばある※2。新生児スクリーニングで発見されなければ，嗄声※3，便秘，遷延する高ビリルビン血症，低血圧，低体温が出現する。無気力で嗄れた泣き声は生後数か月までは明白に判断できない。小児期に遅れて進行する甲状腺機能低下症は嗄声の原因になり得る。

⑭ 嗄声が生じるさらにまれな原因としては，低カルシウム血症性テタニーやビタミン $B_1$ 欠乏があげられる。ビタミン $B_1$ 欠乏は，ビタミン $B_1$ 欠乏の母をもつ母乳栄養児に時折みられる。若年性特発性関節炎を含む結合組織疾患も，まれだが小児の嗄声の原因となる。代謝疾患では気道や声帯に代謝物の異常な蓄積が起こることで嗄声の原因となる。ほかに，ビンクリスチン中毒，うっ血性心不全による喉頭浮腫，外胚葉異形成症・囊胞性線維症・抗ヒスタミン薬による粘膜の乾燥，そして心因性がある。

■ 訳者注釈

※2 新生児スクリーニング開始以前は，ほとんど新生児期には診断されていなかった

※3 甲状腺機能低下症ではムコ多糖の沈着による粘液水腫を呈するが，このムコ多糖が声帯に沈着し浮腫状となることで嗄声を呈する

参考文献


- Ahmad SM, Soliman AM: Congenital anomalies of the larynx, Otolaryngol Clin North Am 40 :177 –191 , 2007 .
- Derkay CS, Wiatrak B: Recurrent respiratory papillomatosis: a review, Laryngoscope 118 :1236 –1247 , 2008 .
- Friedberg J: Hoarseness. In Bluestone CD, Stool SE, Alper CM, et al, editors: Pediatric otolaryngology, ed 4 , Philadelphia, 2003 , WB Saunders, p 1413 .
- Hastriter EV, Olsson JM: In brief: hoarseness, Pediatr Rev 27 :e47 –48 , 2006 .
- Schwartz SR, Dailey SH, Deutsch ES, et al: Clinical practice guideline: hoarseness (dysphonia) , Otolaryngol Head Neck Surg 141 :S1 –S31 , 2009 .

chapter 12 STRIDOR

# 吸気性喘鳴

吸気性喘鳴は，上気道（胸郭外）の閉塞によって生じる，主に吸気性で，粗く中くらいの高さの音である。もっとも一般的な原因は感染性クループである。

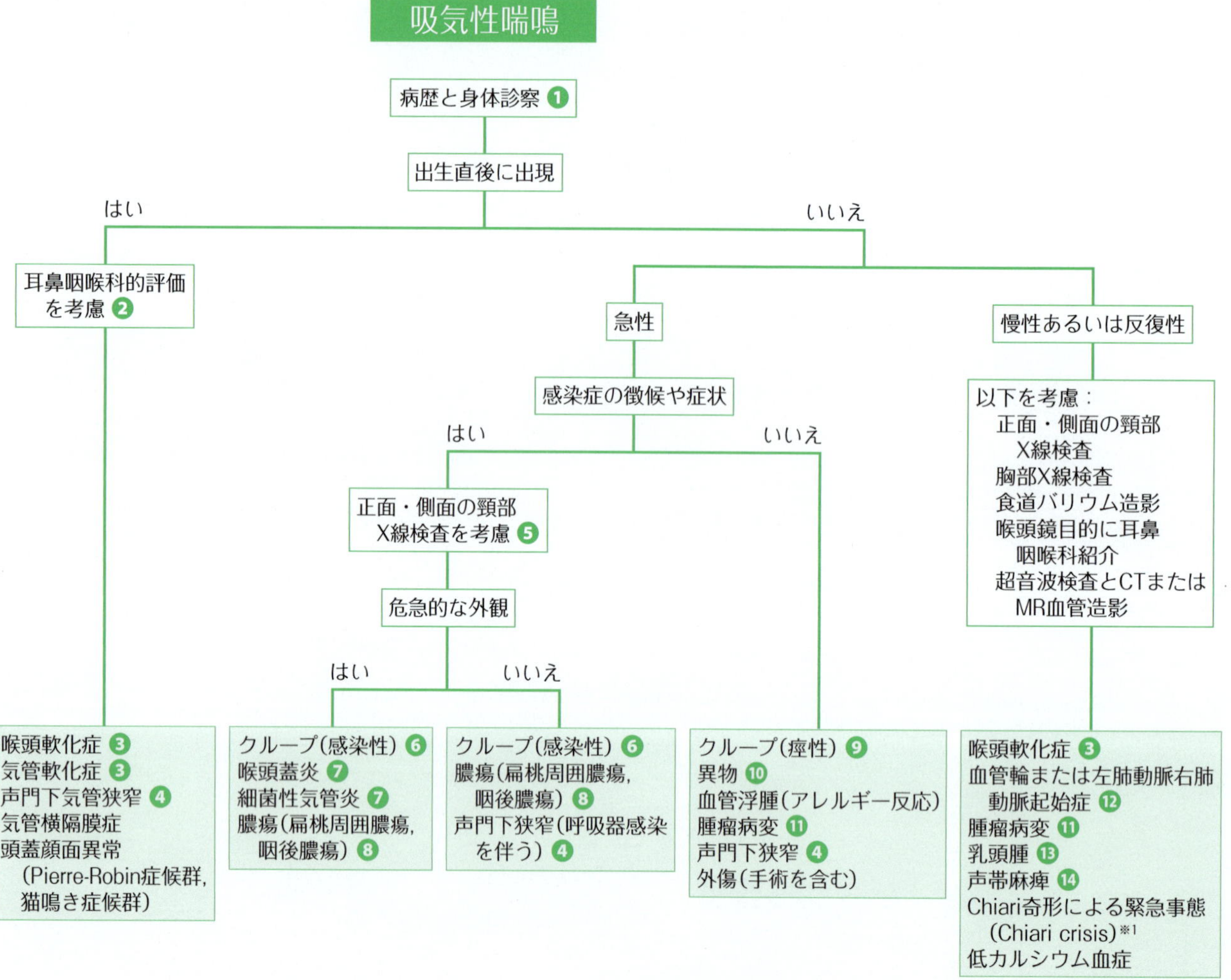


Nelson Textbook of Pediatrics, 19e. Chapters 258, 374, 376, 377, 378, 380
ネルソン小児科学 原著 第19版．258章，374章，376章，377章，376章，380章
Nelsons Essentials, 6e. Chapters 107, 135, 136

（訳者注釈）
※1 脳幹・小脳が大後頭孔にヘルニアを起こし，吸気性喘鳴・嗄声・無呼吸発作・呼吸停止などの重篤な呼吸症状を呈する状態

■ 訳者注釈

❶ 早産，挿管歴，慢性疾患，入院歴のような呼吸障害の危険因子について問診する。システムレビューをする際に，感染の徴候や明らかな増悪因子（たとえば姿勢や興奮）について尋ねる。とくに重要なのは最近の窒息症状のエピソードで，これは異物を疑う症状である。患児の疾病の重症度，外観上の不安，呼吸障害（鼻翼呼吸，呻吟，補助呼吸筋の使用，陥没呼吸など）を評価すべきである。注意深く皮膚を観察し，血管腫のような皮膚所見を，とくに吸気性喘鳴が時間とともにしだいに悪化している乳児では，見逃さないようにする。

❷ 先天性吸気性喘鳴 congenital stridor をきたすもっとも一般的な原因は，喉頭軟化症である。もし，新生児期の初期に症状が現れる，あるいは著しい呼吸困難を伴う場合，緊急に介入が必要となるような重篤な先天性喉頭奇形を除外するために耳鼻咽喉科的評価が必要である。軽症の喉頭軟化症では喉頭鏡による評価は不要である。

❸ 喉頭軟化症は出生直後に明らかなこともあるが，一般的には生後２～４週間で顕著になる。症状は，仰向けや興奮したときに増悪し，典型的には１歳までに軽快することが特徴である。診断はしばしば臨床的に行われるが，喉頭鏡検査により確定診断されることもある。喉頭軟化症はしばしば気管軟化症を伴い，吸気性喘鳴に加えて，呼気時の呼気性喘鳴や咳嗽を生じることもある。

❹ 声門下気管狭窄は先天的にも後天的にも起こり得る。後天性のものは長期の気管挿管の結果生じることがあり，狭窄症状は乳児期に除々に顕在化してくる。症状は急性の呼吸器疾患※1があると増悪する。声門下気管狭窄がある年少児はクループをくり返すことがある。

※1 大抵は急性気道感染症

❺ 胸部Ｘ線検査の適応は，呼吸障害の程度や特徴的な臨床症状に基づいて臨床的に判断する。臨床像としてはクループとして矛盾がなく，病状が安定していて治療反応性もよい患児は，画像検査を行わないこともある※2。重篤な呼吸障害や，臨床像として細菌性気管炎や喉頭蓋炎（たとえば高熱，苦悶様，流涎，チアノーゼ，三脚姿勢 tripod position※3）が疑われる患児は，画像検査を後回しにして気道確保を優先する。もし喉頭蓋炎が疑われるのであれば，手術室での早急な気管挿管を手配しなければならない※4。

※2 クループで胸部Ｘ線検査は行わない！

※3 腕を前に出して身体を支える姿勢

※4 人（麻酔科医，耳鼻科医）と物（緊急気管切開）を確保する

❻ 感染性クループ（喉頭気管気管支炎または喉頭気管炎）は，３か月から３歳の小児でもっとも問題になる。非特異的なウイルス性の上気道炎症状が1～2日間続いた後，突然の犬吠様咳嗽で発症するのが典型的である。その咳嗽はオットセイ様 seal-like あるいは金管楽器様 brassy と表現され，吸気性喘鳴，嗄声，呼吸窮迫症状を伴うこともある。典型的には夜間に症状が増悪する。高熱が出ることもある。

❼ *Haemophilus influenzae* に対する予防接種が普及しているため，喉頭蓋炎は先進国では珍しくなった。典型的には咽頭痛や発熱から重症な呼吸窮迫症状，流涎，嚥下障害へ急速に進行するのが特徴である。患者は三脚姿勢をとる傾向にあり，頸部を過度に伸展させる※5。完全気道閉塞の危険度が高いため，手術室での早急な※6気管挿管が推奨される。細菌性気管炎では急激に臨床像の悪化（たとえば呼吸窮迫症状，中毒様※7，治療による改善に

※5 顎先をつき出した sniffing position をとり，気道を確保しようとする

※6 かつ十分な準備のうえでの

※7 かなり具合が悪そうな状態

乏しい)が軽い症状の数日後に起こるときに疑うべきである。(流涎や三脚姿勢は細菌性気管炎では認められない。)

❽ 膿瘍(扁桃周囲膿瘍,咽後膿瘍など)は通常咽頭炎や上気道炎の合併症として起こる。咽後膿瘍は5歳以上で起こりやすく,頸部痛,斜頸,頸部の過伸展,頸部リンパ節腫大が症状として出現することが多い。扁桃周囲膿瘍は年長児や思春期で起こりやすく,開口障害[※8](疼痛や開口制限),くぐもった声,頸部リンパ節腫大をきたすことが多い。非対称性の扁桃周囲膨隆が診察で明らかになることがある。非特異的な徴候や症状としては咽頭痛,発熱,リンパ節腫脹,流涎,頸部を動かさなくなることなどを認める。

❾ 痙性クループ spasmodic croup は臨床的には感染性クループと似ているが,明らかな気道の炎症を呈さないものをいう。典型的な臨床経過は,明らかに上気道炎が原因である症例と比較し,突然出現し,一過性であり,さらに症状はもっぱら夜間に生じる。症状は出現したり軽減したりを一晩で何度もくり返し,4夜連続で起こることもあるが,咳嗽が出現していない間には患児は完全に症状が消失しているようにみえる。痙性クループは明確な疾患(アレルギー的要素がある)なのか,感染性クループと同じ領域にあるのかどうかに関しては根拠が得られていない。なぜなら,どちらもウイルス感染と関連しているからである。

❿ 異物の誤嚥による吸気性喘鳴は,一般的には喉頭や気管に異物が留まることによって急激に症状が現れる。たとえむせや空嘔吐の症状が出現した場面を誰も目撃していなかったとしても,病歴聴取や身体診察から異物が強く疑われるときは(たとえば急性発症の呼吸窮迫症状,咳嗽,吸気性喘鳴,会話困難),硬性気管支鏡による検査が診断(あるいは治療)の手段として使用されることが増えてきている。背中側からの胸部X線検査[※9]がよく施行されるが,X線不透過性の異物は10~25%のみである。下気道に達してしまうほど小さい異物の誤嚥は,咳嗽や呼気性喘鳴を起こしやすい(ch. 10参照)。

⓫ 気道病変(血管腫,嚢胞,腫瘍など)は,(たとえば出血,感染で)急速に増大することで気道閉塞が生じることがある。声門下の先天性血管腫は,まれだが生命にかかわるほど危険な可能性がある。たいてい生後1~2か月までの間に腫瘤が徐々に増大することで進行性の気道閉塞をきたす。皮膚血管腫,とくに頭部や頸部に生じるものは声門下血管腫を疑うべきである。めったにないが,縦隔病変,甲状腺腫大,食道異物も喉頭を圧迫することで吸気性喘鳴を起こし得る。

⓬ 気管や食道を圧迫する血管奇形は,たいてい生後から吸気性喘鳴,咳嗽,呼気性喘鳴(あるいは単に,親から見て「ゼーゼー息をしている」)をきたし,乳児期に受診することが多い。症状はたいてい啼泣時や頸部を屈曲することで増悪し,完全型血管輪では嚥下困難をきたすことがある。胸部X線検査が診断に使用されることがあるが,食道バリウム造影が非常に有効である。しかし最近では,心臓超音波検査とCTあるいはMR血管造影の組み合わせが,解剖学的異常の詳細を描出することができるので好まれている。

⓭ ヒトパピローマウイルスはくり返す気道の乳頭腫の原因となる。乳頭腫は

■ 訳者注釈

※8 咬筋(内側翼突筋)に炎症が波及すると開口障害が出現する

※9 PA像のこと

■ 訳者注釈

最初，喉頭に発生するが，ときに重篤例では気道や消化管のほかの部分にまで広がる。これらは生後すぐ生じることもあれば，数年後に生じることもある。最初は嗄声（最初は気づかれないこともある）から起こり，進行すると吸気性喘鳴となる。

⑭ 新生児期における声帯麻痺は，分娩時の喉頭における反回神経外傷によって生じることがもっとも多い。ほかの原因としては神経症候群（Arnold-Chiari 奇形）や，頸部や胸部の外科手術があげられる。

参考文献

・Bjornson C, Johnson DW: Croup, Lancet 337 :329 –339 , 2008 .
・Sobol SE, Zapa1 S: Epiglottitis and croup, Otolaryngol Clin North Am 41 : 551 –566 , 2008 .

chapter 13 WHEEZING

# 呼気性喘鳴

呼気性喘鳴は，下気道(胸腔内気道)の閉塞によって発生する高調な笛声音である。呼気性喘鳴の病因は多岐にわたり，背景疾患の重症度も軽症から重症まで認められる。

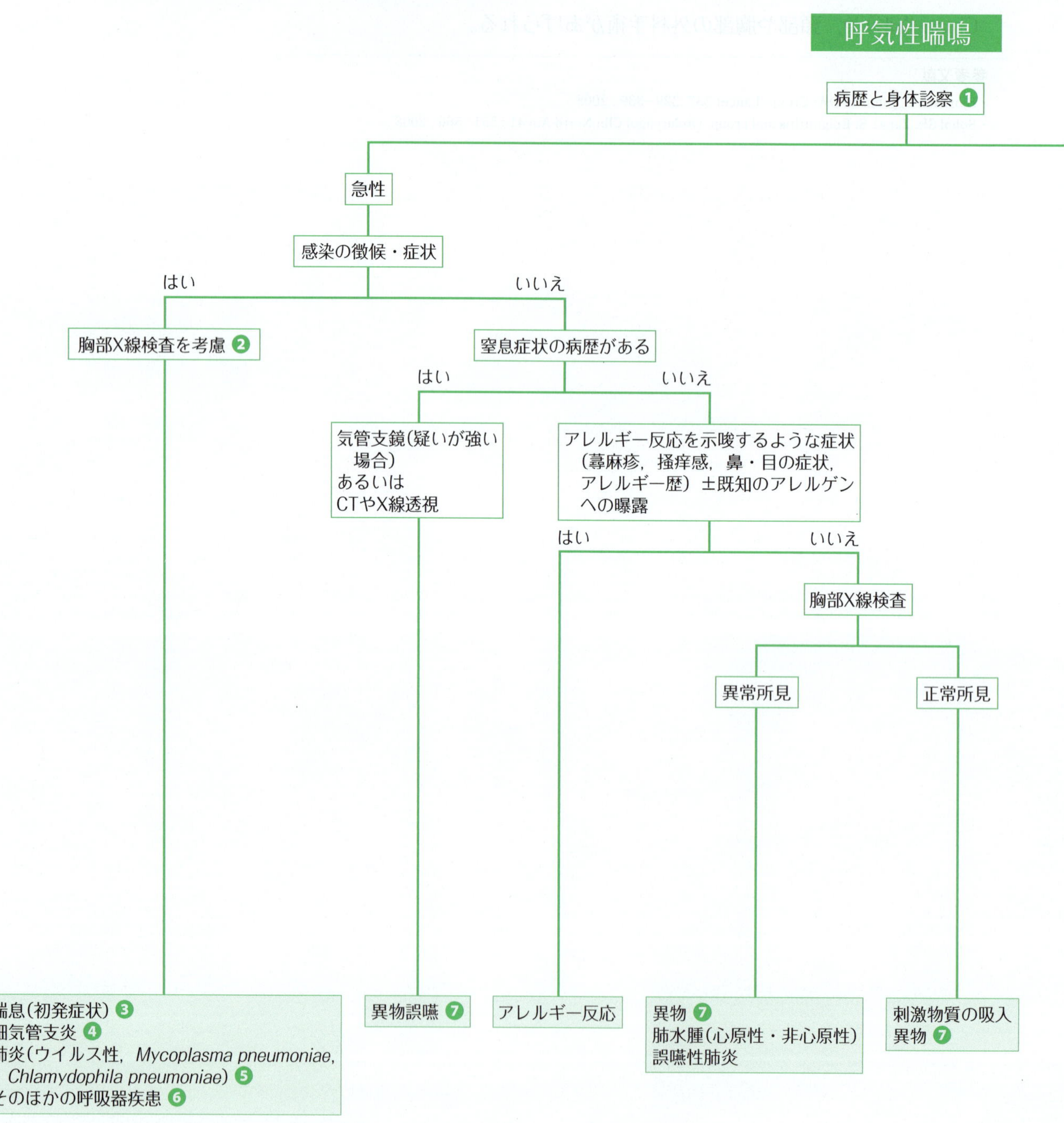

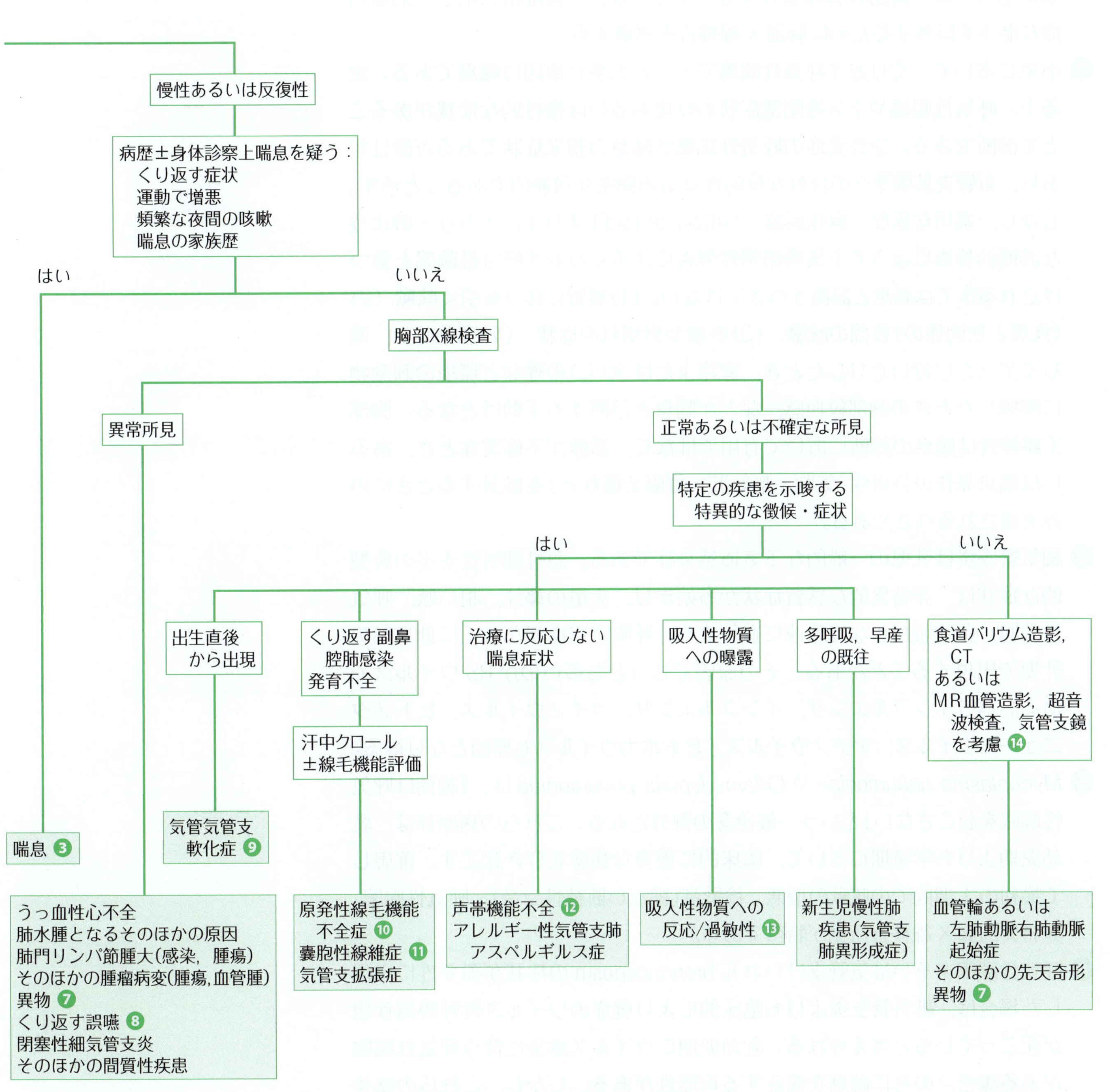


Nelson Textbook of Pediatrics, 19e. Chapters 138, 376, 378, 379, 381, 383, 396, 426
ネルソン小児科学 原著 第19版．138章，376章，378章，379章，381章，383章，396章，426章
Nelsons Essentials, 6e. Chapters 109, 136

■ 訳者注釈

❶ 早産，挿管歴，慢性疾患，入院歴のような呼吸障害のリスクファクターについて問診する。システムレビューには，発熱，体重減少，盗汗，嚥下障害などの徴候や症状の有無が含まれるべきである。とくに詳しく聴取すべき問診事項は，最近の窒息症状のエピソードや処方薬(小児ではとくに，過去に吸入薬を処方されたことがあるかどうか)，喘息やアレルギーの家族歴である。呼吸障害の徴候(鼻翼呼吸，呻吟，補助呼吸筋の使用，陥没呼吸など)，胸壁の非対称や胸郭可動域についても注意して観察する。

❷ 細気管支炎や上気道炎に矛盾しない症状を呈し，それ以外の合併症を認めない患者には，胸部X線検査は不要である。疾患の重症度に応じて治療可能な肺炎を除外するために胸部X線検査を考慮する。

❸ 小児において，くり返す呼気性喘鳴でもっとも多い原因は喘息である。定義上，呼気性喘鳴や下気道閉塞症状の反復あるいは慢性的な症状があることで診断できる。急性発症の呼気性喘鳴は喘息の初発症状である可能性があり，気管支拡張薬への良好な反応性は気道閉塞が可逆的であること示す。しかし，適切な病歴，身体診察，(可能であれば)スパイロメトリーのような診断的検査によって下気道閉塞性障害によるくり返す呼気性喘鳴と裏づけされるまでは喘息と診断すべきではない。(1)感冒に伴う長引く咳嗽，(2)(疾患と無関係の)夜間の咳嗽，(3)咳嗽や息切れの症状，(4)運動時や，激しく笑ったり泣いたりしたとき，寒冷またはタバコの煙など環境の刺激物に曝露したときの胸部絞扼感，などが喘息と診断する手助けとなる。胸部X線検査は喘息の診断において有用ではなく，診断が不確実なとき，あるいは喘息発作の合併症(気胸，無気肺，縦隔気腫など)を除外するときにのみ考慮されるべきである。

❹ 細気管支炎は乳児の一般的な下気道感染症である。急性細気管支炎の典型的な症状は，非特異的な感冒症状から始まり，大量の鼻汁，粗い咳，呼気性喘鳴，多呼吸がかなり急速に進行する。呼吸窮迫症状がとくに低月齢の乳児で出現することがある。その原因でもっとも多いのがRSウイルスである。パラインフルエンザ，インフルエンザ，ライノウイルス，ヒトメタニューモウイルス，アデノウイルス，ヒトボカウイルスも原因となり得る。

❺ *Mycoplasma pneumoniae* や *Chlamydophila pneumoniae* は，「細菌は呼気性喘鳴を起こさない」という一般通念の例外となる。これらの病原体は，乳幼児期よりも学童期において，臨床的に重要な病態をひき起こす。罹患して最初の1週間での咳嗽の増悪，捻髪音(細かい断続性ラ音)，呼気性喘鳴，非特異的なX線検査所見が特徴である。

❻ 呼気性喘鳴あるいは気管支けいれん bronchospasm の症状が孤発性に出現した場合は，細気管支炎よりも臨床的により軽症のウイルス性呼吸器疾患が起こっていると考えられる。乳幼児期にウイルス感染に伴う呼気性喘鳴がある場合，のちに喘息を発症する可能性がある。しかし，これらの感染が喘息をひき起こすかどうかや，のちに喘息を発症しそうな児を見極められるかどうかは明らかではない。気管支拡張薬への良好な反応性は気道閉塞が可逆性であることを示している。呼気性喘鳴が，くり返し生じる気道閉塞によりひき起こされていると明らかになるまでは，『喘息』という用語

は使用すべきでない。乳児期あるいは小児期早期に喘鳴があったほとんどの小児は，その後の小児期を通じて喘鳴を起こすことはない。

7 異物の診断は難しいことが多い。誤嚥によるむせや空嘔吐の症状は誰も見ていないことが多い。背中側からの胸部X線検査がよく施行されるが，X線不透過性の異物は10～25％のみである。病歴や身体診察から異物が強く疑われるとき，硬性気管支鏡による検査が診断（あるいは治療）の手段として使用されることが増えてきている。限局した肺病変や，反復あるいは持続する片側性の肺炎の既往がある場合，臨床医は異物が存在しているかもしれないと疑うべきである（ch.10参照）。食道異物は気管異物と間違えられやすい。

8 慢性的な呼吸器症状の原因となる誤嚥の反復は，嚥下障害がある児，とくに神経学的な基礎疾患がある場合にもっとも多く生じる。慢性的な誤嚥は咳反射を減弱させ，「無症候性誤嚥 silent aspiration」となる。胃食道逆流は慢性的な咳嗽や喘鳴と関連があるとこれまでいわれてきたが，この関連性についての結論はでていない。

9 原発性の気管軟化症や気管支軟化症においては，呼気性喘鳴は末梢側よりも中枢側で聞こえ，気管支拡張薬への反応に乏しいことが特徴である。呼気性喘鳴は通常，呼気時に聴取する単音性 monophonic[※1]で低調 low pitchと表現され（「楽音的 musical」ではない），親は患児が生まれたときから「ゼーゼーしている」と訴えることがあるものの，典型的には生後2～3か月を過ぎてから明確になってくる。咳嗽は目立つときもあれば，目立たないときもある。その原因は，呼吸周期を通じて気道の開存性を維持している気管軟骨の形成が不十分であることである。この影響は気管，気管支それぞれ単独に及ぶこともあれば，喉頭を含む（喉頭軟化症），気道全体に及ぶこともある（ch.12参照）。気管支軟化症は両側性のこともあれば，一側性（多くは左側）のこともある。多くは臨床的に診断されるが，気管支鏡で確定診断されることもある。

10 原発性線毛機能不全症 primary ciliary dyskinesia（PCD）は呼気性喘鳴のまれな原因の一つである。線毛の異常構造により気管支内の分泌物の排泄が損なわれ，慢性的な呼吸器感染（上気道，下気道ともに）を起こす。PCDは新生児期に呼吸障害で気づかれることがある。一方，年長児では，慢性咳嗽，反復する呼気性喘鳴や中耳炎，鼻副鼻腔炎，下気道感染が認められる。さらに哺乳不良，体重増加不良も起こり得る。PCDの患者のおよそ50％が完全内臓逆位 situs inverus totalisであり，完全内臓逆位がある患者が慢性副鼻腔炎や気管支拡張症を生じた場合，Kartagener三徴（症候群）と表現される。

11 アメリカ合衆国の全ての州で新生児嚢胞性線維症のスクリーニングが行われるようになって以来，嚢胞性線維症と臨床的に診断される頻度は減少している。スクリーニングの感度は95％だが，それはあくまでもスクリーニングであり，臨床的に嚢胞性線維症が疑わしければ追加で検査を行うことが適当である。

12 声帯機能不全 vocal cord dysfunctionは，周期的な呼気性喘鳴や呼吸困難

■ 訳者注釈

※1 笛を吹いたような澄んだ連続音で，気管・主気管支の狭窄（中枢気道の狭窄）で聴取する。一方，多音性 polyphonicとは濁った連続音で，より末梢気道の狭窄（細気管支炎，喘息）で聴取する

のような喘息と似た症状を呈するが，吸入気管支拡張薬への反応性に乏しい。急性増悪時，患者は呼吸困難や吸気性喘鳴を生じるが，肺のガス交換率は正常である。声帯機能不全が原因の高調な呼吸音は正確には吸気性喘鳴に分類されるが，肺野全体に伝わると末梢で聞こえる呼気性喘鳴との聞き分けは難しい（ただし，主に吸気時に聞こえる）。症状があるときに呼吸機能検査をすると，胸腔外の閉塞の程度を知ることができる。呼吸機能検査や臨床経過から十分に診断できる。（症状があるときに）喉頭鏡を行うことによって，症状が曖昧な症例の診断の助けになることもある。この疾患は10代の女性に多く，背景に心理的ストレスがある場合もしばしば見受けられる。

⑬ 無機粉塵（タルカム※2，アスベスト，二酸化ケイ素 silicaなど）を含む環境汚染物質や化学物質を含んだ蒸気は間質性肺疾患や呼気性喘鳴の原因となる。成人のほうが一般的だが，有機粉塵の吸入（とくに農場において，もしくは鳥類に接触したとき）によってひき起こされる疾患は，小児でも報告されている。

⑭ 血管奇形※3の場合，気道を圧迫する所見が胸部X線検査で認められることがある。食道（あるいは上部消化管）バリウム造影が古典的な診断方法で，ほとんどの場合はこれで診断できるが，特殊な病変の解剖は明確とならない。CTあるいはMR血管造影（施行可能な施設なら）では，より精密な解剖学的所見を得ることができるが，バリウム検査は未だ頻繁に行なわれている。心臓超音波検査で血管輪を描出できることもあるが，閉鎖部分※4を見落すこともあり解剖学的異常を確実に捉えることはできないものの，心疾患の合併を除外するには有用である。ほかに，低月齢の乳児におけるくり返す呼気性喘鳴や吸気性喘鳴を伴う先天奇形は，気管食道瘻，喉頭や気管の横隔膜症・狭窄・裂孔・囊胞・閉鎖があげられ，気管支鏡がこれら全てにおいて診断に有用である。疑う疾患，検査の有用性や放射線のリスク，鎮静の必要性といったすべての要素を加味したうえで，診断のための検査を選択すべきである。

■ 訳者注釈

※2 ベビーパウダーのこと

※3 血管輪（重複大動脈弓など），肺動脈スリング（左肺動脈右肺動脈起始症）が代表的

※4 血管輪の一部が閉鎖して索状構造物化すると，索状物が気道を圧迫する所見を超音波検査では指摘できないことがある

参考文献


・Weinberger M, Abu-Hasan M: Pseudo-asthma: when cough, wheezing, and dyspnea are not asthma, Pediatrics 120 :855 -864 , 2007 .

chapter 14 CYANOSIS

# チアノーゼ

チアノーゼとは，皮膚・粘膜が青紫色に変化することである。中枢性チアノーゼは，皮膚，粘膜，唇および結膜に出現し，動脈血酸素飽和度の著明な低下に続発する。チアノーゼが臨床的に明らかになるためには，少なくとも5 g/dLの還元型ヘモグロビンが存在しなければならない。チアノーゼは，肺，心臓，中枢神経（低換気），神経筋（低換気），または血液学的な原因や，環境中の酸素の減少（気密空間や窒息など）が原因となる。末梢性チアノーゼの原因は比較的良性であることが多いが，中枢性チアノーゼを除外するためには慎重な評価が必要である。（新生児におけるチアノーゼの鑑別診断は，このアルゴリズムには含まれていない）。

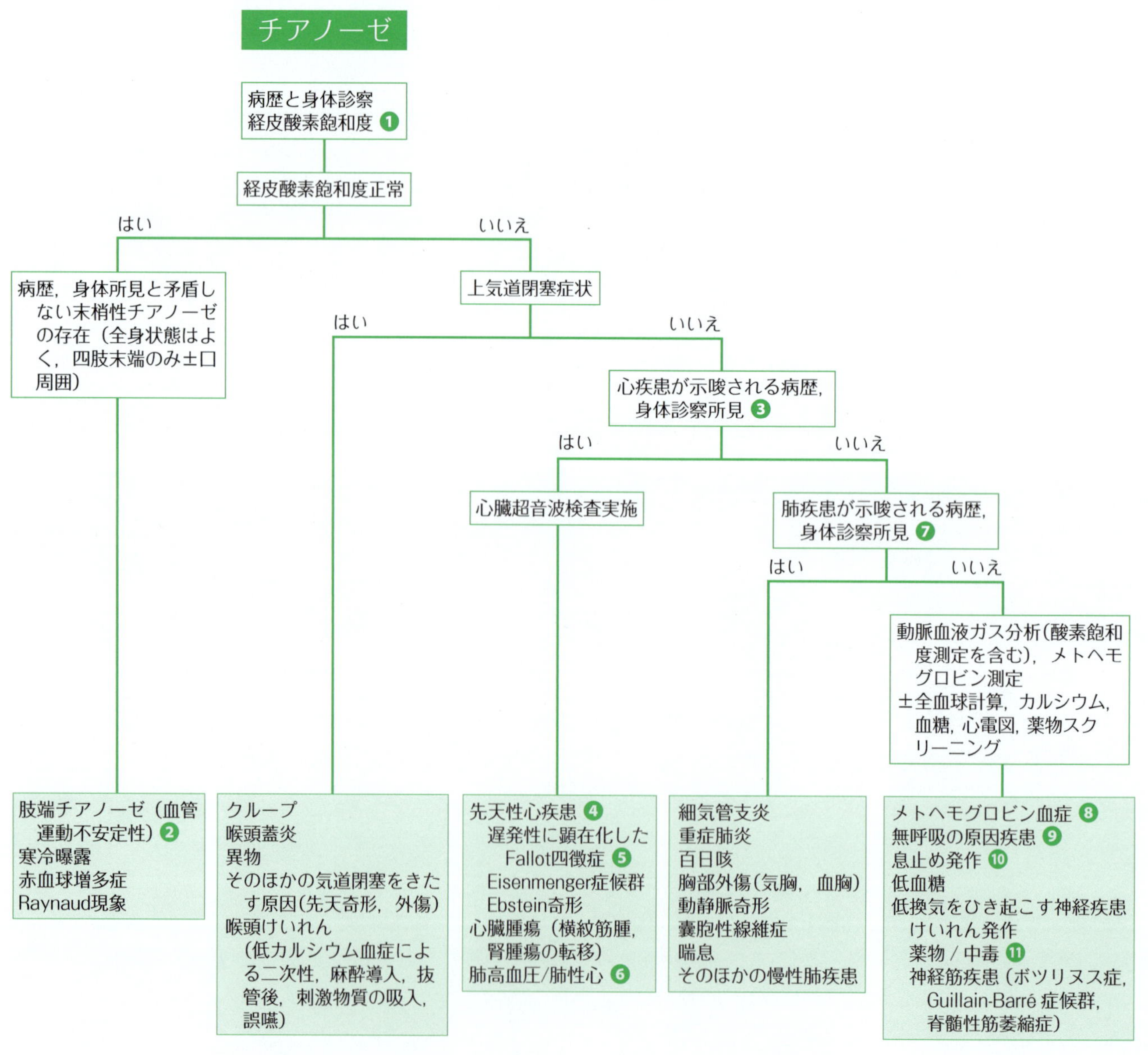


Nelson Textbook of Pediatrics, 19e. Chapters 416, 427, 587
ネルソン小児科学 原著 第19版．416章，427章，587章
Nelsons Essentials, 6e. Chapters 58, 139

■ 訳者注釈

❶ チアノーゼをきたす患者の病歴において重要な点は年齢によって大きく異なる。乳児の場合，出生時の状況およびチアノーゼ発症時期が重要である。乳児期以降では，外傷，誤飲の可能性，窒息症状の病歴が有益な情報となり得る。また，遺伝性疾患（常染色体トリソミー，Turner症候群，VATER症候群など）を示唆する身体徴候にも注意が必要である。年長児では発育（成長曲線），ばち状指，血管性皮膚病変，神経筋疾患（たとえば筋緊張低下，筋力低下，ベル型胸郭）を含む慢性もしくは進行性疾患の徴候を評価しなければならない。また医薬品，違法薬物，毒物摂取（食中毒を含む）の可能性も質問すべきである。チアノーゼを呈している患者の初期評価として，経皮酸素飽和度を測定することが推奨される。呼吸原性では高二酸化炭素血症を呈している可能性があり，動脈血液ガス分析は心原性，呼吸原性の鑑別に役立つことがある。

❷ 肢端チアノーゼ acrocyanosisは，手足の青みがかった良性の色調変化であるが，末梢の血管で血流が停滞し，酸素の放出が増大するときに起こる。血管運動の不安定な低月齢の乳児でもっともよくみられる。全身の動脈血酸素飽和度は正常なため，パルスオキシメーター値は正常である。

❸ 低月齢の乳児においては，母体の問題（糖尿病，全身性エリテマトーデス，薬物乱用，催奇性を有する医薬品の使用など），および児の哺乳障害（とくに哺乳時の易疲労性）は，先天性心疾患の可能性が示唆される病歴である。年長児における成長障害，運動不耐，高血圧，肝脾腫，末梢の浮腫，または上下肢の脈拍触知における非同期性※1は心疾患を示唆している。

※1 大動脈縮窄症でみられる所見

❹ チアノーゼ性先天性心疾患は新生児期早期に診断されることがほとんどであるが，多くの症状は退院前には出そろっていない。生後24時間での動脈管前・管後のパルスオキシメーター測定※2は，重篤な先天性心疾患を検出する方法として非常に特異度が高く，感度（約76％）も許容し得る方法である。そのほかの新生児スクリーニング検査とともにルーチンに行うことが推奨されるが，州によって実施の状況は異なる※3。

※2 右上肢と下肢の差

※3 高価なため，世界中どこにでもあるわけではないが，日本ではほとんど行われている

❺ いくつかの先天性心疾患（そのなかでもっとも多いのがFallot四徴症）では，生後数週～数か月でチアノーゼが出現することがある。先天性心疾患が疑われたときは100％酸素を投与する前後で管前・管後のパルスオキシメーターないし動脈血液ガスを測定する酸素テスト hyperoxia testを行うことで，チアノーゼの原因が心原性か呼吸原性かを鑑別することができる。呼吸器疾患の場合は臨床症状，経皮酸素飽和度または動脈酸素分圧（$PaO_2$）が改善し，チアノーゼ性心疾患であれば変化はほとんど起こらない。先天性心疾患が疑われたときはいつであれ，小児循環器専門医にコンサルトする必要がある。心臓超音波検査はほとんどの疾患を迅速に鑑別することができる。

❻ 患者に右左シャントの卵円孔開存がある場合，肺高血圧症が末梢性チアノーゼをひき起こす可能性がある。右心不全（肺性心）が進行すると低心拍出となり，チアノーゼを呈する。肺高血圧には多様な原因（肺疾患，心疾患，特発性など）がある。身体診察では，大きな単一Ⅱ音ないしⅡ音分裂の狭小化として聴取される。

⑦ 呼吸困難，咳嗽，胸痛，喘鳴，鼾音，喀血や胸部診察での異常所見は，チアノーゼの原因として肺疾患を示唆する。

⑧ メトヘモグロビンは2価の鉄イオン($Fe^{2+}$)が酸化され3価の鉄イオン($Fe^{3+}$)となった鉄を含むヘモグロビンであり，通常1％未満しか存在しない。メトヘモグロビンは組織への酸素運搬を阻害する働きがある。メトヘモグロビン血症の原因は異常ヘモグロビン(多くはヘモグロビンM)の存在や，ヘムの正常還元にかかわる酵素の欠損，欠乏であり，重度であれば死亡することもある。とくにメトヘモグロビン還元酵素活性が低く，またヘモグロビンFの酸化感受性が高い幼若乳児においては特定の薬物，毒物が原因となり得る(薬や麻酔薬に含まれる酸化剤，井戸水の硝酸塩，乳幼児に下痢をひき起こす亜硝酸産生微生物[※4])。軽症の先天性メトヘモグロビン血症では誘発物質への曝露の程度により乳児期や小児期に発症することもある。メトヘモグロビン血症では100％酸素投与でチアノーゼは改善せず，(脱酸素化された)血液は茶色ないし紫色を呈する(十分酸素化された赤い血液とは対照的である)。動脈血液ガス分析での動脈血酸素分圧は正常である(血漿に溶解した酸素を測定しているため)。パルスオキシメーター(経皮酸素飽和度)値は低いが，85％以下になることはまれである。なお，最近の新しい装置ではその限りではないのかもしれないが経皮酸素飽和度評価は過大評価される傾向にある。動脈血液ガス分析値から計算された酸素飽和度でも誤解を招くような高値を示すため，実測値のほうがより正確である。確定診断のためにはメトヘモグロビン濃度測定が必要である。

⑨ 新生児から年長児のどの時点でもチアノーゼに無呼吸を伴うことが多い。感染症(RSウイルス，百日咳，敗血症，髄膜炎など)，発作，乳幼児突発性危急事態(ALTE)，低換気をひき起こす神経筋疾患も原因となる。

⑩ 息止め発作[※5]によりチアノーゼや顔面蒼白が生じることがある。チアノーゼ性息止め発作あるいは『青色』息止め発作は啼泣中の呼気終末での無呼吸状態の遷延ないし突然の吸気努力の欠如と表現される。しばしば外傷や怒り，欲求不満が症状の引き金となる。無呼吸，短時間の意識消失，強直肢位，時に無酸素性けいれん発作を呈し得る。一般的には6～18か月の児に起こるが，5～6歳までは発症することがある。これらの症状からの回復が早い場合は診断的検査は不要である。ただし，鉄欠乏性貧血があれば治療対象になるので，評価を行うべきである。

⑪ 呼吸抑制をひき起こす薬物(麻薬や鎮静薬など)や，気道浮腫および気道閉塞をひき起こす薬品(酸・アルカリ物質など)の摂取もチアノーゼの原因となる。

■ 訳者注釈

※4 亜硝酸はヘモグロビンを酸化し得る

※5 Breath-holding spells：息止め発作のほか，泣き入りひきつけ，憤怒けいれんなどともよばれる


参考文献

・Mahle WT, Martin GR, Beekman RH 3 rd, et al: Endorsement of Health and Human Services recommendation for pulse oximetry screening for critical congenital heart disease, Pediatrics 129 :190 –192 , 2012 .
・Sasidharan P: An approach to diagnosis and management of cyanosis and tachypnea in term infants, Pediatr Clin North Am 51 :999 , 2004 .
・Stack AM: Cyanosis. In Fleisher G, Ludwig S, editors: Textbook of pediatric emergency medicine, ed 6 , Philadelphia, 2010 , Lippincott Williams & Wilkins, pp 198 –202 .

chapter 15 HEMOPTYSIS

# 喀血

典型的な喀血(下気道からの血液の喀出)は泡立つ鮮紅色で痰が混じりアルカリ性である。もっとも一般的な原因は呼吸器感染症，異物誤嚥，気管支拡張症である。咳嗽や，症例によっては胸痛，「ごぼごぼした」感覚や温感を伴うこともある。とくに緩徐な経過をたどる場合では，肺出血は喀血なしで生じることがある。喀血は，消化管出血(吐血)や鼻咽頭からの出血と区別する必要があるが，後者は酸性で暗赤色ないし茶色である。吐血は咳嗽よりも嘔気，腹痛を伴いやすく，鼻出血の血液が飲み込まれて吐き出された結果のことがある。

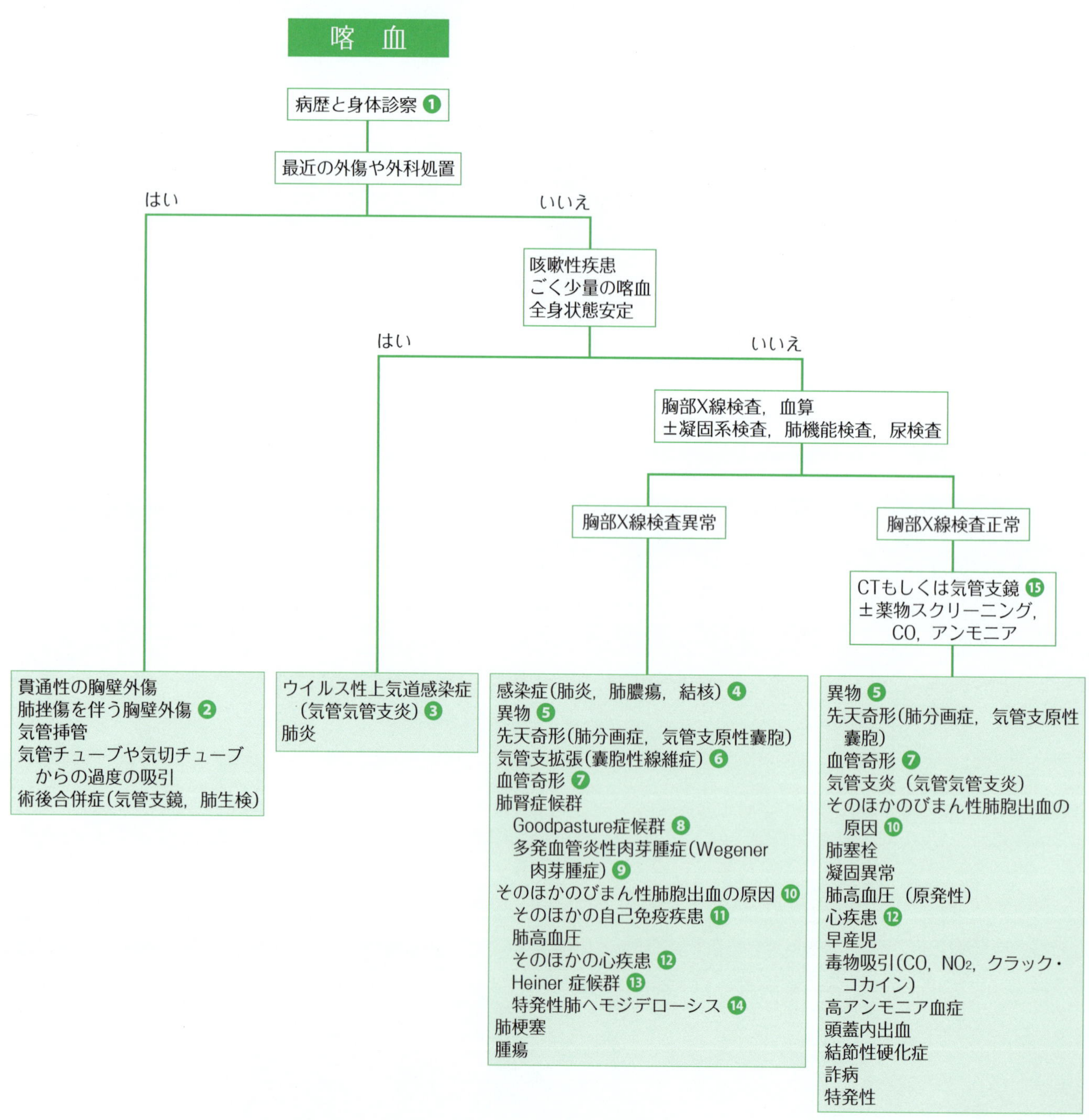


Nelson Textbook of Pediatrics, 19e. Chapters 161, 400, 401, 511, 642
ネルソン小児科学 原著 第19版．161章，400章，401章，511章，642章
Nelsons Essentials, 6e. Chapter 136

■ 訳者注釈

❶ 病歴として，呼吸器症状，鼻出血，異物誤嚥，最近受けた処置（扁桃摘出や喉頭鏡検査など）の有無，そして出血傾向の可能性に関して聴取する。特定の基礎疾患を有する小児は肺出血を起こしやすく，重篤になる場合もある。囊胞性線維症の児は喀血の最大の危険因子である。そのほか心疾患や異常ヘモグロビン症，結合組織疾患，凝固異常，免疫不全状態も危険因子である。これらの状況の児で喀血がみられた場合は緊急に（最低限でも）胸部 X 線検査を行い，専門家にコンサルトすべきである。

❷ 体表の外傷がなくとも肺挫傷が生じていることがある。胸部 X 線像は辺縁不明瞭な濃度上昇を示すことがある。しかし初期の画像は正常に見えるかもしれない。

❸ もし喀血がごく微量で，臨床所見が悪くなく，自然軽快する呼吸器疾患と矛盾しなければ，胸部 X 線検査やそれ以上の原因検索は不要であろう。軽症のウイルス性呼吸器感染症（気管気管支炎）罹患中は粘膜に炎症が生じ脆弱になっているため，強い咳嗽により少量の喀血を呈することがある。

❹ 感染症は喀血の一般的な原因である。海外渡航している児はまれな寄生虫感染症に罹患している可能性がある。単純な肺炎は喀血をひき起こすことはまれであるが，とくに免疫不全患者では重症肺炎は気管支壁の血管へ炎症が浸潤し，喀血をひき起こす可能性がある。そのほか，重症ウイルス性肺炎（アデノウイルスや麻疹など）および肺結核は喀血のリスクファクターである。

❺ 異物による喀血は誤嚥後数週間から数か月後に認められることもある。しばしば窒息症状の記憶に思いあたらないこともある。異物が有機物の場合は重篤な出血を起こすほどの強い炎症反応が生じるため問題となる。それらは放射線透過性で，通常の X 線検査では過膨張像や無気肺のようなごくわずかな変化しかみられない。また異物がさらに細い気道へ落ち込んだ場合は気管支鏡検査でも診断できないことがある。CT で診断が確定することもあるし，感染した部位が外科的に除去されるまで診断が遅れることもある。鋭利な異物では気道裂傷を起こすため，急性の喀血をきたす場合がある。

❻ 囊胞性線維症は小児で喀血をきたすもっとも一般的な慢性疾患である。気管支拡張症（気道壁の拡大と脆弱化）は慢性炎症や感染症に続発する。通常，比較的軽度の急性ないし慢性の喀血は気管支壁の血管からの漏出が原因である。気管支動脈肺動脈瘻は時に重大な出血をひき起こす。ビタミン K 吸収障害による凝固障害を認めることもある。

❼ 喀血を呈するもっとも一般的な血管奇形は動静脈奇形 arteriovenous malformation（AVM）である。肺の AVM のある児の多くは常染色体優性遺伝形式の遺伝性出血性毛細血管拡張症（Osler-Weber-Rendu 症候群）であるが，この疾患の 80 % では喀血はなく鼻出血のみが生じる。小児期での症状発現はまれで，くり返す鼻出血の既往や家族歴，思春期の皮膚粘膜拡張症状が診断の助けとなる。大きな瘻孔は胸部 X 線検査で明らかになることもあるが，CT が診断の基本である。比較的まれな血管奇形としては気道血管腫や片側肺動脈無形成，気管支動脈瘤がある。

❽ 肺と腎臓を特異的に障害する自己免疫疾患はしばしば「肺腎症候群」とよばれる。Goodpasture 症候群(または抗糸球体基底膜抗体病)の大部分は若年成人男性に発症する(小児ではまれ)。患者は急性の肺出血と腎炎を呈し，ともに急速進行し重度になることがある。病理学上は肺胞と糸球体基底膜上に沈着する免疫グロブリンが特徴的であるが，末梢血中の抗糸球体基底膜抗体を特定することで診断できる。

❾ Wegener 肉芽腫症は，多発血管炎性肉芽腫症と名称が変更された。肺肉芽腫の空洞からの出血が喀血となる。確定診断は特定の抗好中球細胞質抗体 antineutrophil cytoplasmic antibody(ANCA)に基づく※1。肺出血をきたすそのほかの ANCA 関連血管炎として顕微鏡的多発血管炎と Churg-Strauss 症候群※2 がある。

❿ 肺ヘモジデローシスは，肺にヘモジデリンが沈着する疾患であり，肺胞出血の際に肺胞マクロファージがヘモグロビンをヘモジデリンに分解するときに起こる。以前の肺出血の原因は，肺ヘモジデローシスが原発性か続発性かによって分類していたが，新しい分類ではびまん性肺胞出血の原因を肺の毛細血管炎の有無で区分している。びまん性肺胞出血の原因は多岐にわたる(肺腎症候群，心疾患など)。臨床症状は多様であり，症状に乏しいこともあれば，咳嗽，呼気性喘鳴，呼吸困難などを呈することもある。また，症状が喀血にまでいたる場合もそうでない場合もあるが，多量の喀血を起こしショックと呼吸不全を呈することもある。鉄欠乏性貧血と発育不良もよくみられる。胃液，喀痰，気管支肺胞洗浄液または肺生検標本の多数のヘモシデリンを貪食したマクロファージが診断の指標となる。

⓫ そのほかの免疫疾患として，全身性エリテマトーデスや Henoch-Schönlein 紫斑病※3，結節性多発動脈炎などがある。免疫不全状態の児(とくに臓器移植後，骨髄移植後)では肺出血の危険性がある。

⓬ 先天性ないし後天性心疾患による二次性肺高血圧は，肺小動脈の拡大，血管腫様変化が原因で喀血をひき起こすことがある。これらの変化は緩徐に進行し，思春期または若年成人期に喀血をひき起こす。

⓭ Heiner 症候群は，牛乳過敏症が原因と推測される肺ヘモジデローシスである。これまで長きにわたり肺浸潤性病変，消化管出血，貧血，発育不全を伴うことが報告されているが，牛乳タンパク質抗体の血清力価が高値であることが特徴的である。しかしミルク沈降素 milk precipitins の役割が不明であり，診断に関しては議論がある。

⓮ 他臓器に障害が及んでおらず，検討の結果ほかの肺出血の原因が除外される場合は特発性肺ヘモジデローシスとよばれる。基礎疾患が特定できない急性特発性肺出血を起こした報告は乳児ではまれである。

⓯ 硬性気管支鏡，軟性気管支鏡は観察と同時に吸引もできるので，活動性出血がみられる場合に施行されることがある。気管支鏡はそれを使用して摘出治療ができるため，異物誤嚥が疑われたときにも選択される。肺ヘモジデローシスが考えられる場合は気管支肺胞洗浄を行うべきである。胸部造影 CT，血管造影は AVM や先天性病変の診断に有用である。臨床的な疑いに基づき，血液検査を実施する。

■ 訳者注釈

※1 多発血管炎性肉芽腫症は PR3-ANCA が上昇する。また，顕微鏡的多発血管炎と Churg-Strauss 症候群では MPO-ANCA が上昇する

※2 2012 年に名称が変更され，現在は好酸球性多発血管炎性肉芽腫症 eosinophilic granulomatosis with polyangiitis とよばれる

※3 現在は IgA 血管炎が正式な疾患名

■ 訳者注釈

**参考文献**

- Godfrey S: Pulmonary hemorrhage/hemoptysis in children, Pediatr Pulmonol 37 :476 −484 , 2004 .
- Liechty KW, Flake AW: Pulmonary vascular malformations, Seminars in Pediatric Surgery 17 : 9 −16 , 2008 .
- Susarla SC, Fan LL: Diffuse alveolar hemorrhage syndromes in children, Curr Opin Pediatr, 19 (3) :314 −320 , 2007 .

chapter 16 APNEA

# 無呼吸

無呼吸は暫くの間呼吸が停止すること(停止時間は年齢による)，もしくは顔面蒼白やチアノーゼ，徐脈やもしくは低血圧を伴う呼吸停止のことである。無呼吸は中枢性あるいは閉塞性，もしくは両者の組み合わせが原因となり得る。(新生児無呼吸は新生児独特の特徴があり鑑別は多岐にわたるため，新生児無呼吸と未熟児無呼吸はここでは扱わない。)

子どもが呼吸を止めると親が訴えた場合，周期性呼吸や息止め発作 breath-holding spells のような良性の状態をより重大な病因から鑑別しなければならない。無呼吸はさまざまな危険な状態の徴候となり，小児においてはしばしば乳幼児突発性緊急事態 apparent life-threatening event (ALTE)[※1] といわれる一群の徴候(窒息症状，空嘔吐，皮膚色や筋緊張の変化を含む)の一症状となる。

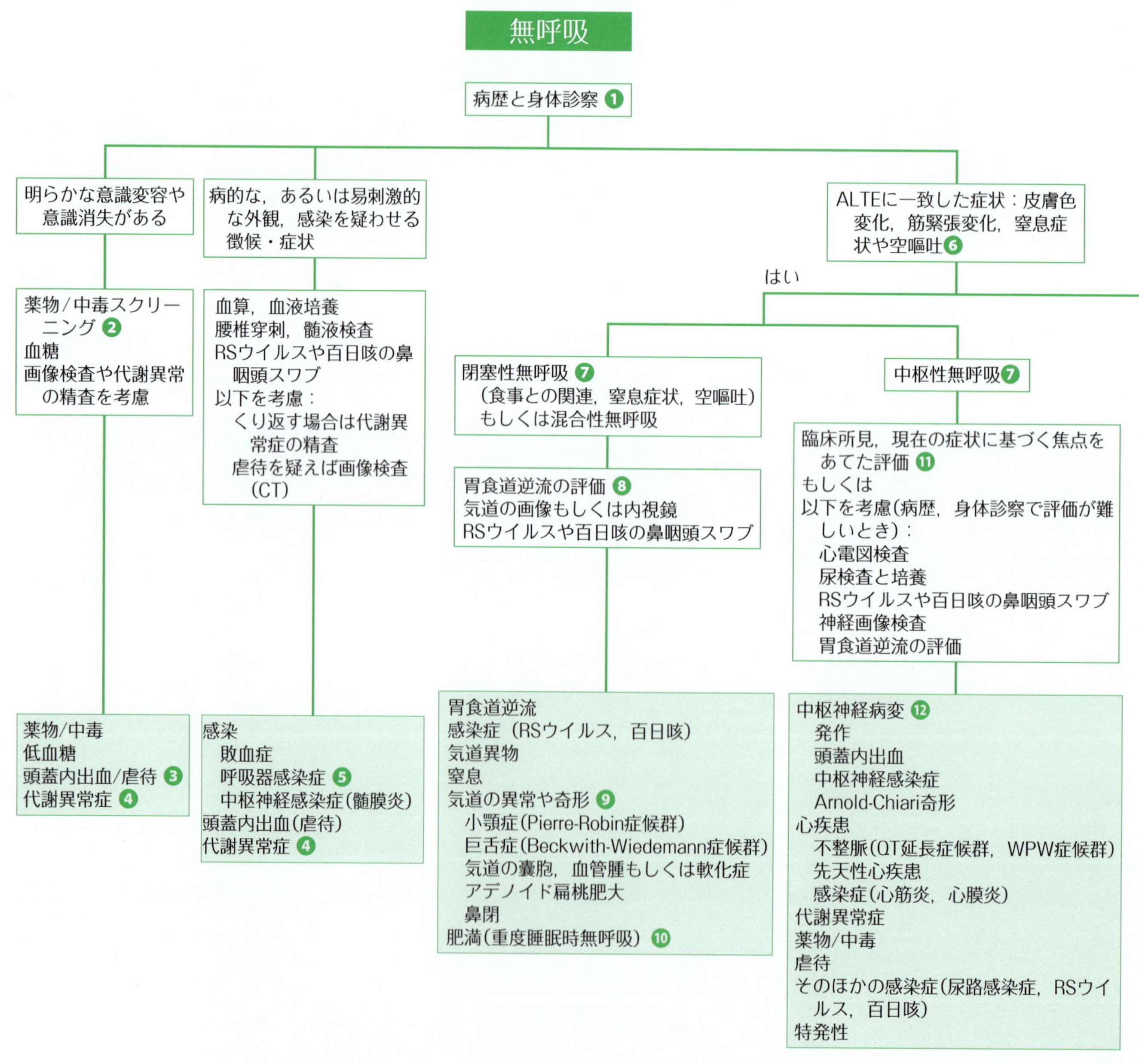

(訳者注釈)

※1 2016年5月に米国小児科学会が Brief Resolved Unexplained Event (BRUE) という概念を提唱した (Pediatrics Volume 137, Number 5, May 2016 : e20160590)。BRUE は ALTE に代わる概念として，リスクファクターに基づいた判断の方法と，低リスクの児に対して推奨される対応法を提供している。本文中の ALTE の記載と対比させつつ読み進めていただきたい。

BRUE の定義：下記の1および2を満たすもの

1. 乳児(＜1歳)において以下の4項目のうち1つ以上が突然に発症し，短時間で回復して来院時には症状が改善している〔①チアノーゼ，蒼白，②呼吸停止，呼吸数低下，不規則呼吸，③明らかな筋緊張の変化(過緊張または低緊張)，④反応レベルの変容〕
2. 医師による適切な病歴聴取と身体診察で原因が説明できる病態を何も認めない

BRUE のうち，低リスクと判断する基準：低リスク群には不必要な検査(血液ガス分析，X線画像検査，超音波検査，脳波検査など)や入院(呼吸循環の経過観察だけの入院) を避けることが推奨される

日齢＞60日，未熟性がない(在胎週数＞32週，受胎後週数＞45週)，初めての発症 (過去に BRUE の既往がなく，家族歴もない)，持続時間＜1分，訓練された医療従事者による心肺蘇生を必要としない，懸念される病歴がない(突然死の家族歴，有害物質への曝露，虐待など)，懸念される身体所見がない (打撲痕，心雑音，臓器腫大など)

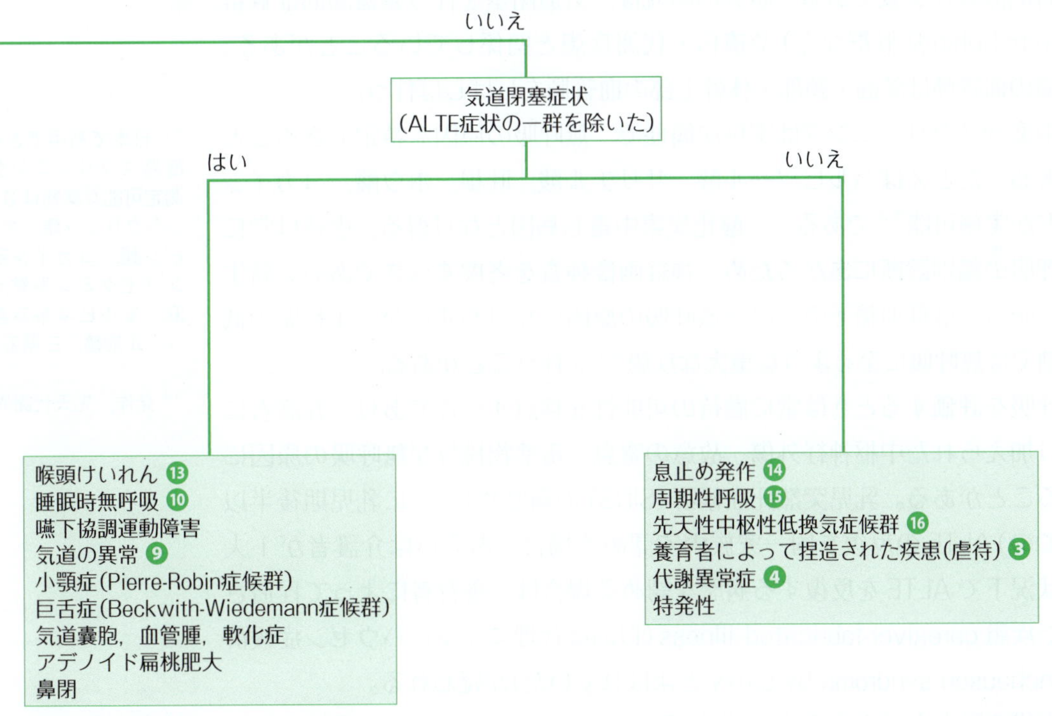


Nelson Textbook of Pediatrics, 19e. Chapters 17, 315, 587
ネルソン小児科学 原著 第19版. 17章，315章，587章
Nelsons Essentials, 6e. Chapters 51, 109, 134

❶ 無呼吸の鑑別は多岐にわたるため，標準化された推奨評価に関する一致した意見はない。慎重な病歴聴取と身体診察が診断に非常に重要である。ALTEを発症した児の少なくとも50％には特定可能な原因があるため，病歴と身体診察によって必要な検査を決定するという意見に多くの専門家が同意している。無呼吸の病歴聴取では，無呼吸を合併しそうな疾患，睡眠・食事との関連や，チアノーゼ，徐脈，意識レベルの変化，不自然な姿勢，異常な強直間代様運動の有無も聴取すべきである。周産期歴と成長発達歴，以前に同様のことがなかったかどうか，無呼吸・ALTE・遺伝性疾患・乳児死亡の家族歴も聴取すべきである。社会歴では家庭内での違法薬物や処方薬，タバコの煙，一酸化炭素を含む有毒物質への曝露の可能性について聴取しなければならない。ALTE発症時になんらかの介入が必要だったか，児はどれだけ迅速にALTE症状から回復したかという点に関して注意深く問診する。睡眠時に発症した乳幼児では，睡眠中の体勢，寝具，カバーについても聴取する。システムレビューでは，慢性的な口呼吸，日中の呼吸で気道狭窄音を認めるか，夜間の鼾や落ち着きのなさ※2を含む気道閉塞症状に関する情報を含める。身体診察では，バイタルサイン，（乳幼児では）頭囲，気道閉塞症状，皮膚の打撲痕または外傷，特異的顔貌にとくに注意を払って評価する。

鼻出血や口腔内出血は（虐待が疑われることもあるため），慎重な耳鼻咽喉科的診察が必要である。特異的顔貌は，気道閉塞を伴う頭蓋顔面症候群（Pierre-Robin症候群など）や遺伝・代謝疾患と関係していることがある。気道の血管腫は顔面・頸部・体幹上部の血管腫をしばしば伴う。

❷ 尿中薬物スクリーニングは実施が簡便で，無呼吸の原因を特定できることがある。たとえばバルビツール酸，サリチル酸，吐根，ホウ酸，コカインなどが実施可能※3である。一酸化炭素中毒も病因となり得る。虐待は常に無呼吸の鑑別診断にあがるため，神経画像検査を考慮すべきである。新生児に限っては低血糖そのものが無呼吸の原因になりやすいが，年長児の低血糖では無呼吸に至るような重大な疾患※4を伴うことがある。

❸ 無呼吸を評価するときは常に虐待の可能性を検討すべきであり，介護者により加えられた中枢神経外傷，故意の窒息，毒薬物投与が無呼吸の原因になることがある。乳児突然死症候群（SIDS）の病歴や（とくに乳児期後半以降での）ALTEの反復を同一家族内で認める場合，あるいは介護者が1人の状況下でALTEを反復する病歴を認める場合は，養育者によって捏造された疾患 caregiver-fabricated illness（以前は代理ミュンヒハウゼン症候群 Munchausen syndrome by proxy とよばれていた）が疑われる。

❹ 先天代謝異常症（脂肪酸酸化異常症，尿素サイクル異常症など）は最近になって診断される症例が増加している。絶食と関連した発症，意識障害，くり返すエピソード，乳児死亡の家族歴，1歳を超えての無呼吸の病歴は代謝異常の疑いを強めるべきである。代謝異常を疑う場合は，血糖値・アンモニア・pHを測定すべき※5で，可能であれば血液と尿の検体を急性期に採取※6し，必要に応じた以後の検索のために検体を凍結保存する。

❺ 無呼吸と関連する呼吸器感染症にはRSウイルス，細気管支炎，百日咳がある。RSウイルス感染症による細気管支炎では中枢性，閉塞性無呼吸の両

■ 訳者注釈

※2 頻回の寝返り，中途覚醒などの症状を指す

※3 日本で利用できる尿中薬物簡易スクリーニングキットで測定可能な薬物は8項目（フェンシクリジン類，ベンゾジアゼピン類，コカイン系麻薬，アンフェタミン系覚せい剤，大麻，モルヒネ系麻薬，バルビツール酸類，三環系抗うつ薬）

※4 発作，先天代謝異常症など

※5 急性期にこの3項目がすべて正常であれば，急性脳症様症状を呈する先天代謝異常はほぼ否定できる

※6 critical sample という

方が生じる。低月齢の乳児では無呼吸がRSウイルス感染症の初発症状になることがあり，そのほかの呼吸器所見は乏しいかもしれない。限局性の上気道感染症(扁桃炎，扁桃周囲膿瘍，咽後膿瘍，クループ，喉頭蓋炎など)は，閉塞性無呼吸の原因になり得る。

❻ 乳児突発性危急事態(ALTE)は保護者を恐怖に陥れる※7，無呼吸，徐脈，皮膚色の変化(通常はチアノーゼや蒼白，ときに赤黒くなる)，窒息症状，空嘔吐などの症状が突然に，さまざまに組み合わさり出現する状態である。以前は「ニアミスSIDS」とよばれていたが，SIDSとALTEについての科学的研究は，2つの病態が本質的に異なるため比較が困難であり，関連性も示されていないと結論づけている※8。ALTEは睡眠・覚醒状態と関連している場合があり※9，哺乳は関連する場合としない場合があり，介入※10することで症状は速やかに改善したと報告されることが多い。児は診察時には完全に普段通りの状態まで回復していることが多く，それがゆえに以後の評価をどう進めるかが難しい。

❼ 無呼吸発作中，乳児は窒息しているような様子や，もがくように呼吸をしているように見えることがあるが，これは気道閉塞の要素(閉塞性無呼吸)を示唆する。呼吸努力の欠如(中枢性無呼吸)を示している場合もあり，また両者が混在していることもある。

❽ 胃食道逆流(GER)はALTEと関連があるといわれてきたが，GERが乳児期によくみられる状態であり，またGERと無呼吸発症に時間的な一致が完全に示されているわけではないことから，GERが無呼吸の原因とするには議論がある。GERが無呼吸と関連しているようにみえるときも，常にそのほかの病因を慎重に検討する必要がある。食道pHモニタリングは上部消化管造影(UGI)より感度が高いGERの検査であるが，無呼吸が検査中に捉えられたときにしか因果関係を決定できない。

❾ 無呼吸をひき起こす可能性のある気道の問題は，鼻閉〔重度のアレルギー，ポリープ，後鼻孔狭窄(とくに上気道炎や鼻粘膜うっ血によって悪化する場合)など〕，喉頭や声門下の異常(嚢胞，喉頭横隔膜症，血管腫，喉頭軟化症，声帯麻痺など)，頭蓋顔面症候群(Pierre-Robin症候群など)がある。

❿ 閉塞性睡眠時無呼吸(OSA)は睡眠関連の気道閉塞である。自らの睡眠を頻繁に障害する大きな鼾や，長時間の呼吸停止があり，また息の詰まったように，またはあえぐように覚醒することがある。肥満児も普通体重児もともに罹患し得る。呼吸器感染症が併発したとしても症状が重度の悪化を示すことはまれである。睡眠ポリグラフ検査polysomnographyは重症度評価に最適である。

⓫ ALTEの標準的な評価方法に対して一致した見解は存在せず，どの検査を選ぶ場合でも詳細な病歴聴取に基づいて個別に検査内容を検討することの重要性が強調されている。もし初回の症状が重度でなく，短時間で，自己回復しており，原因となり得る病態(窒息症状，GER，鼻閉など)があるならばそれ以上の検査は不要な場合もある。もし病歴が特定の診断を示唆する場合は，初期の評価はその疾患に焦点を当てるべきである。疑わしい病歴や身体所見に対しては血算，生化学〔電解質，血中尿素窒素，カルシウム，リンなど〕，髄液検査および培養，代謝異常スクリーニング，RSウイルス

■ 訳者注釈

※7 児が死亡するのではないかと介護者に思わしめる，という意味

※8 すなわち，ALTE発症がその後のSIDSのリスクになるわけではない

※9 ほとんどのSIDSが睡眠中に気づかれずに発症するのと対照的に，ALTEは覚醒しているときに介護者の眼前で発症することが多い

※10 抱き上げる，軽い刺激を加える，など

■ 訳者注釈

と百日咳の検査，胃食道逆流の検査，胸部X線検査，神経画像検査，骨格検査，脳波検査，心臓超音波検査，呼吸機能検査は有用とされている。病歴と身体診察からでは原因診断が困難な場合，アルゴリズムに示した検査を考慮すべきである。症状の重症度やその後の臨床症状によって追加検査が行われるかもしれないが，ALTEの半数以上は病因が特定されず特発性と診断されるため，検査の選択には慎重な判断がなされるべきである。

⓬ 窒息の徴候がない場合，および筋緊張の変化がみられる場合は，神経学的異常が原因であることが多い。神経学的問題（新生児仮死，Arnold-Chiari奇形，神経筋疾患など）を有する児は咽頭の筋緊張が低下していることがしばしばあり，気道閉塞の一因となる。

⓭ 喉頭けいれん laryngospasm は，GERが生じている間の喉頭防御反射として生じることがあり，発症は限定的で，自己回復し，経口摂取と関係する。より重症の咽頭けいれんは，アレルギー反応（虫刺症，薬物，ほかのアレルギーなど）の一症状として発症することがある。

⓮ 意図的に息を止めているのではないため「息止め発作 breath-holding spell」という用語はいくぶん不適切な名称である。チアノーゼ型ないし青色型息止め発作は，啼泣時の呼気が長くなり過ぎるがゆえの無呼吸，もしくは吸気を行わないがゆえの無呼吸と表現される。蒼白型息止め発作は，迷走神経反射による徐脈が原因である。2つの病型とも外傷や怒り，欲求不満が引き金となる。無呼吸，短時間の意識消失，強直した姿勢，時に無酸素発作をひき起こす。一般的には6～18か月児に起こるが6歳までは生じることがある。疑わしい場合は鉄欠乏症の評価と治療がなされるべきであるが，これらの症状からの児の回復は迅速であり，追加の診断的検査は不要である。

⓯ 周期性呼吸 periodic breathing は，乳幼児の規則的でリズミカルな呼吸様式をさえぎる呼吸パターンであり，病的ではない。数秒間の急速な呼吸にひき続き，5～10秒ほどの短時間の呼吸停止が続くが呼吸困難とは関連しない。早産児でよくみられるが，生後数か月までは正期産児でも認められる。

⓰ 先天性中枢性低換気症候群（congenital central hypoventilation syndrome：CCHS）は，まれであるが呼吸中枢の障害による※11 重症の疾患である。通常出生時から無呼吸を認めるが，遅発性CCHSで症状の軽い者は麻酔や鎮静薬を使用したときに不可解な低換気を呈することがある。これらの患者では慢性低換気（肺高血圧，赤血球増加症など）の徴候を示す。

※11 高二酸化炭素血症や低酸素血症に対して呼吸努力が生じないため，低換気となる


参考文献

- Brand DA, Altman RL, Purtill K, Edwards KS: Yield of diagnostic testing in infants who have had an apparent life-threatening event, Pediatrics 115 :885 –893 , 2005 .
- Genizi J, Pillar G, Ravid S, Shahar E: Apparent life-threatening events: neurological correlates and the mandatory work-up, J Child Neurol 23 :1305 –1307 , 2008 .
- Hoki R, Bonkowsky JL, Minich LL, et al: Cardiac testing and outcomes in infants after an apparent life-threatening event, Arch Dis Child 97 :1034 –1038 , 2012 .
- Kahn A: Recommended clinical evaluation of infants with an apparent life-threatening event. Consensus document of the European Society for the Study and Prevention of Infant Death, Eur J of Pediatr 163 :108 –115 , 2003 .
- Kahn A, Rebuffat E, Franco P, et al: Apparent life-threatening events and apnea of infancy. In Berckerman RC, Brouillette RT, Hunt CE, editors: Respiratory control disorders in infants and children, New York, 1992 , Williams and Wilkins, pp 178 .
- McGovern MC, Smith MB: Causes of apparent life-threatening events in infants: a systematic review, Arch Dis Child 89 :1043 –1048 , 2004 .
- Mousa H, Woodley FW, Metheney M, et al: Testing the association between gastroesophageal reflux and apnea in infants, J Pediatr Gastroenterol Nutr 41 :169 –177 , 2005 .

# Part 3 Cardiology

# 循環器系

Part 3 Cardiology 循環器系

# chapter 17 CHEST PAIN
# 胸痛

胸痛は小児期・思春期で頻度の高い訴えである。想起される疾患※1への懸念とは対照的に，重篤な心疾患と関連した症状であることはまれである。小児期・思春期における胸痛の疫学はよくわかっていないが，器質的異常（心臓，呼吸器など）よりも特発性に分類される症例が多いとされており，心疾患に起因する胸痛は全体の1～10％程度と報告されている。

（訳者注釈）※1 虚血性心疾患，心筋炎，心筋症，心外膜炎など

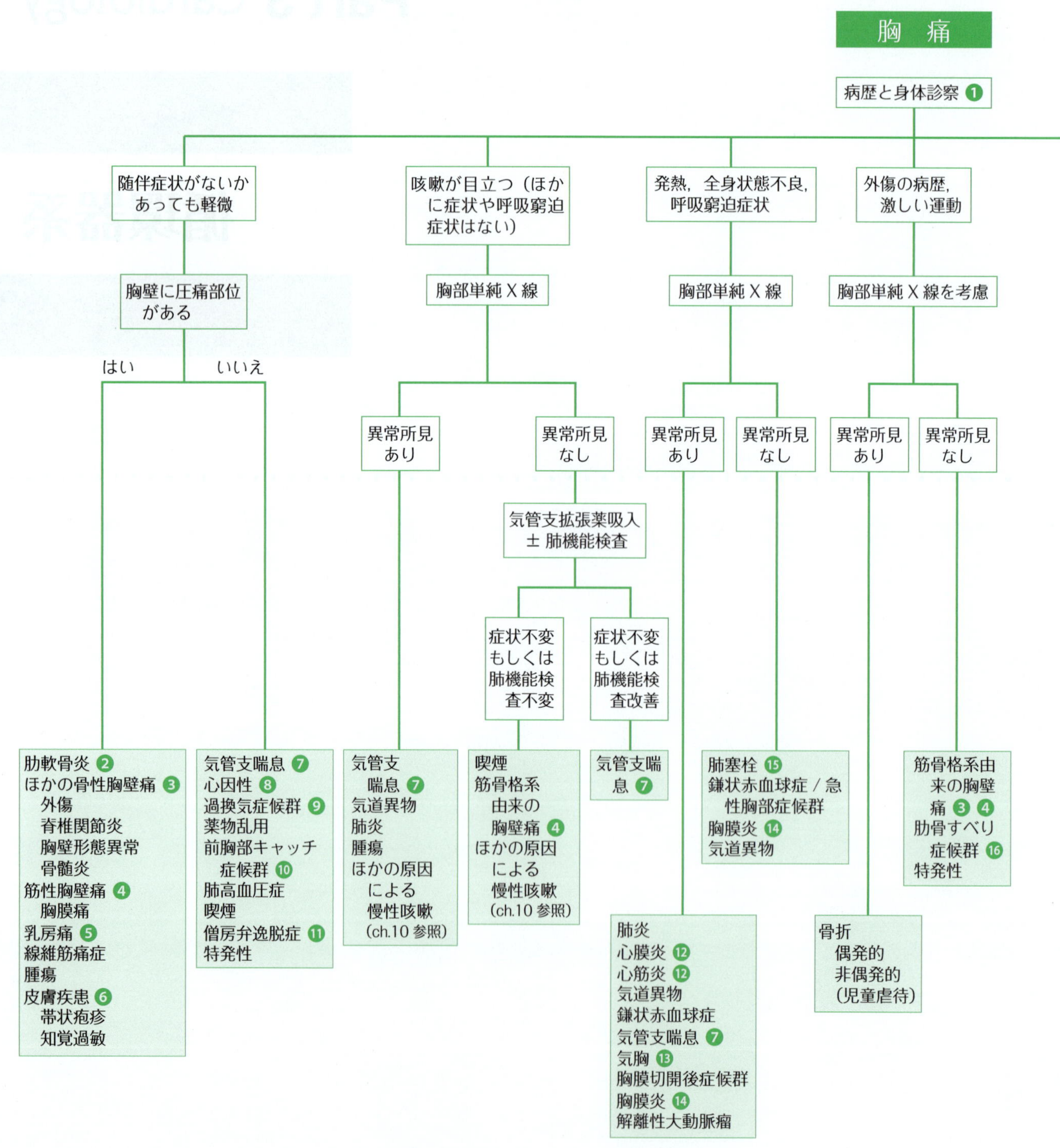

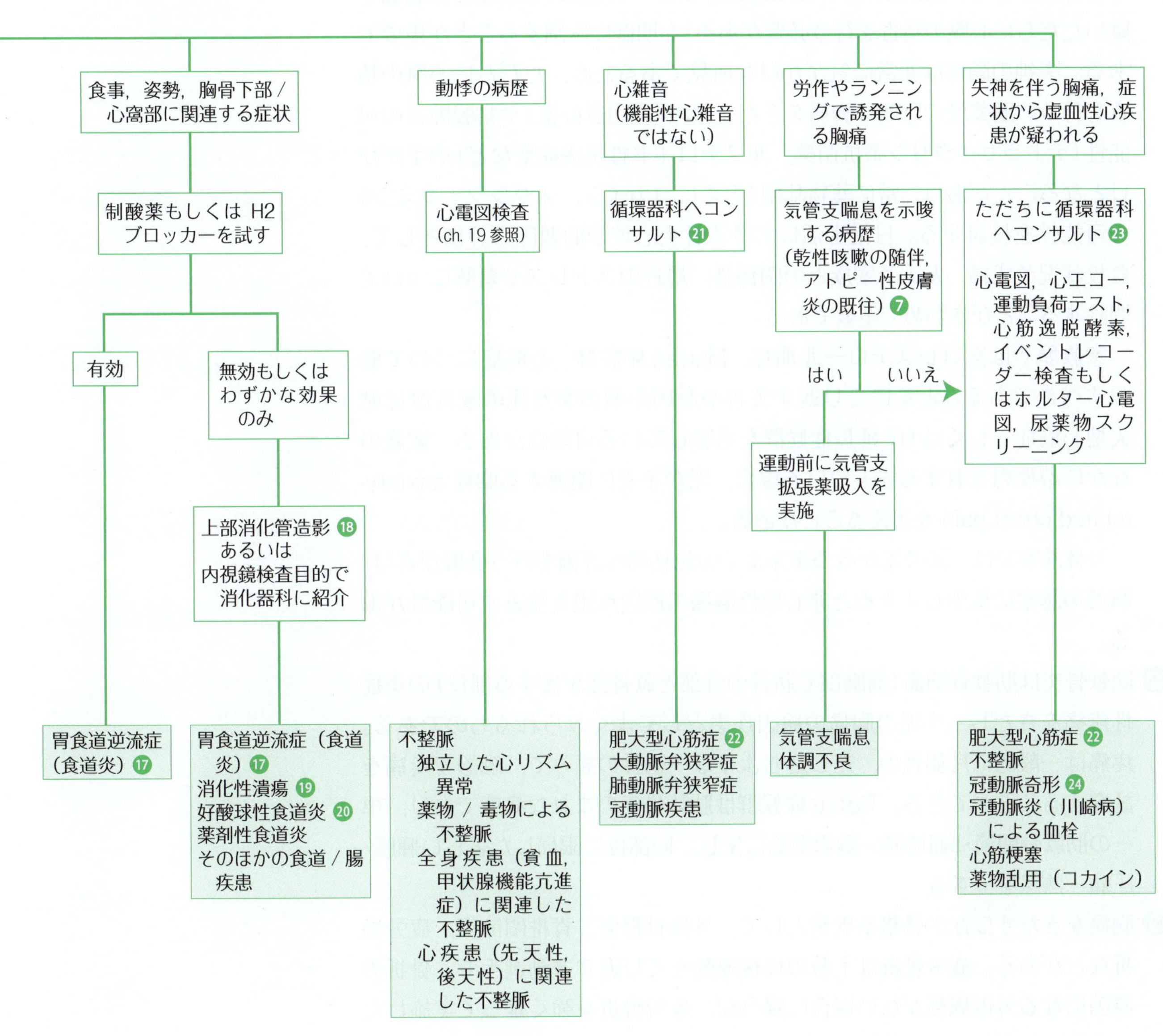


Nelson Textbook of Pediatrics, 19e. Chapters 405, 413, 416, 433
ネルソン小児科学 原著 第 19 版．405 章，413 章，416 章，433 章
Nelsons Essentials, 6e. Chapters 128, 141, 147, 148

■ 訳者注釈

※2 患者解釈モデル

※3 過去に原因不明の５日間以上持続する有熱性疾患に罹患したことがあるか

❶ 小児の胸痛の評価は適切な病歴聴取と身体診察のみで通常は十分である。検査の適応となる疾患が想起されないなかでスクリーニング検査を行っても得られる情報は乏しい。患者や家族がこの主訴から何を心配しているか※2を聴取することが有用であろう。

気管支喘息，鎌状赤血球症，膠原病血管炎疾患，最近罹患した咳嗽を伴う疾患の病歴が役立つかもしれない。罹病期間の長い糖尿病と慢性貧血をきたす疾患は虚血性胸痛のリスク因子であり，川崎病については未診断症例の可能性※3も含めて病歴聴取を行う。システムレビューでは胸痛と関連するすべての急性・慢性症状および胸痛の増悪因子を問診する。窒息の病歴，最近の外傷，筋挫傷や酷使による疼痛が示唆される運動歴 / 活動歴も忘れずに聴取する。とくに運動歴については単純な運動(筋性胸壁痛をきたす可能性がある）と誘因あるいは増悪因子としての運動（心筋虚血性胸痛を疑いただちに心臓の精査を行う必要がある）を明確に区別することが重要である。失神の随伴は非常に気がかりな所見であるため，ただちに心臓の精査を行う。服薬歴の聴取は胸痛をきたす原因（経口避妊薬）や粘膜障害の可能性（テトラサイクリン系抗菌薬，非ステロイド性抗炎症薬など）の手がかりとなることがあり，常に薬物乱用（とくにコカイン，メタンフェタミン）の可能性を検討する。日常生活における社会心理学的要因の評価として，登校状況や成績，友人や家族との関係性，最近のストレスや葛藤について問診することがきわめて重要である。

家族歴では高コレステロール血症，Marfan 症候群，心筋症について聴取すべきである。とくにくり返す失神や原因不明の突然死の家族歴は肥大型心筋症もしくは QT 延長症候群を示唆している可能性がある。家族のなかに心疾患を有する成人がいる場合，児が不安に関連する胸痛 anxiety-related chest pain を訴えることがある。

身体診察では，頭の先からつま先までの包括的な評価を行う必要があり，胸部の診察に集中しすぎると非心原性胸痛の原因疾患を見逃す可能性がある。

❷ 肋軟骨炎は肋軟骨関節（前胸部で肋骨の骨部と軟骨部が接する部位）の炎症性疼痛をきたし，小児の胸痛の原因疾患としてよくみられるものである。疼痛は一般的に片側性の，差し込むような一過性の痛みで，触診で疼痛を誘発することができる。Tietze 症候群は肋軟骨炎のまれな病態であり，単一の肋軟骨関節・胸肋関節・胸鎖関節に生じ，同部位に限局した著しい腫脹・圧痛・熱感を呈する。

❸ 胸痛をきたすほかの骨格系異常として，外傷性損傷，脊椎関節炎，疲労骨折などがある。疲労骨折は上肢の反復運動をくり返す運動選手で，骨折の原因になる外傷機転がない場合に疑うが，疲労骨折を強く疑って実施したX線検査に異常がない場合は骨シンチグラフィを考慮する。胸郭変形(鳩胸・漏斗胸)がまれに小児の胸痛の原因になることがある。

❹ 筋性胸壁痛は重量挙げ選手によくみられるが，そのほかでは重いリュックサックを背負うこと，強い咳嗽，胸部の回転やひねりをくり返す運動選手などにみられる。肋間筋の差し込むような痛みがコクサッキーウイルスを

■ 訳者注釈

はじめとするエンテロウイルス感染で起こることがある。この胸痛（かつては流行性筋痛症あるいはBornholm病とよばれていた）は発熱やほかのエンテロウイルス感染症状（嘔吐，頭痛，咽頭痛など）を伴って突然発症し，初期症状軽快後数日あけて胸痛と発熱の再発をきたす二相性経過をたどることがよくある。

⑤ 思春期早発に伴う乳房結節の増大が男女問わず胸痛の原因となることがある。そのほかに乳腺感染症，嚢胞性疾患，妊娠，月経時乳腺腫脹などが原因にあげられる。

⑥ 帯状疱疹の疼痛は発疹より先に出現することがある。疼痛過敏症候群の小児では胸壁への軽い接触，もしくは特定の衣服を着用しただけでも疼痛を訴え，概してほかの身体的愁訴も呈していることが多い。

⑦ 気管支喘息発作の初期症状として胸痛を訴えることがある。夜間の咳嗽，アトピー性皮膚炎，気管支けいれんの既往は気管支喘息発作の診断をより確からしくする。小児は気管支収縮をしばしば胸痛として訴える。遷延性咳嗽（気管支喘息急性増悪やコントロール不良による）は筋性胸壁痛の原因になる。また気管支喘息では，ランニングや労作で胸痛を訴えることがある（咳嗽が伴わないこともある）。胸部X線検査ではしばしば正常であるが，過膨張像，無気肺，気管支壁肥厚像を呈することがある。

⑧ 精神心理学的評価ツールの妥当性や学術用語が一定していないため，小児の胸痛における精神心理学的問題の影響を明確に定義することは難しい。ストレス，不安，気分障害，身体表現性障害，抑うつ，精神障害などの精神心理学的問題はすべて胸痛を伴うことがあるが，この診断が妥当かどうかは精神心理学的アセスメント手法が適切に使用されるか（あるいは不適切に使用されるか，もしくは全く使用されないか）に大きく影響される。器質的疾患が原因の胸痛が患者の心理に及ぼす衝撃は，重大な医学的診断に向き合う患者や家族に大きな影響を与え得るにもかかわらず，明確に認識されているとは言い難い。精神心理学的問題の診断には適切なアセスメント手法を用い，心理学的問題による胸痛は除外診断で行うべき類のものではないと認識すべきである。

⑨ 典型的な過換気症候群は頻呼吸・呼吸困難感・不安を呈し，動悸・胸痛・知覚異常・浮動感・錯乱などを伴うことがある。包括的評価で誘因となった不安や心理学的背景因子が明らかになることが多い。

⑩ 前胸部キャッチ症候群 precordial catch syndrome（Texidor twinge）は，胸骨中部もしくは前胸部に局在が明瞭で，差し込むような発作性胸痛をきたす非器質的疾患である。それぞれの症状は短時間（30秒〜3分）で自然軽快し，深呼吸で増悪する。専門医の間でもこの症状を独立した疾患として扱うか，あるいは特発性胸痛と考えるべきか，意見が分かれている。

⑪ 僧房弁逸脱症の小児の大部分は胸痛を訴えない。

⑫ 感染症は，小児の胸痛の原因としてはまれだが，時に重篤な症状を呈する。心膜炎では胸痛が主訴になることが多く，通常臥位時や吸気時に増悪する。身体診察では心膜摩擦音，不明瞭でくぐもった心音，頻脈，頸静脈怒張，奇脈などがみられる。心筋炎は発熱，胸痛，嘔吐，呼吸速迫など心膜炎よ

り特徴に乏しい症状を呈するが，進行性の疾患である。双方の疾患で心電図は異常所見を呈し，胸部X線検査で心拡大が明らかとなる[※4]。

⑬ 気管支喘息，嚢胞性線維症，結合組織病（Marfan症候群，Ehlers-Danlos症候群，強直性脊椎炎）は気胸のリスクファクターである。肺炎における特殊な原因菌（免疫不全患者における*Peumocystis jirovecii*感染，ブドウ球菌，グラム陰性嫌気性菌）では気胸のリスクが上昇する。健康小児でも自然気胸をきたすことがあり，コカイン使用がリスクの一つである。まれに，強い嘔吐が食道破裂の原因になり，気縦隔（Boerhaave症候群[※5]）をきたす。外傷性あるいは医原性も考慮する必要がある。

⑭ 肋膜炎（胸膜炎）や胸水貯留に伴う胸痛は体動や深呼吸により増悪する。小児の胸膜炎の原因でもっとも多いのは細菌性肺炎であるが，膠原病血管炎疾患でも生じ得る。

⑮ 静脈血栓症のリスク〔経口避妊薬，最近の妊娠中絶や外科手術（とくに心臓手術），中心静脈カテーテル挿入，不動化[※6]，敗血症，凝固能亢進状態，血管奇形など〕がある場合は肺塞栓の可能性を考慮すべきである。呼吸困難感，咳嗽，低酸素血症，時に血痰などを伴う。肺塞栓が疑われたら適切な血液検査[※7]と画像検査（胸部ヘリカルCTもしくは肺血管造影）を行う。

⑯ 肋骨すべり症候群 slipping rib syndromeは上腹部の肋骨弓下縁に沿った疼痛をきたす疾患で，肋骨が滑る感覚やポップ音・クリック音を伴うことがある。この疾患がなぜ疼痛をきたすかについて明確なコンセンサスは得られていないが，一般的には第8～10肋骨の挫傷様外傷が肋骨の可動域を広げる[※8]ことにより，肋間神経が圧迫され生じるとされている。肋骨弓下に指を入れ，肋骨弓を前上方に引き上げると疼痛が再現される[※9]のが特徴的である。

⑰ 胃食道逆流症の症状は年齢によって異なり，年長児や思春期では腹痛や胸骨下の痛み，嘔吐や逆流，食後や臥位になると悪化し制酸薬により軽快する疼痛が一般的である。症状（原因はさまざま）の自然軽快がしばしばあることから，治療開始後の症状軽快をもって胃食道逆流症の診断が確定するわけではないが，典型的症状を示す児に対して経験的治療を試みることは妥当である。

⑱ 上部消化管造影はほかの消化管疾患（食道異常，腸閉塞など）を除外する目的で行うのであり，胃食道逆流症の診断のためではない。

⑲ 消化性潰瘍の主要な症状は，鈍い，あるいはうずくような慢性的間欠痛で，しばしば夜間入眠中にも出現する。疼痛は上腹部痛のこともあれば局在がはっきりしない腹痛のこともあり，制酸薬による効果も一定しない。

⑳ 好酸球性食道炎は，内視鏡的粘膜生検で食道に限局した好酸球の浸潤を認めることで診断される。この疾患は全年齢層で診断頻度が増加しており，年少児では腹痛・嘔吐の頻度が高く，嚥下困難・胸痛・食物の嵌頓は思春期に多い。ほかのアトピー性疾患や食物アレルギーがしばしば随伴する。

㉑ 閉塞性病変を原因とする胸痛の重篤な（虚血性の）性質から，循環器科へのコンサルテーションが推奨されるが，費用対効果の高い選択肢として，コンサルテーションなしでの追加検査を実施するかどうかもあわせて検討する。

■ 訳者注釈

[※4] 劇症型心筋炎では心拡大が明らかでない症例がある

[※5] 発音はブールハーフェ。特発性食道破裂ともいう

[※6] 身体の拘束や薬物による鎮静など

[※7] Dダイマーなど

[※8] 肋骨を胸骨につなぎとめる靭帯が脆弱となり肋骨がすべる

[※9] hooking maneuverとよばれ，時にクリック音を認める

㉒ 肥大型心筋症は常染色体優性遺伝形式の遺伝疾患だが，大部分の症例は *de novo* 突然変異と考えられている。古典的身体所見として左室の上方偏移，粗い収縮期駆出性雑音などがあり，収縮期雑音は静脈還流が減少する手技(バルサルバ手技，しゃがんだ状態からの起立)により増強する。心筋肥大が年数をかけて徐々に進行するにつれて身体所見は非特異的心雑音のみになるため，肥大型心筋症の家族歴が明らかになった時点でいつでも，児に対する心臓精査の適応となる。

㉓ 気管支喘息が疑われているような状況であっても，運動やランニングが誘因になった胸痛や失神・動悸を伴う胸痛は，ただちに循環器科医へコンサルトすることが妥当である。先天性・後天性(川崎病)心疾患の治療・ケアの進歩により，リスクを有する小児の数は増えているにもかかわらず小児の心筋虚血はまれである。成人のアテローム硬化性心疾患とは異なり，小児は古典的狭心痛(頸部，顎部，上肢への放散痛を伴う胸部圧迫感・絞扼感)を訴えることはなく，易刺激性・嘔気・嘔吐・腹痛・成長障害・ショック・失神・けいれん・突然の心停止など非特異的であることが多い。先天性冠動脈奇形の臨床症状はほとんどないか，あるいはわずかなリスクファクター下で突然発症することがある。心疾患術後(Fallot 四徴症，完全大血管転移症など)・先天性心疾患・川崎病の既往は，虚血性胸痛発症のリスクを常に認識しておく必要がある。

㉔ 先天性冠動脈奇形[※10]はまれな疾患だが，重篤な心筋虚血を呈することがある。身体所見は正常のこともあるが，多呼吸・頻脈・皮膚色蒼白・発汗・心音微弱・僧房弁逆流に矛盾しない心雑音・ギャロップリズムなどは心機能異常を示唆する所見である。心エコーと心血管造影が診断に用いられる。

■ 訳者注釈

※10 幼少期から心筋虚血を呈する代表的な冠動脈奇形に左冠動脈肺動脈起始症 anomalous origin of left coronary artery from the pulmonary artery (ALCAPA) がある

参考文献

・Eslick GD, Selbst SM : Pediatric chest pain. Preface. Pediatr Clin North Am 57(6):xiii-xiv, 2010 .
・Reddy S, Singh H : Chest pain in children and adolescents, Pediatr Rev 31 : e1 -e9 , 2010 .

chapter 18 SYNCOPE

# 失神

失神とは，一過性の意識消失と脱力からなり，短時間の症状持続の後に完全に元の状態へ戻るものをいう。脳還流が一過性に低下することで起こる症状である。年長児や思春期小児によくある症状で，成人になるまでに15～25％の小児が最低1回は失神を経験するといわれているが，6歳未満ではあまりみられない。小児期の失神は通常は良性※1 だが，時に致死的な疾患の徴候のこともあるので注意して評価する必要がある。くり返す失神は患者や家族に多大なストレスを与え得る。

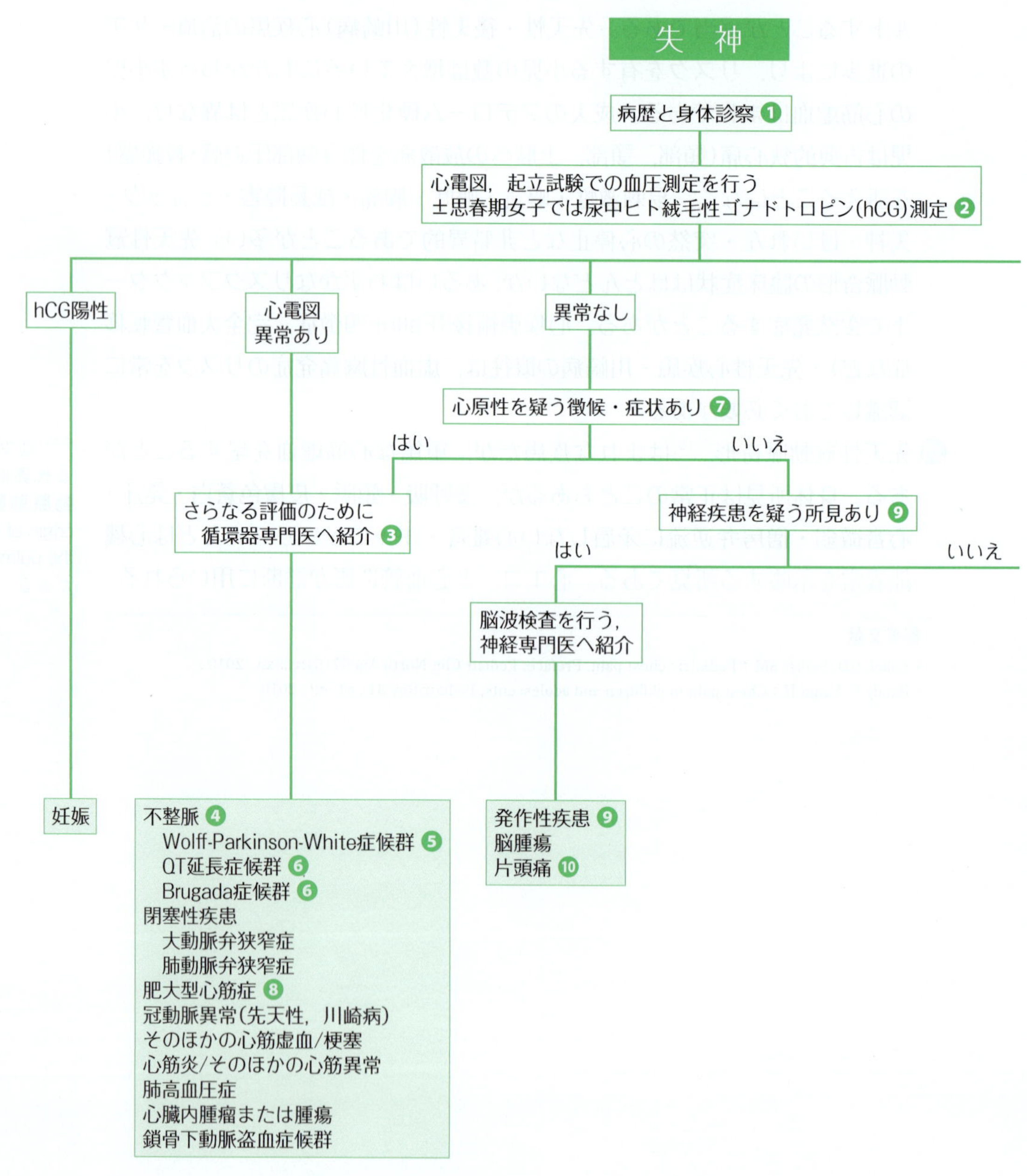

失神前症状 presyncope とは，意識消失までは達しないが，意識を失いそうだと感じる一連の感覚[※2]のことをいう。失神前状態は失神と同様の鑑別診断を行うべきである。

(訳者注釈)
※1 心疾患と中枢神経疾患を指摘できないもの
※2 視力障害，めまい感，脱力感など

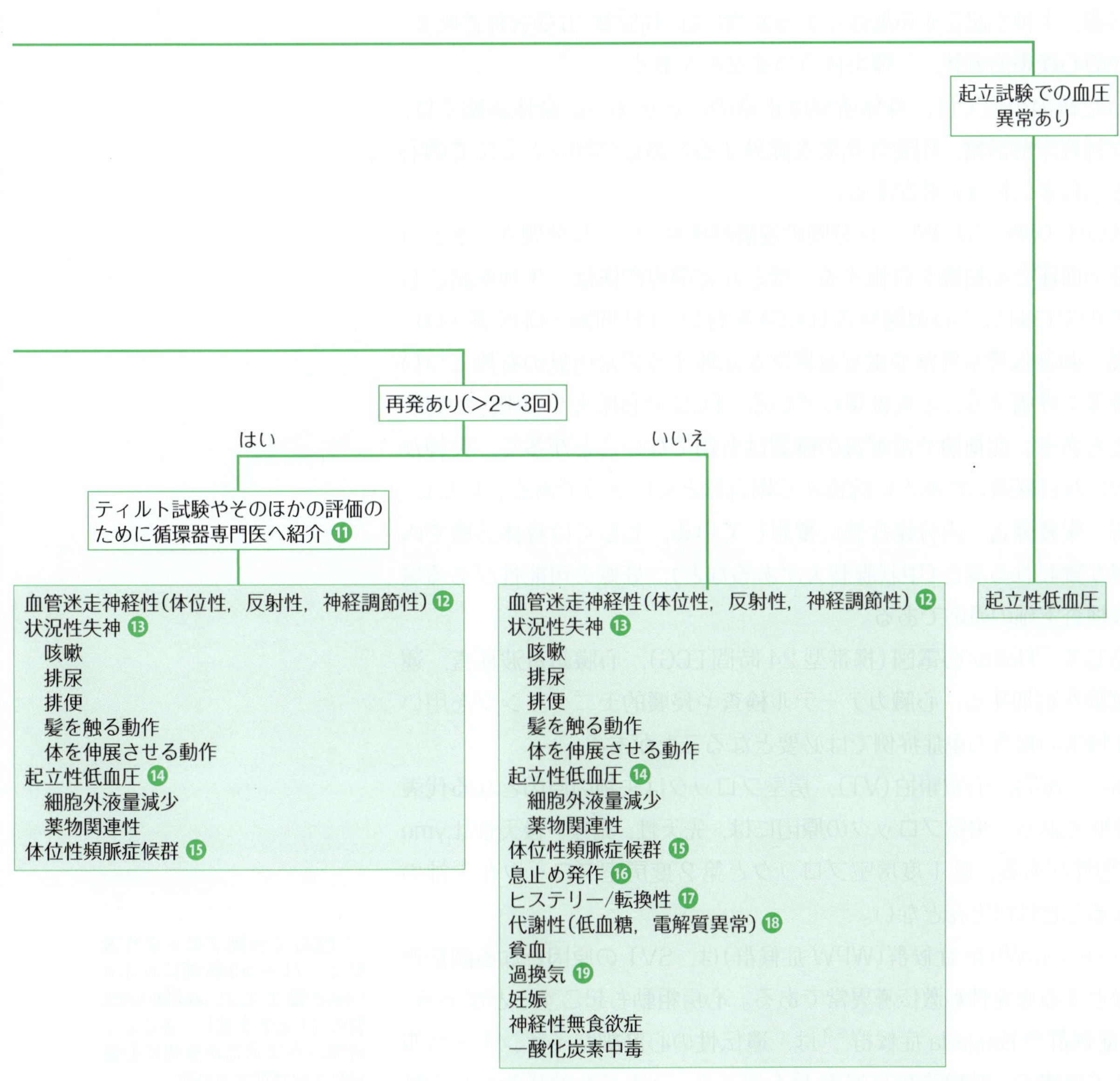


Nelson Textbook of Pediatrics, 19e. Chapter 587
ネルソン小児科学 原著 第19版．587章
Nelsons Essentials, 6e. Chapter 140

❶ 失神の病歴を聴取する場合，目撃者がいればその情報はとくに有用である。発症前の行動（食事，排泄，身体を伸ばす動作など）や姿勢（姿勢の変化も含む），意識消失していた時間，随伴症状（顔面蒼白，動悸，頭痛，呼吸速迫，嘔気，発汗，健忘，視覚変化など），最終経口摂取時間について聴取する。環境要因（高温，人混みのなか，不快な刺激など）の聴取も有用である。労作や運動に伴う失神は重篤な心疾患が原因であることを示唆するので，基礎疾患に対する包括的な評価が常に必要である。失神前症状のない失神は，労作時・運動時の失神と同様の注意が必要である。

突然死，乳児突然死症候群（SIDS），心疾患（先天性心疾患を含む），不整脈，難聴，発作，代謝異常症の家族歴は診断に有用である。良性失神（血管迷走神経性）では，その失神発作以前に起こった卒倒の既往歴や家族歴が得られることが多い。妊娠の可能性を考え，女性では月経歴も聴取する。中毒や違法薬物の使用の可能性を考慮し，社会歴・生活歴を聴取する。家族に処方されている薬物も含め，入手・摂取できる可能性がある毒物・薬物について調べる。失神を起こす可能性がある薬物には，利尿薬，β受容体遮断薬，そのほかの心疾患治療薬，三環系抗うつ薬などがある。

失神した後の小児では，身体所見は正常のことが多い。身体診察では，系統的な神経学的診察，閉塞性病変を除外するために仰臥位と立位での心臓診察を忘れずに行う必要がある。

❷ 起立性低血圧の評価のために，5分間の安静臥床後，2～5分間立位をとった時点での血圧と心拍数を評価する。ほとんどの専門医は，失神を起こしたすべての児に対して心電図検査（ECG）を行い，PR間隔・QRS波・QT/QTc間隔・刺激伝導系異常や電解質異常を示唆する異常所見の有無について，注意深く評価することを推奨している。ECGで心拡大や心肥大が判明することもある。血糖値や電解質の確認は有用でないことが多く，失神から数時間～数日経過したあとに評価する場合はとくにそうである。しかし，摂食障害，栄養障害，内分泌疾患に罹患している，もしくは身体診察で内分泌疾患が疑われる場合（甲状腺腫大があるなど），妊娠の可能性がある場合は血液検査実施の適応である。

❸ 症状に応じて，Holter心電図（携帯型24時間ECG），心臓超音波検査，運動負荷試験を追加する。心臓カテーテル検査や侵襲的モニタリングを用いた電気生理学的検査も重症症例では必要となることがある。

❹ 上室性頻拍（SVT），心室頻拍（VT），房室ブロックは失神の原因となる代表的な不整脈である。房室ブロックの原因には，先天性，術後，後天性（Lyme病），薬物性がある。第1度房室ブロックと第2度房室ブロックが失神の原因となることはほとんどない。

❺ Wolff-Parkinson-White症候群（WPW症候群）は，SVTの原因となる副伝導路を特徴とする原発性刺激伝導異常である。心房粗動も起こすことがある。

❻ QT延長症候群やBrugada症候群[※3]は，遺伝性の心筋細胞イオンチャネル異常による疾患で，特徴的なECG所見を呈する。どちらも致死的な心室性不整脈を起こし得る。ヘテロ接合[※4]の先天性QT延長症候群（Romano-Ward症候群）はホモ接合（常染色体劣性遺伝形式を示す）の先天性QT延長症候群

■ 訳者注釈

※3 ECGで右脚ブロック様波形と，V1～V3誘導におけるcoved型またはsaddle back型のST上昇を呈し，主として若年～中年男性が夜間に心室細動で突然死する疾患

※4 常染色体優性遺伝形式を示す

(Jervell-Lange-Nielsen 症候群)より頻度が高く，より軽症である[※5]。後者は先天性難聴を合併する。後天性 QT 延長症候群は心筋炎，僧房弁逸脱症，電解質異常[※6]，薬物(三環系抗うつ薬，抗精神病薬，マクロライド系抗菌薬，有機リン化合物, 抗ヒスタミン薬, 抗真菌薬)などにより二次的に起こり得る。

⑦ 臥位の姿勢でいるときに起こった失神，運動・胸痛・動悸が関連した失神の病歴がある場合には注意が必要である。心疾患の既往(修復術の有無にかかわらず)，家族歴に原因不明の突然死・溺死・肥大型心筋症(HCM)・QT延長症候群(あるいはそのほかの不整脈)・ペースメーカー留置がある場合も要注意である。心臓の診察所見に異常がある患者は，緊急の心臓評価検査を考慮する必要がある。

⑧ HCM は，まれだが重篤な失神の原因疾患である。大動脈弁下の心筋肥大により左室流出路狭窄をきたすが，バルサルバ手技やしゃがんだ姿勢から立つ動作(どちらも前負荷を減らす)によって心雑音が増強するのが特徴である。この疾患は失神を起こす不整脈の原因ともなり得る。失神患者で心雑音を聴取する場合は，HCM を想定した検査を検討する。遺伝するリスクが高い疾患のため，家族歴がある場合には強く疑う必要がある。

⑨ 発作は小児における神経原性失神の原因としてもっとも多いが，小児期や思春期においては神経原性失神そのものがまれである。血管迷走神経性失神で強直間代性けいれんの症状がみられても異常ではない。それらを真の発作とみなすべきではない。発作と失神の随伴症状とを鑑別するために有用な症状として，発作後状態，強直肢位(失神では脱力肢位)，紅潮・熱感のある外観(失神では蒼白)，失禁などがある。発作を起こした患者では失神前症状はなく，意識消失する時間が遷延することが多い。失神による意識消失は通常 1 分未満である。仰臥位の姿勢で意識消失が起きた場合も発作を疑うべきである。

⑩ 片頭痛のまれな病型(脳底動脈型)で失神を呈することがある。強い後頭部痛や片側性の視覚変化を伴うことが多い。運動失調，めまい，嘔吐が起こることもある。

⑪ たとえ良性の原因による失神だとしても，頻回に反復する場合は患者にかかるストレスは多大となるため, さらなる評価を行うことを考慮する。ティルト試験による評価は起立耐性がないことで起こる失神〔血管迷走神経性，起立性低血圧，体位性頻脈症候群(POTS)など〕の診断や治療選択の一助となり得る。しかし，ティルト試験は感度・特異度・正診率・再現性の面で課題がある。

⑫ 血管迷走神経性失神は，体位性失神，反射性失神，神経心臓性 neurocardiogenic 失神あるいは神経調節性 neutrally-mediated 失神，または単に卒倒などとよばれることもある。これらの用語の重複は, 起立時の病態生理(立位姿勢への身体適応)が解明されるにつれて起こってきた。血管迷走神経性失神は，健康な小児・思春期における失神の原因として最多であり，15～19 歳の年齢群でもっとも多い。神経調節性の血圧低下(その正確な機序は解明されていない)と心拍数減少は脳血流低下の原因となり，失神症状をひき起こす。突然立ち上がること，長く立位をとること，静脈穿刺のような

■ 訳者注釈

※5 先天性難聴を伴わない Romano-Ward 症候群は 10 個の遺伝子異常が報告されており，発見された順に LQT1 ～ 10 とよばれている

※6 低カリウム血症，低マグネシウム血症，低カルシウム血症

ある種のストレス因子，不快な刺激，空腹，人混みのなかなどの明らかな誘発因子や，嘔気，顔面蒼白，発汗など前兆となる自律神経症状は，この種の非心原性失神の特徴的症状である。これらの誘因や失神前症状がない場合，血管迷走神経性失神の経過と矛盾するため，より重篤な原因疾患を検討する必要がある。

また，血管迷走神経性失神は，活発に長時間運動した後(長距離競走の直後など)に高温環境，静脈血の末梢貯留，脱水症状が誘因となって発症することがあるが，これは迅速な心臓評価が必要な「運動中」の失神とは異なる。これらの多くは血管迷走神経性(非心原性)だが，運動者の失神ではまず心原性失神を否定してから考慮すべきである。

⑬ ある種の身体機能や動作(咳嗽，排尿，排便，髪を触る動作，体を伸展させる動作など)によりひき起こされる自律神経反応が時に失神の原因となる。その機序は本質的には血管迷走神経反射によると考えられている。

⑭ 起立性低血圧は上肢・下肢を動かさない姿勢で立位をとってから3分以内[※7]に，収縮期血圧が20 mmHg以上，もしくは拡張期血圧が10 mmHg以上持続して低下するものと定義される(心拍数も立位をとると通常増加するが，診断基準には含まれていない)。血管迷走神経性失神とは対照的に，真の起立性低血圧は立位に対する不適切な末梢血管収縮反応が原因で起こり，血管迷走神経性失神でみられるような典型的な失神前症状を認めない。若年者の起立性低血圧の多くは非神経原性で，薬物や細胞外液量減少(出血，脱水など)により起こる。神経原性の起立性低血圧では自律神経機能に明らかな異常があり，年長児に多く，重篤な疾患(糖尿病，アミロイドーシス，Parkinson病など)が背景にあることが多い。

⑮ POTSでは，起立性低血圧のための検査の際に心拍数が30回/分以上増加[※8]することで，浮動感，動悸，嘔気などの体位変換に伴う症状がみられる(血圧が低下する場合もあるが，診断基準には含まれていない)。失神前症状をくり返すことが多いが，典型的な失神も起こり得る。この症候群では慢性疲労感や運動不耐がしばしばみられ，とくに若年女性に多い。

⑯ 息止め発作 breath-holding spell[※9]は6歳未満の小児の失神の機序としてもっとも多い。驚いたり興奮した児が呼気で息を止め，虚脱し，短時間チアノーゼを呈する。

⑰ ヒステリー性あるいは転換性の失神は除外診断である。思春期にもっとも多くみられ，典型的には周囲に誰かがいる状況下で起こる。血行動態の変化，発汗，顔面蒼白，失神にひき続いて起こる心理的苦痛症状を認めない。

⑱ 空腹，脱力，発汗，興奮，混乱は低血糖や電解質異常に関連した症状のことがある。臥位で症状は回復しない。

⑲ 小児の過換気発作による失神では，先行する心理的苦痛，呼吸困難感，胸痛，視覚変化，四肢のしびれやピリピリする感覚がみられることがある。患者に過換気をさせることで症状を再現できることがある。

■ 訳者注釈

※7 起立性低血圧の診断には能動的起立5分間が推奨されているが，3分間の起立で起立性低血圧の約90％が診断可能とされている

※8 立位またはティルト5分以内に

※9 泣き入りひきつけ，憤怒けいれん，ともいう

参考文献

・Fischer JW, Cho CS: Pediatric syncope: Cases form the emergency department, Emerg Med Clin N Am 28:501–516, 2010.

■ 訳者注釈


- Lewis DA, Chala A: Syncope in the pediatric patient: The cardiologist's perspective, Pediatr Clin North Am 46 :205 –219 , 1999 .
- Park MK: Pediatric cardiology for practitioners [electronic resource]. Philadelphia, 2008 , Mosby/Elsevier.
- Stewart JM: Common syndromes of orthostatic intolerance, Pediatrics 131 : 968 –980 , 2013 .
- Strickberger SA, Benson DW, Biaggioni I, et al: AHA/ACCF scientific statement on the evaluation of syncope: from the American Heart Association Councils on Clinical Cardiology, Cardiovascular Nursing, Cardiovascular Disease in the Young, and Stroke, and the Quality of Care and Outcomes Research Interdisciplinary Working Group; and the American College of Cardiology Foundation in collaboration with the Heart Rhythm Society, J Am Coll Cardiol 47 (2 ):473 –484 , 2006 .

Part 3 Cardiology 循環器系

# chapter 19 PALPITATIONS

# 動悸

動悸とは，心臓の動きを自覚することである。動悸は，「速い」あるいは「遅い」，「脈が飛ぶ」あるいは「脈が止まる」，「規則的」あるいは「不規則」などと表現される。重篤な心疾患は認めないことが多い。評価の最終目標は，割合としては少ないものの重篤な心疾患のリスクをもつ患者を見逃さないことである。

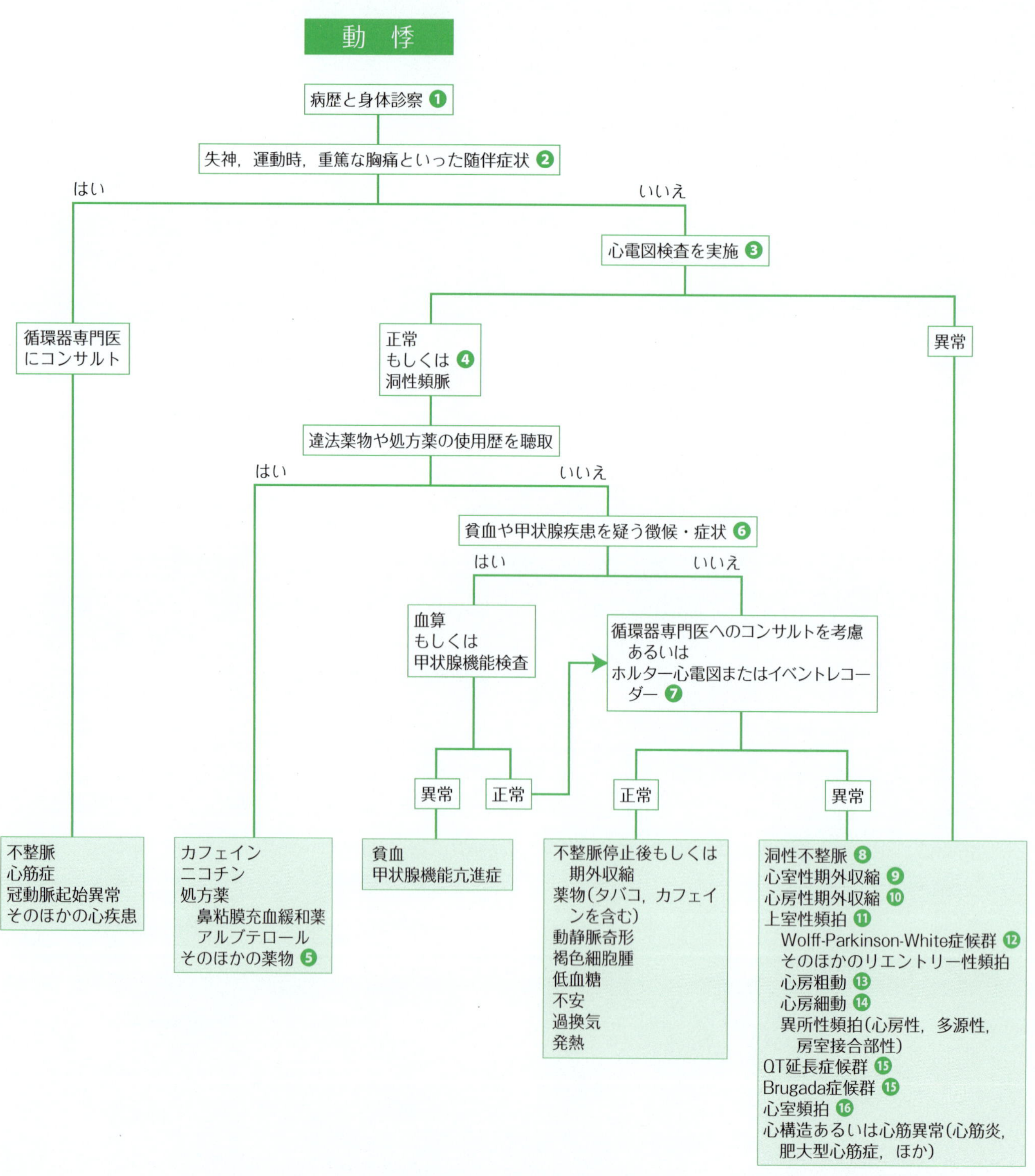


Nelson Textbook of Pediatrics, 19e. Chapter 429
ネルソン小児科学 原著 第19版．429章
Nelsons Essentials, 6e. Chapter 142

❶ 動悸をどのように感じたかを正確に聴取することが診断に役立つ。感覚を表現できる年齢の児では，「脈が走る」，「心臓が止まった」，「心臓が休んだ」，「脈が飛んだ」などの訴えがよくある。症状の持続時間，症状の開始や終息は徐々にだったか突然だったか，症状の開始と関連する要因（運動など）や，終息に関連する要因（バルサルバ手技など）についても聴取する。乳児では過敏性や哺乳不良などの非特異的な症状を呈することがあり，症例のなかには不整脈が見つかるより前にうっ血性心不全にまで進行しているものもある。適切な時期に，両親に対して今後の不整脈発作に備えた児の脈拍測定法の指導を検討する。

不整脈や合併症のリスクが上昇するため，心臓の構造異常や心臓手術歴にはとくに注意を払う必要がある。ある種の薬物は不整脈の原因となり得る。内分泌疾患を疑う症状がきっかけとなって不整脈の診断に結びつくことがある。社会歴・生活歴では生活のストレス度合，カフェイン摂取，喫煙などを聴取する。Wolff-Parkinson-White 症候群（WPW 症候群），QT 延長症候群（難聴がこの遺伝性疾患の一随伴症状のことがある），Kearns-Sayre 症候群（網膜色素変性症，眼筋麻痺，筋力低下などを呈する）※1 などの家族性疾患も動悸の原因になる。

❷ 動悸に失神や運動が関係している場合は注意が必要であり，背景に心源性の要素がないかどうかを評価する目的で循環器専門医へ緊急のコンサルトを行う。ほかに注意すべき病歴としては，激しい胸痛，QT 延長症候群の家族歴，説明のつかない突然死か心臓突然死の家族歴がある。病歴でこれらのリスクファクターが明らかな場合は緊急で心臓評価を実施することが推奨される。

❸ 安静時心電図（ECG）は不整脈の診断や，不整脈と関連し得る心疾患（心筋症，QT 延長症候群など）を疑うきっかけになり得る。ECG では，動悸以外の症状を起こし得る異常（房室ブロック，徐脈など）が発見されることがある。動悸の訴えが軽微なもので，原因となりそうな状況（発熱や不安など）が存在する場合には ECG を必ずしも緊急で行う必要はなく，臨床的な判断に従えばよい。

❹ 洞性頻拍は上室性頻拍（SVT）と鑑別する必要がある。両者とも QRS 幅が狭い※2 頻拍を呈する。洞性頻拍は正常 P 波を認め，緩徐な発症・改善を示し，心拍数は年齢の正常上限（通常 230 ～ 240 回 / 分以下）を超えるのが特徴である。また，心拍数に変動※3 を認めることが SVT との鑑別点である。発熱，疼痛，貧血，脱水症が洞性頻脈の原因として多い。

❺ 薬物が動悸の原因となる機序は，一過性の心拍数増加によるものであることがほとんどだが，時に重篤な心リズム異常をきたすことがある。動悸の原因となる薬物として，三環系抗うつ薬，アミノフィリン，神経刺激薬（注意欠如・多動性障害治療薬），甲状腺ホルモン補充薬などがある。薬物乱用（コカイン，アンフェタミンなど）は，動悸などとくに有害でないものから，重篤な不整脈まで，幅広い心臓への副作用をきたし得る。

❻ 甲状腺機能亢進症の臨床的特徴としては，甲状腺腫のほかに，成長速度の加速，体重増加不良（あるいは体重減少），眼瞼後退，眼球突出，振戦，筋

■ 訳者注釈

※1 ミトコンドリア遺伝子欠失によるもので，心伝導障害が主要症状の一つ

※2 ≦ 0.08 秒

※3 感情の変化や刺激の有無などで変動するか否か

力低下がある。顔面蒼白，傾眠，易疲労性，過剰な失血，鉄欠乏を疑う食事歴があれば，貧血を疑う手掛かりとなる。

⑦ 頻回の症状がある患者で異常心拍を捉えようとする際には，長時間(24時間または48時間)の心電図記録ができるHolter心電図検査が推奨される。発作がさらに間欠的[※4]な場合は，イベントレコーダーによる記録が望ましい。ただし，これを行うためには症状が出現したときに患者に記録ボタンを押してもらう必要がある。

⑧ 洞性不整脈とは，呼気時に脈が遅くなり，吸気時に早くなるという正常な心拍数の変化である。時に洞性不整脈が目立つことがあり，注意深く聴診することで呼気相・吸時相との関連を見分けることができ，心房性期外収縮と鑑別することができる。

⑨ 心室性期外収縮(PVC)は，全人口の約25％に認められるほど一般的なものである。通常PVCのあと次の収縮に先行した代償性休止期がある。PVCはしばしば無症状だが，強い脈のあとに「脈が飛んだ」とか「心臓がひっくり返った」ような感覚がある，と患者が訴えることがある。不安，発熱，ある種の薬物(とくに神経刺激薬)などでPVCが起こりやすくなる。一般的に良性[※5]のものが多いが，失神，心疾患，胸痛やそのほかの随伴症状の既往，突然死の家族歴，運動での増悪，連発するPVC発作が頻回あるいは遷延する，QRS波形が単一ではない(多源性であることを示唆する)場合は注意する必要があり，追加の評価を考慮する。

⑩ 心房性期外収縮(PAC)も良性の経過をたどる不整脈の一種である。無症状のことが多いが，時に「脈が飛んだ」とか「脈が止まった」と患者が訴えることがある。

⑪ SVTは心房，房室結節，心房-心室間もしくは房室結節内の1個以上の副伝導路(リエントリー性頻拍)を起源とした不整脈である。リエントリー性頻拍は突然発症・突然停止し，安静時に起こりやすい傾向がある。狭いQRS幅，異常P波，通常180回/分以上の変動のない頻拍を呈する。脈拍数は300回/分程度になることもある。先天性心疾患，市販の鼻粘膜充血緩和薬[※6]がSVTの原因としてよくみられる。

⑫ WPW症候群は，心房-心室間の副伝導路によるSVTが特徴的で，ECGではデルタ波(QRS波の緩徐な立ち上がり)がSVT発作時も含め認められる。

⑬ 心房粗動では250～300回/分の心房頻拍が起こり，乳児ではさらに速くなり得る。心室への伝導は1：1のこともあるが，ブロックを有する2：1伝導や3：1伝導のことが多く，QRS波形は正常のこともある。一般的には先天性心疾患のある児(とくに術後の児)に起こることが多いが，正常心臓の新生児でも起こる。開始，停止ともに突然で，心電図では鋸歯状の粗動波を認める。

⑭ 心房細動では速い心拍数(典型的には350～400回/分，時にはそれ以上)での無秩序な心房興奮が不規則な心室リズムをひき起こす。一般的に，心臓の構造異常があると起こりやすい。健康な児で心房細動があれば，甲状腺中毒症，肺塞栓，心外膜炎の評価を行うべきである。

⑮ QT延長症候群とBrugada症候群[※7]は，遺伝性の心筋細胞イオンチャネル

■訳者注釈

※4 Holter心電図の記録時間では不整脈発作が捉えられない可能性が高い場合

※5 経過観察のみで治療介入を要さないもの

※6 市販の点鼻薬に含まれてる血管収縮薬(交感神経α受容体刺激作用)による頻脈・高血圧

※7 ECGで右脚ブロック様波形と，V1～V3誘導におけるcoved型またはsaddle back型のST上昇を呈し，主として若年～中年男性が夜間に心室細動で突然死する疾患

異常による疾患で，特徴的なECG所見を呈する。QT延長症候群のいくつかの型で遺伝子欠失が見つかっており，いずれの型でも致死的な心室性不整脈を起こし得る。動悸，失神，溺水，心停止が受診のきっかけになり得る。患者の心拍数で補正した補正QT時間（QTc）を計算する※8。Jervell-Lange-Nielsen症候群は先天性難聴を合併する先天性QT延長症候群である。後天性QT延長症候群は，心筋炎，僧房弁逸脱症，電解質異常※9，薬物（三環系抗うつ薬，抗精神病薬，マクロライド系抗菌薬，抗ヒスタミン薬，抗真菌薬，シサプリド，循環器用薬の多剤併用など）が原因で二次的に発症し得る。

⑯ 心室頻拍（QRS幅が広い頻拍）は迅速な治療が必要不可欠である。正常心臓の小児では無症候性のこともあるが，心臓構造異常のある児では症候性になることが多い。

■ 訳者注釈

※8 成人ではBazett法 $QTcB=QT/R\text{-}R^{1/2}$ が一般的だが，脈拍数が速い小児ではFridericia法 $QTcF=QT/R\text{-}R^{1/3}$ がより正確とされている

※9 低カリウム血症，低マグネシウム血症，低カルシウム血症

参考文献


- Anderson BR, Vetter VL: Arrhythmogenic causes of chest pain in children, Pediatr Clin North Am 57 :1305 – 1330 , 2010 .
- Biondi EA: Cardiac arrhythmias in children, Pedatri Rev 31 :375 –379 , 2010 .
- Park MK: Cardiac arrhythmias. In Park MK, editor: Pediatric cardiology for practitioners, 5 e, St. Louis, 2008 , Mosby.

# chapter 20 HEART MURMURS 心雑音

健常児の多く(50～90 %)は学童になるまでのどこかの時点で一度は心雑音を指摘される。臨床医の課題は，これらの心雑音がさらなる評価が必要なものかどうかを見極めることである。正常あるいは無害性心雑音と臨床的に診断するのは，正常な病歴と身体診察，正常心雑音に矛盾しない特徴があるときだけにすべきである。心エコー検査は容易に実施可能であるが，病歴と身体診察は正常心雑音を診断する際には未だに有用である。心雑音の診断が不明確な場合は，心エコー検査を依頼するよりもまず循環器専門医に相談するほうが一般的に費用対効果は高い。

## 新生児期以降の心雑音

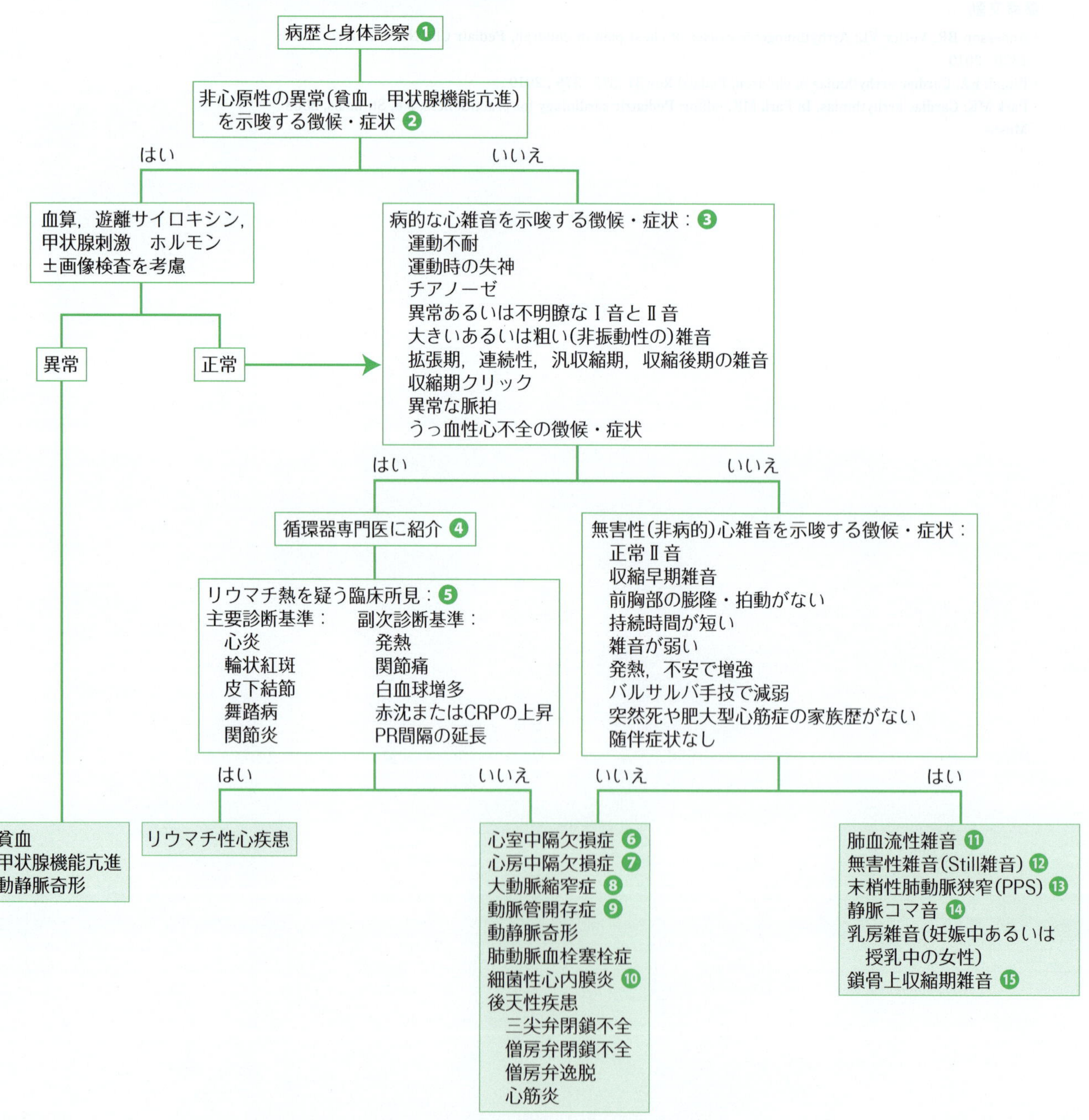

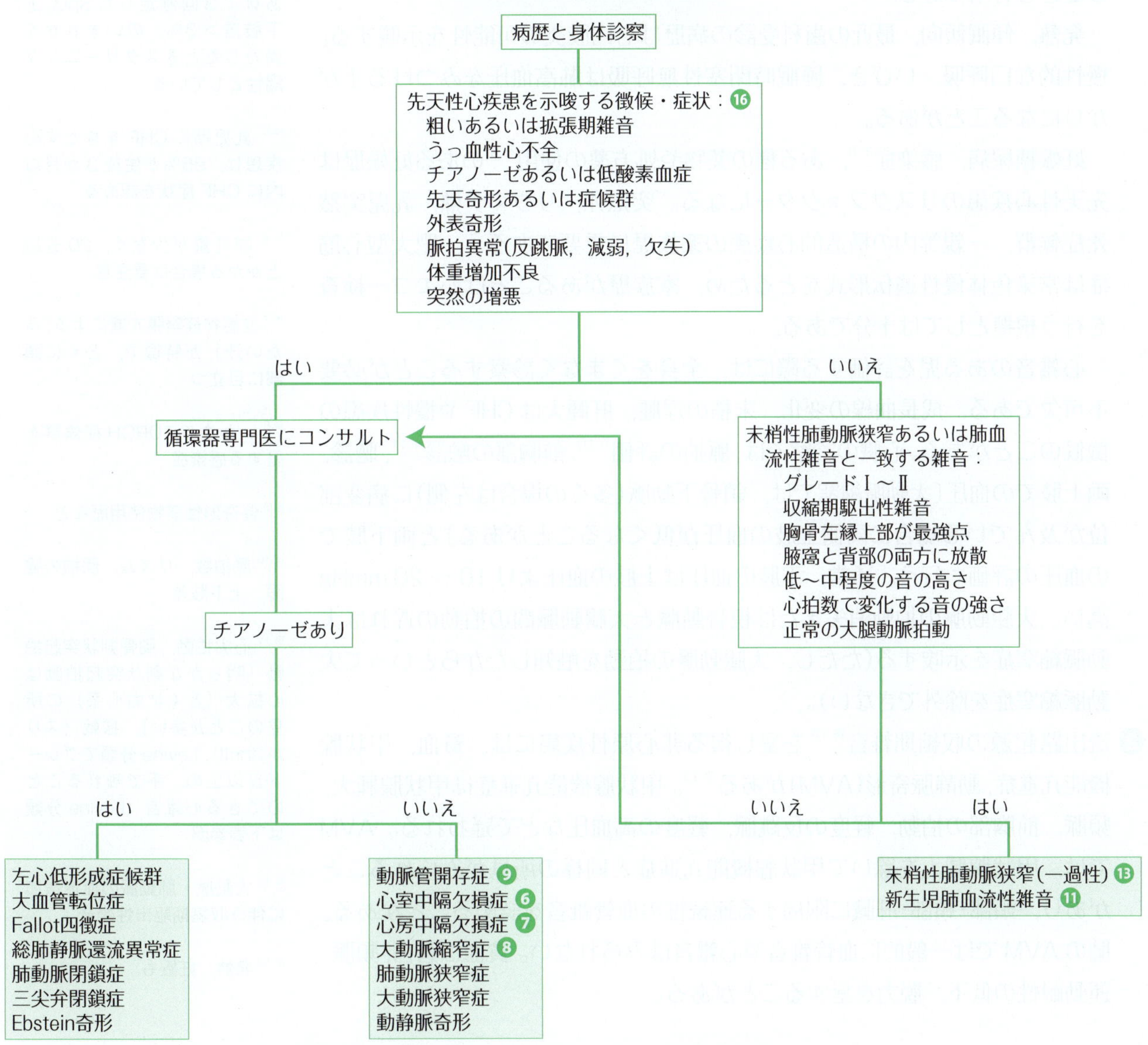


Nelson Textbook of Pediatrics, 19e. Chapters 176, 416, 419, 420, 421, 431
ネルソン小児科学 原著 第19版．176章，416章，419章，420章，421章，431章
Nelsons Essentials, 6e. Chapters 139, 143

❶ 新生児病棟で管前性部位※1と管後性部位※2の経皮的酸素飽和度測定評価を追加することは，危急的先天性心疾患※3の早期発見にかなり意味がある※4と認識されている。もし先天性心疾患が新生児病棟で診断されなければ，心雑音やうっ血性心不全（CHF）などの重篤な症状（年齢によって症状は異なる）を呈して発見※5されるかもしれない。CHFのある幼若乳児では，哺乳状況を聴取することで，哺乳量不足・長い哺乳時間（児は空腹のままなので哺乳間隔は短い）※6・発汗※7・頻呼吸あるいは呼吸困難・哺乳時のチアノーゼなどの症状が明らかとなる。年長児では，活動レベルや長時間の遊びや活動（自転車，体育の授業，歩行，階段昇降など）に耐えられるかについて尋ねることで，運動や労作を評価することができる。年長の患児に対し，運動に関して同級生や同胞にどれくらいまでついていけるかを尋ねることも有用である。

発熱，傾眠傾向，最近の歯科受診の病歴は心内膜炎の可能性を示唆する。慢性的な口呼吸，いびき，睡眠時閉塞性無呼吸は肺高血圧をみつける手がかりになることがある。

妊娠糖尿病，感染症※8，ある種の薬物や処方薬の使用※9のある妊娠歴は先天性心疾患のリスクファクターになる。突然死，リウマチ熱，乳児突然死症候群，一親等内の構造的心疾患の家族歴は重要であろう。肥大型心筋症は常染色体優性遺伝形式をとるため，家族歴があることは心エコー検査を行う根拠としては十分である。

心雑音のある児を評価する際には，全身をくまなく診察することが必要不可欠である。成長曲線の変化，末梢の浮腫，肝腫大はCHFや慢性疾患の徴候のことがある。心臓の診察では，脈拍の評価※10，前胸部の触診※11，聴診，両上肢での血圧〔大動脈縮窄では，鎖骨下動脈（多くの場合は左側）に病変部位が及んでいる場合に同側上肢の血圧が低くなることがある〕と両下肢での血圧の評価も行う。通常，下肢の血圧は上肢の血圧より10～20 mmHg高い。大腿動脈の拍動消失または橈骨動脈と大腿動脈間の拍動の遅れは大動脈縮窄症を示唆する（ただし，大腿動脈の拍動を触知したからといって大動脈縮窄症を除外できない）。

❷ 流出路起源の収縮期雑音※12を呈し得る非心原性疾患には，貧血，甲状腺機能亢進症，動静脈奇形（AVM）がある※13。甲状腺機能亢進症は甲状腺腫大，頻脈，前胸部の拍動，軽度の反跳脈，軽度の高血圧などで疑われる。AVMでは，甲状腺腫大を除いて甲状腺機能亢進症と同様の所見がみられることがあり，頭部･頸部･肝臓に限局する連続性の血管雑音を認めることがある。肺のAVMでは一般的に血管雑音や心雑音はみられない。貧血は蒼白，頻脈，運動耐性の低下，脱力を呈することがある。

■ 訳者注釈

※1 右手

※2 左右どちらかの足

※3 主要な疾患として，大動脈弓離断症・左心低形成症候群など体血流を動脈管に依存する先天性心疾患や，肺動脈閉鎖症・Fallot四徴症など肺血流を動脈管に依存する先天性心疾患がある

※4 米国小児科学会は，①$SpO_2$ < 90%，②それぞれ1時間以上間隔をあけて3回測定した上下肢の$SpO_2$ < 95%，③それぞれ1時間以上間隔をあけて3回測定した$SpO_2$上下肢差 > 3%，のいずれかを満たしたときスクリーニング陽性としている

※5 乳児期にCHFをきたす心疾患は，95%が生後3か月以内にCHF症状を認める

※6 哺乳量が少なく，20分以上かかる場合は要注意

※7 交感神経緊張亢進による「冷たい汗」が特徴で，とくに頭部に目立つ

※8 いわゆるTORCH症候群を呈する感染症

※9 催奇形性薬物使用歴など

※10 脈拍数，リズム，脈拍の強弱，上下肢差

※11 心尖拍動，胸骨剣状突起拍動〔明らかな剣状突起拍動は心拡大（とくに右心系）の所見のことが多い〕，振戦（スリル：thrill），Levine分類でグレードⅣ以上の，手で触れることのできる心雑音（Levine分類は下表参照）

※12 大動脈・肺動脈の血流増加に伴う収縮期駆出性雑音

※13 発熱，妊娠も

Levine分類（グレードⅠ～Ⅵ，Ⅳ以上はスリルを伴う）

| | |
|---|---|
| グレードⅠ | 微弱な雑音で，注意深い聴診でのみ聴取可能 |
| グレードⅡ | 聴診器を当てれば即座に聴取可能 |
| グレードⅢ | 中等度の雑音で，明瞭に聴取可能だがスリルは伴わない |
| グレードⅣ | 耳に近く聞こえる強い雑音でスリルを伴う |
| グレードⅤ | 聴診器を胸壁から離すと聞こえないが，聴診器で聴く最も強い雑音 |
| グレードⅥ | 聴診器を胸壁に近づけるだけで聞こえる（胸につけなくても聞こえる） |

❸ 突然死や肥大型心筋症の家族歴は重要で，さらなる評価を行う根拠として十分な情報である。注意すべきそのほかの身体所見としては，不整脈，胸骨上窩スリル，明らかな心尖拍動[※14]，ばち状指，脈圧増大または反跳脈，大腿動脈拍動の減弱や消失などがある。全身疾患の症状（関節炎，発熱，盗汗，塞栓症を疑う症状など）はリウマチ性心疾患や心内膜炎のような後天性の疾患を考慮すべきである。

❹ 心雑音の診断がはっきりしない場合は，小児循環器専門医への紹介が推奨される。臨床症状の重症度により紹介するにあたっての緊急度を決定する。循環器専門医の診察予約日まで検査を先延ばしにしたほうが，とくに無症状の患者では費用対効果は高いものの，紹介元医師にECG，胸部X線検査，心エコー検査などを事前に実施するよう循環器専門医が指導をすることがある。

❺ リウマチ熱は，A群溶血性連鎖球菌（GAS）感染後に発症する免疫介在性炎症性疾患である。リウマチ熱患者の50～60％で心炎を起こし，それらの症例では共通して心内膜炎（弁膜炎）をきたし，心外膜炎や心筋炎にも進展し得る。典型的には大動脈弁逆流あるいは僧房弁逆流による心雑音がみられる。診断には改訂Jones基準を用いる。最近のGAS感染の証明（血清学的または微生物学的）と，大基準1つと小基準2つ，あるいは大基準2つを満たせば診断確定となる。新規心雑音あるいは心雑音の変化がある患者で，発熱の病歴を認める場合は，リウマチ熱と心内膜炎を疑うべきである。

❻ 心室中隔欠損症（VSD）は先天性心疾患のなかでもっとも多い疾患である。症状は欠損孔の大きさと肺血管抵抗に依存する。多くのVSDは欠損孔が小さく無症状で1～2歳までに自然閉鎖する。VSDの心雑音は，大きく，粗いもしくは吹鳴様の汎収縮期雑音 horosystolic murmur[※15]で，胸骨左縁でもっともよく聴取できる。スリルや胸壁隆起性拍動[※16]は中等度以上の欠損孔において触知することがある。新生児では心雑音が心尖部でもっともよく聴取できることがある。小さな欠損孔の場合は，心雑音の音調が柔らかく聞こえることがあり，孔が閉鎖してゆくにつれてさらに柔らかくなる。大きな欠損孔の場合は，生後2～3週間の間に肺血管抵抗が低下し左右シャントが徐々に増加するため，うっ血性心不全の臨床症状はこの期間に徐々に顕在化する。確定診断のために循環器専門医への紹介が推奨される。

❼ 心房中隔欠損症（ASD）は乳児期には一般的に無症状で，幼児期や就学前の定期健診で発見される傾向がある。この疾患は右室容量負荷とII音の固定性分裂[※17]が特徴である。心雑音は常に聞こえるわけではないが，大きな欠損孔では，胸骨左縁上部で肺動脈弁領域の収縮中期駆出性雑音や，三尖弁を通る血流の増加による胸骨左縁中～下部での拡張中期ランブルを聴取することがある。ASDを疑う場合には，欠損のタイプの診断と，経過観察か心内修復術のどちらを選択するかの判断のために循環器科的評価を依頼する。

❽ 大動脈縮窄症（COA）は乳児期にうっ血性心不全と下肢の循環不全がきっかけで診断されることがある。乳児期に診断されなかった児は，病変が重度の縮窄であっても無症状のままで経過し，しばしば小児期後期に高血圧を

■ 訳者注釈

※14 左心系拡大の所見で，拍動部位も外下方へ偏位することがある

※15 全収縮期雑音 pansystolic murmur と同義

※16 右心系圧負荷〔肺高血圧症〕で観察される所見

※17 吸気・呼気で分裂に変化がない

呈することがある。典型的な身体所見としては，上肢と比較して下肢の動脈拍動が減弱あるいは遅延しており，これは下肢の血圧が上肢よりも低くなることと一致している。左の第３あるいは第４肋間で，肩甲骨下領域や頸部に放散する短い収縮期雑音を聴取することがある。COA の 50～70％に合併する大動脈二尖弁では，収縮期駆出性クリックや胸骨上窩スリルがみられる。

❾ 乳児期の細い動脈管開存症（PDA）は無症状のことがある。太い PDA では症状があることが多く，うっ血性心不全や体重増加不良の原因となる。短絡量の多い PDA の典型的な所見としては，末梢での脈圧増大（反跳脈），明らかな心尖拍動，胸骨左縁上部での収縮期スリル，左鎖骨下領域と胸骨左縁上部での連続性の粗い機械様 machinery-like 雑音がある。心雑音は収縮期に最大となり，拡張期には柔らかくなるのが特徴である。太い PDA では拡張中期心尖部ランブルを聴取することもある。確定診断と治療のために循環器専門医へ紹介する。PDA は出産前の母体風疹感染としばしば関連する心奇形の一つであり，先天性甲状腺機能低下症でもよくみられる。

❿ 感染性心内膜炎（IE）は正常心構造の小児にも発症し得るが，先天性心疾患やリウマチ性心疾患のある小児により多くみられる。そのほかのリスクファクターとして，弁奇形，心臓術後患者，免疫抑制状態にある患者，長期間の静脈内カテーテル留置，薬物の静脈内注射がある。間欠熱（典型的には午後に発熱する）と倦怠感，筋肉痛，関節痛，頭痛，悪心や嘔吐といった非特異的症状を伴って急性あるいは潜行性に発症※18する。新規あるいは変化する心雑音※19，脾腫大，点状出血※20がよくみられる。発症早期の結果は正常なこともあるが，心エコー検査は疣贅の発見に有用である。経胸壁心エコー検査に経食道心エコー検査を追加すると診断確率が上がる。血液培養は病原体を同定するために必要不可欠である。異なる部位から３～５セットの培養検体を採取することが推奨される。心内膜炎を疑った場合は，増菌培地を用い培養期間を延長するよう検査室に伝えるべきである。

⓫ 肺動脈へ血液が駆出される際に発生する正常な乱流は，血行動態的には有意でない聴取可能な心雑音をしばしば発生させる。これらの雑音は通常グレードⅠ～Ⅲで，振動性というよりはむしろ高調の吹くような性状の短い収縮期雑音である。胸骨左縁上部でもっともよく聴取され，頸部に放散することもしないこともある。肺動脈弁狭窄に伴うクリックやスリルはなく，正常Ⅱ音を聴取することで ASD と鑑別する。心雑音は強制呼気と臥位で増強し，立位や息こらえで減弱する。新生児期を含めたどの年齢層でも聴取し得るが，年長児や思春期小児にもっとも多い。

⓬ 古典的な「Still 雑音」という用語を，無害性心雑音，振動性無害性心雑音，古典的振動性雑音などの用語に置き換えている教材もある。これらの無害性心雑音は小児でよく聴取され，もっとも多いのは３～７歳である。心雑音は胸骨左縁中下部や心尖部に最強点のある低いグレードの短い収縮期雑音で，放散はしない。この心雑音は振動様あるいは楽音様とよばれ，ハチが飛ぶときのブーンブーンという音，音叉の振動音，チェロの弦を弾いたような音などと表現される。まれに，前胸部に伝導する驚くほど大きく不

■ 訳者注釈

※18 急性，亜急性〔数週間の経過〕，慢性〔数か月〕と幅が大きいのが特徴の一つ

※19 弁破壊による収縮期逆流性雑音を認めることが多い

※20 眼瞼結膜，四肢末端，爪甲，口腔粘膜を観察する。四肢末端の無痛性点状出血性病変のことを Janeway lesions，爪下線状出血のことを splinter hemorrhage という

気味な音にもなり得る。ベル型聴診器でよく聴取されることがあり，通常は患者が臥位のときにもっとも大きく，立位や座位では減弱する傾向がある。この心雑音は発熱，不安，興奮，運動で増強する。

⑬ 末梢性肺動脈狭窄(PPS)は，肺動脈主幹部から鋭角に分岐する狭い肺動脈分枝を血液が通過することで起こる柔らかい収縮中期駆出性雑音である。心雑音の最強点は胸骨左縁上部で，腋窩や背部によく放散する。一般的に生後3～6か月の間に肺動脈分枝が太くなるにしたがって消失する。持続する場合は，真の肺動脈狭窄や肺動脈弁狭窄を除外するために循環器専門医の評価が必要である。

⑭ 静脈コマ音は小児期によくみられる無害性心雑音である。これらは鎖骨下領域(左よりも右に多い)や頸部で聴取する中等度の周波数の連続性雑音であり，拡張期の間にわずかに強さが増す。この雑音は典型的には患者が座位あるいは立位のときに聴取され，臥位，患者が頸部を片側に大きく向けたとき，あるいは頸静脈を軽く圧迫したときに減弱あるいは消失する。内頸静脈や鎖骨下静脈が上大静脈に流入することで発生する乱流のためと推定されている。主な鑑別疾患はPDAとAVMである。

⑮ 鎖骨上収縮期雑音(鎖骨上血管雑音 supraclavicular bruit)は鎖骨上でもっともよく聴取される，頸部にごくわずかに放散する短い収縮期雑音である。大動脈弁狭窄症や肺動脈弁狭窄症とはクリックや明らかな頸部への放散がないことで鑑別される。頸動脈の乱流によるものであり，まれにスリルを触れることがある。

⑯ 先天性心疾患は病変にもよるが，生後数日から数週で発見されることが多い。新生児病棟で管前性と管後性の経皮的酸素飽和度を評価することで，多くの致死的な先天性心疾患を症状が出現する前に発見することができる。新生児期の，チアノーゼやCHFを伴う有意な心雑音は緊急評価の適応である。CHFは哺乳不良，哺乳に無関心，過度の疲労，発汗，頻呼吸や呼吸困難などの症状を呈する。チアノーゼ性心疾患では動脈管の閉鎖に伴って生後数日で突然の悪化が起こる※21(ch. 14 参照)。多くの症候群(Down症候群，Turner症候群，Williams症候群など)は特徴的な心奇形を有する。

■ 訳者注釈

※21 チアノーゼ性心疾患だけでなく，大動脈離断症などの体血流を動脈管に依存する心疾患でも急激な悪化を認め，ductal shock とよばれる

参考文献

・Menashe V: Heart murmurs. Pediatr Rev 28 (4):e19-22, 2007.
・Park MK: Physical examination. In Pediatric cardiology for practitioners, St. Louis, 2008, Mosby.

# Part 4 Gastrointestinal System

# 消化器系

Part 4 Gastrointestinal System 消化器系

# chapter 21 ABDOMINAL PAIN
# 腹痛

腹痛は多臓器の異常から生じる症状であり，この章では腹痛が主要症状である病態について述べる。2 歳以下の小児では，反復する腹痛は非器質性よりも器質性であることのほうが多い。

## 急性発症の腹痛

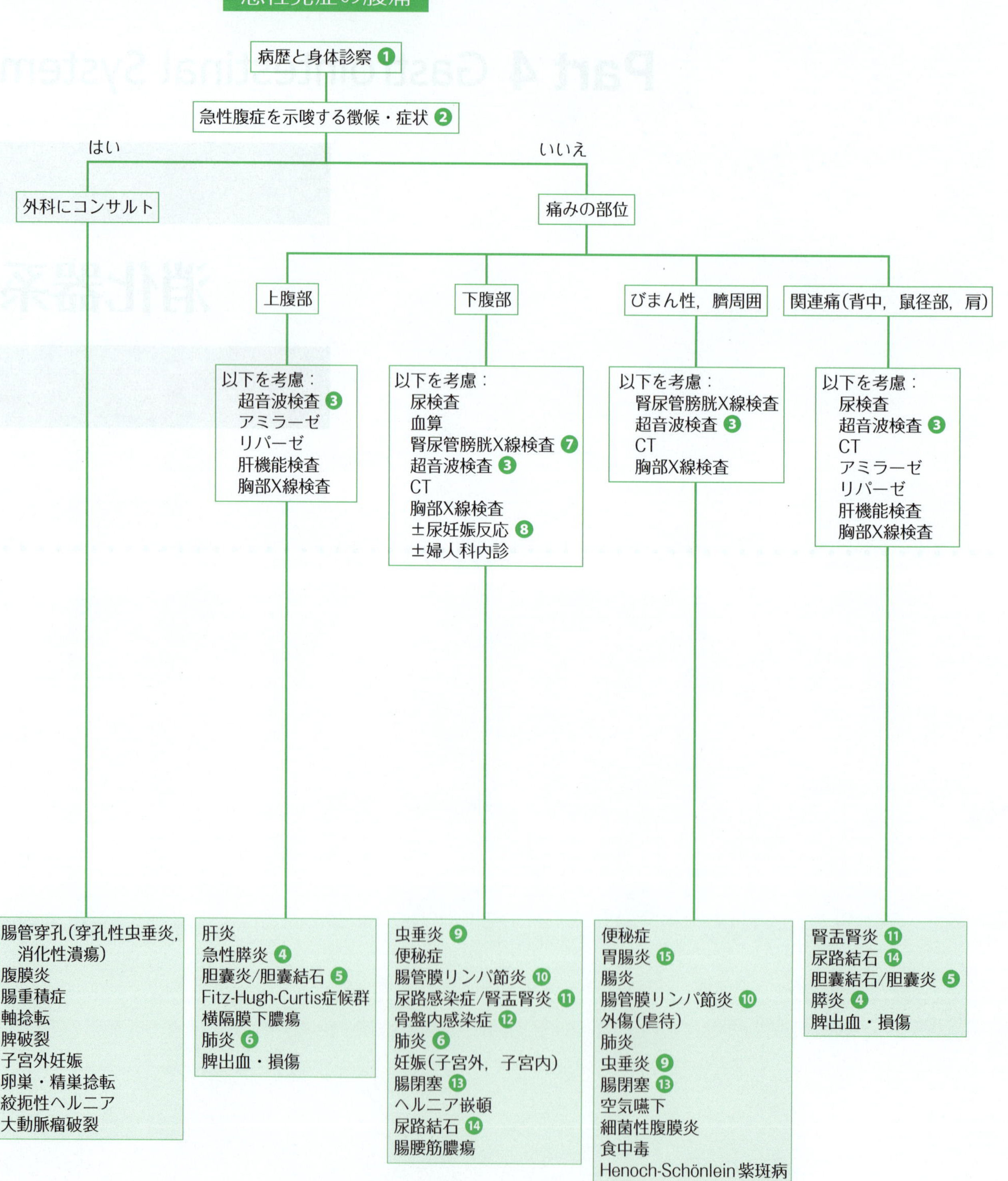

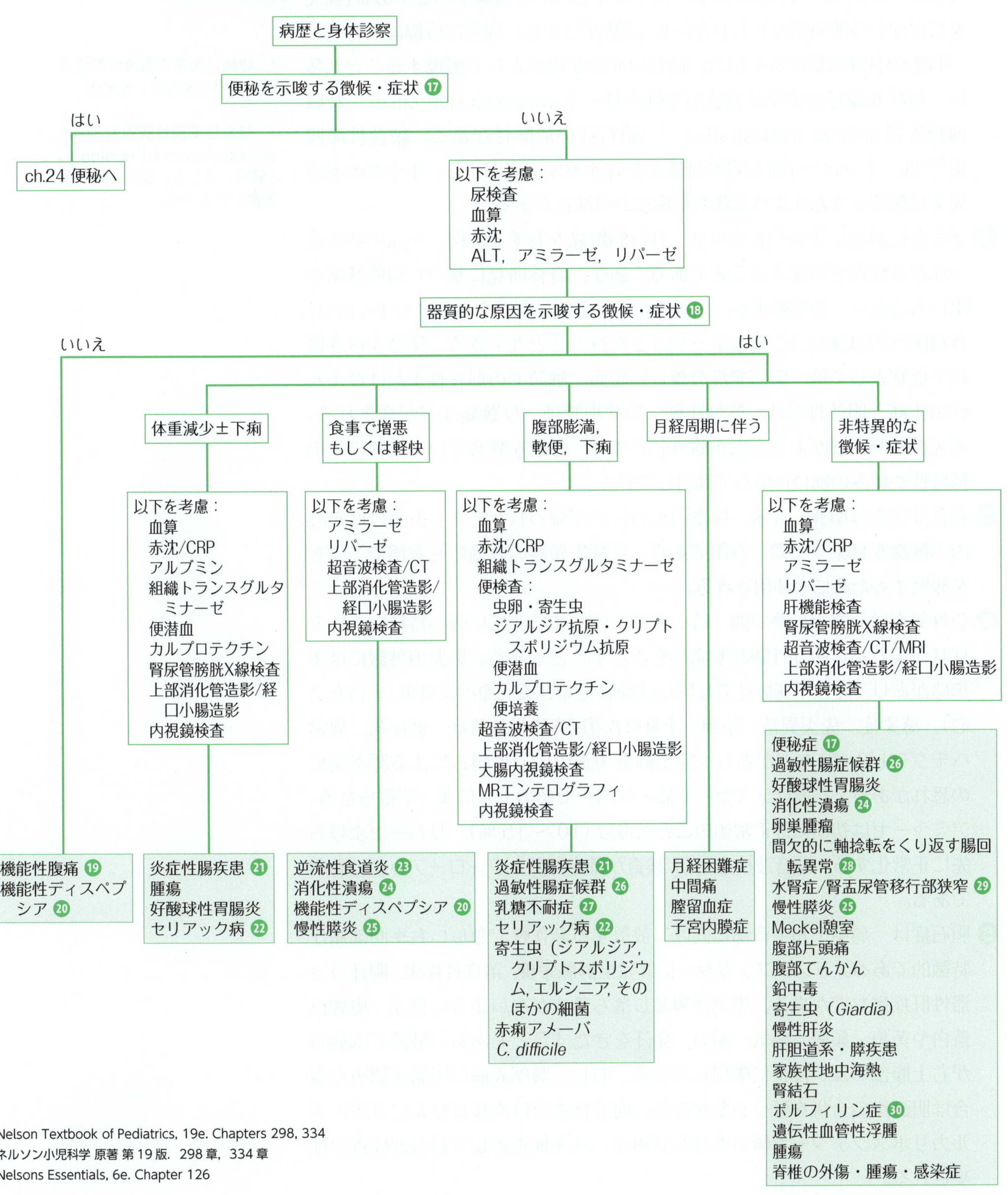


Nelson Textbook of Pediatrics, 19e. Chapters 298, 334
ネルソン小児科学 原著 第19版．298章，334章
Nelsons Essentials, 6e. Chapter 126

❶ 腹痛の性状と自然経過は診断に有用であるが，とくに低年齢児では，しばしば病歴聴取が難しいことがある。低年齢児では腹部をかばうように，痛みを増悪させる体動や咳嗽から自らを守るような姿勢をとることがある。病歴聴取は処方薬，食事内容を含めシステムレビューに沿って網羅的に行うべきである。

慌てずしっかりと身体診察を行うことが，腹痛を訴える児の診察には重要である。視診で皮膚蒼白，腹部膨隆，黄疸，体動に伴う痛みが明らかになることがある。性行動がある女性では骨盤内診を考慮すべきである(性交歴にかかわらず有用かもしれない)。診断がつかない場合は直腸診を行う。

特定の基礎疾患がある場合，最初の症状が腹痛として出現することも多い。鎌状赤血球症の児は血管閉塞性クリーゼ vasoocclusive crises，脾臓血球貯留 splenic sequestration※1，胆石症の危険性がある。細菌性腹膜炎※2は，ネフローゼ症候群や肝硬変を有する児で考慮する。手術歴のある児では閉塞をきたすような狭窄や癒着の可能性がある。

❷ 臨床医に最初に求められるのは，外科的腹痛を有する症例，生命の危機につながる症例を特定することである。病歴，身体所見に基づく判断基準を用いることで，急を要する，外科的介入が必要な問題をみつけやすくなり，外科医への迅速なコンサルテーションを行うことができる。注意すべき徴候や症状としては，突然発症の激しい腹痛，触診での局在性またはびまん性の圧痛，胆汁性嘔吐，筋性防御，腹壁板状硬，反跳痛などが含まれる。考え得る緊急性がある疾患を除外した後は，診断を狭めていくためにその持続性や痛みの部位に応じて検討していく。

❸ 超音波検査は胆嚢，膵臓，尿路由来の疾患が疑われたとき，あるいは腹腔内の腫瘤を検索する際に有用である。女性生殖器の評価にも有用で，虫垂を観察するためにも使用される。

❹ 急性膵炎は心窩部・臍周囲，時に背部に放散する非常に強い持続痛として症状が現れる。胆汁性嘔吐や発熱をきたすこともある。患児の外観には重篤感があり，座位や側臥位でしばしば胸膝位をとる。原因は外傷(虐待を含む)，感染症，先天異常，薬物，全身性疾患(嚢胞性線維症，糖尿病，異常ヘモグロビン症)などがあり，完全静脈栄養の児では胆石による膵炎発症の恐れがある。診断はアミラーゼ値・リパーゼ値の上昇によって得られる。アミラーゼは初期には正常値のこともあり(10～15％)，リパーゼよりも先に正常化する。超音波検査・CT 検査が確定診断とフォローアップに有用である。

❺ 胆石症は，肩甲下角や背部に向けて放散する発作性で激しい右季肋部痛が特徴的である。リスクファクターには完全静脈栄養，溶血性疾患，胆汁うっ滞性肝疾患などがある。患児は興奮し落ち着きがないように見え，皮膚色蒼白や黄疸，頻脈，嘔気，脱力，発汗をきたすこともある。触診では痛みが右上腹部の深い部位に限局している。もし，腹部表面に圧痛を認めた場合は胆嚢炎の合併を疑う必要がある。血液検査では直接ビリルビン値とアルカリホスファターゼ値の上昇を認める。画像検査として超音波検査が推奨される。

■ 訳者注釈

※1 脾臓に大量の血液が貯留され，循環不全を呈する発作

※2 特発性細菌性腹膜炎 spontaneous bacterial peritonitis (SBP) のこと。肺炎球菌が原因菌のことが多い

❻ 下葉の肺炎でも腹痛，散発的な嘔吐などの症状が現れることがある。咳嗽は明らかなこともそうでないこともある。このような症例では腹部診察での所見は非特異的であるが，肺の診察が診断の手がかりとなる。

❼ 腹痛の評価において，ルーチンに行うにはＸ線検査の有用性は限定的である。腎尿管膀胱単純Ｘ線検査(立位と側面)は腸管閉塞や尿路結石・胆道結石，虫垂結石，腸管穿孔(気腹，フリーエアーなど)の診断にもっとも有用である。イレウス(閉塞はないが蠕動運動が低下した状態)[※3]は感染症，腹部手術，代謝異常で起こり，単純Ｘ線像で多発するニボー像として認められる。また単純Ｘ線検査で大腸内に大量の便塊を認めることもある(たいていは偶然の所見であり，常に痛みの原因と考えるべきではない)。

❽ 思春期の女性の下腹部痛，腹部全体の痛みの場合は常に妊娠反応検査を検討する。これは画像検査(Ｘ線検査，CT)よりも先に行うべきである。

❾ 虫垂炎の診断は難しい。非特異的な臍周囲の間欠痛として症状が出現することが多い。嘔気，食欲不振，微熱，嘔吐を呈することがある。下痢(少量)，頻尿，排尿障害を呈することもある。痛みは徐々に増悪し，発症から数時間程度で(3日かかることもあるが)右下腹部に移動する(McBurney点)。虫垂が非典型的な場所にあると痛みが右下腹部以外のこともあるため注意が必要である。腹痛よりも先に嘔吐で発症した場合は虫垂炎である可能性は低い[※4]。総白血球数は正常か上昇しており，核の左方移動は診断に有用である。尿検査は正常か赤血球・白血球が少数認められる。多くの場合，経過観察と経時的な腹部診察がもっとも有用な診断方法だが，超音波検査やCTが診断の一助となる。

❿ 腸管膜リンパ節炎の症状は虫垂炎に類似する。腹腔内リンパ節の炎症はウイルス(アデノウイルス，麻疹)や細菌(エルシニア)によって起こり，診断には上気道症状や結膜炎，咽頭炎の合併が手がかりになることがある。超音波検査やCTで診断がつくこともある。

⓫ 急性の片側性の背部痛や側腹部痛，発熱，排尿障害，膿尿，頻尿は腎盂腎炎を示唆する所見である。尿検査と尿培養のみで概ね診断は可能である。急性期に行った超音波検査によって腎盂腎炎と判明することや，尿路通過障害や膿瘍を指摘できることもある。ジメルカプトコハク酸エステル(DMSA)シンチグラフィは腎盂腎炎に対して感度が高いが，ほかで診断することが可能なので，通常は必要ない。CTも有用である。

⓬ 骨盤内炎症性疾患の最低限の診断基準には，下腹部痛，付属器の圧痛，内診で子宮頸部を動かすと誘発される疼痛などが含まれる。そのほかの診断基準には，発熱〔$>38.3$℃ (101°F)〕，子宮頸部・膣からの異常分泌物，CRP・赤沈の上昇，子宮頸部分泌物の培養で淋菌 *Neisseria gonorrhoeae*，クラミジア・トラコマチス *Chlamydia trachomatis* が陽性であることが含まれる。確定診断に対する超音波検査の有用性は，骨盤内炎症性疾患の合併症である卵管卵巣膿瘍を発見することくらいである。

⓭ 腸管閉塞では嘔吐が重要な症状である。のちにけいれん性の差し込むような疝痛が出現し，キンキンとした金属音様の腸蠕動音が聴取されることもある。腎尿管膀胱単純Ｘ線検査ではニボーを認め，閉塞部位より口側の腸

■ 訳者注釈

[※3]「麻痺性イレウス」，「絞扼性イレウス」，「癒着性イレウス」のように「イレウス」を使い分けすることがあるが，厳密には誤りである。「イレウス」とは「機械的閉塞がない状態」なので，機械的／物理的に閉塞がある場合は使用すべきではない

[※4] 症状の出現順序は大事である。虫垂炎などの外科的腹部救急疾患は，嘔吐より腹痛が先行する

管は拡張する。フリーエアーは腸管穿孔を示唆する所見である。造影検査は回転異常や軸捻転，遠位小腸の閉塞，腸重積を疑う場合に診断の一助となる。

⑭ 尿路結石症は血尿，急性の腹部・側腹部・背部の疝痛で発症する。痛みは大腿や鼠径部に放散することがある。超音波検査とヘリカル CT により放射線透過性・非透過性の結石のいずれも同定することができる。

⑮ 腹部全体の痛みに先行する嘔吐，下痢を認め，急性腹症を疑う徴候・症状を認めないことにより急性胃腸炎が示唆されるときは追加検査は必要ない。重症化を示唆する注意すべき徴候や症状，そして対症療法について児の両親に助言を行うべきである[※5]。

⑯ 慢性もしくは反復性の腹痛は，反復もしくは持続する期間が 3 か月以上の腹痛と定義され，日常生活に支障をきたすこともあれば，きたさないこともある。慢性腹痛は器質的なもの，非器質的なもの，精神的なものが考えられる。

⑰ 診断が疑わしいときは腹部単純 X 線像が役立つ。便秘は小児における慢性・再発性腹痛のもっとも多い原因である。大腸の拡張をひき起こし，排便時に痛みを伴う。機能性の可能性も，器質性の可能性もある。しかし便があるからといって痛みの原因が必ずしも便秘とは限らない[※6]。

⑱ 腹痛の原因が器質的なものと考えられる病歴・身体所見としては，発熱，体重減少もしくは成長の減速，関節症状，嘔吐(とくに血性，胆汁性の場合)，身体診察での異常所見(腹部腫瘤，肛門周囲病変など)，血便や血液検査での異常所見がある。器質的原因は入眠中に腹痛や下痢で覚醒すること，臍から離れた部位の腹痛[※7]，背部・側腹部・肩に関連痛がある腹痛で考慮する必要がある。

⑲ 機能性腹痛は，器質的な原因が否定されたものでもっとも多い診断名である。明らかな構造的，生化学的な原因はないが実際に腹痛があるものを指す。特徴として，5 歳以上，間欠的もしくは一過性の腹痛，臍周囲痛，運動・食事・排便習慣とは関連がないことがあげられる。身体診察では異常を認めず(患児は腹痛があるときはぐったりしたり皮膚が蒼白になったりするが)，検査所見も正常である。機能性腹痛は，その本体は不明ながら日常よくみられる小児の愁訴である。

⑳ 機能性ディスペプシア functional dyspepsia の症状は上腹部の疼痛や不快感である。食事摂取早期の満腹感，腹部膨満，呑気，嘔気，ときおり嘔吐を伴う心窩部痛が特徴的である。胃炎や潰瘍，好酸球性胃腸炎などのほかの疾患を除外する必要がある。消化性潰瘍の症状を認めるにもかかわらず，上部消化管内視鏡検査所見が正常であることで診断できる。

㉑ 炎症性腸疾患は慢性の腹痛を訴える児において鑑別すべき重要な疾患である。病歴，身体診察，血液検査を含めた網羅的な評価によって疑うことができる。炎症性疾患を疑うほかの徴候・症状として，食思不振，成長障害，肛門周囲病変，鮮血便，下痢があげられる。腹痛や下痢で患児は夜間に中途覚醒することがある。炎症性腸疾患の診断を支持する検査所見として，貧血，赤沈の亢進，CRP の上昇，血小板増多，低アルブミン血症，便潜血陽性，

■ 訳者注釈

※5 優しく「説明」を処方する

※6 これは大事なピットフォールである

※7 体性痛（壁側腹膜の疼痛神経線維由来の疼痛）の可能性が高く，鋭い，限局性・持続性の腹痛を呈する。腹膜の炎症が示唆されるため内臓痛（臓器を包む無髄神経線維由来の疼痛で，臍周囲あるいは恥骨上部のびまん性・間欠性の鈍痛を呈することが多い）よりも懸念が大きい。ちなみに，中腸（小腸・上行結腸）由来の内臓痛は臍周囲に，後腸（下行結腸）由来の内臓痛は恥骨上部の疼痛を呈するとされている

便中カルプロテクチン calprotectin 値[※8]の上昇がある。造影検査（上部消化管造影，経口小腸造影）やバリウム注腸造影により診断するが，MR エンテログラフィは被曝の心配がないためしばしば用いられる。経口造影剤を用いた CT は膿瘍が疑われる際に有用である。内視鏡検査は診断確定のために行われる。

㉒ セリアック病あるいはグルテン過敏性腸症 gluten-sensitive enteropathy は慢性腹痛の原因として認知されつつある。食事中に含まれるグルテンに曝露されることにより小腸に炎症が起こる。古典的には，下痢，脂肪便，貧血，腹部膨満，成長障害，そしてしばしば非特異的な腹部症状を訴える。組織トランスグルタミナーゼ tissue transglutaminase（tTG）抗体の酵素結合イムノアッセイがセリアック病のスクリーニングとして有用である。

㉓ 年長児にみられる逆流性食道炎では胸骨下に痛みを認め，食事摂取後や臥床時に痛みが増悪し，制酸薬の使用で改善する。

㉔ 消化性潰瘍には胃潰瘍，十二指腸潰瘍，胃炎，十二指腸炎が含まれる。食事によって増悪し，早朝に起こる心窩部痛という成人の古典的な症状と異なり，小児では痛みの範囲は広くなり（心窩部もしくは臍周囲痛），食事や時間に関係ない痛みとなる。臨床所見が消化性潰瘍と一致するならば，診断的治療による改善が確定診断となることが多い。治療に反応しない場合は，尿素呼気試験や抗体検査，便中抗原を検査し *Helicobacter pylori* の検索を行う。いずれにせよ，生検を加えた上部消化管内視鏡がもっとも確実な診断法である。

㉕ 慢性膵炎は小児の反復性腹痛の原因としてはまれである。児は間欠的な心窩部痛を訴え，しばしば嘔気や嘔吐を伴う。食事を多く摂取した後やストレスによって症状がしばしば増悪する。血清リパーゼ，アミラーゼは急性膵炎と異なりそこまで[※9]上昇しない。超音波検査，CT が診断の助けとなる。単純 X 線検査では慢性膵炎の所見として石灰化がみられることがある。

㉖ 過敏性腸症候群は腹痛もしくは腹部不快感に加え，さまざまな排便パターンを示す疾患である。腹部膨満，鼓腸，粘液便がみられる。下痢もしくは便秘のいずれかが強く現れ，腹痛はたいてい排便で軽快する。

㉗ 乳糖吸収不全は腹痛，腹部絞扼感，腹部膨満，下痢，著しい鼓腸といった症状の原因となる。一次性の成人型乳糖不耐症 adult-type hypolactasia では，乳糖分解酵素値が低下しはじめる 3 ～ 5 歳までは症状は起こらない。乳糖摂取を制限して症状が改善することで乳糖不耐症が強く疑われるが，乳糖を経口摂取後に水素呼気テストで診断することができる。フルクトース，ソルビトールの吸収不全は消化器症状をきたす。フルーツジュースを頻繁に摂取したという病歴はフルクトース吸収不全を示唆し，シュガーレス製品（ソルビトール含有）を頻繁に使用していたという病歴はソルビトール吸収不全の可能性が高い。

㉘ 経口小腸造影を含めた上部消化管造影は腸回転異常を診断する際に必要となる。

㉙ 腎盂尿管移行部狭窄はまれな疾患であるが，小児，思春期に腹痛を主訴とすることがしばしばある。乳児期における診断は腹部腫瘤や尿路感染症の

■ 訳者注釈

※8 主に好中球から分泌されるカルシウム結合蛋白質で，好中球の腸管粘膜への移行に比例して便中濃度が上昇する（腸管粘膜の炎症を反映）

※9 急性膵炎のレベルまでという意味

発症がきっかけとなる。年長児では身体所見と尿検査が正常なこともあるが，片側性の腹部腫瘤や血尿を呈することがある。70％以上の腎盂尿管移行部狭窄の児で，鼠径部・側腹部に放散する腹痛を主訴とする。年長児では男児で，左側に生じることが多い。症状は水分負荷や利尿薬使用の際に増悪することが多い。狭窄が疑われたら超音波検査が推奨される。

30 急性間欠性ポルフィリン症はポルフィリン症でもっとも多い。腹痛で発症することが多く，末梢性神経障害もよくみられる所見である。重症例では尿がポルト酒 port wine 色[※10]となる。診断は赤血球内のポルフィリノーゲン脱アミノ酵素 porphobilinogen deaminase の減少と，尿中のアミノレブリン酸 aminolevulinic acid とポルフォビリノーゲン porphobilinogen 値の上昇によって行う。

■ 訳者注釈

※10 暗赤～暗紫色

参考文献


- Mahajan LA, Kaplan B: Chronic abdominal pain of childhood and adolescence. In Wyllie R, Hyams J, editors: Pediatric gastrointestinal and liver disease, ed 4 , Philadelphia, 2010 , WB Saunders, pp 64 .
- Ross A, LeLeiko NS: Acute abdominal pain, Pediatr Rev 31 :135 –144 , 2010 .

# column

## 急性疼痛の分類から考える腹痛の鑑別診断

病態生理学的に，急性疼痛は下記の3つに分類される。腹痛の評価の際には，内臓痛か？ 体性痛か？ 関連痛の可能性はないか？ を常に念頭におくことが重要である。「腹痛の部位」からいきなり「疾患の診断」に飛びつくのではなく，「疼痛の種類」を意識することによって患者の緊急度/重症度，初期治療に用いるべき薬物（鎮痛薬か，蠕動抑制薬か，それとも両方を用いるか），原因臓器（部位）あるいは全身疾患までが推測可能となる。

### 内臓痛 visceral pain

管腔臓器の拡張（内圧上昇）や被膜をもつ実質臓器（肝，腎など）が伸展するときに，交感神経求心路（無髄神経線維）が刺激されて起こる鈍痛・不快感。

痛覚入力が複数の脊髄レベルに分散しているため，広い範囲（心窩部・臍周囲・下腹部など身体の正中線上で，かつ左右対称性）に局在化が難しい疼痛として感じる。痛みの程度はさまざまで，間欠的疝痛（腸管閉塞，尿管結石などによる重度の内臓痛）のこともあれば漠然とした持続痛（虫垂炎などによる軽度の内臓痛）のこともある。体動によって軽快することがあるのが体性痛との違いの一つである。腸管では，中腸（小腸，上行結腸）由来では臍周囲に，後腸（下行結腸）由来では恥骨上部に痛みが生じる。疾患部位が絞りにくく，鑑別診断を広く考えなければならない疼痛である。

**例**

- 便秘で臍周囲～下腹部を痛がり，間欠的な蠕動痛で身の置き所がないように動き回る
- 腸管閉塞の間欠的な臍周囲の疝痛でのたうち回る
- 虫垂炎初期（虫垂内圧上昇時）にみられる心窩部～臍周囲の鈍痛

### 体性痛 somatic pain

皮膚・粘膜・骨膜・関節・筋・壁側腹膜などに分布する体性神経求心路（有髄神経線維）が物理的に刺激されたときに感じる鋭い疼痛。

局在が明瞭な持続痛として感じる。腹膜の炎症が示唆され，体動により増悪することが多く，患者はじっとしていることが多い。疼痛が局在する部位に原因臓器（部位）がある可能性が高い。

**例**

- 虫垂炎の経過中に疼痛部位が心窩部から右下腹部に限局してきたときの右下腹部痛
- 虫垂炎の穿孔性腹膜炎で，患者は右下側臥位でじっと痛みを我慢している
- 発症初期から右下腹部に限局する鋭い疼痛で，数時間の経過で増悪 ⇒ 卵巣嚢腫茎捻転

### 関連痛 referred pain（または放散痛 radiating pain）

内臓痛の疼痛刺激が脊髄後角に入るときに同じ分節に入る皮膚からの体性求心神経を刺激することによって生じる，皮膚の疼痛。

皮膚デルマトームに沿った痛みを感じ，通常は罹患した臓器・部位の同側の痛みとなる。疾患の局在を探るうえで重要な手がかりになることが多い。

**例**

- 横隔膜刺激による心窩部痛 ⇒ 下葉の肺炎
- 右肩甲骨下角～右肩に放散する右上腹部痛 ⇒ 胆嚢炎
- 鼠径部～大腿伸側に放散する背部痛 ⇒ 腎盂腎炎
- 右下腹部の持続的鈍痛を訴えていたが，腹部所見は陰性 ⇒ 右精巣捻転

（上村克徳）

**参考文献**


- Taylor's Differential Diagnosis Manual：Symptoms and Signs in the Time-Limited Encounter, 3 e. chapter 9.1.
- 太田 健，箕輪良行，鄭 東孝（編集）：臨床診断ホップ・ステップ・ジャンプ，南江堂，pp139 -145, 2011.

chapter 22 VOMITING

# 嘔 吐

真の嘔吐は胃や食道内容物の口からの力強い吐き出しである※1。それはたいてい嘔気や悪心を伴う。逆流は内容物を吐き出す努力をほとんど必要としないものであり，嘔吐とは異なる症状である。反芻は食物の再咀嚼を伴う逆流である。

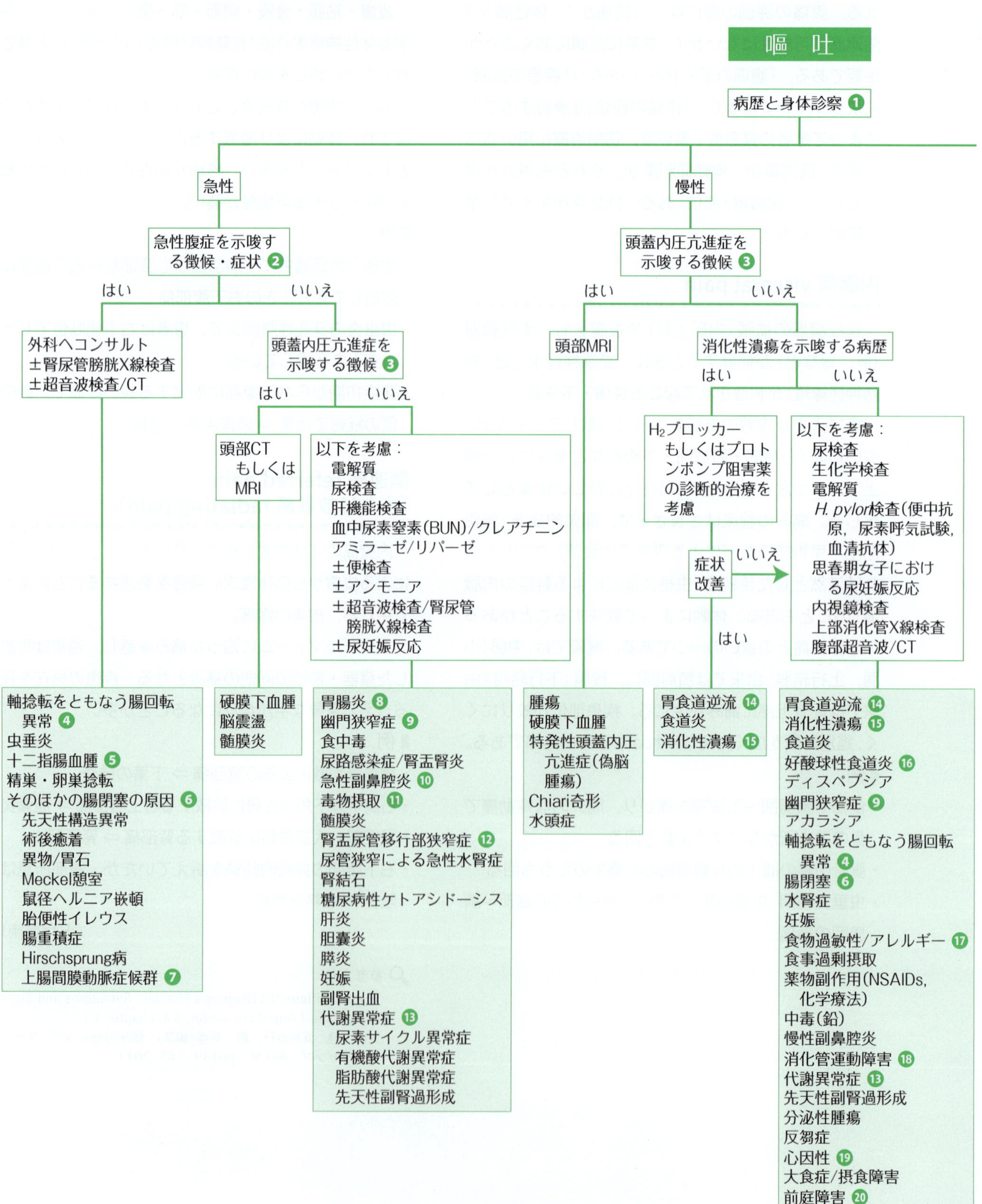

(訳者注釈)
※1 嘔吐は努力が必要。GER は「コポッ」と吐く

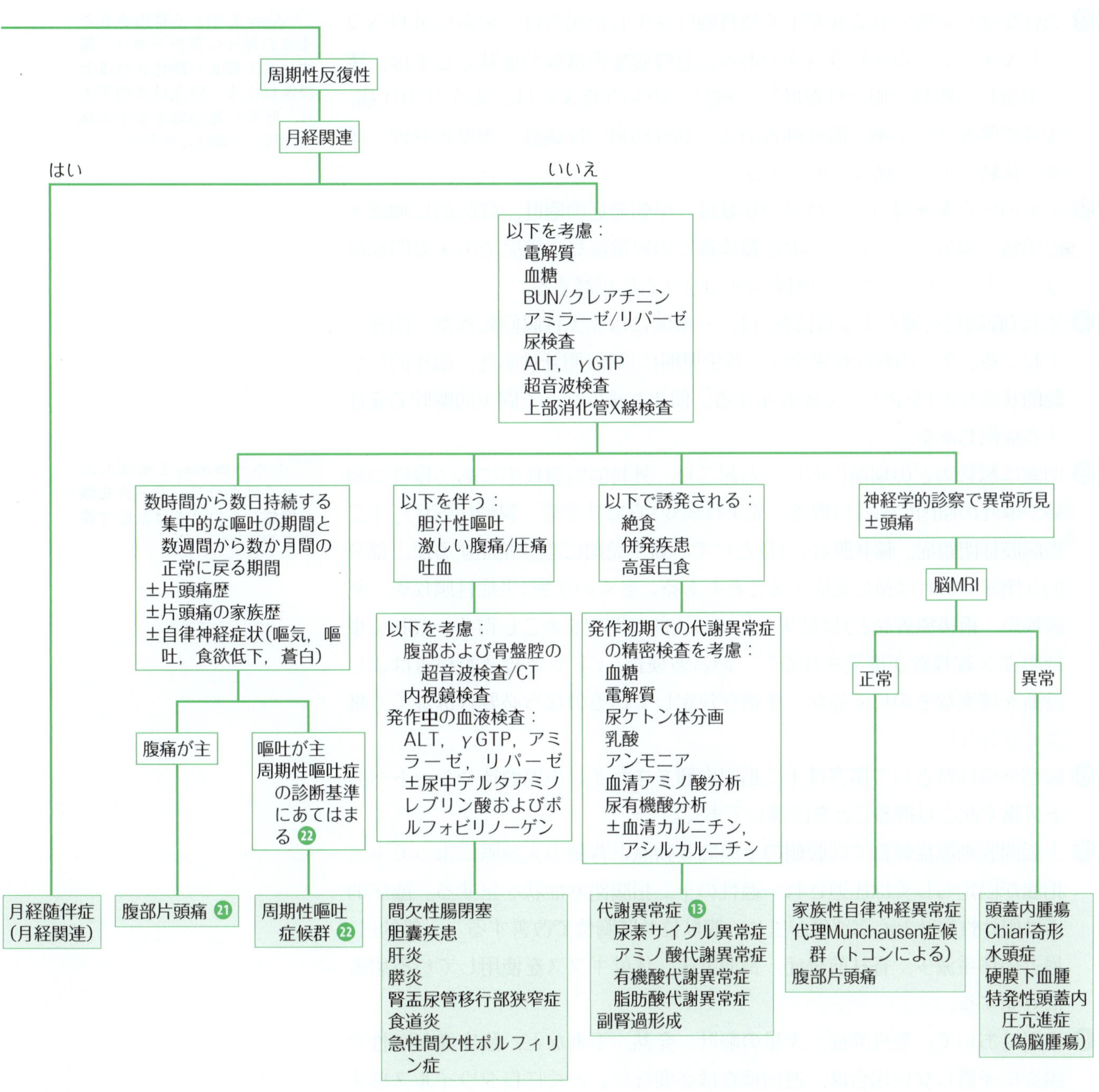


Nelson Textbook of Pediatrics, 19e. Chapters 92, 96, 316, 321, 343, 491, 588
ネルソン小児科学 原著 第19版．92章，96章，316章，321章，343章，491章，588章
Nelsons Essentials, 6e. Chapter 126

❶ 嘔吐の鑑別を進めるうえで最初にするべきことは，嘔吐のパターンを特定することである。システムレビューには，ほかの腹部症状，呼吸器症状，神経症状を含めるべきである。食事や薬物摂取について聴取する。慢性反復性嘔吐では，一般的には２回以上のエピソードがあり，小児ではそれほど具合が悪そうではなく，激しい嘔吐ではない。周期性反復性嘔吐の特徴は，頻度は少ない（≦２エピソード／週）が，急性で重篤感があり，強い嘔吐が頻回（＞４～６回／時）に起こることである。蒼白，傾眠，嘔気，腹痛などの自律神経徴候・症状をしばしば伴う。慢性および周期性嘔吐の初期は，くり返しのパターンがはっきりするまで急性疾患のようにみえることがある。性行動のある思春期の女性では妊娠を除外することが重要である。

❷ 急性腹症が示唆される状況下で急性嘔吐が生じた場合は，早急に外科へコンサルテーションを行うべきである。急性腹症の徴候や症状としては，突然の激しい腹痛，胆汁性嘔吐[※2]，触診での局在性またはびまん性の圧痛，腹部膨隆を伴う下痢，腸蠕動音消失，筋性防御，反跳痛，腹壁板状硬，咳嗽や体動による疼痛などを呈する。

❸ 頭蓋内圧亢進を疑うべき徴候や症状は，早朝発症の嘔吐，経時的に増悪する頭痛，嘔気がないこと，眼底鏡検査での異常所見，乳児での大泉門膨隆などである。いくつかの原因をアルゴリズムに記載する。

❹ 捻転（腸間膜を軸とする腸捻転）は，一般的には先天性腸回転異常に関連して起こる。多くの腸回転異常は，新生児期に捻転（胆汁性嘔吐，臨床的に危急的状態など）をきたして顕在化する。何年も後になって間欠的嘔吐で発症する症例もある。

❺ 閉塞は腸管のどの場所においても起こり，外科的緊急疾患にも，慢性の腹痛や嘔吐の原因にもなり得る。先天性病変（食道狭窄症，腸軸捻転症，十二指腸膜様閉鎖症，輪状膵など）はたいてい新生児期に急性発症するが，部分的な閉塞であれば後に発症することもある。多くの疾患（炎症性腸疾患，粘膜疾患，術後癒着など）は結果として後天的な閉塞をおこし得る。最初に単純腹部Ｘ線検査が推奨される[※3]。超音波検査，CT やＸ線透視検査はより診断を確実なものにするが，手術が決定しているのなら必要性はなく，推奨もされない。

❻ 腹部外傷は時として閉塞性十二指腸血腫をきたす。小児虐待やシートベルト外傷で起こり得ることを認識しておく。

❼ 上腸間膜動脈症候群では腹側の上腸間膜動脈と背側の大動脈によって十二指腸が固定もしくは圧迫され一過性の十二指腸閉塞症状を呈する。臨床的には胆汁性嘔吐と心窩部痛が生じ，腹臥位や膝胸位で改善する。一般的に，最近の体重減少，脊柱前彎症，長期臥床，体幹ギプスを使用している患者に好発する。

❽ 小児において，急性発症，大量の嘔吐，発熱，下痢など，臨床像が急性胃腸炎に矛盾しない場合は，追加検査は必要ない。とくにロタウイルス感染症ではたいてい嘔吐が下痢に１～２日先行して起こる。急性重症嘔吐の症例では血液検査や尿検査は脱水の評価や診断の助けとなる。さらなる検査に関しては疑っている疾患に基づいて施行されるべきである。

■ 訳者注釈

※2 Vater 乳頭から排出された直後の胆汁は黄色であり，腸内に長く留まり酸化されると緑色になる。胃液は透明であり，吐物が黄色調を呈する場合は胆汁性嘔吐と考える

※3 ニボー niveau を確認したいときは立位で，ガス分布像を確認したいときは臥位で撮影する

❾ 幽門狭窄症は，生後数週間以内に非胆汁性嘔吐として発症し，その頻度や強さは経時的に増悪する。臨床的特徴としては噴水状嘔吐 projectile vomiting，後にみられるコーヒー残渣様嘔吐（吐血），体重増加不良などがある。症状が出揃うころには，患児はしばしば代謝性アルカローシスと低クロール血症を伴う脱水症を呈する。身体診察および超音波検査や上部消化管造影検査で造影剤が狭窄化した幽門を通過する際にできる「ストリングサイン string sign※4」の存在などによって診断される。

❿ 副鼻腔炎は急性，慢性，周期性嘔吐の原因となり得る。関連する嘔気，鼻閉，後鼻漏や，早朝に発症する咳嗽が先行する嘔吐が診断を示唆するものとなる。

⓫ 意識変容および呼吸の異常は，中毒性物質や毒物摂取の徴候のことがある。

⓬ 腎盂尿管移行部狭窄症は，輸液負荷や利尿薬使用により水腎症をきたす。先天性の症例では腹部腫瘤や尿路感染症として発症する。年長児では，しばしば嘔吐を伴う間欠的な腹痛もしくは側腹部痛が出現する傾向にある。身体診察や尿検査では正常かもしくは一側性の腹部腫瘤や血尿が明らかになることがある。脱水が進行し腎盂拡張が解除されることで数時間後には自然軽快する病歴などから示唆される。急性症状があるとき，もしくはフロセミド投与後の腹部超音波検査や経静脈性腎盂造影検査は診断の助けとなる。

⓭ 先天代謝異常の多くは新生児期の早期に嘔吐や発育不全などの症状が出現する。いくつかの疾患は食事に特定の食材が加わることや急性のストレスや疾病罹患の際に，慢性嘔吐もしくは周期性嘔吐として後の年齢になって発症する。これらの疾患がある小児では，アシドーシス，知的退行，および昏睡を伴う急性の間欠的な嘔吐エピソードを経験することがある。先天代謝異常の家族歴や，原因不明の精神遅滞，発育不全，新生児死亡などの家族歴を認めることがある。

神経症状（意識レベルの変化，筋緊張低下，発作，説明のつかない精神発達遅滞など），肝脾腫，異常な臭気（呼気，尿，耳垢など）がある場合は代謝系の精密検査を考慮する。精密検査のための血液・尿検体は疑わしき症状が出現している間に採取するべき※5である。血液検査では血算，電解質，pH，血糖，アンモニア，乳酸，カルニチン，アシルカルニチン，血清アミノ酸を測定する。尿検査ではケトン体，還元物質，有機酸，アミノ酸を測定する。

⓮ 乳児での胃食道逆流（GER）は内容物を吐き出す努力をほとんど必要としない逆流として起こる。易刺激性や体重増加不良を呈し，無呼吸や Sandifer 症候群※6（弓状の姿勢 arching）をきたすことがある。年長児は内容物を吐き出す努力をほとんど必要としない嘔吐，胸骨下の疼痛，嚥下困難，特定の食物で増悪，制酸薬による改善などが認められる。生命を脅かすような症状（無呼吸など）がなく，臨床的に胃食道逆流が疑わしい場合に，$H_2$ ブロッカーもしくはプロトンポンプ阻害薬投与が診断的治療となる可能性がある。無呼吸の存在は追加検査※7を必要とする。

⓯ 消化性潰瘍（胃炎，十二指腸炎，胃十二指腸潰瘍）の症状は，心窩部痛，夜間覚醒，消化管出血の徴候，食物摂取による増悪または寛解などが古典的であるが，とくに若年小児では非典型的である。家族に消化性潰瘍の既往

■ 訳者注釈

※4 胃幽門部が肥厚した幽門筋により狭小化して，長さが延長して紐状に見える状態

※5 この検体のことを critical sample とよび，診断に必須である

※6 食道裂孔ヘルニア・胃食道逆流により，斜頸と姿勢の異常を呈する疾患

※7 中枢神経系など。ch. 16 無呼吸を参照

や似たような症状を呈している者がいる場合は，尿素呼気試験か便抗原検査を行い *Helicobacter pylori* を検索する。*H. pylori* 抗体検査を検討してもよいが，尿素呼気試験よりも診断的有用性は低い。内視鏡的検査は症状が非特異的な場合や治療に対する反応がないときに考慮されるべきである。

⑯ 好酸球性食道炎は嘔吐，摂食の問題，疼痛，嚥下困難などの症状を呈する。患者の多くにアトピー性疾患が併存している。

⑰ 嘔吐は食物過敏症（食物蛋白誘発腸炎症候群，食物蛋白誘発腸症など）の徴候となり得る。たいてい牛乳や大豆蛋白が原因である。IgE 抗体依存性食物アレルギーもまた嘔吐症状を呈することがある。また，特定の食物の摂取を開始したのちに症状が生じる特殊な疾患（遺伝性フルクトース不耐症，セリアック病など）の徴候としても現れる。

⑱ 胃内容うっ滞や麻痺性イレウスは術後，ニューロパチー，薬物，電解質異常，内分泌疾患，外傷などによってひき起こされる。偽性腸閉塞症はまれだが，間欠的なイレウス症状をきたす。原因は一次性のニューロパチーもしくはミオパチーとされている。たいてい家族歴があり，直腸肛門内圧測定や生検が確定診断に必要とされる。

⑲ 心因性嘔吐症は器質的原因を除外したのちにのみ診断されるべきである。内視鏡検査や腸管運動機能検査など，診断技術の向上により心因性と診断される症例は少なくなっている。患者はたいてい不安げで，家族内の葛藤の影響を受けやすいが，嘔吐症状には困っていない。

⑳ 嘔気，浮動感，めまい，眼振は，乗り物酔いを含めた前庭神経症状に特徴的である。

㉑ 腹部片頭痛 abdominal migraine では腹痛が主症状で，周期性嘔吐症候群では嘔吐が主症状である。実際には腹部片頭痛と周期性嘔吐症候群で症状が重複することが多い。腹部片頭痛の特徴は，判で押したように反復する 6 時間以上持続する腹部正中の腹痛のエピソードであり，蒼白，傾眠，食欲低下，嘔気を伴い，X 線検査や内視鏡検査はもとより血液検査も正常である。典型的な片頭痛の症状である頭痛や羞明は腹部症状をきたす小児の 30～40 %程度にしか起こらない。児の年齢が高くなるに従い，嘔吐は典型的な頭痛に置き換わる。

㉒ 周期性嘔吐症候群[※8]は，蒼白，傾眠，嘔気，空嘔吐，腹痛などを伴い，判で押したように反復する遷延性嘔吐症状を呈するのが典型的である。これらの小児はこのエピソードを反復するが，間欠期は健康である。片頭痛の家族歴を認めないこともあり，血液検査，放射線検査，内視鏡検査はすべて正常である。

周期性嘔吐症候群の診断基準は，(1) 期間を問わず 5 回以上の発作がある，もしくは 6 か月以内に 3 回の発作がある，(2) 強い嘔気・嘔吐の発作[※9]のエピソードが 1 時間から 10 日間持続し，少なくとも 1 週間の間隔をあけて反復する。(3) それぞれの患児が毎回同様のパターンの嘔気・嘔吐症状を示す，(4) 発作中の嘔吐は 1 時間で少なくとも 4 回以上，そしてそれが 1 時間以上続く，(5) それぞれの発作のエピソードの間は健康な状態にまで回復する，(6)ほかの疾患に起因しない，である。

■ 訳者注釈

※8 国際頭痛学会分類（2003）では，「小児に発症する片頭痛の一つとして位置づけられ，片頭痛に移行することが多いもの」として分類されている

※9 約 3/4 に胆汁性嘔吐，約 1/3 に血性嘔吐を認める，とされている

■ 訳者注釈


参考文献

- Li BUK, Sunku BK: Vomiting and nausea. In Wyllie R, Hyams J, editors: Pediatric gastrointestinal and liver disease, ed 4 , Philadelphia, 2010 , WB Saunders, 2010 , pp 64 .
- Li BUK, Lefevre F, Chelimsky GG, et al: North American Society for Pediatric Gastroenterology, Hepatology, and Nutrition consensus statement on the diagnosis and management of cyclic vomiting syndrome, J Pediatr Gastroenterol Nutr 43 :379 –393 , 2008 .

# chapter 23 DIARRHEA
# 下痢

下痢は排便の頻度，流動性，量が増加した状態と定義される。年少児では急性下痢症のほとんどは感染性で，自然治癒する。下痢が２週間以上持続する場合は慢性疾患を考慮したほうがよい。

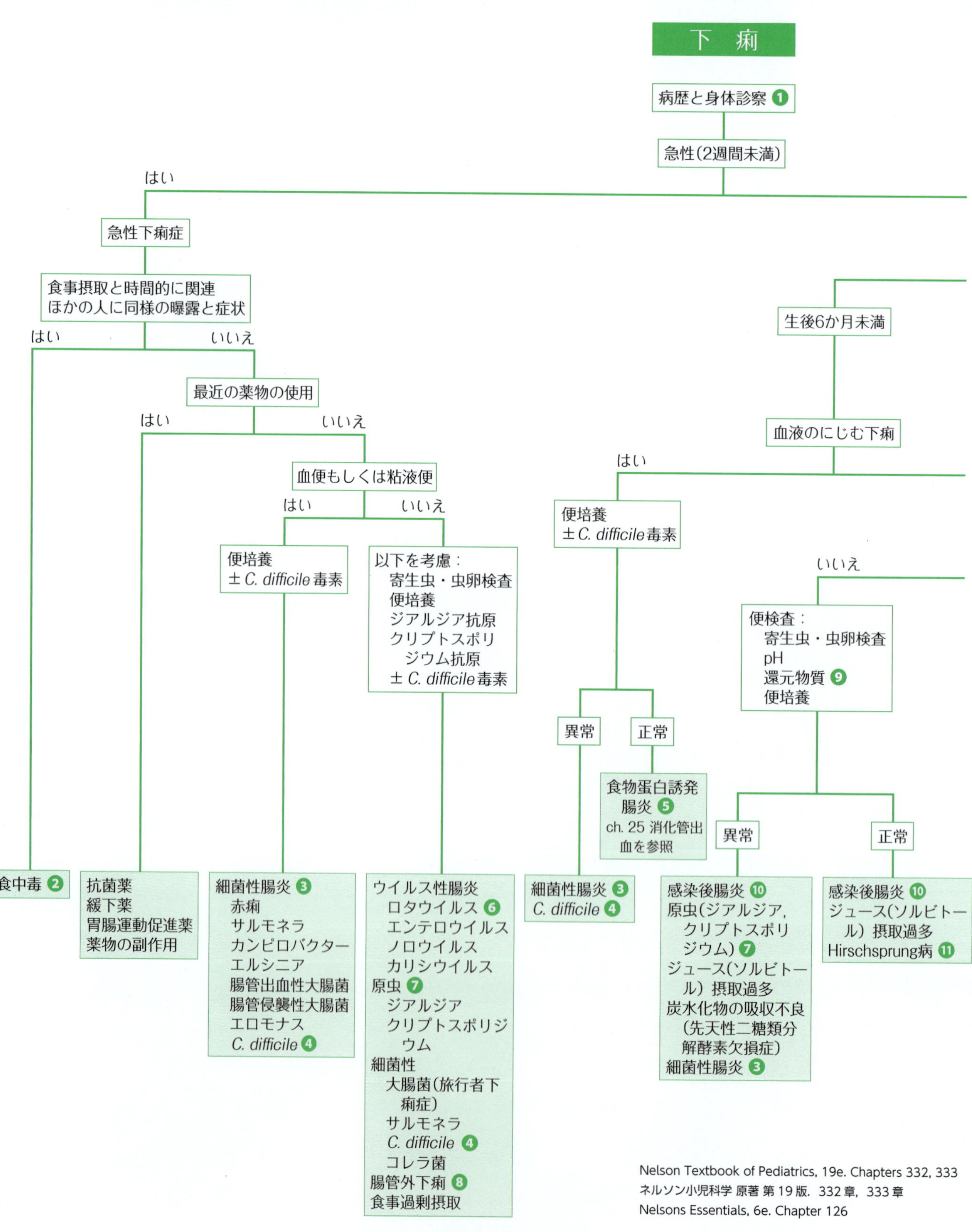


Nelson Textbook of Pediatrics, 19e. Chapters 332, 333
ネルソン小児科学 原著 第19版．332章，333章
Nelsons Essentials, 6e. Chapter 126

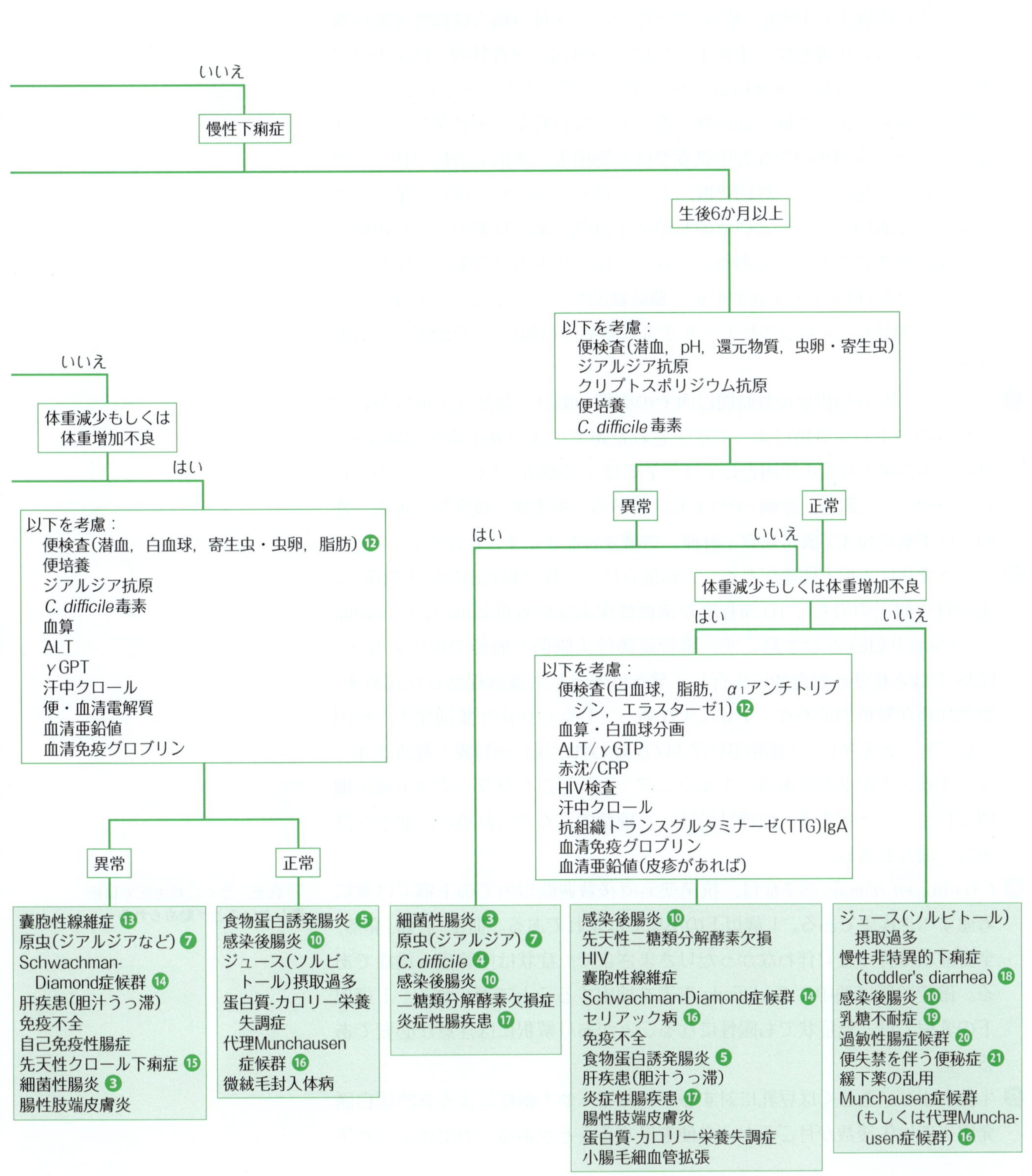
いいえ
慢性下痢症
生後6か月以上
以下を考慮：
便検査(潜血，pH，還元物質，虫卵・寄生虫)
ジアルジア抗原
クリプトスポリジウム抗原
便培養
C. difficile毒素
いいえ
体重減少もしくは体重増加不良
はい
以下を考慮：
便検査(潜血，白血球，寄生虫・虫卵，脂肪) 12
便培養
ジアルジア抗原
C. difficile毒素
血算
ALT
γGPT
汗中クロール
便・血清電解質
血清亜鉛値
血清免疫グロブリン
異常
正常
はい
いいえ
体重減少もしくは体重増加不良
はい
いいえ
以下を考慮：
便検査(白血球，脂肪，α1アンチトリプシン，エラスターゼ1) 12
血算・白血球分画
ALT/γGTP
赤沈/CRP
HIV検査
汗中クロール
抗組織トランスグルタミナーゼ(TTG)IgA
血清免疫グロブリン
血清亜鉛値(皮疹があれば)
異常
正常
嚢胞性線維症 13
原虫(ジアルジアなど) 7
Schwachman-Diamond症候群 14
肝疾患(胆汁うっ滞)
免疫不全
自己免疫性腸症
先天性クロール下痢症 15
細菌性腸炎 3
腸性肢端皮膚炎
食物蛋白誘発腸炎 5
感染後腸炎 10
ジュース(ソルビトール)摂取過多
蛋白質-カロリー栄養失調症
代理Munchausen症候群 16
微絨毛封入体病
細菌性腸炎 3
原虫(ジアルジア) 7
C. difficile 4
感染後腸炎 10
二糖類分解酵素欠損症
炎症性腸疾患 17
感染後腸炎 10
先天性二糖類分解酵素欠損
HIV
嚢胞性線維症
Schwachman-Diamond症候群 14
セリアック病 16
免疫不全
食物蛋白誘発腸炎 5
肝疾患(胆汁うっ滞)
炎症性腸疾患 17
腸性肢端皮膚炎
蛋白質-カロリー栄養失調症
小腸毛細血管拡張
ジュース(ソルビトール)摂取過多
慢性非特異的下痢症(toddler's diarrhea) 18
感染後腸炎 10
乳糖不耐症 19
過敏性腸症候群 20
便失禁を伴う便秘症 21
緩下薬の乱用
Munchausen症候群(もしくは代理Munchausen症候群) 16

■ 訳者注釈

※1 遺糞症 encopresis という

❶ 病歴は児の成長曲線はもとより，そのほかの随伴症状も聴取するべきである。便の性状が診断に役立つことがある。水様便は炭水化物の吸収不良による浸透圧性のものや，毒素，消化管ペプチド gastrointestinal peptides，胆汁酸，緩下薬による分泌性のものが考えられる。脂肪便（油っぽい便 greasy stool）は脂肪の吸収不良（膵臓の機能不全など）を示唆する。粘血便は腸管の炎症（感染症，炎症性腸疾患など）を示唆する。幼児では未消化の食物を認める場合は正常範囲もしくは慢性的な非特異的下痢（toddler's diarrhea）と考えられる。便秘症や宿便による二次性の便失禁状態[※1]を下痢と見誤る可能性がある。血尿，腎機能障害は腸管出血性大腸菌感染症を示唆し，重症皮膚炎（口周囲，肢端，会陰部など）を伴う場合は腸性肢端皮膚炎を疑う。最近の渡航歴，不衛生な環境への曝露，保育状況，HIV のリスクファクター，sick contact などの社会背景も聴取するべきである。

急性下痢症においては，海産物，洗っていない野菜，未殺菌の牛乳，汚染された水，未調理の肉などの摂食歴は食物由来，水由来の病原体を示唆する。慢性下痢症では，経口摂取，とくに摂取する水分の性質，量を評価することが有用となる。というのも浸透圧負荷により特定のものを摂取すると下痢が悪化するためである。症状の発症が食事内容の変化と関連しているかどうか（母乳や人工乳の中止，瓶詰食品やシリアルなどの追加，シュガーレス製品もしくはソルビトールを含む食品の追加など）を聴取する必要がある。

❷ 原因となった食物摂取後数時間以内での突然の嘔吐と激烈な下痢は黄色ブドウ球菌やセレウス菌によって産生された毒素による食中毒を示唆する。ほか食事由来の疾患の原因としては，そのほかの細菌（サルモネラ，カンピロバクター，大腸菌，赤痢）やウイルスがある。重金属，魚介類の毒素，きのこは下痢に加えて異常知覚，麻痺，意識変容をきたすことがある。

❸ 高熱と発作は赤痢と関連がある。大腸菌 O157：H7（腸管出血性大腸菌）は出血性大腸炎ののちに 10 ％程度が溶血性尿毒症症候群 hemolytic-uremic syndrome（HUS）をひき起こす。腸管侵襲性大腸菌も血便の原因となる。HUS では水様便が鮮血便に先行し，発熱はあっても微熱程度しか認めず，腹部疝痛が特徴的である。十分に火が通っていない牛肉が集団発生の原因としてもっとも多い。大腸菌 O157:H7 が疑われた場合は特異的検査をオーダーすることが必要である。エルシニア，カンピロバクターでは下痢の期間が長引くことがある。血便は前述した細菌でよくみられるが，血便を認めない場合もある。

❹ *Clostridium difficile* 感染症は，抗菌薬治療後数週間以内での下痢では常に考慮すべき疾患である。1 歳以下の小児ではまれである。血便，腹痛，発熱，全身症状は伴ったり伴わなかったりさまざまで，症状は中等症～重症である。確定診断は便中に *C. difficile* 毒素を検出することで得られる。1 歳以下の乳児では，無症状でも陽性になることがあり解釈には注意が必要である[※2]。

※2 乳児，とくに新生児では検査しないことが勧められる

❺ 牛乳および / もしくは豆乳に対するアレルギーや不耐症による食物蛋白誘発腸炎では生後数か月ごろから血便を呈することがある。カゼイン，ホエ

■ 訳者注釈

イの加水分解乳を試すことや，授乳する母親に牛乳除去を行うことで臨床的な改善が得られれば，診断的治療にもなりこれ以上の精査は不要である。乳児期早期では食物蛋白誘発腸炎が下痢，潜血便，低蛋白血症で発症することがある。

❻ ロタウイルスは冬季に流行するウイルスで，とくに乳幼児にしばしば感染を起こす。2～3日の潜伏期を経て嘔吐，下痢が突然出現し，嘔吐はたいてい1～2日間，水様便は2～8日間持続する。発熱を伴うことが多く，血便，便潜血はまれである。

❼ ジアルジア症（*Giardia lamblia* 感染症）は汚染された食物，水から感染するが，とくに保育所や人が密集している施設でしばしばヒトからヒトへの感染も起こる。しばしば体重減少・腹痛を伴う慢性下痢症（水様性で血液・粘液を含まない）の原因菌と考えられるが，急性下痢症の原因としても考慮すべきである。症状は間欠的で便秘をきたすこともある。診断は難しいことがある。便中の虫卵，寄生虫検査の感度は検体採取回数を増やすことで上昇する。一回検査の感度は70％程度である。抗原検査は，感度は上がるがほかの原虫の検出には役立たない。小腸生検，もしくは十二指腸・空腸内容の吸引は感度の高い診断方法である。クリプトスポリジウムも大量の水様便，鼓腸，倦怠感，腹痛を伴う急性下痢症をひき起こし，健常者で3～30日間症状が持続する。免疫不全状態の患者の場合，重症の慢性下痢をひき起こす。クリプトスポリジウム感染症は，家畜や汚染された水との接触に関連があるが，ヒトからヒトへも感染する。病原体は便中に顕微鏡で認めるか，酵素免疫測定法で同定する。

❽ 腸管外下痢は消化管以外の感染症に伴う下痢のことを指す。上気道感染，中耳炎，尿路感染症にしばしば下痢が合併する。その機序は明らかではない。

❾ 市販の試薬（クリニテスト）で便中還元物質を検査することができる。新鮮な便のpHをニトラジン法で調べる。便中還元糖陽性あるいは便pH＜5.5は炭水化物の吸収不良を示唆する。留意すべきことが2点あり，①便中還元糖検査では児が十分量の炭水化物を摂取できるときのみ信頼できる，②スクロースは還元糖ではなく，消化され細菌によって分解されるため陽性と出る。分析前に便に塩酸を添加することで同様の結果となる。

❿ 急性腸炎罹患後の感染後腸炎は遷延する下痢の原因としてよくみられる。軽微な粘膜傷害が吸収不良の原因となる。月齢の低い乳児では二次性乳糖不耐症が，月齢の高い乳児や小児では低カロリー，高炭水化物の食事がしばしば遷延する吸収不良の原因となる。

⓫ Hirschsprung病の児の10％が腸炎を発症する。病歴上留意すべき徴候として，胎便排泄遅延[※3]，先行する便秘症，Down症候群，Hirschsprung病の家族歴があげられる。直腸診で便塊を認めず，直腸診後すぐに排便を認めたらHirschsprung病が示唆される。診断には直腸の吸引生検で神経節細胞を認めないことが決め手となる。

⓬ 慢性下痢症では，便中白血球，潜血を認める場合，細菌感染症より炎症性腸疾患を疑う。脂肪のSudan染色で脂肪便を証明しても，それが腸の異常なのか，膵臓の異常なのか，胆道系の異常なのかは判別できない。便中の

※3 症例の約90％に認められる

エラスターゼ 1 が膵臓外分泌機能の評価に有用である。慢性下痢の原因疾患の多くで便 pH が酸性に傾き，炭水化物の吸収不良に矛盾しない還元物質が陽性となる。

⑬ 嚢胞性線維症は頻繁で大量の悪臭のする脂肪便が特徴的で，その便は通常の軟便，水様便とは異なる。反復する呼吸器感染，成長障害の既往を伴う場合は，汗中クロール濃度を測定する。6 か月未満の乳児では成長障害でみつかることが多く，下痢(脂肪便)は年長児でよく認められる。

⑭ 膵機能不全，慢性好中球減少症，低身長は Schwachman-Diamond 症候群に特徴的である。

⑮ 先天性クロール下痢症は，便中クロールが高濃度となるまれな先天性疾患である。

⑯ セリアック病(グルテン過敏性腸症)では，グルテンに反応した免疫介在性傷害が小腸に生じる。吸収不良と成長障害が古典的には 6 か月～3 歳の間に起こり，穀物(小麦，カラス麦，大麦，ライ麦など)の摂取開始とともに症状が出現する。成長障害や食欲不振，ばち指，貧血，腹部膨満，無気力，頻回の脂肪便，特定の栄養欠乏を示唆する症状が下痢に先行することがよくある。抗組織トランスグルタミナーゼ(TTG) IgA の酵素免疫測定法は感度の高いスクリーニング検査である。生検は確定診断の際には検討する。年長児ではさまざまな臨床所見を示すため，別の診断名がついていることがある。

⑰ 炎症性腸疾患(Crohn 病，潰瘍性大腸炎)は学童期の慢性下痢症の鑑別診断として非常に重要である。まれではあるものの炎症性腸疾患は年少児にも起こり得る。幼児において潰瘍性大腸炎は Crohn 病よりも多い。体重減少と発育遅延が主な症状である。消化器症状には下痢，腹痛，血便，肛門周囲疾患，吸収不良が含まれる。複数の腸管外病変(発熱，口腔内潰瘍，ぶどう膜炎，発疹，関節痛など)を認めることもある。検査所見では貧血，赤沈の亢進，白血球増多，ある程度の低アルブミン血症，血小板増多，疾患の重症度に相関した急性期反応性蛋白 acute phase reactive protein※4 上昇を認めることが多い。便中カルプロテクチン※5 は炎症性腸疾患の評価に有用である。画像検査(バリウム注腸，上部消化管 X 線検査など)は疾患の広がりを評価するのに有用である。大腸内視鏡検査と生検が確定診断に必要である。

⑱ 非特異的慢性下痢症，いわゆる “toddler's diarrhea” はたいてい 1～5 歳の正常の栄養状態の児に起こる，手を煩わせるが良性の疾患である。1 日に 6～10 回のゆるくて水様で悪臭がし，しばしば食物残渣を伴う便を排泄する。排便パターンや便の硬さは日によってさまざまであり，朝はしっかりと形がある便なのに夜になるにつれてゆるくなるということがある。また一方で下痢と便秘を交互にきたす例もある。発育に異常がなく，夜間の排便を認めないことがこの診断を示唆する。便を検査しても血便，粘液便，脂肪便は認めない。

以前はこれらのほとんどは果物ジュースの過剰摂取が原因とされていた。果物ジュースの関与が周知されるにつれ，この疾患は減少している。

■ 訳者注釈

※4 CRP，SAA (serum amyloid A)，フィブリノーゲン，補体 C3 など，炎症の急性期に血中に増加する蛋白成分の総称

※5 主に好中球から分泌されるカルシウム結合蛋白質で，好中球の腸管粘膜への移行に比例して便中濃度が上昇する(腸管粘膜の炎症を反映)

■ 訳者注釈

⑲ 一次性の成人型乳糖不耐症 adult-type hypolactasia の児における乳糖分解酵素 lactase 値は 3 ～ 5 歳の間に徐々に低下する。吸収不良による症状(鼓腸，腹痛，軟便など)は牛乳摂取後に徐々に顕在化してくる。乳糖摂取を制限すると症状が寛解することで強くこの疾患が示唆されるが，乳糖を経口摂取した後の呼気水素試験は診断の一助となる。腸管感染後の二次性乳糖不耐症は年長児にも起こるが，年少児ほど頻度は高くなく，軽症である。

⑳ 過敏性腸症候群は機能的な消化管の疾患で，年長児や思春期に認められることが増加している。下痢と便秘に加え，腹痛，腹部膨満，便意切迫感，残便感，粘液便など多彩な症状を訴える。

㉑ 慢性的な便秘に伴い便で下着を汚すこと(いわゆる遺糞症)は，児の親が下痢と訴えることがある。病歴と直腸診察が迅速な診断につながる。

参考文献


- Branski D, Lerner A, Lebenthal E: Chronic diarrhea and malabsorption, Pediatr Clin North Am 43 :307 –331 , 1996 .
- Veereman-Wauters G, Taminiau J: Diarrhea. In Wyllie R, Hyams J, editors: Pediatric gastrointestinal and liver disease, ed 4 , Philadelphia, 2010 , WB Saunders, pp 64 .
- Steffen R, Wyllie R: Constipation. In Kliegman, Greenbaum L, Lye P, editors: Practical strategies in pediatric diagnosis and therapy, ed 2 , Philadelphia, 2004 , WB Saunders.
- Constipation Guideline Committee of the North American Society of Pediatric Gastroenterology, Hepatology and Nutrition: Evaluation and treatment of constipation in infants and children: Recommendations of the North American Society for Pediatric Gastroenterology, Hepatology and Nutrition. J Pediatr Gastroenterol Nutr, 43 (3) 43 :e1 -e13 , 2006 .

chapter 24 CONSTIPATION

# 便秘

便秘症は小児で非常によくみられる問題である。便秘は便通の遅れや排便困難が2週間以上続き，患者に不快感を及ぼしている状態と定義される。便通はしばしば痛みを伴い，排泄しにくい。器質的，解剖学的原因によるものではない機能性便秘症はもっとも遭遇する機会が多い。便失禁としても知られている遺糞症 encopresis とは，慢性の機能性便秘症があるときに起こる，下着を便で汚す状態のことを指す。

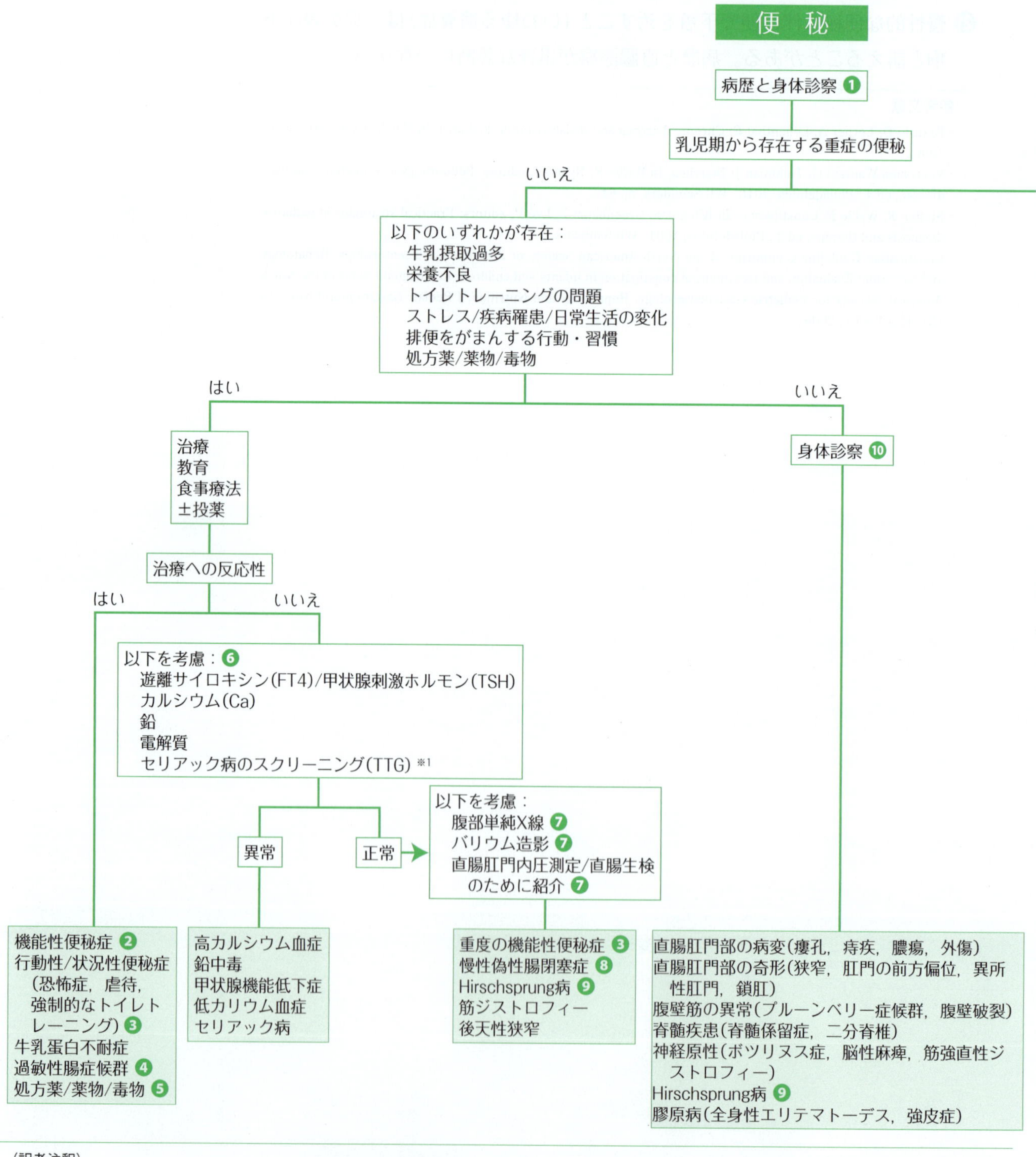


（訳者注釈）
※1 組織トランスグルタミナーゼ tissue transglutaminase 抗体検査

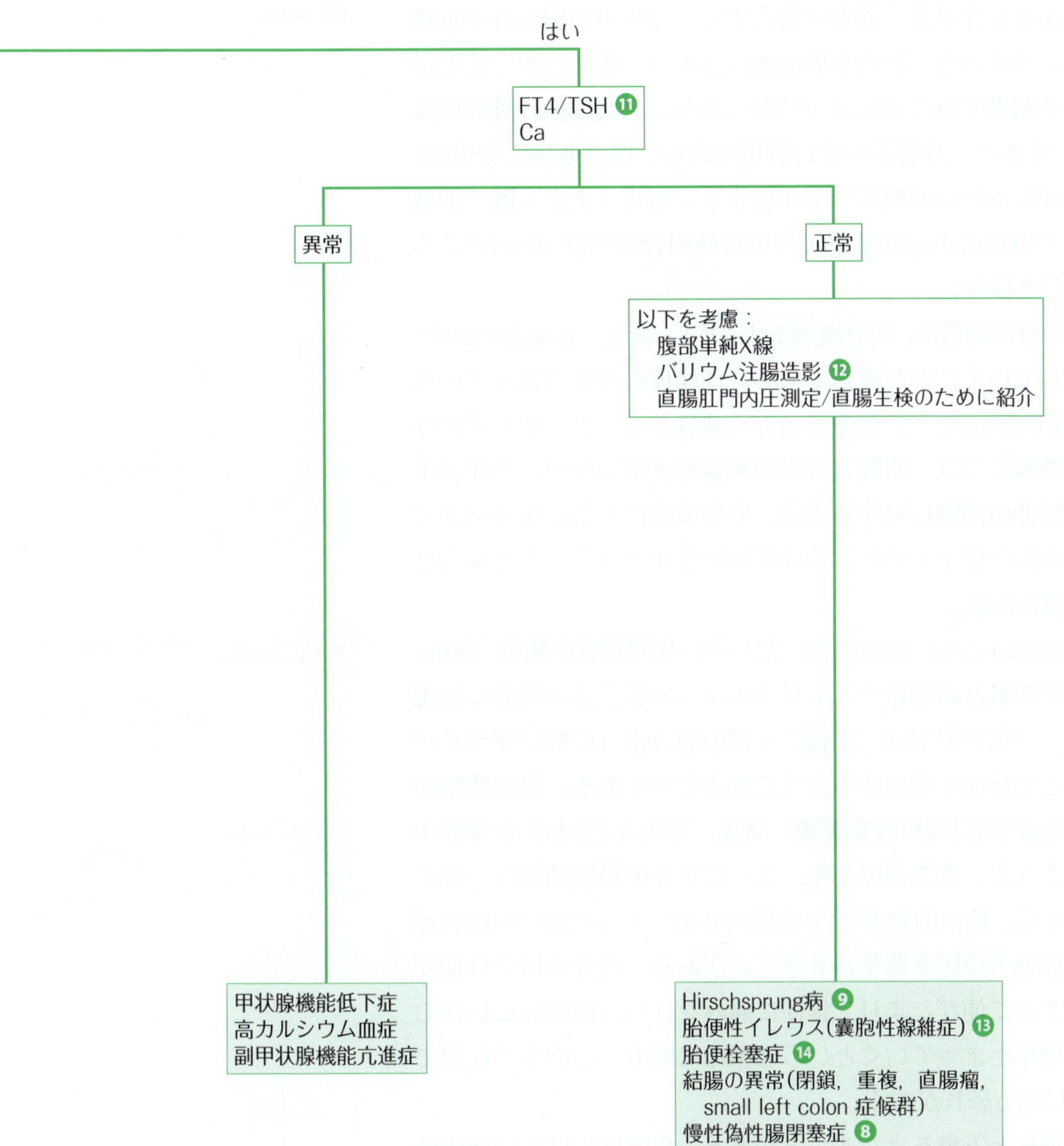


Nelson Textbook of Pediatrics, 19e. Chapters 96, 298, 324, 536
ネルソン小児科学 原著 第19版．96章，298章，324章，536章
Nelsons Essentials, 6e. Chapter 126

❶ 便秘症が重症で，乳児期早期から長く続いている場合は器質的疾患を除外する必要がある。とくに間欠的な大量の排便がないかどうかを確認する。というのも，一部の便秘症の児では，毎日便通はあるものの完全に直腸が空になることがなく，巨大な便塊が残っていることがあるためである。親は臀部に力を入れて便意を我慢していると訴えることがあるが，それは力んだり，排便しようとしているのかもしれない。親は遺糞症を下痢と誤って解釈することもある。

水分，食物繊維の摂取に関する食事歴は有用である。乳児では牛乳の大量摂取と便秘とが関連することがある。虐待の可能性を考えて社会歴を確認すべきである。最近の心理社会的な変化やストレスについても聴取する。Hirschsprung 病そのものや，Hirschsprung 病を合併する特定の症候群(21 トリソミー，Waardenburg 症候群，Williams 症候群など)の家族歴が，Hirschsprung 病のリスクファクターを明らかにすることがある。

脊椎，神経学的所見を注意深く診察することで，便秘の原因となる脊椎疾患を除外することができる。肛門反射 anal wink は，先のとがったもので肛門周囲の皮膚を刺激することによって起こるが，これは仙骨神経の支配[※1]が正常なことを表す。直腸診もまた有用である。慢性便秘症の児は，直近に大量の排便がなければ直腸膨大部が拡張しており，大きく硬い便塊を認める。ほとんどの Hirschsprung 病の児では肛門管から数 cm のところに便塊を触知することはない。

❷ 機能性便秘症が疑われた場合は，原因を推定しつつ，教育，食生活の改善，内服薬などで治療していくことが妥当である。便秘症の治療は残っている便を「きれいに掃除する」ことと，便を柔らかく維持すること，そして排便を促すトイレ習慣を身につけ，直腸・大腸の緊張を正常に戻すことが含まれる。家族関係や排便の問題に対する両親，児の反応にも気を配るべきである。治療に対する反応が不十分もしくは器質的疾患の懸念がある場合はさらなる精査が推奨される。

❸ 状況性便秘症 situational constipation は，たいてい集団保育の開始，旅行，同胞が生まれるなどの最近の変化やストレスによって起こる一時的な状況によるものである。一部の児では，学校に一日中通うようになりプライバシーが失われることで排便を我慢するようになることもある。児の通常の活動レベルを下げるような状況(疾病罹患，外傷，手術など)もまた便秘のリスクファクターとなる。食生活の変化，とくに牛乳の摂取開始は一部の児で便秘の原因となる。精神的要素[※2]や体質的要素による内因性の腸管運動低下はあらゆる便秘の原因を悪化させることがある。慢性の例では便が残っていることでそこに便がたまり，排便に痛みを伴い，排便時にいきむことを拒み，また便がたまっていくという悪循環に陥る。このような児では遺糞症(便失禁)に陥る恐れがある。

❹ 過敏性腸症候群で便秘と下痢をきたすことがある。痛みはしばしば便の性状や排便頻度と関連する。食物繊維を摂取することでたいていは改善がみられる。

❺ 便秘は抗てんかん薬，抗コリン薬，制酸薬，鉄を含有する薬物，Ca チャネ

■ 訳者注釈

※1 S2～S4

※2 ストレスなど

ル阻害薬，抗精神病薬，麻薬を含有する薬物などさまざまな薬物が原因で起こり得る。金属（鉛，ヒ素，水銀など）やボツリヌス毒素も便秘の原因物質に含まれる。

❻ 病歴や身体所見から代謝異常が疑われる場合以外は，ルーチンの血液検査は通常役に立たない。先天性甲状腺機能低下症の多くは新生児スクリーニングで診断されるが，後天性のものは年齢を問わず起こり得る。

❼ たいていの場合，腹部単純 X 線検査は便秘症の初期評価には有用ではない。便秘が本当に存在するのかどうかを確認するために考慮されることはある。直腸肛門内圧測定で一次性（Hirschsprung 病）もしくは二次性（慢性便秘症）の排便に関係する生理学的異常がわかる。Hirschsprung 病における所見はきわめて特徴的であり，多くの施設が診断に直腸肛門内圧測定を用いている。直腸肛門内圧測定は，出生後間もなくから便秘を発症している小児の診断検査で有用である。また治療に反応しない便秘症においても直腸肛門内圧測定は有用なことがある。生後間もない児では直腸肛門内圧測定は技術的に難しいため生検が好まれる。専門医によるさらなる評価が，可能性のある疾患を疑うために重要である。

❽ 慢性偽性腸閉塞症（もしくは腸管神経形成異常症 neuronal intestinal dysplasia[※3] はまれな消化管運動の障害である。先天性，もしくはニューロパチー，ミオパチー，特発性などの後天的なものがある。

❾ Hirschsprung 病（先天性無神経節性巨大結腸症 congenital aganglionic megacolon）の 40 %は，典型的な胎便排泄遅延で発症し，乳児期早期に下部腸管閉塞をきたす。軽症例では出生時から重症の便秘をきたし，狭小化した便，腹部膨満，成長障害を示す。便失禁は Hirschsprung 病ではほとんどみられない。病変範囲が狭い場合は，年長児，思春期，成人になるまで疾患が明らかにならないことがある。直腸粘膜の吸引生検で神経節細胞を認めないことが Hirschsprung 病の診断に必要である。

❿ 身体診察で，便秘を伴う疾患のみならず解剖学的異常が判明することがある。一般的に受け入れられているとは言い難いが，肛門管の前方に角度がつきすぎ，肛門が前方へ偏位[※4] していることにより便の排出を妨げ便秘をきたすことがある。前方肛門は異所性肛門 ectopic anus と区別されなければならない。異所性肛門では肛門管と内肛門括約筋は前方に認めるが，外肛門括約筋は後方の位置[※5] に認める[※6]。もし肛門反射が肛門管開口部よりも後方に認める場合は異所性肛門を疑う。さまざまな原因で神経障害をもつ児（脳性麻痺，多発神経炎，二分脊椎，筋ジストロフィーなど）は腸管運動が弱いこと，食物繊維を十分に摂取できないこと，感覚が障害されていることから便秘のリスクが高い。一次性のミオパチーや膠原病血管炎疾患，アミロイドーシスの児では便秘が徐々に重症化していく。

⓫ 米国の新生児スクリーニングでは甲状腺機能低下症をチェックしている。州から指示された場合は再検査が必要である[※7]。

⓬ 出生後すぐの乳児では，バリウム注腸造影が重度の便秘の評価に有用である。この検査で先天的異常に加え Hirschprung 病を同定することもできる。もし診断時に行われなかったとしても，病変移行部を確定することができ

■ 訳者注釈

※3 intestinal neuronal dysplasia（IND）。ヒルシュスプルング病類縁疾患の一種

※4 前方肛門 anterior displacement of the anus という

※5 もともと正常な肛門の位置と考えられる場所

※6 前方肛門は，肛門管と内肛門括約筋・外肛門括約筋の位置関係は正常である

※7 日本も同様である

■ 訳者注釈

るため，外科手術の計画のために直腸肛門内圧測定や生検を行った後に施行することもある。

⑬ 胎便性イレウス(小腸閉塞)は新生児期に嚢胞性線維症の児の10％に認められる。

⑭ 胎便性イレウスとは異なり，胎便栓塞症は濃縮された胎便栓で大腸が閉塞する疾患である。母体糖尿病児や嚢胞性線維症，直腸無神経節症，母体薬物乱用，子癇前症に対する母体マグネシウム投与後などで認められることがある。ガストログラフィン注腸造影が診断・治療に用いられる。多くの例は良性だが，汗中クロール測定が推奨される。

**参考文献**


- Abi-Hanna A, Lake AM: Constipation and encopresis in childhood, Pediatr Rev 19 :23 , 1998 .
- Constipation Guideline Committee of the North American Society for Pediatric Gastroenterology, Hepatology and Nutrition: Evaluation and treatment of constipation in infants and children: Recommendations of the North American Society for Pediatric Gastroenterology, Hepatology and Nutrition, J Pediatr Gastroenterol Nutr 43 :e1 -e13 , 2006 .
- Daher S, Tahan S, Solé D, et al: Cow's milk protein intolerance and chronic constipation in children, Pediatr Allergy Immunol 12 :339 -342 , 2001 .
- Steffen R, Wyllie R: Constipation. In Kliegman RM, Lye PS, Greenbaum LA, editors: Practical strategies in pediatric diagnosis and therapy, ed 2 , Philadelphia, 2004 , Elsevier Saunders.

# column

## 便秘と前方肛門 anterior displacement of the anus

正常肛門，異所性肛門，前方肛門の解剖学的相違を図 1 に示す。前方肛門では内・外肛門括約筋と歯状線の解剖学的構造は正常だが，異所性肛門では外肛門括約筋が後方に位置する（肛門括約筋反射が肛門開口部の後方にみられる）。Chapter 24 ⑩ にも記載されているが，前方肛門の疾患概念は確立されたものではないようで，『小児慢性機能性便秘症診療ガイドライン』（日本小児栄養消化器肝臓学会・日本小児消化管機能研究会，2013 年）にも明確な記載はない。

肛門位置異常の評価に使用する肛門位置指数 Anal Position Index（API）の計測法を図 2 に示す。それぞれの距離を計測する際には紙テープなどを用い，会陰部の彎曲に沿った計測を行う。API の基準値は女児：0.45 ± 0.075（±1 SD），男児：0.54 ± 0.07（±1 SD）とされ，「API ＜ 0.3（－2 SD）の女児」に早期乳児からの重度の便秘をきたすことが多い。外科的根治術（内肛門括約筋切除＋肛門形成術など）の報告も散見される。早期乳児から重度の便秘を呈する児については肛門位置異常を念頭においた身体診察・API 測定を行い，異所性肛門や前方肛門が疑われる場合は早期に小児外科にコンサルトすべきであろう。

（上村克徳）

参考文献

・Nelson Pediatric Symptom-Based Diagnosis, 1 e. chapter 16.

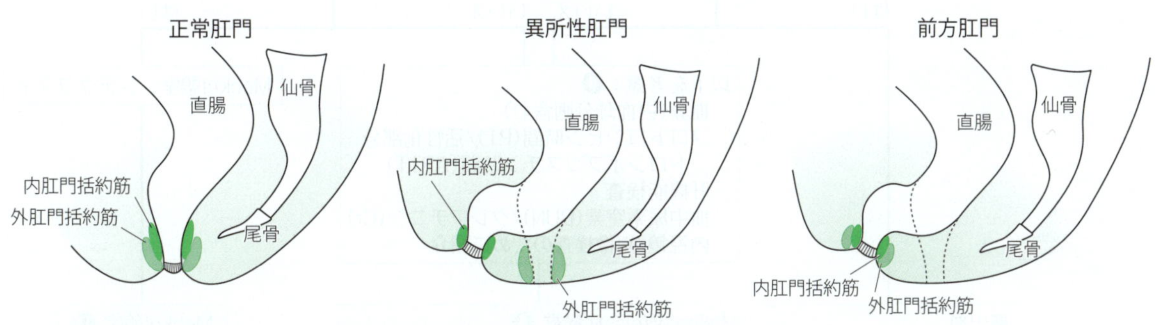


図 1　正常肛門，異所性肛門，前方肛門の解剖学的相違

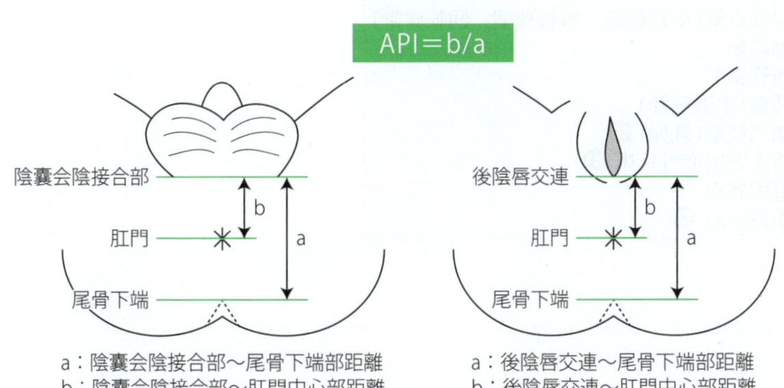


図 2　肛門位置指数 Anal Position Index（API）

# 消化管出血

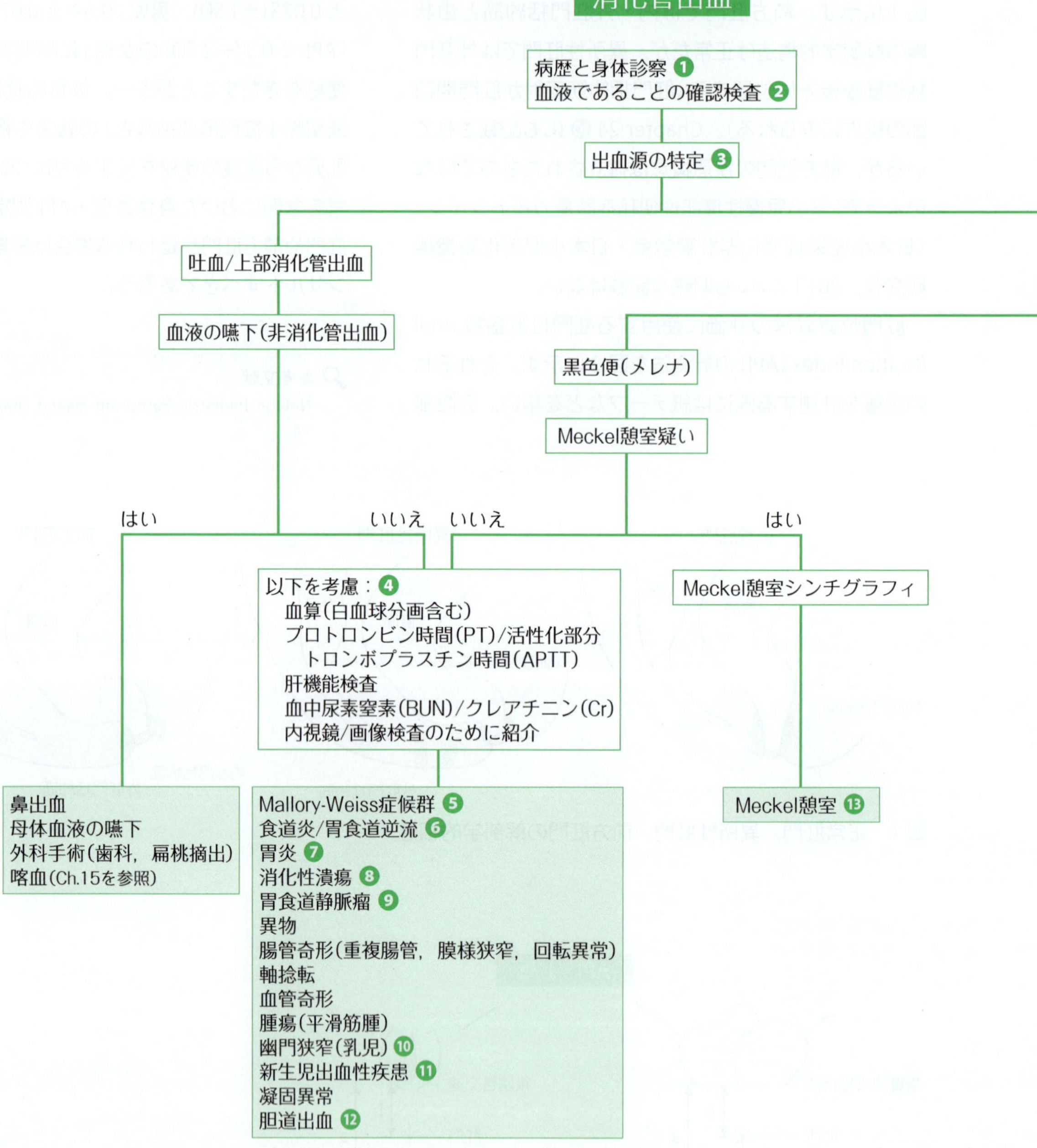
消化管出血
病歴と身体診察 ❶
血液であることの確認検査 ❷
出血源の特定 ❸
吐血/上部消化管出血
血液の嚥下(非消化管出血)
黒色便(メレナ)
Meckel憩室疑い
はい
いいえ
いいえ
はい
以下を考慮：❹
血算(白血球分画含む)
プロトロンビン時間(PT)/活性化部分
トロンボプラスチン時間(APTT)
肝機能検査
血中尿素窒素(BUN)/クレアチニン(Cr)
内視鏡/画像検査のために紹介
Meckel憩室シンチグラフィ
鼻出血
母体血液の嚥下
外科手術(歯科，扁桃摘出)
喀血(Ch.15を参照)
Mallory-Weiss症候群 ❺
食道炎/胃食道逆流 ❻
胃炎 ❼
消化性潰瘍 ❽
胃食道静脈瘤 ❾
異物
腸管奇形(重複腸管，膜様狭窄，回転異常)
軸捻転
血管奇形
腫瘍(平滑筋腫)
幽門狭窄(乳児) ❿
新生児出血性疾患 ⓫
凝固異常
胆道出血 ⓬
Meckel憩室 ⓭

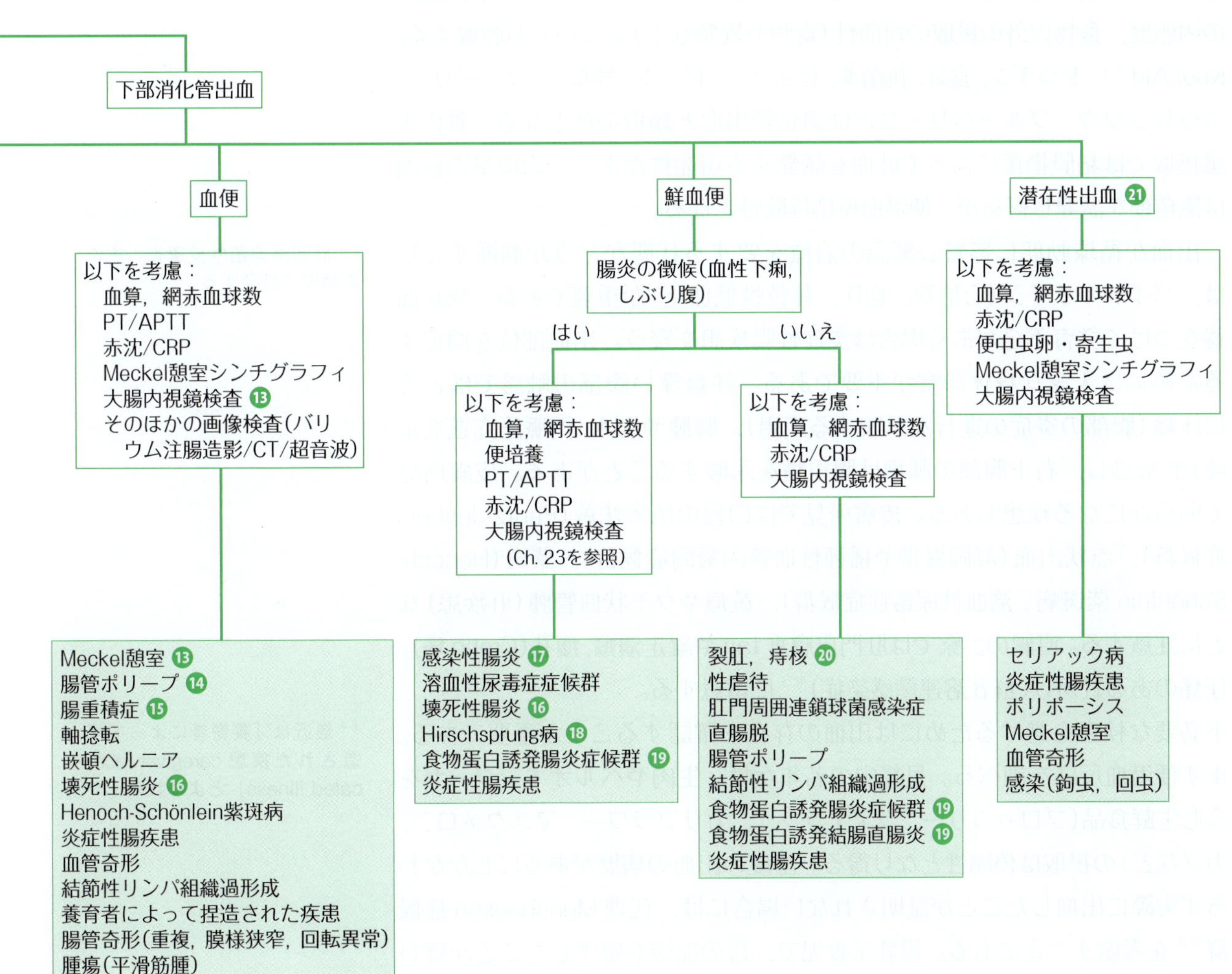


Nelson Textbook of Pediatrics, 19e. Chapters 298, 321, 323, 324, 326, 328, 330, 332, 337
ネルソン小児科学 原著 第19版．298章，321章，323章，324章，326章，328章，330章，332章，337章
Nelsons Essentials, 6e. Chapter 126

❶ 先行する消化管の異常（黄疸，肝疾患，潰瘍，胃食道逆流，ほかの部位の消化管出血など）や輸血歴，凝固異常，鉄欠乏などの病歴を聴取する。新生児では完全経静脈栄養，臍炎，臍静脈カテーテルなどの病歴があると門脈血栓症のリスクファクターとなる。乳児では母親の特発性血小板減少性紫斑病の既往について尋ねる[※1]。アスピリンや非ステロイド性抗炎症薬（NSAIDs），コルチコステロイドなどは胃炎を増悪させる誘因となる。

消化性潰瘍や炎症性腸疾患（IBD），肝疾患，Meckel 憩室，ポリープ，牛乳アレルギーなどが疑われる場合には家族歴も有用である。凝固異常やHirschsprung 病の家族歴がないかも必ず聴取する。鼻出血を呈していた場合は，嚥下した血液が吐血症状として現れている可能性がある。ひどい咳嗽がある場合には血痰を除外しなければならない。生焼け肉の摂取，最近の内服歴，食物以外の摂取の可能性（毒物や異物など）についても聴取する。Kool-Aid[※2]，ゼラチン，食紅，抗菌薬，ビスマス，ビート，甘草，クランベリー，ホウレンソウ，ブルーベリーなどは消化管出血と類似の色となる。鉄の大量摂取では粘膜損傷によって吐血を誘発する可能性がある。治療量の鉄剤は黒色便を誘発し得るが，便潜血反応は陰性となる。

出血が循環動態に影響し緊急の治療を要する状態かどうか判断するには，バイタルサイン（心拍数，血圧，体位性低血圧）が重要である。成長曲線をつけて発育不全がある場合は炎症性腸疾患を疑う。出血部位を同定するためには入念な身体診察が重要である。注意深い腹部の触診ではとくに圧痛（腹部の炎症の進行を示唆する疾患），脾腫や腹水（門脈圧亢進を示唆）を触診し，右下腹部の腫瘤は腸重積を示唆することがある。皮膚所見で明らかになる疾患もある。皮膚所見では口唇の色素沈着（Peutz-Jeghers 症候群），点状出血（凝固異常や播種性血管内凝固症候群），紫斑（Henoch-Schönlein 紫斑病，溶血性尿毒症症候群），黄疸やクモ状血管腫（肝疾患）などに注意する。直腸の診察では肛門皮膚垂 tag や縦走潰瘍，瘻孔（Crohn 病），圧痛のある紅斑（A 群 β 溶連菌感染症）[※3]に留意する。

❷ 不必要な検査を避けるためには出血の存在を確認することが重要である。まず便潜血反応を調べる。月経中の若年女性，生肉やペルオキシダーゼを含む生鮮食品（ブロッコリー，ラディッシュ，カリフラワー，マスクメロン，カブなど）の摂取は偽陽性となり得る。重度の出血の病歴があるにもかかわらず実際に出血したことが証明されない場合には，代理 Munchausen 症候群[※4]を考慮すべきである。母乳栄養児で，母の血液を嚥下したことが疑われる場合にはアプト試験により確定診断を行う。便中白血球は侵襲的感染症や炎症病態が存在することを意味する。

❸ 吐血（鮮血や「コーヒー残渣」様の嘔吐）は一般的には Treitz 靱帯より口側の上部消化管出血と関連する。持続性または重篤な上部消化管出血の場合には，評価と治療のために経鼻胃管の挿入を考慮する。血便（鮮紅色や赤紫～濃褐色の血液が混じった便）は通常は下部消化管や結腸の出血と関連するが，活動性の上部消化管出血[※5]でもみられることがある。黒色便 melena（黒色またはタール様の便）は回盲弁より上部の出血を示唆する。便潜血は上部・下部とも起こり得る。直腸由来の出血は通常鮮紅色である。

■ 訳者注釈

[※1] ITP 母体児では，母の有する抗血小板抗体が児に移行し，児の血小板膜抗原と結合して脾臓での血小板破壊が亢進する

[※2] 米国で売られている粉末ジュース。日本でも駄菓子屋などで類似のものが売られている

[※3] 肛囲溶連菌性皮膚炎。主に乳幼児に好発する

[※4] 最近は「養育者によって捏造された疾患 caregiver-fabricated illness」とよばれる

[※5] 大量の活動性上部消化管出血は消化管通過時間が短くなるため，タール便を呈さないことがある

■ 訳者注釈

※6 急性の消化管出血の場合，その量が多量であっても初回血算では貧血を呈さないことがある。時間経過による血液の希釈あるいは輸液の影響により貧血が顕在化するので，血算再検が重要

❹ 重篤な消化管出血の場合には，貧血の評価のために血小板数，白血球分画，網赤血球数を含む血算を行う。小球性貧血は慢性の出血を示唆し，経時的な血算の値で出血の重症度を評価し得る※6。出血が重度の場合や出血性疾患を疑う場合には，少なくともプロトロンビン時間（PT），活性化部分トロンボプラスチン時間（APTT）を評価する。肝機能検査や，電解質・クレアチニン・尿素窒素（BUN）の測定によって，肝機能・腎機能の異常や代謝異常が明らかになることがある。低アルブミン血症は門脈圧亢進症を伴う長期の肝機能障害や炎症性腸疾患，蛋白漏出性胃腸症などを示唆する。出血が少量である場合や臨床像が良好な場合（血液の嚥下やMallory-Weiss症候群）には，血液検査は必ずしも必要ではない。

上部消化管内視鏡検査は上部消化管出血の80～90％で原因を特定することができる。上部消化管造影検査の感度は低いが，内視鏡検査ができないときに有用である可能性がある。しかし活動性の出血がある場合には禁忌である。全小腸検査は閉鎖や狭窄，回転異常部位の特定に有用なことがある。小腸を観察するための新しい内視鏡検査として，バルーン内視鏡やカプセル内視鏡がある。シンチグラフィは内視鏡検査ができない場所の出血源を特定するのに有用である。血管造影検査は中等度以上の活動性出血がある場合にもっとも有用だが，下部消化管出血の場合には有用性が低い。

❺ Mallory-Weiss症候群はよくみられる疾患である。強い反復性の嘔吐によって食道・胃接合部付近の粘膜に裂傷が生じ少量の鮮紅色の吐血をきたす。臨床的に安定している場合は自然治癒する嘔吐疾患であり，消化管閉塞をきたすこともなく，診断のための検査は不要である。

❻ 胃食道逆流（GER）に伴う食道炎は小児の消化管出血の原因として多い。嘔吐症状のないGERも存在する。

❼ 胃炎は腐食剤の摂取やウイルス感染症，*Helicobacter pylori* 感染症，放射線への曝露，胆汁の逆流などで起こる。思春期にはNSAIDsの頻回使用やコカイン，アルコール摂取が胃炎の原因となり得る。

❽ 消化性潰瘍をきたす疾患には胃・十二指腸潰瘍や胃炎，十二指腸炎がある。胃炎や消化性潰瘍は，疾病罹患やストレス下にある新生児・乳児の上部消化管出血の原因として多い。新生児・乳児では突然の穿孔や出血といった症状をきたしやすい。重症でない場合は不機嫌や嘔吐，逆流としてみられることがある。年長児や思春期の児では潰瘍は長期間にわたる間欠的腹痛として症状があらわれやすい。とくに夜間や空腹時に起こる上腹部痛は胃潰瘍を示唆するが，この「古典的な」概念は成人に比較すると小児では信頼性が低い。

❾ 静脈瘤は一般的には肝疾患に続発する門脈圧亢進症により生じる。2番目に多い原因は門脈血栓症である。血栓形成は敗血症や膵炎，臍炎，臍静脈カテーテルの使用で起こることがある。血栓閉塞によるバイパスとして発達した側副血行路が何年ものちに食道静脈瘤破裂を起こすことがある。超音波検査や内視鏡検査は活動性出血がないときの静脈瘤の検索で有用である。

❿ 幽門狭窄症は，古典的には生後3～6週に，急速進行する頻回の噴水様非胆汁性嘔吐で発症し，しばしば脱水や体重減少，代謝性アルカローシスをきたす疾患である。吐物はコーヒー残渣様で潜血反応陽性となることがあ

る。診断には超音波検査が有用である。

⑪ 凝固障害は年長児よりも新生児期にみられやすい。母乳栄養児，とくに出生時にビタミンKを投与されていない児ではリスクが高くなることに注意する。

⑫ 血性胆汁 hemobilia は胆管への出血により生じる。

⑬ Meckel 憩室の約 2 /3 は 2 歳以下で発症し，無痛性の重度の下部消化管出血[※7]をきたす。憩室に存在する胃粘膜により潰瘍が生じて出血する。テクネチウムシンチグラフィ（Meckel scan）で異所性胃粘膜の存在部位を特定することができる。

⑭ 若年性ポリープは痛みを伴わない直腸出血の原因として多く，好発部位は遠位結腸である。ポリープに関連する遺伝性疾患で悪性化へのリスクがあるのは家族性大腸腺腫症，Gardner 症候群，Peutz-Jeghers 症候群，若年性ポリポーシス症候群である。Peutz-Jeghers 症候群は消化管にびまん性に発生する過誤腫と口腔粘膜の色素斑が特徴である。

⑮ 腸重積は腸の一部が肛門側の腸管に嵌入し「望遠鏡」のようにみえる疾患である。生後 3 か月～6 歳の児に発症するが，多くは 3 歳までに発症する。発症早期には症状が間欠的[※8]に出現する。発作時は腹痛（閉塞や虚血による）や啼泣が強く，発作間欠期には普通の状態になる。進行すると嘔吐（ときに胆汁性や血性），傾眠を呈し，ショックにいたることがある。スグリジャム currant jelly 状[※9]の便は約 60 %にみられる。

従来行われていた診断・治療法であるバリウム注腸は最近では施行されず，超音波検査で診断し，透視下での水溶性造影剤もしくは空気 air enema 整復を行う施設が多い。どのような整復術も外科医のバックアップがあるところで行うべきである。非観血的整復術はショックや腸穿孔（腹膜炎）がある場合には施行すべきでない。バリウム注腸による空気コントラストは粘膜の異常を明らかにするが，全体像は明らかにはできない。

⑯ 新生児は多くの場合年長児と同様の症状を示すが，新生児期特有の病態もある。壊死性腸炎は早産児では常に鑑別にあげる必要があるが，正期産児でも発症することがある。

⑰ 血性の下痢は細菌（エルシニア，サルモネラ，赤痢，カンピロバクター）や寄生虫（アメーバ）感染を示唆することが多い。貧血や血小板減少症，腎不全〔溶血性尿毒症症候群 hemolytic-uremic syndrome（HUS）〕を伴う腸炎では速やかに大腸菌[※10] O157：H7 型を検索する必要がある。最近の抗菌薬の使用歴では *Clostridium difficile* を鑑別にあげる。感染性腸炎は新生児期には出血の原因となることはまれである。新生児では CD トキシンが陽性の場合でも *Clostridium difficile* が病因でないことがある。便潜血は，急性下痢によるわずかな肛門や会陰の炎症によってもみられることがある。

⑱ Hirschsprung 病は典型的には閉塞症状が起こるが，出血性腸炎として発症することもある。

⑲ （牛乳蛋白過敏性による）食物蛋白誘発腸炎症候群 food protein-induced enterocolitis syndrome や食物蛋白誘発結腸直腸炎 food protein-induced proctocolitis は典型的には血性の粘血便と排便回数の増加を示す。家族歴

■ 訳者注釈

※7 ブルーベリー様あるいは赤ワイン様の色調が特徴

※8 15～20 分間隔の間欠的腹痛を呈することが多い

※9 スグリはミニトマトのような色調の果物。日本では「イチゴジャム状」の表現が一般的

※10 正確には腸管出血性大腸菌 enterohemorrhagic E. coli (EHEC)

■ 訳者注釈

がしばしばみられる。豆乳により発症する児もいる。母乳栄養児では母の牛乳摂取が原因でアレルギー症状を呈することがある。牛乳アレルギーや乳糖不耐症の乳児では，カゼイン加水分解ミルクやホエイ加水分解ミルク，母乳を与える母親の手乳採取を禁止することが治療かつ診断となりほかの検査が不要となる。

⑳ 裂肛は便に線状の鮮血が付着することが特徴である。便秘でなくても起こることがある。肛門周囲に発赤がある場合には，裂肛や出血の原因となる肛囲溶連菌性皮膚炎 perianal cellulitis を除外するためにＡ群溶連菌の培養検査を行う。歯状線より口側にある痔核は診察で確認が難しいことがある。

㉑ 上部・下部消化管出血の多くは潜在性出血をきたす。注意深い病歴聴取が鑑別診断の範囲をせばめ，適切な精密検査につながる。アルゴリズムにあげた診断は潜在性出血をきたし得る主な原因疾患である。

参考文献


- Boyle JT: Gastrointestinal bleeding in infants and children, Pediatr Rev 29 : 39 –51 , 2008 .
- Friedlander J, Mamula P: Gastrointestinal hemorrhage. In Wyllie R, Hyams J, editors: Pediatric gastrointestinal and liver disease, ed 4 , Philadelphia, 2010 , WB Saunders, pp 64 .
- Sylvester FA, Hyams JS: Gastrointestinal bleeding. In Kliegman RM, Lye PS, Greenbaum LA, editors: Practical strategies in pediatric diagnosis and therapy, ed 2 , Philadelphia, 2004 , Elsevier Saunders.

# chapter 26 JAUNDICE 黄疸

黄疸は皮膚や強膜，そのほかの組織にビリルビンが沈着することにより黄色に変色することである。黄疸の強さは血清ビリルビン値と血管外組織へのビリルビンの沈着の程度によって決まる。もっとも多いビリルビン供給源はヘモグロビンの破壊亢進である。黄疸は，非抱合型(間接型)ビリルビンが基底核や脳幹に沈着することによってひき起こされる神経疾患である核黄疸の誘因となる。個々の

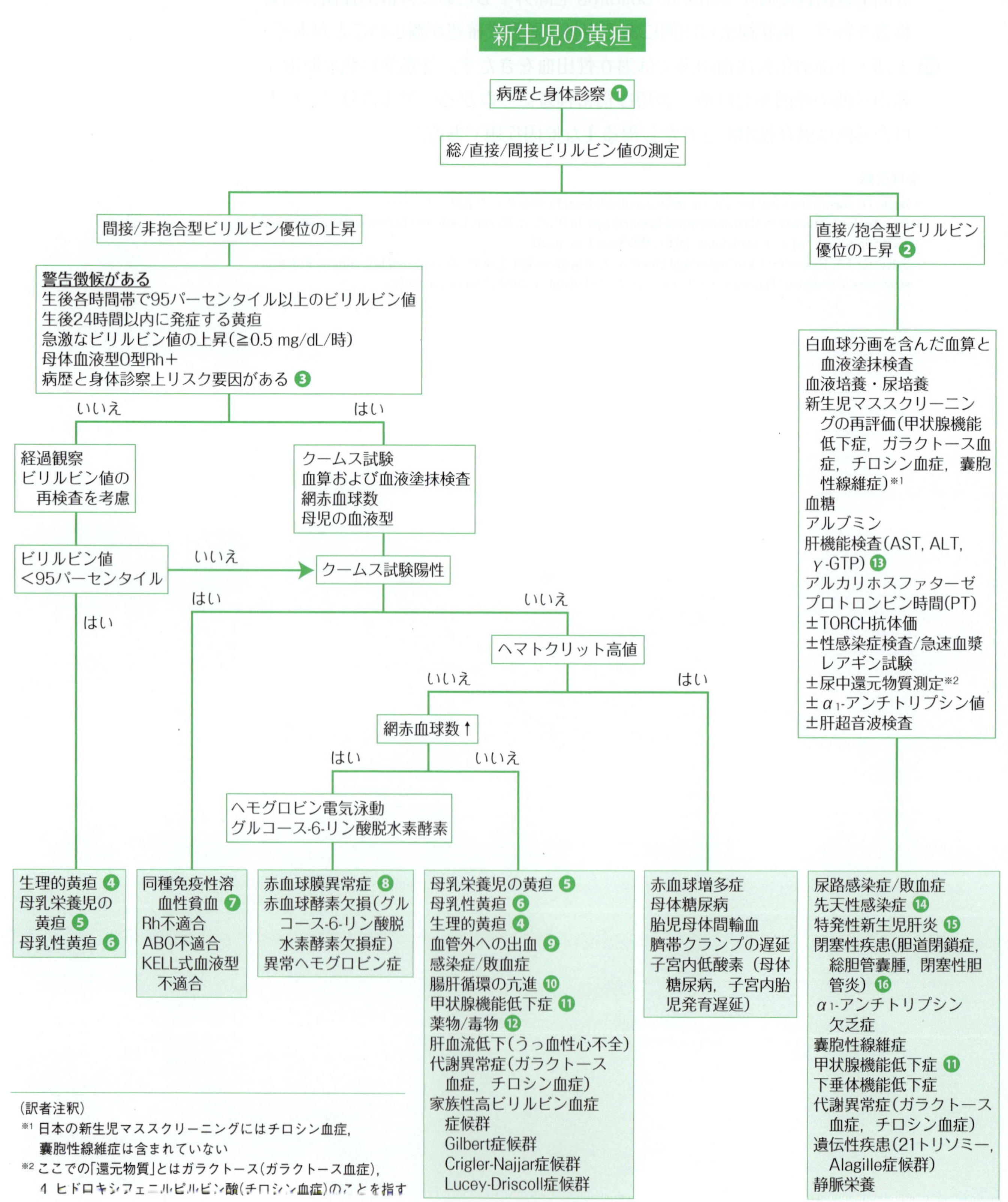


(訳者注釈)

※1 日本の新生児マススクリーニングにはチロシン血症，嚢胞性線維症は含まれていない

※2 ここでの「還元物質」とはガラクトース(ガラクトース血症)，4-ヒドロキシフェニルピルビン酸(チロシン血症)のことを指す

症例において核黄疸を発症するビリルビン値は予測できないが，一般的にはビリルビン値> 20 mg/dL を有する乳児にのみ核黄疸が発症するとされている。

年長児の黄疸は，カロチンを含む食品(ニンジンやカボチャなど)を大量に摂取することによって皮膚が広範性に黄色～橙色となるカロチン血症と区別する必要がある。

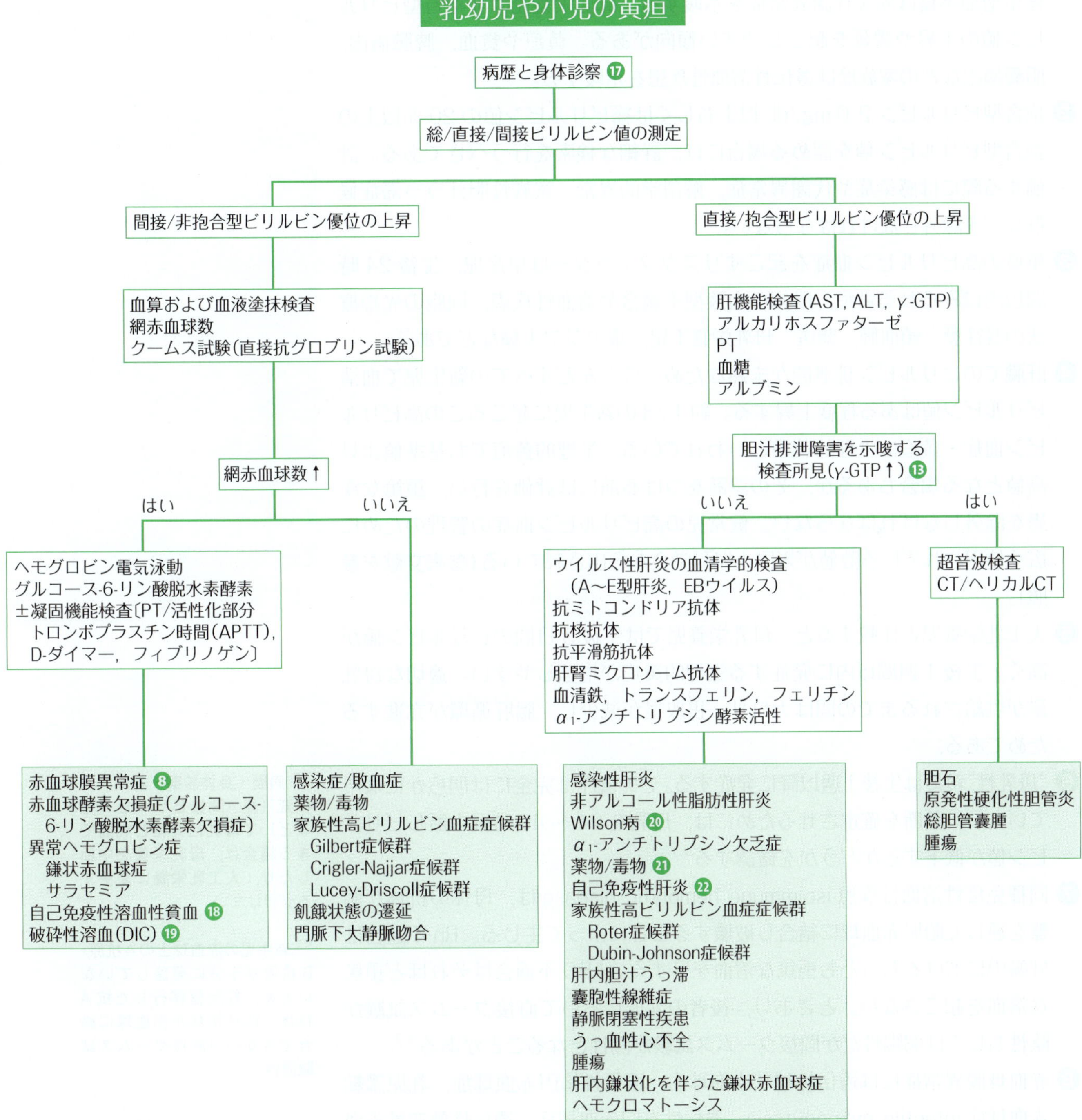


Nelson Textbook of Pediatrics, 19e. Chapters 96, 341, 347～350, 354
ネルソン小児科学 原著 第 19 版．96 章，341 章，347～350 章，354 章
Nelsons Essentials, 6e. Chapters 130, 248

❶ 新生児の黄疸のほとんどは生理的なものであるが，重篤な疾患を除外するために注意深い病歴聴取と身体診察が必要である。周産期歴については分娩時の合併症や母体感染症，妊娠糖尿病の有無，内服歴などを聴取する。分娩時のオキシトシンの使用は黄疸のリスクを増加させる。羊水過多は腸管の閉塞を示唆する。胎便排泄遅延をひき起こす疾患（Hirschsprung 病や嚢胞性線維症）も高ビリルビン血症の原因となる。早産児では腸管栄養の遅れや静脈栄養，出生時の低酸素やアシドーシスによる障害などが複合的に影響し高ビリルビン血症のリスクが高くなる。嘔吐や傾眠，哺乳量低下，体重増加不良は先天代謝異常症を示唆する。母乳栄養児は非抱合型ビリルビン値の上昇や遷延を起こしやすい傾向がある。黄疸や貧血，脾臓摘出，胆嚢摘出などの家族歴は遺伝性溶血性疾患を示唆する。

❷ 抱合型ビリルビン 2.0 mg/dL 以上もしくは総ビリルビン値の 20 %以上の抱合型ビリルビン値を認める場合には，詳細な検索を行うべきである。評価する際には感染症や代謝異常症，解剖学的異常，家族性胆汁うっ滞症候群などを除外しなければならない。

❸ 重度の高ビリルビン血症を起こすリスクファクターは早産児，生後 24 時間以内にみられる黄疸，既知の血液型不適合や溶血性疾患，同胞の光線療法の既往歴，頭血腫，紫斑，母乳栄養不足，東アジア人種などである。

❹ 肝臓でのビリルビン排泄能が未熟なため，ほとんどすべての新生児で血清ビリルビン値はある程度上昇する。約 1/3 の新生児に起こるこの高ビリルビン血症・黄疸は生理的黄疸といわれている。生理的黄疸でも基準値より高値となる場合もあるが，その診断をつける前には評価を行い，重篤な疾患を除外しなければならない。健常児の高ビリルビン血症の管理のために広く使用されている数値が米国小児科学会から出されている（参考文献を参照）。

❺ 人工乳栄養児と比較すると，母乳栄養児では生後 5 日間のビリルビン値が高く，生後 1 週間以内に発症する生理的黄疸が増強しやすい。適切な母乳量が供給されるまでの間はカロリー摂取量が減少し，腸肝循環が亢進するためである。

❻ “母乳性”黄疸は生後 1 週以降に発症する。その機序は完全には明らかになっていない。診断を確定させるためには，母乳を 24 〜 48 時間中断しビリルビン値が低下するかどうかを確認する[※1]。

❼ 同種免疫性溶血性疾患 isoimmune hemolytic disease は，母体の抗体が胎盤を通じて胎児赤血球に結合し破壊することによって生じる。Rh 不適合は妊娠中におけるもっとも重篤な溶血を呈する。ABO 不適合はそれほど重篤な溶血を起こさない。ときおり，後者の乳児において直接クームス試験が陰性もしくは弱陽性だが間接クームス試験が陽性となることがある[※2]。

❽ 赤血球膜異常症には遺伝性球状赤血球症，遺伝性楕円赤血球症，乳児濃縮赤血球症 infantile pyknocytosis，遺伝性有口赤血球症，遺伝性熱変性赤血球症がある。

❾ 血管外に存在する血液はビリルビン産生を促進する。たとえば頭血腫や斑状出血，潜在性出血，母体血の嚥下などである。

■ 訳者注釈

[※1] 病歴・身体診察・基本的な検査（総 / 間接ビリルビン値など）で母乳性黄疸と判断できる場合は，母乳栄養を中断したり，人工乳栄養に変更する必要はない

[※2] 新生児の赤血球上の A 抗原・B 抗原が十分に発達していないため，経胎盤移行した抗 A 抗体・抗 B 抗体が赤血球に結合できない（直接クームス試験陰性）

⑩ 胎便の通過傷害や排泄遅延をきたす疾患(Hirschsprung病や胎便栓症候群など)はビリルビンの腸肝循環を促進し，間接型ビリルビン高値や黄疸をきたす。

⑪ 非抱合型高ビリルビン血症の遷延は先天性甲状腺機能低下症や下垂体機能低下症などの早期症状である可能性がある。これらは抱合型高ビリルビン血症も起こし得る。

⑫ オキシトシンや早産児へのビタミンKの過剰投与，抗菌薬(スルホンアミド，セフトリアキソンなど)，フェノール系消毒薬は，非抱合型ビリルビン値が高値になる薬物・毒物である。

⑬ 肝酵素が正常であれば，肝細胞障害や胆道系疾患の可能性は低い。ガンマグルタミルトランスペプチダーゼ gammaglutamyl transpeptidase (GGT)※3値の有意な上昇は胆管閉塞や肝内胆汁うっ滞を示唆する。血清アルカリホスファターゼはアミノトランスフェラーゼ※4 (ASTやALT)と関連して上昇する。閉塞性黄疸では脂溶性ビタミンの吸収低下によるプロトロンビン時間の延長をしばしば認めるが，これはビタミンK投与によって補正可能である。無胆汁便(灰白色便)は閉塞性病変があることを示唆する。血清アミノトランスフェラーゼの上昇は肝細胞性疾患によって起こる。重篤な肝疾患の場合，蛋白合成能障害により低アルブミン血症やビタミンK投与に反応しないプロトロンビン時間延長を起こし得る。低血糖は肝細胞障害を反映し，重篤な疾患を示唆する可能性があるので緊急で検査を行うべきである。

⑭ 先天性感染症は子宮内発育遅延や小頭症，眼科的異常(白内障や網脈絡膜炎，後部胎生環など)をひき起こす。特徴的な顔貌は高ビリルビン血症に関連した疾患を示唆することがある。「TORCH症候群」(トキソプラズマ，風疹，サイトメガロウイルス，ヘルペスウイルス，梅毒)は発育遅延や胆汁うっ滞をひき起こす。

⑮ 感染症や代謝異常症，遺伝性疾患を除外し，明らかな原因が不明で，抱合型高ビリルビン血症が遷延する疾患は特発性新生児肝炎と定義される。

⑯ 胆道閉鎖症は新生児の胆汁うっ滞のもっとも多い原因で，抱合型高ビリルビン血症とGGT上昇を呈する児をみたときに考慮しなければならない。出生直後は無症状だが，数週間後に黄疸が生じてくる。無胆汁便がみられることがある。総胆管嚢腫などのほかの解剖学的異常を超音波検査で除外する必要がある。

⑰ 黄疸を呈する年長児では，特定の肝合併症を伴う疾患の場合があるため，既往歴の詳細な聴取が必要である。たとえばAIDSや嚢胞性線維症，溶血性疾患，異常ヘモグロビン症，炎症性腸疾患などである。渡航歴や性行動歴，入れ墨，薬物やアルコール，肝炎(ウイルス)のアウトブレイクへの曝露の可能性にも注意する。黄疸や貧血，肝疾患，脾臓摘出，胆嚢摘出の家族歴は遺伝性疾患の可能性を示唆する。診察所見で肝臓が小さければ，慢性肝疾患(肝炎や肝硬変)に一致した所見である。圧痛を伴う肝腫大は急性肝炎やうっ血性心不全を示唆する。脾腫大は溶血性疾患か一部の悪性腫瘍を示唆する。振戦や微細協調運動障害，ぎこちない歩行，舞踏様運動などの神

■ 訳者注釈

※3 γ-GTと表記することもある。γ-GTPと同義

※4 トランスアミナーゼと同義

経症状がみられる場合，Wilson病の可能性がある。眼科検査でKayser-Fleischer角膜輪（Wilson病）や後部胎生環（Alagille症候群）があるかどうかを確認する。うっ血性心不全や敗血症などの基礎疾患が明らかな場合は黄疸に対する検査をする必要はない。

⑱ 自己免疫性溶血性貧血[※5]では直接または間接クームス試験が陽性となり，血液塗抹標本で連銭形成がしばしばみられる。マイコプラズマ肺炎やEBウイルス，リンパ増殖性疾患は寒冷凝集素反応と関連する。温式自己抗体と関連した溶血性貧血の多くは特発性である。ほかの原因としてリンパ増殖性疾患，全身性エリテマトーデス，悪性腫瘍，感染症，免疫不全，薬物（たとえばペニシリン，セファロスポリン，テトラサイクリン，エリスロマイシン，イブプロフェン，タイレノール[※6]）などがある。

⑲ 播種性血管内凝固症候群（DIC）や血栓性血小板減少性紫斑病，溶血性尿毒症症候群などの全身性疾患が機械的傷害による破砕性溶血を起こすことがある。体外式膜型人工肺（ECMO），人工弁，熱傷は機械的な機序により溶血をひき起こし得る。

⑳ Wilson病は常染色体劣性遺伝の銅代謝異常症で，思春期前～思春期の年齢で発症する。急性肝障害もしくは神経症状（構音障害，動作の稚拙化，振戦など），もしくはその両方で発症する。Kayser-Fleischer角膜輪は銅の沈着をあらわし，疾患特異的な所見である。診断するためには血清のセルロプラスミン濃度の低下，尿中銅排泄量の増加，肝生検で銅の含有量が増加していることを確認する。

㉑ 年長児においては，抗菌薬（エリスロマイシン，テトラサイクリンなど），抗てんかん薬（バルプロ酸，フェニトインなど），アセトアミノフェン，アスピリン，アルコール，クロルプロマジン，ホルモン製剤（エストロゲン，アンドロゲンなど），イソニアシド，ペモリン，抗腫瘍薬なども高ビリルビン血症の原因となる。完全静脈栄養もリスクとなる。

㉒ 自己免疫性肝炎は（倦怠感や食思不振，嘔気・嘔吐，黄疸などの症状を伴い）急性に，もしくは慢性肝疾患として発症する。ほかの自己免疫疾患〔溶血性貧血，免疫性血小板減少性紫斑病（ITP），関節炎，甲状腺炎，血管炎，腎炎，糖尿病，炎症性腸疾患〕も合併することがある。検査所見はトランスアミノフェラーゼの上昇，軽度の高ビリルビン血症，高ガンマグロブリン血症，自己抗体〔抗核抗体，抗平滑筋抗体，抗肝腎ミクロソーム（LKM）抗体〕の上昇がみられる。抗ミトコンドリア抗体も上昇することがあるが，通常は原発性胆汁性肝硬変でみられる。

■ 訳者注釈

※5 autoimmune hemolytic anemiaの頭文字を取ってAIHAとも表記される。自己抗体の赤血球結合の最適温度により温式AIHAと冷式AIHAに分類される

※6 一般名はアセトアミノフェン


参考文献

- AAP Practice Parameter: Management of hyperbilirubinemia in the newborn infant 35 or more weeks of gestation, Pediatrics 114(1):297-316, 2004.
- Bhutani VK, Johnson L, Sivieri EM: Predictive ability of a predischarge hour-specific serum bilirubin for subsequent significant hyperbilirubinemia in healthy term and near-term newborns, Pediatrics 103:6-14, 1999.
- Brumbaugh D, Mack C: Conjugated hyperbilirubinemia in children, Pediatr Rev 33:291-302, 2012.
- Lauer BJ, Spector ND: Hyperbilirubinemia in the newborn, Pediatr Rev 32:341-349, 2011.
- Sullivan KM, Gourley GR: Jaundice. In Wyllie R, Hyams J, editors: Pediatric gastrointestinal and liver disease, ed 4, Philadelphia, 2010, WB Saunders.

# column

## ビリルビン代謝経路から考える黄疸の鑑別診断

アルゴリズムをより深く理解するためにはビリルビン代謝経路の理解が不可欠である。ここではビリルビン代謝経路を４段階に分割し，どの段階での障害かで黄疸を鑑別する方法を提示する。

間接型（非抱合型）ビリルビンが上昇しているときは，①赤血球破壊亢進（血管外，血管内）による間接型ビリルビン産生増加，②間接型ビリルビンの肝細胞内取り込み障害，③肝細胞内ミクロソームでのグルクロン酸抱合障害のどこかの段階での異常である。

直接型（抱合型）ビリルビンが上昇しているときは，④直接型ビリルビンの肝細胞内から胆管への排泄障害〔直接型ビリルビン輸送障害，肝細胞障害，肝内胆汁うっ滞，肝外胆汁うっ滞（胆管閉塞）〕の異常である。

### ①赤血球破壊亢進による間接型ビリルビン産生増加（間接型ビリルビン上昇）

**血管外溶血：体内の血腫や細網内皮系（脾臓）への赤血球取り込みによる溶血**

血腫（新生児頭血腫，外傷・凝固異常などが原因の内出血），赤血球膜異常症（遺伝性球状赤血球症，遺伝性楕円赤血球症），異常ヘモグロビン症（鎌状赤血球症，サラセミア），赤血球酵素欠損症（ピルビン酸キナーゼ欠損症），温式自己免疫性溶血性貧血

**血管内溶血：循環血液中での赤血球破壊**

同種免疫性溶血性貧血（Rh 不適合，ABO 不適合），赤血球酵素欠損症（グルコース-6-リン酸脱水素酵素欠損症），発作性夜間ヘモグロビン尿症，冷式自己免疫性溶血性貧血，破砕性溶血（HUS，TTP，DIC），異型輸血

### ②間接型ビリルビンの肝細胞内取り込み障害（間接型ビリルビン上昇）

非代償期肝硬変，劇症型肝不全，うっ血性心不全，薬物性（リファンピシン）

### ③肝細胞内ミクロソームでのグルクロン酸抱合障害（間接型ビリルビン上昇）

新生児黄疸（生理的黄疸，母乳性黄疸），体質性黄疸（Crigler–Najjar 症候群 I 型・II 型，Gilbert 症候群，Lucey-Driscoll 症候群※），先天性甲状腺機能低下症（クレチン症），薬物性（抗菌薬などグルクロン酸抱合を要する薬物との競合），肝硬変

※生後２～３日で発症し２～３週間で自然軽快する一過性家族性新生児高ビリルビン血症。母体・新生児双方の血中に存在するグルクロン酸抱合抑制物質による黄疸で，未治療の場合総ビリルビン値>60 mg/dL となることがあり，ビリルビン脳症の原因になる。

### ④直接型ビリルビンの肝細胞内から胆管への排泄障害（直接型ビリルビン上昇）

**直接型ビリルビン輸送障害（肝細胞障害なし）**

体質性黄疸（Dubin-Johnson 症候群，Rotor 症候群）

**肝細胞障害**

ウイルス性肝炎，自己免疫性肝炎，Wilson 病，肝硬変，薬物性（抗てんかん薬，アセトアミノフェン，非ステロイド系抗炎症薬，抗菌薬など）

**肝内胆汁うっ滞**

Alagille 症候群（肝内胆管形成不全症），進行性家族性肝内胆汁うっ滞症，ウイルス性肝炎，非アルコール性脂肪性肝炎，原発性胆汁性肝硬変，薬物性

**肝外胆汁うっ滞（胆管閉塞）**

胆道閉鎖症，総胆管結石，原発性硬化性胆管炎，総胆管拡張症，膵炎，腫瘍

（上村克徳）

**参考文献**


- Nelson Textbook of pediatrics, 19 e. chapter 96.
- ネルソン小児科学　原著第 19 版．96 章．
- Nelson Pediatric Symptom-Based Diagnosis, 1 e. chapter 15.
- Taylor's Differential Diagnosis Manual : Symptoms and Signs in the Time-Limited Encounter, 3 e. chapter 9.10.

# 肝腫大

肝臓を触知するからといって常に肝腫大が存在するわけではない。肝臓の大きさは年齢により異なる。大きさは，肋骨下縁から肝の辺縁が触知できる範囲や，打診での濁音の範囲，または画像検査により測定する。小児では右側肋骨下縁から 2 cm 以上（新生児では 3.5 cm 以上）下に肝辺縁を触知する場合，肝腫大があると判断する。肝臓の大きさは，上縁を打診で，下縁を右鎖骨中線上の触診で測定することもある。

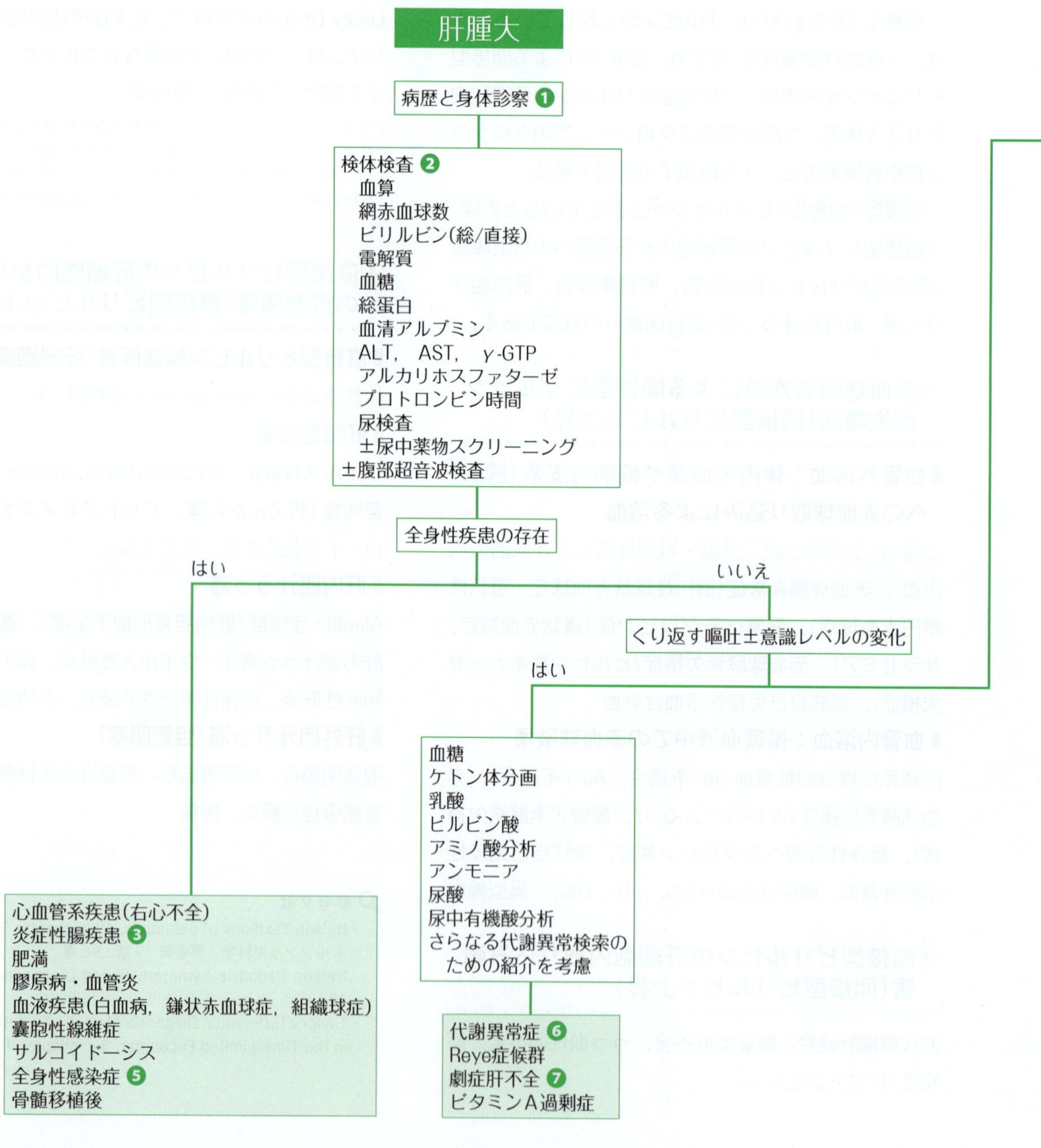

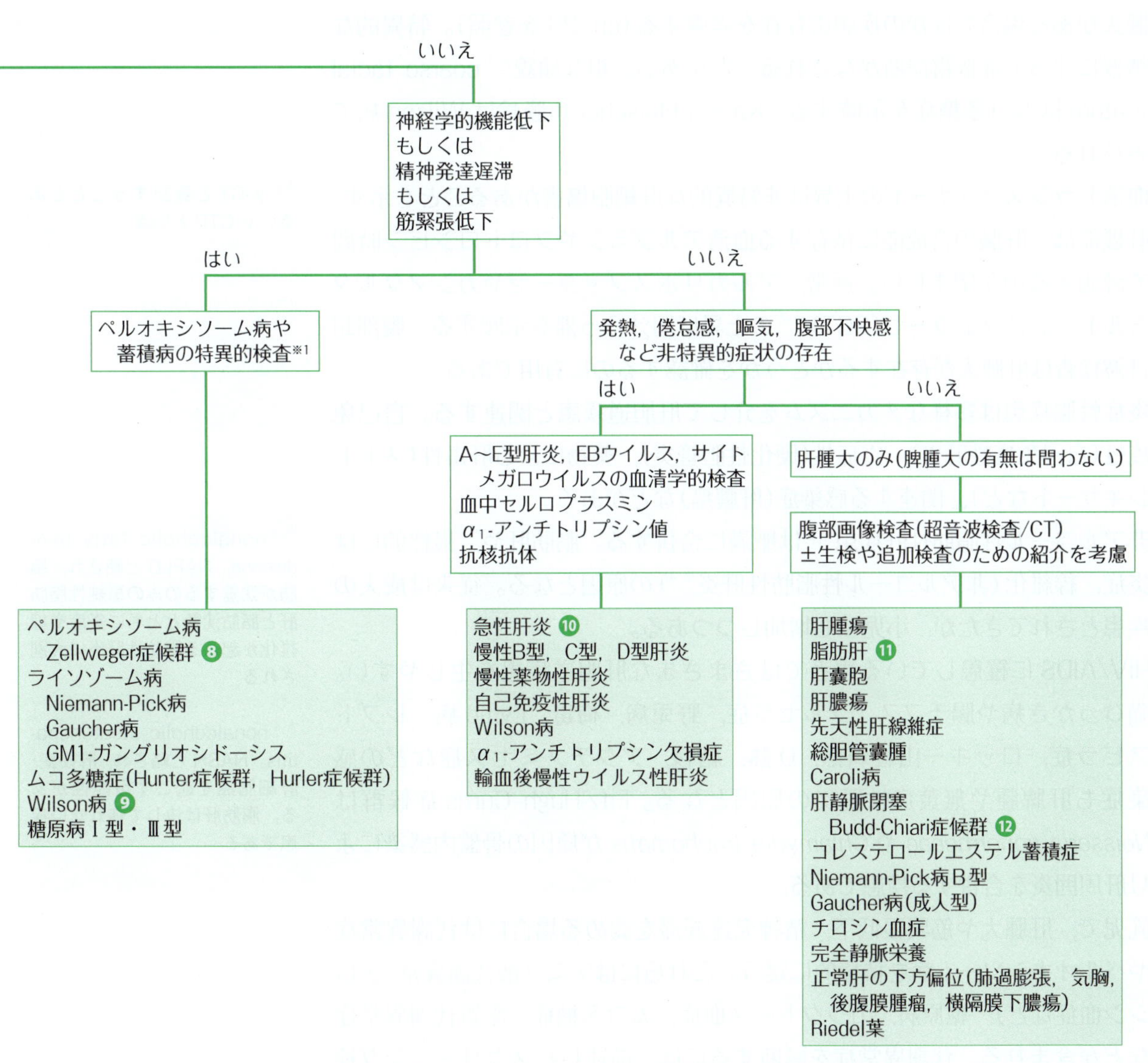


Nelson Textbook of Pediatrics, 19e. Chapters 79~82, 347~359
ネルソン小児科学 原著 第19版．79~82章，347~359章
Nelsons Essentials, 6e. Chapter 347

(訳者注釈)
※1 専門医に相談する，もしくは紹介を考慮する

■ 訳者注釈

❶ 高ビリルビン血症の遷延や肝疾患を起こすような状態(たとえば輸血)などがないか問診する。間欠的な嘔吐，随伴する神経学的変化，旅行歴，薬物や毒物の摂取歴についても聴取する。成長障害や嘔吐，精神発達遅滞，新たな発作の出現，筋緊張低下などの症状があれば代謝異常症を疑う。社会歴では，性行動歴や内服歴，肝炎の流行地域への曝露や黄疸発症者への接触歴を聴取する。家族歴では肝症状・神経症状・精神症状，新生児死亡を聴取する。出生歴の問診で周産期の母子感染症(B型肝炎，トキソプラズマ症，梅毒，サイトメガロウイルス，風疹，単純ヘルペスウイルス，HIV)が明らかになることもある。

腹壁静脈の怒張や手掌紅斑，くも状血管腫などの皮膚所見は肝疾患の存在を示唆する。肝腫大はしばしば黄疸を伴う(詳しくは ch. 26 を参照)。脾腫大がある場合もほかの疾患の存在を考慮する(ch. 28 を参照)。特異的な徴候によって症候群診断がなされることがある。粗な顔貌※1 coarse facial feature はムコ多糖症を示唆する。Kayser-Fleischer 角膜輪は Wilson 病でみられる。

※1 顔は丸みを帯び，濃い皮膚

❷ 血清トランスアミナーゼの上昇は非特異的な肝細胞傷害があることを示す。肝機能は，肝臓の合成能に依存する血清アルブミンやプロトロンビン時間で評価するのが望ましい。通常，アルカリホスファターゼやガンマグルタミルトランスフェラーゼ(GGT)※2 の上昇は胆汁うっ滞を示唆する。腹部超音波検査は肝腫大が存在するかどうかを確認するのに有用である。

※2 γ-GT と表記することもある。γ-GTP と同義

❸ 炎症性腸疾患は多様なメカニズムを介して肝胆道疾患と関連する。自己免疫性(自己免疫性肝炎)，炎症性(硬化性胆管炎)，薬物による肝毒性(メトトレキサートなど)，関連する感染症(肝膿瘍)などがある。

❹ 非アルコール性脂肪性肝疾患※3 は肥満に合併する。脂肪肝や，最終的には炎症，線維化(非アルコール性脂肪性肝炎※4)の原因となる。従来は成人の疾患とされてきたが，小児にも増加しつつある。

※3 nonalcoholic fatty liver disease。NAFLD と略され，脂肪が沈着するのみの単純性脂肪肝と脂肪沈着とともに炎症や線維化が起こる脂肪性肝炎に大別される

※4 nonalcoholic steatohepatitis。NASH と略され，肝硬変・肝細胞癌を起こす可能性がある。脂肪肝は決して侮れない疾患である

❺ HIV/AIDS に罹患している患者ではさまざまな肝胆道疾患を生じやすい。猫ひっかき病や腸チフス，ブルセラ症，野兎病，梅毒，Lyme 病，レプトスピラ症，ロッキー山紅斑熱，Q 熱，結核，アクチノミセス症などの感染症も肝脾腫や無黄疸性肝炎の原因となる。Fitz-Hugh–Curtis 症候群は *Neisseria gonorrhoeae* や *Chlamydia trachomatis* が原因の骨盤内感染により肝周囲炎を合併する疾患である。

❻ 乳児で，肝腫大や筋緊張低下，精神発達遅滞を認める場合には代謝異常症やペルオキシソーム病を積極的に疑う。これらにはアミノ酸代謝異常(チロシン血症など)，糖原病，ガラクトース血症，ムコ多糖症，脂質代謝異常症などが含まれる。代謝異常症を診断するには，前述したスクリーニング検査以外に肝生検や末梢血リンパ球や尿の特異的分析，骨髄検査などのさらなる検査を考慮する(ch. 22 を参照)。

❼ 劇症肝不全は，これまで肝疾患の既往がない患者に発症した肝疾患が進展する状態である。感染症や薬物に対する反応，Reye 症候群，Wilson 病などが原因となる。黄疸がなければ激症肝不全は否定的である。

■ 訳者注釈

※5 前額突出・鼻根部平坦・内眼角贅皮・小顎などの顔貌異常，白内障・緑内障などの眼科的異常を呈する

⑧ Zellweger 症候群は肝腫大をきたす唯一のペルオキシソーム病である。典型的には特徴的な表現型※5，重度の筋緊張低下，肝腫大により生後早期に診断される。

⑨ Wilson 病は，５歳以上の年長児の急性肝炎で鑑別疾患にあげられる。Kayser-Fleischer 角膜輪や神経症状（振戦，舞踏様運動など）の存在で疑われる。血清セルロプラスミン値の低下，尿中銅排泄の増加，肝生検での肝臓の銅沈着の増加により診断する。

⑩ 急性肝炎は軽症から重症までさまざまである。軽症のインフルエンザ様を呈し，黄疸もなく，身体所見では圧痛を伴う肝腫大のみである場合がもっとも多い。軽度の脾腫大も起こり得る。高熱とリンパ節腫大がみられる場合にはサイトメガロウイルスや EB ウイルスの血清学的検査を考慮する。特定の慢性肝炎の診断には肝生検が必要となることがある。

⑪ 肝臓への非特異的な脂肪浸潤はさまざまな疾患が原因となる（糖尿病，囊胞性線維症，炎症性腸疾患，代謝異常症など）。化学療法や薬物・毒物，栄養失調，肥満もリスクファクターとなる。

⑫ 腹水や圧痛を伴う肝腫大は肝静脈流出路閉塞でよくみられる症状である。血清トランスアミナーゼやビリルビン値は急性期にはわずかしか影響されない。Budd-Chiari 症候群は血栓傾向のために非心原性の肝静脈流出路閉塞をひき起こす。

参考文献


- Kliegman RM, Stanton B, St. Geme J, Schor N, Behrman RE, editors: Nelson textbook of pediatrics, ed 19, Philadelphia, 2011, Elsevier/Saunders, Chapters 79-82, 347-359.
- Ross H, Hight DW, Weiss RG: Abdominal masses in pediatric patients. In Wyllie R, Hyams J, editors: Pediatric gastrointestinal disease: Pathophysiology, diagnosis, management, ed 2, Philadelphia, 1999, WB Saunders, p 126.
- Suchy FJ: Hepatomegaly. In Kliegman RM, Greenbaum, LA, Lye PS, editors: Practical strategies in pediatric diagnosis and therapy, ed 2, Philadelphia, 2004, Saunders, pp 333–344.
- Wolf AD, Lavine JE: Hepatomegaly in neonates and children, Pediatr Rev 21:303–310, 2000.

## chapter 28 SPLENOMEGALY

# 脾腫大

小児では腹腔内容積に対する脾臓の容積が相対的に大きいため，脾臓を触知したとしても脾臓の腫大であることも，そうでないこともある。成長に伴い，絶対的かつ相対的な脾臓のサイズは減少する。新生児の15％，小児の10％，思春期の5％で脾臓は触知可能である。脾臓の辺縁が左肋骨縁より下方2 cm以上に触知されるときは異常であることが多い。常に触知可能な脾臓はおそらく正常であるが，正常と判断する前にいくつかの検査が必要である。詳細な病歴と身体診察は鑑別診断の一助となり，必要な検査も決まってくる。

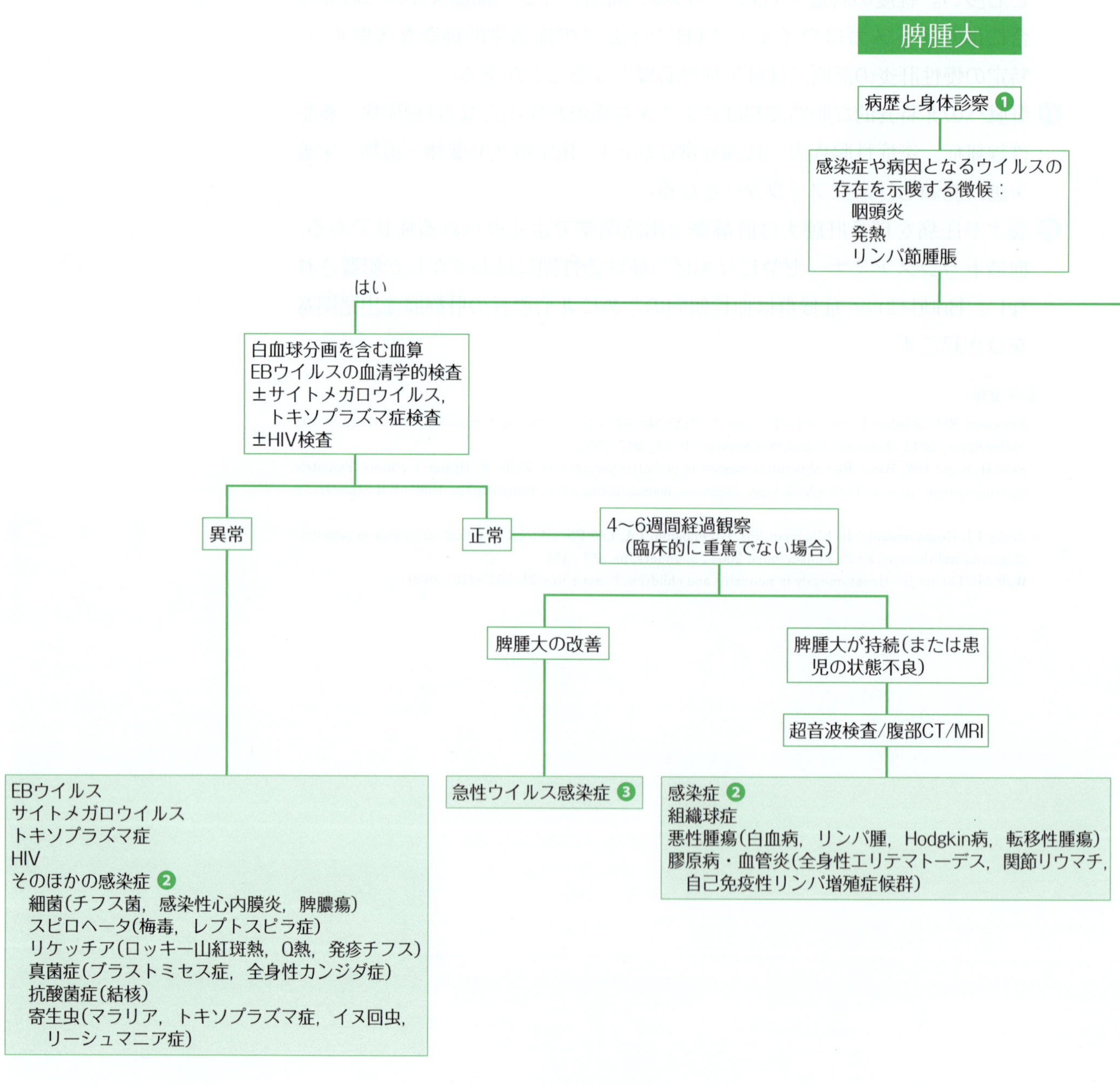

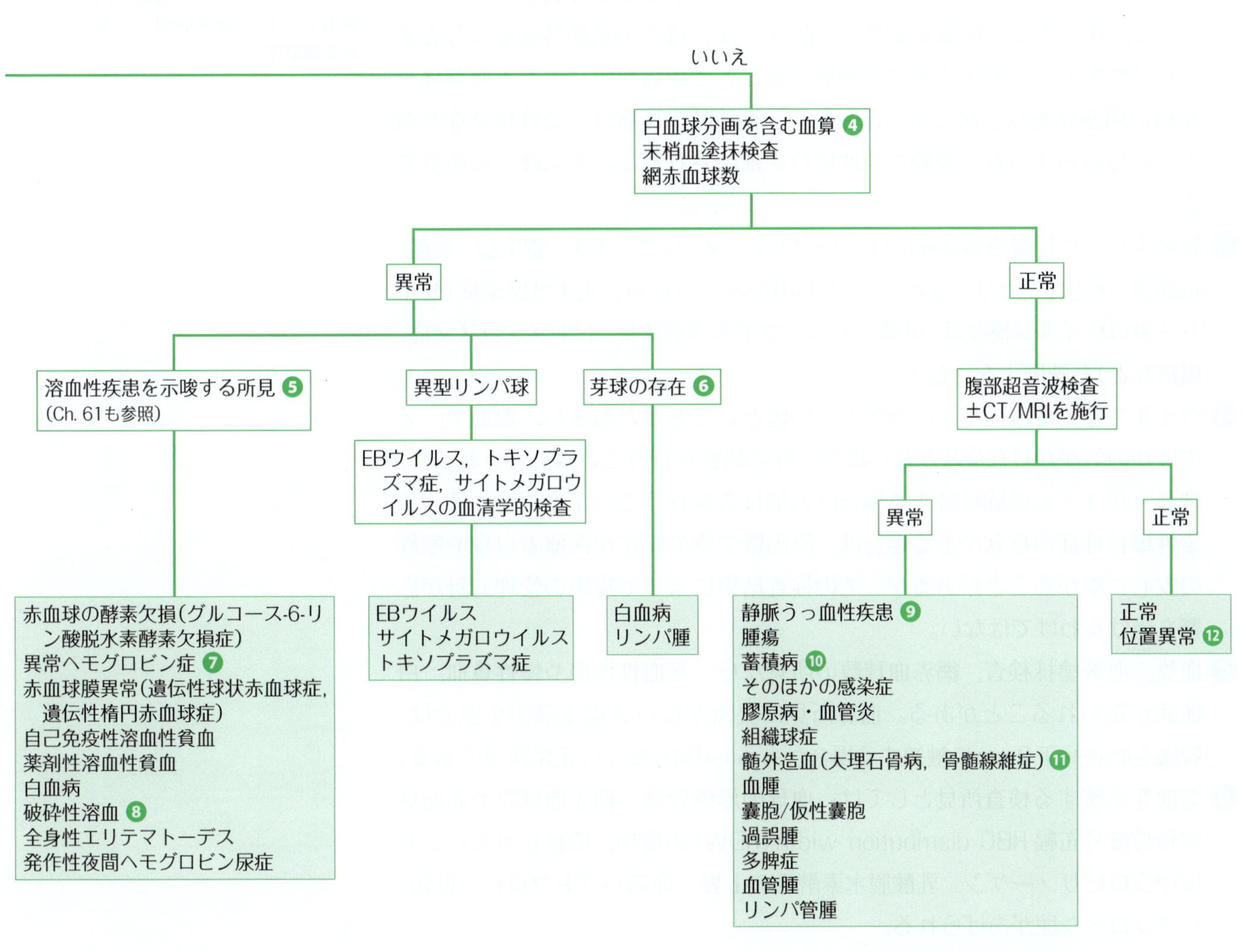


Nelson Textbook of Pediatrics, 19e. Chapter 480
ネルソン小児科学 原著 第19版. 480章
Nelsons Essentials, 6e. Chapter 150

❶ 新生児期の臍静脈カテーテル留置の病歴は，門脈血栓症とそれに続く静脈閉塞のリスクファクターである。外科手術歴あるいは輸血歴は，血液媒介感染症や血栓症のリスクファクターとなることがある。門脈圧亢進症をきたすあらゆる肝疾患は脾腫大の原因となる。人種的背景が溶血性疾患や蓄積病などの特定の疾患のリスクを示唆することがある。地中海沿岸諸国や南アジアの家系にはサラセミアとグルコース-6-リン酸脱水素酵素（G6 PD）欠損症のリスクがある。アフリカ系民族では鎌状赤血球症とG6 PD欠損症の，アシュケナージ系ユダヤ人の系統はGaucher病などの特定の蓄積病のリスクファクターとされている。家族歴に黄疸・貧血・胆嚢摘出・脾臓摘出を認める場合は，溶血性疾患が示唆される。

システムレビューを行い，貧血，発育不全や体重減少，盗汗，傾眠，紫斑，骨異常，呼吸器症状の所見を認めるときは全身性疾患の存在が示唆される。渡航歴を聴取すべきである。鎌状赤血球症の小児における突然の脾腫大は，急性脾臓血球貯留 splenic sequestration※1 が疑われ，危急的な状態である。腹部の検査は，肝臓の詳細な評価のほか，腹水やそのほかの腹部腫瘤も考慮に入れて行うべきである。脾臓の内側または下縁にある特徴的なくぼみnotchに注意すると脾臓の識別に役立つ※2が，ほかの結節性病変が存在する可能性もある。脾臓の被膜が伸展することで疼痛が生じ，左上腹部痛や左肩の関連痛をひき起こすこともある。触診時の疼痛は，急性感染症や溶血でみられるような，被膜が急速にひき延ばされたことを示唆する所見である。

❷ 脾腫大をきたし得る感染症には，スピロヘータ，リケッチア，寄生虫，真菌，抗酸菌，原虫（マラリアなど）によるものがあげられる。先天性感染症（サイトメガロウイルス感染症，単純ヘルペスウイルス感染症，トキソプラズマ症，風疹など）も脾腫大をきたす。

❸ ウイルス感染症は，小児の脾腫大の原因としてもっとも多い。溶血や，そのほかの気がかりな症状がない場合に経過観察を行うことは許容されるが，脾腫大が4～6週間持続する場合は追加検査を行うことが推奨される。伝染性単核球症の症状がある場合は，原因微生物の特定が医療者自身や家族の安心に繋がることがあるが，その検査結果によって疾患の管理方針が影響を受けるわけではない。

❹ 血算，血液塗抹検査，網赤血球数の所見から，溶血性疾患や慢性貧血，白血病が疑われることがある。血算所見に異常がない3歳未満の小児では，脾臓を肋骨縁下2 cmに触知する場合があるものの，多くは正常所見である。

❺ 溶血を示唆する検査所見としては，血球の形態異常，網赤血球数や赤血球容積粒度分布幅 RBC distribution width（RDW）の増加，間接ビリルビンや尿中ウロビリノーゲン，乳酸脱水素酵素の上昇，血清ハプトグロビン低値，ヘモグロビン尿があげられる。

❻ 末梢血塗抹所見で芽球を認める場合は白血病を考え，骨髄穿刺が必要となる。

❼ 脾臓における赤血球の捕捉は，脾臓の急激な腫大の原因となる。先天性球状赤血球症や，そのほかの先天性，後天性の溶血性貧血（鎌状赤血球症など）

■ 訳者注釈

※1 脾臓における赤血球の急激な捕捉

※2 患者を右側臥位とし，検者の左手で患者の左肋骨下部を背部から支持する。検者の右手を肋骨下縁を深く触診するように固定し，患者に深呼吸してもらったときに脾臓の内側もしくは下縁を触知できるかを確認する

では脾臓における赤血球破壊の亢進がみられる。

⑧ 播種性血管内凝固症候群，血栓性血小板減少性紫斑病，溶血性尿毒症症候群のような全身性疾患に伴い，赤血球が物理的な作用により損傷を受け破砕性溶血をきたすことがある。体外式膜型人工肺，人工弁，熱傷でも同様の機序によって溶血をきたすことがある。

⑨ 肝前または肝内のレベルでの静脈流出路や門脈内での閉塞は，うっ血性の脾腫大をきたしうる。うっ血性心不全，Budd-Chiari 症候群，肝硬変にいたる肝障害が原因となる。しばしば脾臓に流入する血流の過剰が原因で汎血球減少をきたす(脾機能亢進)。

⑩ 蓄積性の代謝異常症(Gaucher 病，糖原病，ムコ多糖症など)は成長障害，骨格異常，発達遅滞の症状から，年少期に診断されることが多い。

⑪ 大理石骨病は骨密度が上昇する疾患である。重症型では，髄外造血の結果として肝脾腫が生じる。重症度が低い型では，軽度の貧血を呈するのみで，有意な肝脾腫は認められない。

⑫ 喘息，細気管支炎による肺過膨張や気胸では，脾臓の位置の変位[※3]をきたすことがある。

■ 訳者注釈

※3 横隔膜低位による脾臓の下方変位

参考文献


・Kliegman RM, Stanton B, St. Geme J, Schor N, Behrman RE, editors: Nelson textbook of pediatrics, ed 19, Philadelphia, 2011, Elsevier/Saunders, Chapter 480.
・Maloney KW: Splenomegaly. In Kliegman RM, Greenbaum LA, Lye PS, editors: Practical strategies in pediatric diagnosis and therapy, ed 2, Philadelphia, 2004, Elsevier, pp 345-352.
・Reznik M, Ozuah PO: Splenomegaly. In McInerny TK, Adam HM, Campbell DE, et al, editors: American Academy of Pediatrics textbook of pediatric care, ed 1, Elk Grove Village, Ill, 2008, AAP, pp 1730.

chapter 29 ABDOMINAL MASSES

# 腹部腫瘤

腹部腫瘤は多様な疾患の症候として出現し，年齢や性別によって特異的なものが多い。腹腔には腫瘤が増大するための十分な空間があるため，軽微もしくは非特異的症状しか認めないことも多い。

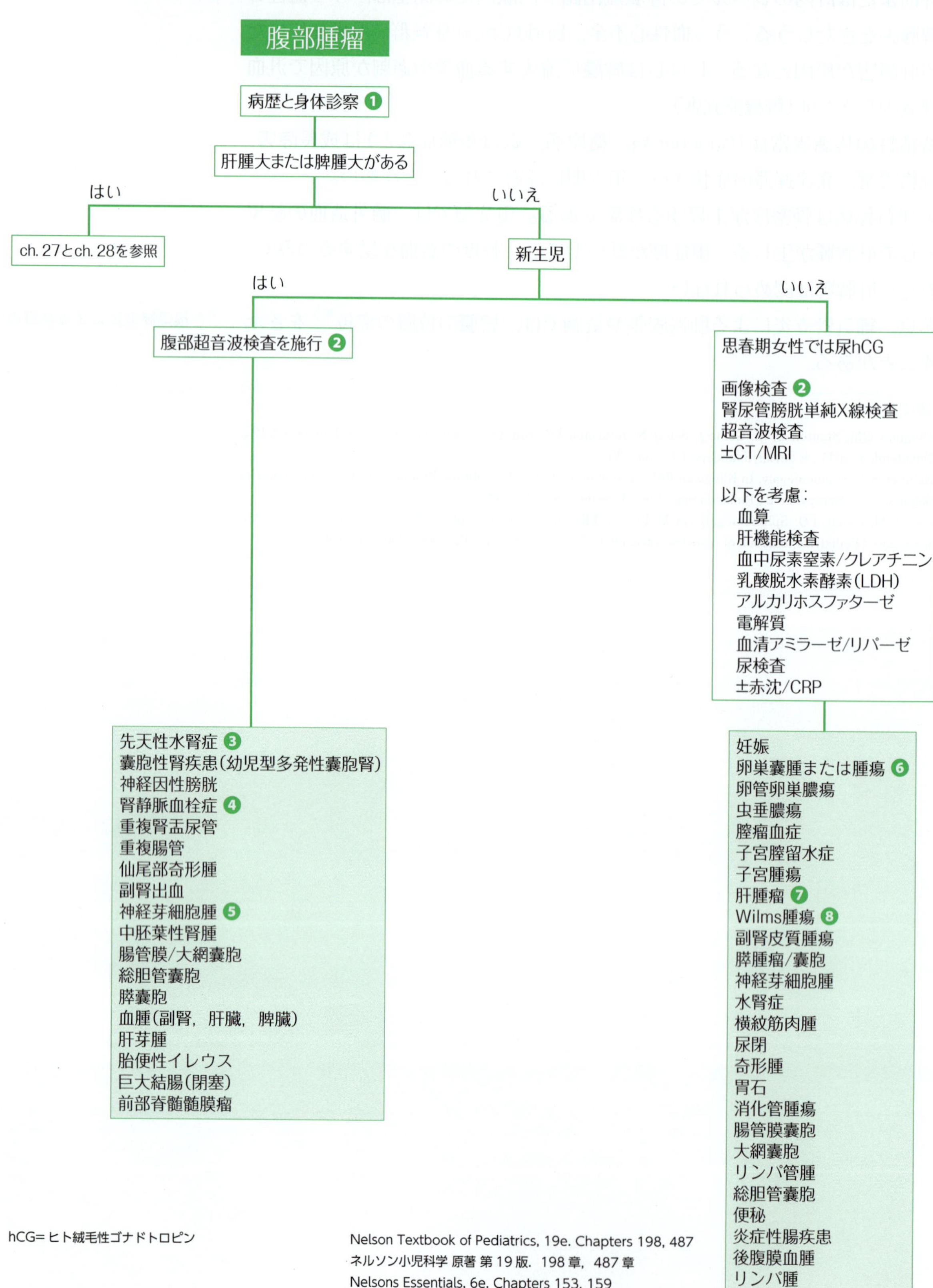


hCG＝ヒト絨毛性ゴナドトロピン

Nelson Textbook of Pediatrics, 19e. Chapters 198, 487
ネルソン小児科学 原著 第19版．198章，487章
Nelsons Essentials, 6e. Chapters 153, 159

■ 訳者注釈

❶ 乳児では周産期歴や出生歴が特定の疾患のリスクファクターと結びつく場合がある。出生前の超音波検査所見によって，出生後の画像検査よりも前に診断がつくこともある。症状を系統的に確認し，性行動歴，直近の渡航歴，感染症接触歴を含む社会的背景を聴取する必要がある。

腹部所見では，腫瘤の位置，大きさ，形状，質感，可動性，圧痛の有無に注目する。腫瘤の位置から，患部としてもっとも疑わしい臓器の予測を立てることができる。小児の腹部腫瘤の半数以上は肝脾腫である（Ch. 27，28 参照）。正常な肝臓は疼痛がなく辺縁が鋭で，右上腹部，肋骨下縁の1～2 cm 下方に触知可能である。正常な脾臓は通常触知できないが，左上腹部に丸みの帯びた辺縁を触知することもある。肝臓や脾臓は呼吸に伴って動く。腎腫瘤は通常，腎臓の位置よりも下方に伸展し，正中線を越えず，呼吸に伴って動くことはない。腹水による腹部膨満は，腹部腫瘤による腹部膨満と鑑別しなければならない。一般的に腹水は側腹部の膨隆をきたし，側腹部に打診上の濁音界を有する。腹水は患者の体位変換に伴って移動し，波動や濁音境界の移動が生じる。男児では外性器の評価をすべきであり，とくに左側の精索静脈瘤は Wilms 腫瘍との関連があるといわれている。女児における下腹部腫瘤では，処女膜閉鎖症を除外する評価が必要である。

腹部画像検査は腹部腫瘤の精査においてもっとも有用性が高いが，症例によっては臨床検査も考慮する。思春期女性の下腹部腫瘤では必ず尿妊娠検査を行うべきである。血算，肝機能検査，血中尿素窒素（BUN）/ クレアチニン，血清電解質，血清アミラーゼ，血清リパーゼ，および尿検査は，腹部疾患のスクリーニングになる。乳酸脱水素酵素（LDH）やアルカリホスファターゼが悪性腫瘍の存在を示唆することがある。

❷ 腹部超音波検査は，腫瘤が嚢胞性か固形性か判別する安全で低侵襲な方法である。新生児の診断的検査で多く使用されるが，年長児においても有用である。

❸ 水腎症は新生児の腹部腫瘤の原因としてもっとも多い。本疾患は尿流出路の閉塞に起因する。乳児の男児では，後尿道弁が水腎症の原因としてもっとも多い。

❹ 乳児において，多血症，脱水症，母体糖尿病，仮死，敗血症，凝固異常の病歴は，腎静脈血栓症のリスクファクターである。血尿，高血圧，血小板減少を伴うことがある。

❺ 神経芽腫※1 は，乳児でもっとも多い悪性腫瘍の一つである。

❻ 卵巣病変は腫瘤，もしくは捻転，癒着，出血，破裂に起因する疼痛として気づかれることがある。エストロゲン産生卵巣腫瘍では思春期早発を呈する。

❼ 肝腫瘤の原因には，腫瘍，血管腫，嚢胞，膿瘍が含まれる。腺腫，限局性結節性過形成，過誤腫は孤立性病変として現れることがある。肝臓の悪性腫瘍には肝芽腫と肝細胞癌がある。

❽ Wilms 腫瘍※2 は小児期で 2 番目に多い悪性腫瘍である。

※1 硬くゴツゴツした腫瘤として触知する。特異的な症状として，オプソクローヌス・ミオクローヌス症候群が随伴することがある

※2 表面平滑な比較的軟らかく丸い側腹部腫瘤として触知する。無虹彩症，片側肥大などの合併奇形をしばしば認める

■ 訳者注釈


### 参考文献

- Gauderer MWL, Chandler JC: Abdominal masses. In Kliegman RM, Greenbaum LA, Lye PS, editors: Practical strategies in pediatric diagnosis and therapy, ed 2 , Philadelphia, 2004 , Elsevier, pp 383 -394 .
- Kliegman RM, Stanton B, St. Geme J, Schor N, Behrman RE, editors: Nelson textbook of pediatrics, ed 19 , Philadelphia, 2011 , Elsevier/Saunders, Chapters 298 , 487 .

# Part 5 Genitourinary System

# 泌尿生殖器系

chapter 30 DYSURIA

# 排尿困難・排尿時痛

排尿困難・排尿時痛は排尿時の痛みや熱感のことである※1。頻尿や切迫尿，尿失禁，排尿拒否といった排尿に関するほかの症状を伴うことが多い。本症候は尿路感染症に特異的というわけではなく，若年小児にしばしばみられる。

（訳者注釈）※1 この定義に沿うと本チャプターのタイトルは「排尿時痛」ということになるが，原タイトルのdysuriaは「排尿困難」という意味である。章全体を眺めると，激しい痛みを伴い患者が排尿を拒否するような疾患から，痛みは軽微か排尿時の違和感程度の疾患，無痛だが尿道狭窄のため排尿したくても物理的に排尿が困難な疾患（後部尿道弁など）まで含まれるため，「排尿困難・排尿時痛」とした。

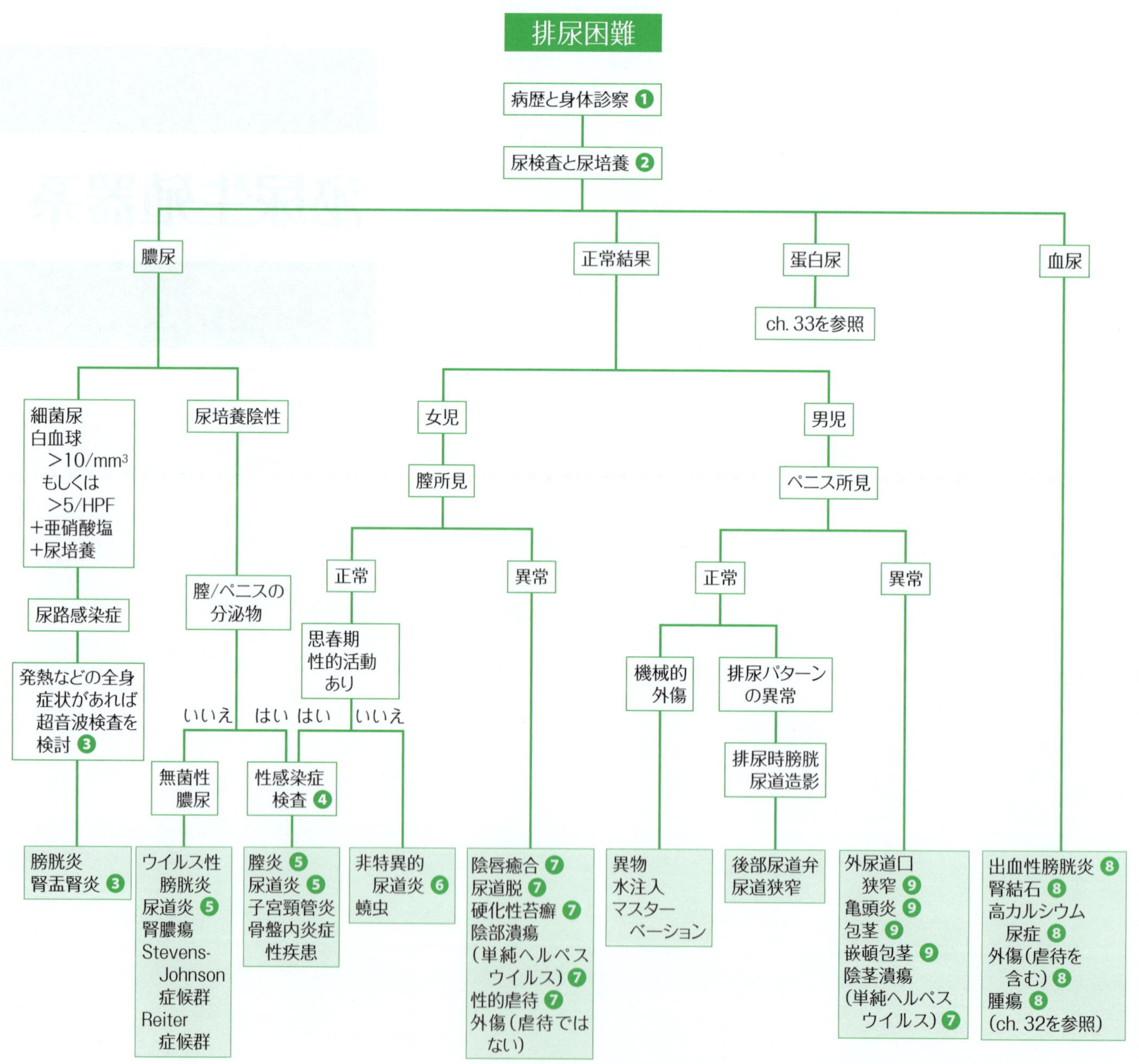


Nelson Textbook of Pediatrics, 19e. Chapters 114, 185, 254, 276, 513, 532, 538
ネルソン小児科学 原著 第19版. 114章，185章，254章，276章，513章，532章，538章
Nelsons Essentials, 6e. Chapters 114, 116

■ 訳者注釈

❶ 幼児では二次性の夜尿症や，尿が垂れたり，しきりにしゃがんだり（蹲踞(そんきょ)）することがある。便秘，非割礼児，女性，避妊ペッサリー，性交後は尿路感染症にかかりやすくなることがある。化学性刺激（洗剤や泡風呂など）や，機械的刺激（マスターベーションや異物など）でも排尿時痛をきたすことがある。暗い紅茶色 dark or tea-colored の尿がみられた場合，血尿を示唆することがある。ペニスや膣から分泌物がなかったかどうかや，性的虐待の病歴をひき出す必要がある。

身体診察では，血圧，外性器，腎臓の触診，必要に応じて骨盤内診，および脊髄疾患による排尿障害を除外するための慎重な神経学的所見をとる必要がある。

❷ 尿検査や尿培養の検体は適切に採取されるべきである。とくに年長児では，感染症鑑別のための顕微鏡検査やディップスティック検査を含めた尿検査を行う。ディップスティック検査は白血球エステラーゼ（白血球内の酵素）や亜硝酸塩を検出できる。遠心していない尿の鏡検での白血球数（10 / $mm^3$）やグラム染色での細菌の存在は，一般的に用いられている遠心した検体での白血球数（≧ 5 HPF）より尿路感染症診断の信頼性は高い。尿中赤血球は尿路感染症ではよくみられる。白血球円柱があれば，上部尿路感染症を示唆する所見である。

尿培養は未だ尿路感染症に対する検査のスタンダードである。腸骨上穿刺[※1]による採尿で培養陽性のとき，カテーテル尿で 50,000 コロニー以上のとき，清潔に採取された中間尿で $10^5$ コロニー以上のときに尿路感染症と診断できる。いわゆる「バッグ尿」[※2]は皮膚や便からの汚染があるため推奨されない。大腸菌がもっとも多いが，ほかにはプロテウス属，クレブシエラ属，腐性ブドウ球菌 *Staphylococcus saprophyticus*，エンテロコッカス属も原因菌となる。

❸ 年長児では，腎盂腎炎と膀胱炎は全身症状（発熱や嘔吐）や身体所見（側腹部痛や肋骨脊柱角圧痛）で鑑別できることがある。乳幼児では臨床像は非特異的で，発熱やそのほかの症状は上部，下部尿路感染症の両方でみられる[※3]。必要なら腎シンチグラフィを行うことで腎盂腎炎の鑑別ができることがあり，もっとも感度が高いものは $^{99m}$Tc ジメチルカプトコハク酸（DMSA）シンチグラフィである。腎臓超音波検査でも腎盂腎炎を鑑別できるかもしれないが，腎シンチグラフィほど感度は高くない。しかし，腎盂腎炎に伴う閉塞性尿路疾患や高度の膀胱尿管逆流症を検出するのには腎臓超音波検査は有用である。

1 回目の発熱性尿路感染症が生後 2 か月～ 24 か月の乳幼児でみられた場合，先天性の解剖学的異常，とくに膀胱尿管逆流症（VUR）の存在を示唆する可能性がある。最近のガイドラインでは，解剖学的異常をみつけるために腎臓と膀胱の超音波検査を推奨している。排尿時膀胱尿道造影（VCUG）は，超音波検査にて水腎症，腎瘢痕化やそのほかの高度 VUR，閉塞性尿路疾患の所見がある場合に行われる。また，発熱性尿路感染症をくり返した場合にも適応になる。男児ではどの年齢で尿路感染症を発症しても精密検査を要する。

※1 日本で小児に対して行われることはほとんどない

※2「パック尿」とよばれがちだが「バッグ尿 bagged urine」が正しい

※3 一般に，下部尿路感染症（膀胱炎）では発熱を呈さないと考えられがちだが，とくに幼若乳児の下部尿路感染症で発熱を呈することに注意が必要である

❹ 淋菌やクラミジア・トラコマチスに対する尿検体や生殖器検体(尿道や子宮頸部)からの核酸増幅検査(NAAT)を行うこともできる。核酸ハイブリダイゼーション検査も施行可能である。ペニスや膣，子宮頸部からの培養検査も行われる。膣からの検体をスライドガラスに載せ，生食で薄めて顕微鏡検査(水酸化カリウム検査やグラム染色を含む)をすると，膣トリコモナス症や細菌性腟炎，カンジダ膣炎が診断できる。トリコモナス抗原検査も行われている。

❺ 尿検査で白血球が存在している場合，性感染症(淋菌，クラミジア，単純ヘルペスウイルス, 膣トリコモナス)による膣炎を示唆している可能性がある。ほかにもカンジダ・アルビカンス，腸内細菌，A 群溶血性連鎖球菌による感染のこともある。尿道炎は淋菌，クラミジア，*Mycoplasma genitalium*, *Ureaplasma urealyticum* が起炎菌になる(ch. 41 参照)。

❻ 非特異的尿道炎は初経前の女児によくみられ，不衛生や，(締めつけが)きつくて「換気の悪い」衣服，化学性刺激(泡風呂，刺激の強い石鹸)が原因となる。尿道周囲に発赤がみられることがある。肛門掻痒症は，尿道の不快感をひき起こすことがある蟯虫が原因になっていることがあり，テープスライド検査で蟯虫の確定診断をすることができる。

❼ 陰唇癒合は初経前の女児によくみられ，低エストロゲン状態の小陰唇に対するくり返す刺激や外傷，感染によっておこる。尿道脱は尿道粘膜が尿道から反転して外に出ることをいい，出血や排尿障害がよくみられる。硬化性苔癬は砂時計型の萎縮をおこし，色素脱失を伴う瘢痕を残す[※4]。単純ヘルペスウイルスでは潰瘍や小水疱をきたし，擦過した検体に直接蛍光抗体試験 direct fluorescent antibody (DFA) test，PCR，ウイルス培養をすることで検出可能である。肛門や膣からの出血や膣炎が性的虐待を示唆することがよくある。性的虐待を疑う場合には適切な検査をするべきである。

❽ 尿路感染症に顕微鏡的血尿を伴うことがある。肉眼的血尿は出血性膀胱炎(アデノウイルスやシクロホスファミド)や，腎結石，高カルシウム尿症や外傷でみられ，まれだが腫瘍が原因となることもある(Wilms 腫瘍からの凝血塊)(ch. 32 参照)。

❾ 外尿道口狭窄は多くの原因によって発症する。割礼された男児では湿気の多いおむつによる外尿道口の炎症をくり返すことが原因となる。ほかの原因としては，外傷，尿道下裂修復術，尿道カテーテル，閉塞性乾燥性亀頭炎があげられる。外尿道口狭窄の症状として頻度が高いのは尿線の異常，間欠的排尿障害や時折みられる出血である。包茎は瘢痕や包皮の先が狭いことで包皮を引き戻せない状態である。概ね 3～5 歳までに完了する陰茎亀頭と包皮の分離ができていない生理的包茎とは区別する必要がある。嵌頓包茎は陰茎亀頭に包皮がはまり込んでしまう状態で，強引に包皮を剝いたときに多くみられる。亀頭炎は陰茎包皮の炎症で，尿による刺激が原因になることが多いが，感染が存在することもある。

■ 訳者注釈

※4 硬化性苔癬が小児の外陰肛門部に発生すると，症状や外観から性的虐待と誤診されることがあるので注意が必要である

■ 訳者注釈

参考文献

・Subcommittee on Urinary Tract Infection, Steering Committee on Quality Improvement and Management, Roberts KB: Urinary tract infection: Clinical practice guideline for the diagnosis and management of the initial UTI in febrile infants and children 2 to 24 months, Pediatrics 128 :595 -610, 2011 .
・Kliegman RM, Stanton B, St. Geme J, Schor N, Behrman RE, editors: Nelson textbook of pediatrics, ed 19, Philadelphia, 2011, Elsevier/Saunders, Chapters 114, 185, 254, 276, 513, 532, 538 .

# chapter 31 ENURESIS 遺尿

遺尿とは，ほとんどの小児が失禁しない年齢※1 なのに失禁することである。夜尿 nocturnal enuresis は遺尿のなかでももっともよくみられるタイプで，寝ている間に不随意に尿を流出させることをいう。昼間遺尿症※2 diurnal enuresis は膀胱のコントロールができる十分な年齢であるにもかかわらず覚醒時に不随意に尿を流出させることである。一次性夜尿は 5 歳以上になっても夜間の尿失禁がずっと続いていることをいう。二次性夜尿は少なくとも 3〜6 か月間トイレトレーニングが成功していたのに再び失禁するようになることをいう。二次性夜尿はストレス（同胞の誕生，学校での心的外傷や，身体的もしくは性的虐待）が原因となることがよくある。

日中の切迫尿や頻尿，遺尿を伴わない単一症候性夜尿 monosymptomatic nocturnal enuresis は多くの場合生理的で，5 歳の約 20％，6 歳の約 10％に月 1 回以上起こる。

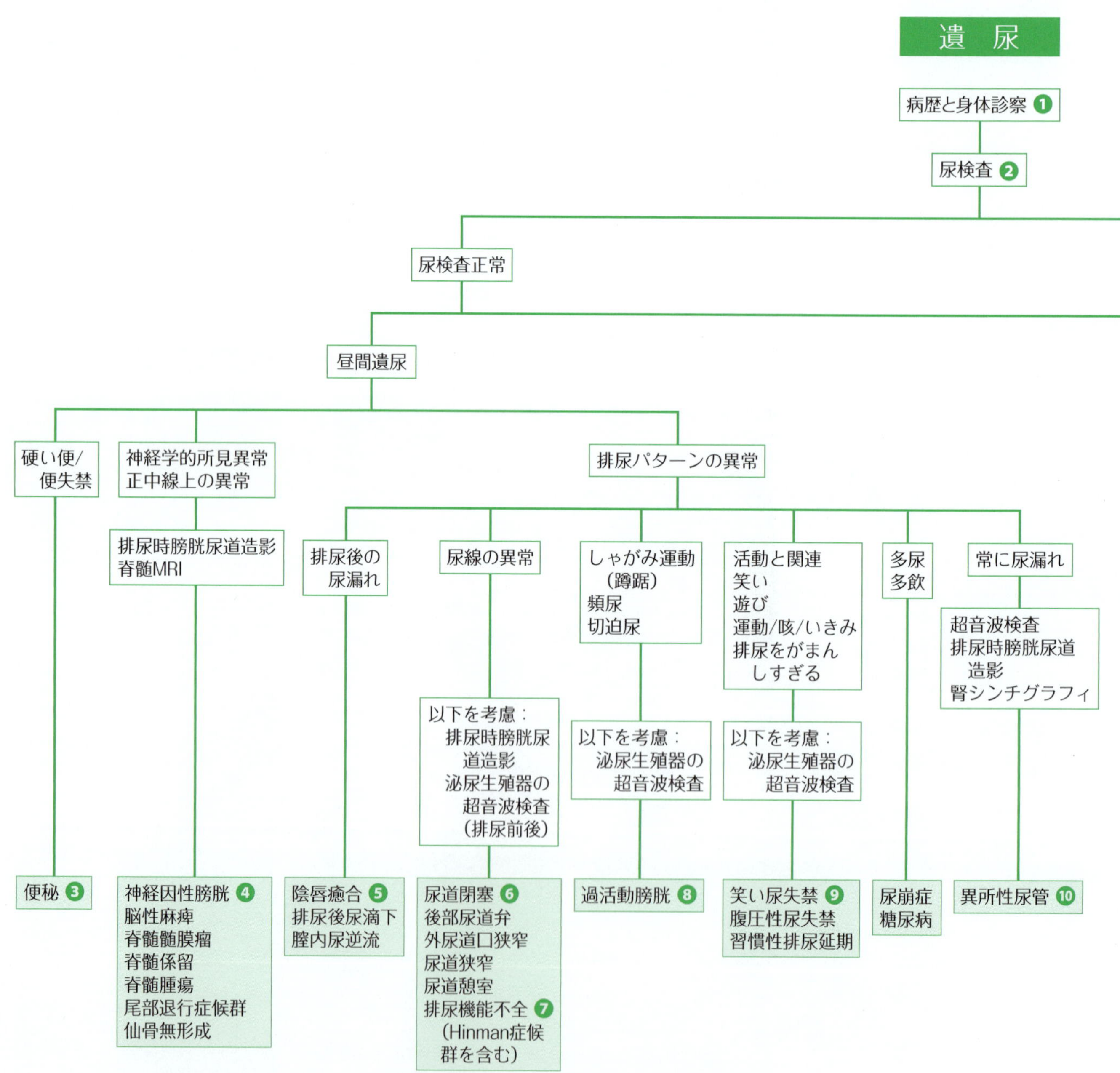

(訳者注釈)
※1『夜尿症診療ガイドライン』には治療対象になるのは「小学校入学以降」とある
※2『夜尿症診療ガイドライン』では「昼間の尿漏れをUrinary incontinenceとし，そのなかで頻尿，尿意切迫感ともなう尿漏れをUrge syndromeと表現する」とある

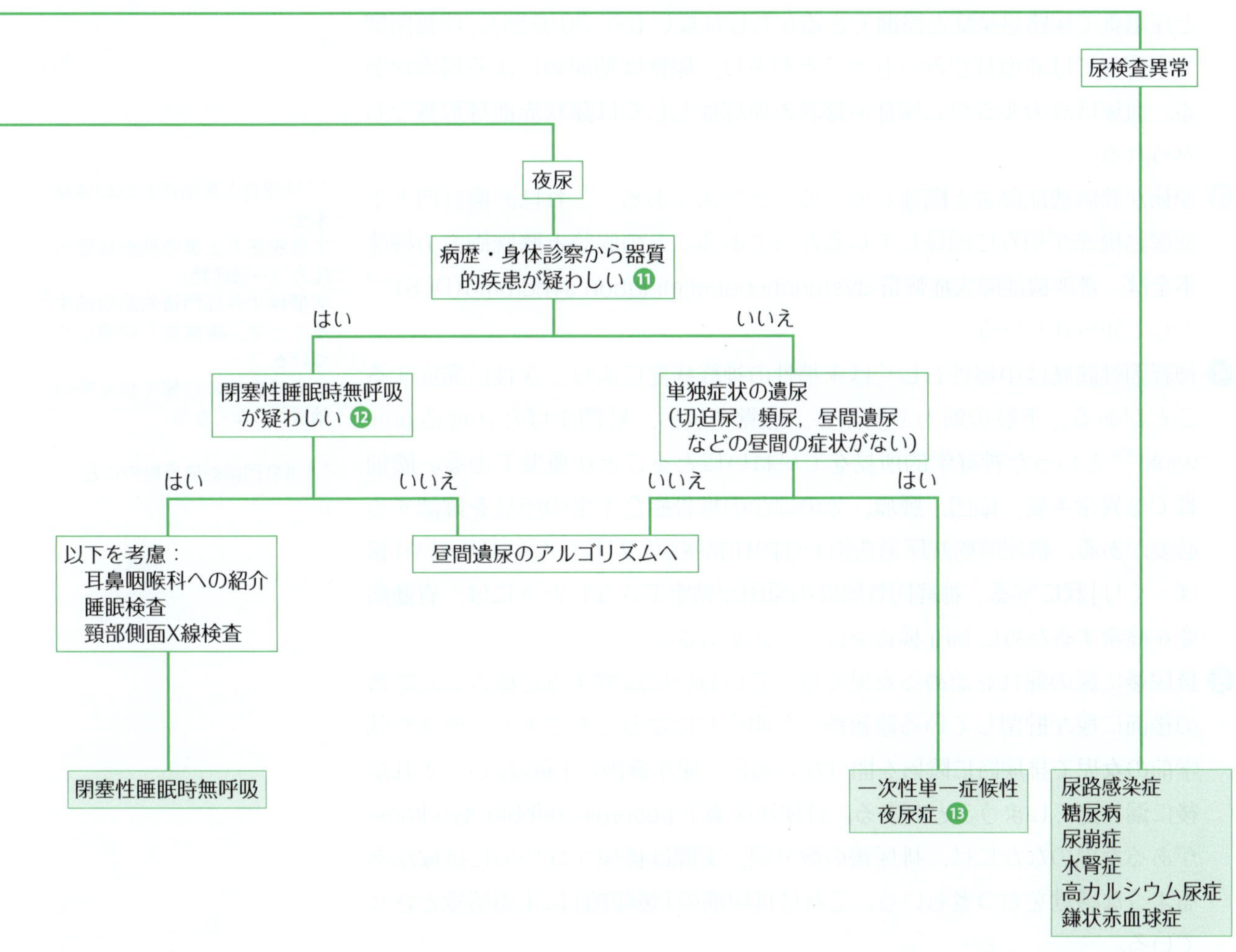


Nelson Textbook of Pediatrics, 19e. Chapters 21, 537
ネルソン小児科学 原著 第19版．21章，537章
Nelsons Essentials, 6e. Chapter 14

❶ 遺尿では単一症候性夜尿（多くは良性）と昼間遺尿（器質的なことがある）の鑑別がもっとも重要である。尿路感染症は便秘や遺糞症と同様に，遺尿と関連していることがある。遺尿をするタイミングを特定するべきである。過活動膀胱（小児不安定膀胱）では「しゃがみこみ（蹲踞）」，頻尿，切迫尿がみられることがあり，注意欠如・多動性障害（ADHD）の症状を伴っていることもある。排尿を最後まで我慢したり，くすくす笑ったり声をあげて笑ったときや，咳をしたり体に力が入ったとき，身体的活動をしたときに遺尿をきたす病歴は過活動膀胱を示唆する。多飲多尿の病歴は糖尿病や中枢性尿崩症を示唆する。神経症状や正中線上の異常[※3] midline abnormalities がある場合，神経因性膀胱を伴う潜在的な神経疾患のことがある。夜尿がある小児でいびきや口呼吸の病歴がある場合には睡眠時無呼吸を示唆する。高血圧や成長障害を伴うときは慢性腎疾患が考えられる。外尿道口狭窄や陰唇癒合，そのほかの異常を診断するためにはていねいに外陰部の診察を行う必要がある。尿道閉塞では膀胱や腎臓が拡大していることがある。

❷ 遺尿症がみられた場合には全例鏡検を含めた尿検査をするべきで，必要に応じて培養検査も行う（ch. 30 参照）。尿糖がみられるときには糖尿病の可能性がある。起床時尿で尿比重 1.015 ～ 1.020 であれば尿崩症は否定できる。尿失禁に排尿障害，頻尿，切迫尿や悪臭を伴っているときは尿検査と尿培養で尿路感染症と診断できるかもしれない（ch. 30 参照）。尿管閉塞や水腎症では赤血球がみられることがあり，尿糖は糖尿病による場合がある。血尿は高カルシウム尿症や鎌状赤血球症もしくは鎌状赤血球形質でもみられる。

❸ 便秘が膀胱機能障害と関連していることがよくある。これは直腸肛門と下部尿路機能が相互に関係しているからである。この腸管と膀胱両方の機能不全は，排泄機能障害症候群 dysfunctional elimination syndrome（DES）[※4] として知られている。

❹ 神経因性膀胱は中枢性もしくは末梢性の神経病変により二次性に発症することがある。下肢の筋力や筋緊張，感覚や反射，肛門まばたき反応 anal wink[※5] といった神経学的所見をていねいにとることが重要である。腰仙椎では異常毛髪，陥凹，腫瘤，そのほかの椎骨癒合不全の所見を確認する必要がある。排尿時膀胱尿道造影では肉柱膀胱が「クリスマスツリー」や「松ぼっくり」状に写る。神経因性膀胱の原因が特定できないときには，脊髄病変を検索するために MRI 検査を行うべきである。

❺ 排尿後に尿の漏れを認める女児では，ていねいに診察すると癒合した陰唇の後面に尿が貯留している陰唇癒合が明らかになることがある。肥満や就学前の女児で排尿時に陰唇を開けない場合，尿が腟内に「逆流」し，それが後に漏れ出てしまうことがある。排尿後尿滴下 postvoid dribble syndrome がある女児のなかには，排尿後の数分間，実際は排尿がないのに排尿があるような感覚をもつ者もいる。これは排尿筋の「後収縮」による感覚とされている。

❻ 尿道閉塞では尿が滴下したり，尿線が弱かったり細かったり，力む必要があるなどの排尿に関する症状がみられることがある。尿道閉塞には先天性

■ 訳者注釈

※3 腰仙部正中線上の皮膚異常，すなわち潜在性二分脊椎が示唆される病変のことを指す。④を参照

※4 排尿筋と尿道括約筋の協調不全
①直腸圧の上昇で膀胱後壁へ圧力（→過活動）
②便秘で外肛門括約筋収縮することで，排尿筋も収縮しつづける
③骨盤底筋の収縮で排尿筋の弛緩がしなくなる

※5 外肛門括約筋反射のこと

■ 訳者注釈

のもの（後部尿道弁，尿道狭窄，尿道憩室）や，感染症による狭窄の進行（淋菌性尿道炎），傷創（尿道カテーテルによる外傷や尿道異物）がある。

⑦ 排尿機能不全は，尿道括約筋と骨盤底筋肉組織が排尿時に弛緩しないことでひき起こされる。Hinman 症候群（排尿筋，括約筋の協調運動障害）は神経障害のない排尿機能不全の極端な形である。非神経因性の神経因性膀胱 nonneurogenic neurogenic bladder ともよばれる。この疾患では，断続的な尿線や尿流率の減少，昼夜の尿漏れ，くり返す尿路感染症，便秘，便失禁がみられる。画像検査では膀胱肉柱や排尿後の著しい残尿，膀胱尿管逆流，上部尿管の拡張や腎瘢痕がみられる。

⑧ 過活動膀胱（尿意切迫感を伴う尿漏れ症 urge syndrome，小児不安定膀胱）は日中の尿失禁としてはよくある原因である。罹患児は昼夜の尿失禁，頻尿，切迫尿を呈し，しゃがみこみをする特徴がある。しゃがみこみは排尿筋の収縮（1 分以上続く）を抑えようとする動作である。

⑨ 笑い尿失禁 giggle incontinence は笑いの動作で起こり，女児によくみられる。笑い失禁は，腹圧性尿失禁のように腹圧上昇に応じて少量失禁するのと対照的に，膀胱内が空になるような尿失禁をきたす。咳をしたり，いきんだり，そのほかの身体動作をすることが腹圧性尿失禁の一般的な原因である。腹圧性尿失禁のもう一つの原因は「排尿の延期」である。これは就学前の小児に多く，なにかに没頭しすぎて排尿せずに尿失禁してしまうことである。これは尿路感染症のリスクを上げる可能性もある。

⑩ 異所性尿管はまれな先天奇形である。尿失禁は尿管が外尿道括約筋より遠位に開口している場合に起こる。女児に多く，尿が持続的に流出する。

⑪ 昼間遺尿において，排尿障害や頻尿，切迫尿，日中の尿失禁，多飲，多尿，中枢神経損傷，便秘や遺糞，持続的な尿失禁，神経学的な徴候や症状，尿線の異常がみられた場合，器質的な疾患の可能性があり，さらなる評価を要する。夜尿の場合には器質的な疾患はまれである。

⑫ いびきがひどく，いつも口呼吸をしているような睡眠時無呼吸の小児では，睡眠時の無呼吸中に失禁が起こることがある。頸部 X 線側面像でアデノイド肥大を検索したり，睡眠検査で閉塞性睡眠時無呼吸を評価したりすることは有用である。このような場合には耳鼻咽喉科医への紹介が推奨される。

⑬ 一次性単一症候性夜尿症 monosymptomatic primary nocturnal enuresis はよく遭遇する疾患である。男児に多く，家族性のことも多い。この場合，身体所見（ていねいな神経学的診察も含めて）は正常で，日中の随伴症状はなく，尿検査でも正常である。

参考文献


- Graham KM, Levy JB: Enuresis, Pediatr Rev 30 :165 –173 , 2009 .
- Kliegman RM, Stanton B, St. Geme J, Schor N, Behrman RE, editors: Nelson textbook of pediatrics, ed 19 , Philadelphia, 2011 , Saunders, Chapters 21 , 537 .
- Neveus T, Eggert P, Evans J, et al: Evaluation of and treatment for monosymptomatic enuresis: A standardization document from the International Children’s Continence Society, J Urol 183 :441 –447 , 2010 .

chapter 32 RED URINE AND HEMATURIAS

# 赤色尿と血尿

赤色尿や褐色尿は血尿を示唆し，腎疾患の可能性がある。血尿は尿検査ではよくみられる。顕微鏡的血尿は新鮮尿の沈渣で 5/HPF 以上と定義される。肉眼的血尿は裸眼で確認できるものをいう。血尿以外にも赤色尿や褐色尿を呈する多くの病態があるため，尿中の赤血球を検査で確定する必要がある。

赤色尿/血尿

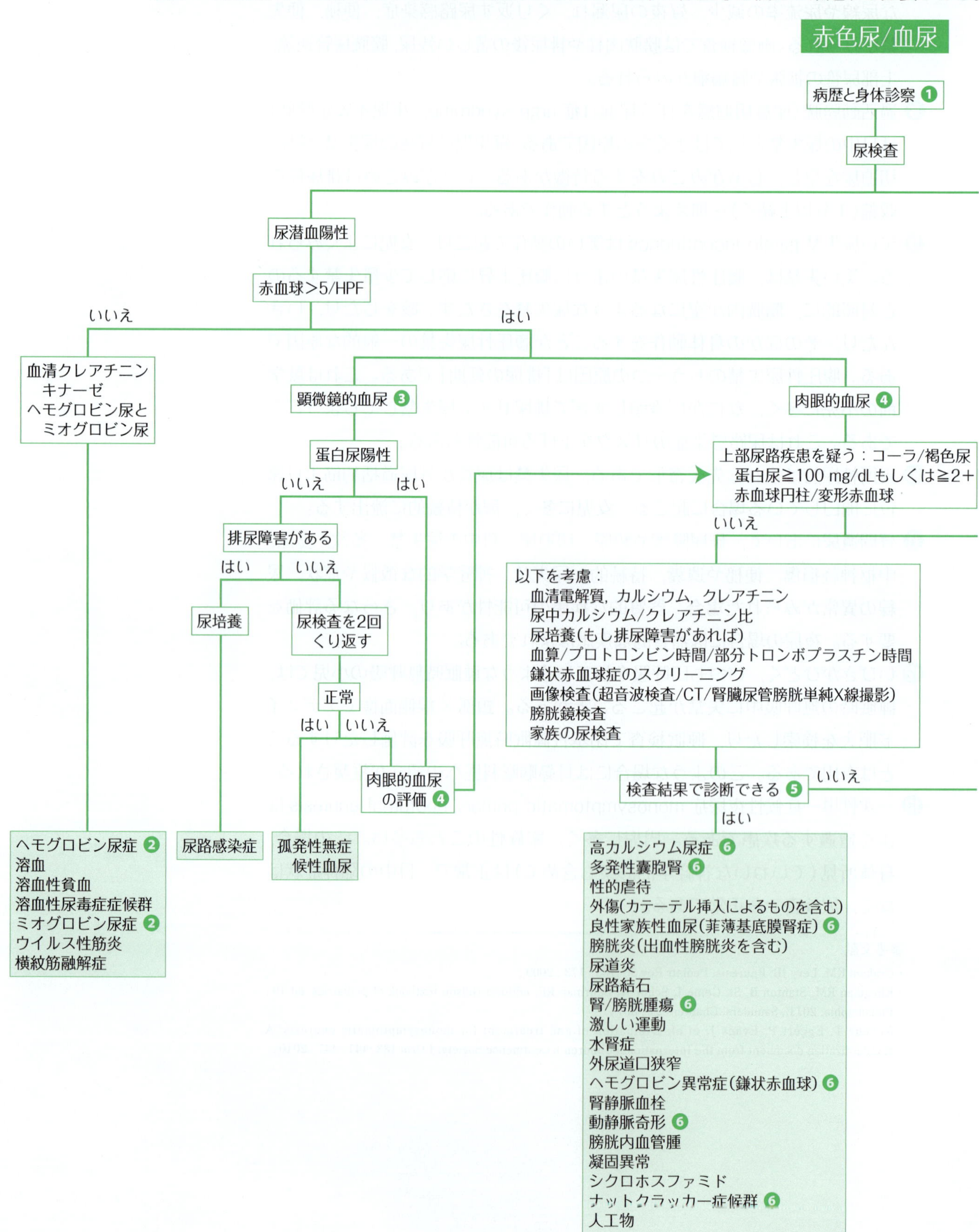

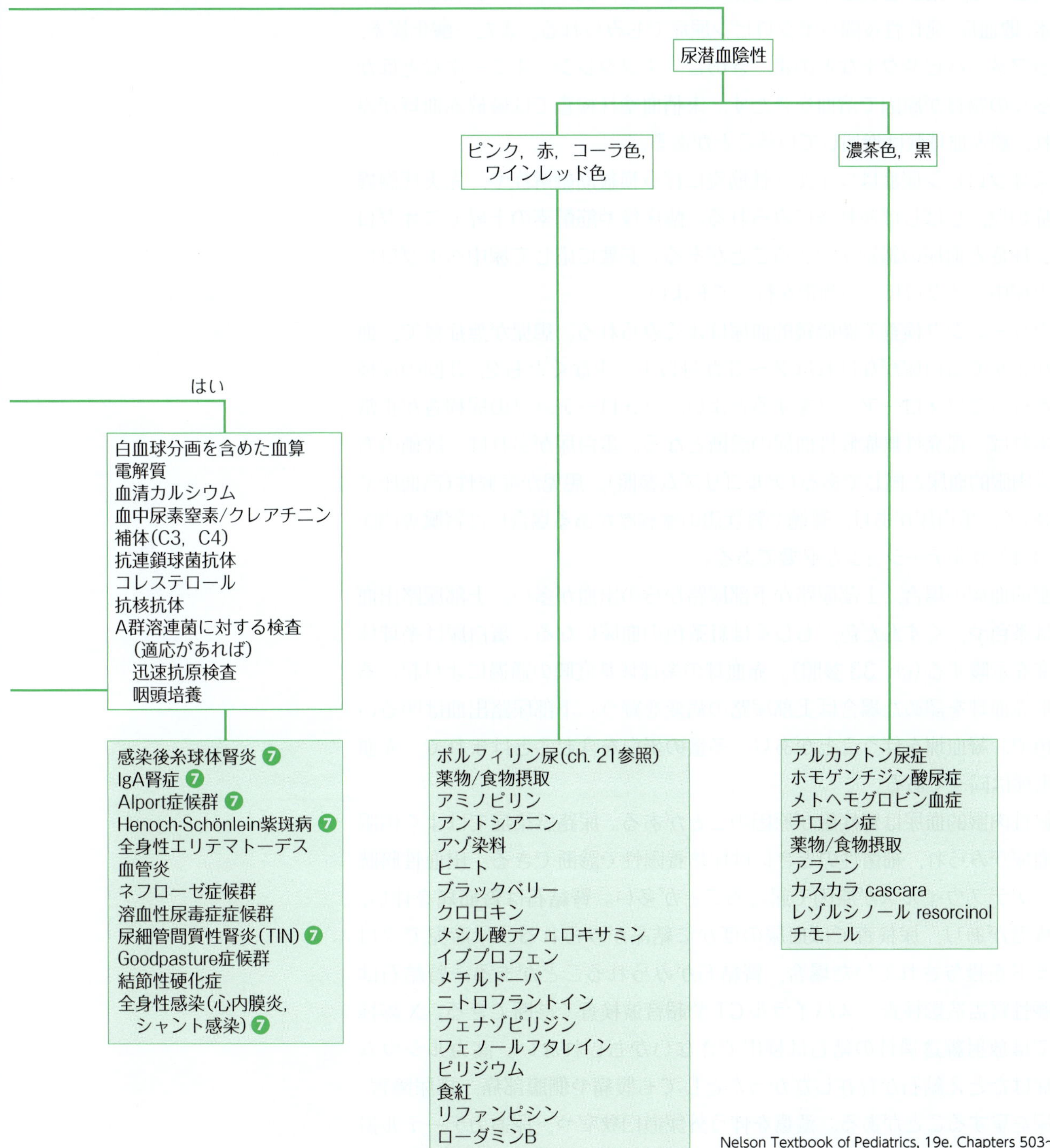


Nelson Textbook of Pediatrics, 19e. Chapters 503~516
ネルソン小児科学 原著 第19版. 503~516章
Nelsons Essentials, 6e. Chapter 163

■ 訳者注釈

❶ 病歴聴取には，排尿障害や頻尿，切迫尿のような尿路症状がないか，側腹部痛や腹痛がないか，を最低でも含める必要がある。運動や，異物やカテーテル挿入，性的・身体的虐待も含めた外傷歴で血尿の原因が特定できることがある。処方薬や薬物の摂取歴，食事についても聴取するべきである。腎疾患に合併する全身疾患（関節炎，呼吸器疾患など）についてのみならず乏尿や高血圧の有無を聴取するべきある。家族歴として，腎疾患，血尿，難聴，腎不全，高血圧，腎結石，鎌状赤血球症・鎌状赤血球形質，透析，腎移植などを含めて広く聴取する。血圧は必ず測定する。身体診察は泌尿生殖器系と関節を中心に，腹部腫瘤や皮疹を特定することに焦点をあてる。

❷ 試験紙法（ディップスティック）が陽性で，赤血球が存在しない場合，ヘモグロビンかミオグロビンの存在を示唆する。ヘモグロビン尿症は溶血を伴って発症する。溶血性貧血や溶血性尿毒症症候群，血液型不適合輸血，淡水溺水，敗血症，発作性夜間ヘモグロビン尿症でもみられる。また一酸化炭素，ソラマメ，ヘビやクモなどの毒，きのこ，ナフタレン，キニーネなどほかの多くの物質が原因で溶血をきたす。末梢血塗抹検査では破砕赤血球がみられ，網赤血球数は増加していることがある。

ミオグロビン尿症はウイルス性筋炎に伴う横紋筋融解症や，先天代謝異常症の児，しばしば運動後にみられる。臨床像や筋酵素の上昇でミオグロビン尿症と血尿の鑑別ができることがある。必要に応じて尿中ヘモグロビンと尿中ミオグロビンの測定を行ってもよい。

❸ スクリーニング検査で顕微鏡的血尿はよくみられる。患児が無症候で，血圧が正常で蛋白尿がなければ2～3か月以上，少なくとも2，3回の尿検査を行ってフォローアップをするとよい。フォローアップの尿検査が正常であれば，孤発性無症候性血尿の診断となる。蛋白尿があれば，評価の方法は肉眼的血尿と同じである（アルゴリズム参照）。患児が症候性（高血圧や浮腫）で，蛋白尿があり，難聴や腎疾患の家族歴がある場合には腎臓専門医へのコンサルテーションが必要である。

❹ 肉眼的血尿の場合，上部尿路か下部尿路からの出血が多い。上部尿路出血では茶色や，くすんだ色，もしくは紅茶色の血尿になる。蛋白尿は糸球体病変を示唆する（ch. 33 参照）。赤血球の糸球体基底膜の通過により起こる変形赤血球を認めた場合は上部尿路の病変を疑う。下部尿路出血は明るい赤色で，凝血塊を伴うことがあり，多量の蛋白を含むことはまれで，赤血球形態は同一である。

❺ 症候性肉眼的血尿は腎疾患が原因のことがある。尿路感染症ではよく肉眼的血尿がみられ，細菌性のときには尿培養陽性で診断できる。出血性膀胱炎はアデノウイルスが原因で起こることが多い。腎結石は腎疝痛を伴い，家族歴があり，尿検査では血尿のほかに結晶がみられる。早産児でフロセミドを投与されていた場合，腎結石がみられることがある。腎結石は静脈性腎盂造影検査，スパイラル CT や超音波検査で診断できる。X 線検査では放射線透過性の結石は検出できないかもしれない。高カルシウム尿症はたとえ結石が存在しなかったとしても腹痛や側腹部痛，排尿障害，血尿を呈することがある。潰瘍を伴う外尿道口狭窄や，尿道カテーテル損

傷，性的虐待で血尿をきたすことがある。腹部外傷および腎外傷も血尿の原因となることがあり，静注造影剤による造影 CT を要する。膀胱損傷や後部尿道は骨盤骨折に伴うことがあり，逆行性尿道造影で診断できる。

⑥ 特発性高カルシウム尿症は，主に持続性顕微鏡的血尿やくり返す肉眼的血尿，排尿障害で発症する。カルシウム / クレアチニン比が 0.2 以上であれば高カルシウム尿症を示唆する。その場合には 24 時間蓄尿によるカルシウム値の測定を行うべきである。常染色体優性多発性囊胞腎はしばしば肉眼的血尿で発症する。多発性囊胞腎の症状は小児期に現れることもあるが，主に成人期発症が多い。腎腫瘍や膀胱腫瘍が肉眼的血尿で発症するのはまれである。腎動静脈奇形も，急速に血液が尿管を通過することにより肉眼的血尿として発症するが，出血部位を特定するためには膀胱鏡検査や血管造影を要することがある。ストレス血尿 stress hematuria では運動後に血尿がみられる。この場合，痛みを伴わず，短時間でおさまり，蛋白尿はみられない。良性家族性血尿（菲薄基底膜病）の予後は非常によいが，フォローアップは必須である。常染色体優性遺伝で，腎生検では電子顕微鏡で糸球体基底膜の菲薄化が観察される。ナットクラッカー症候群は左腎静脈遠位が上腸間膜動脈と大動脈の間に挟まれて圧迫されることによる。鎌状赤血球症や鎌状赤血球形質[※1]では腎乳頭壊死により血尿がみられる。

⑦ 感染後急性糸球体腎炎は，発熱の 4 日から 3 週間後に発症し，血尿がみられ，乏尿，浮腫，高血圧を伴う。咽頭炎や伝染性膿痂疹を起こす A 群溶連菌がもっとも多い原因である。検査所見では C3，C4 の低下や，A 群溶連菌感染を示唆する所見（ストレプトザイム Streptozyme，抗ストレプトリジン antistreptolysin O 抗体，抗ヒアルロニダーゼ抗体 antihyaluronidase，抗 DNase-B 抗体）がみられる。IgA 腎症による血尿は上気道感染症に罹患後 48 時間以内にみられる。顕微鏡的血尿が上気道感染罹患ごとにみられる。Alport 症候群は腎疾患，難聴，血尿の家族歴と関連する。

Henoch-Schönlein 紫斑病（HSP）[※2]は腹痛，関節痛，下肢の皮疹（触知可能な紫斑）で発症する。血尿に加え，蛋白尿がみられることがある。HSP に対して特異的な検査はないが，血清 IgA 値が上昇することがある。結節性硬化症では腎囊胞と腎血管筋脂肪腫が原因で血尿をきたすことがある。細菌性心内膜炎やシャント感染といった全身性感染症でも血尿と蛋白尿をきたすことがある。とくに巣状分節性糸球体硬化症や膜性増殖性糸球体腎炎によるネフローゼ症候群で血尿を伴うことがある。尿細管間質性腎炎[※3]はペニシリン，セファロスポリン，スルホンアミド，リファンピシン，テトラサイクリン，非ステロイド性抗炎症薬，フロセミド，サイアザイド，重金属などが原因のことが多い。尿細管間質性腎炎は全身性エリテマトーデスなどのような全身性疾患[※4]に合併することもある。

■ 訳者注釈

※1 鎌状赤血球形質 sickle cell trait は，通常は無症状だが，ストレス下や低酸素下で鎌状化する（ヘモグロビン AS 型鎌状赤血球症）

※2 現在は IgA 血管炎が正式な疾患名

※3 一般に，間質性腎障害では蛋白尿・血尿は軽微か認めないことが多い（糸球体障害ではないため）

※4 ほかに Sjögren 症候群，ANCA 関連血管炎，サルコイドーシスなどの肉芽腫性疾患

参考文献


- Kliegman RM, Stanton BF, St. Geme J, Schor N, Behrman RE, editors: Nelson textbook of pediatrics, ed 19, Philadelphia, 2011, Elsevier Saunders. Chapters 503–516.
- McInerny TK, Adam HM, Campbell DE, et al, editors: American Academy of Pediatrics textbook of pediatric care, Elk Grove Village, Ill, 2009, American Academy of Pediatrics, pp 1566–1569.
- Pan CG: Evaluation of gross hematuria, Pediatr Clin North Am 53:401–412, 2006

chapter 33 PROTEINURIA

# 蛋白尿

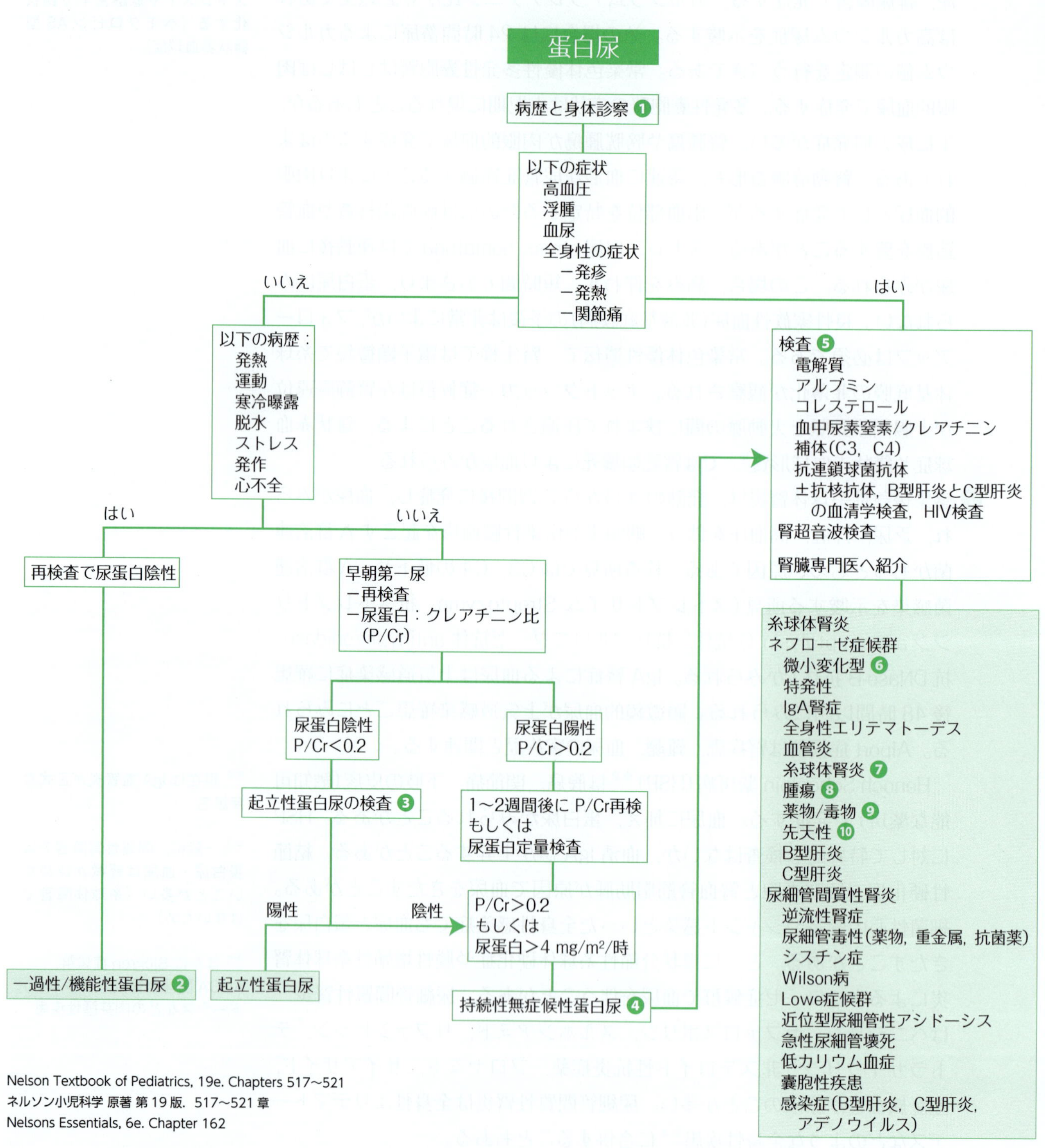


Nelson Textbook of Pediatrics, 19e. Chapters 517〜521
ネルソン小児科学 原著 第19版. 517〜521章
Nelsons Essentials, 6e. Chapter 162

蛋白尿は一般的にみられる検査所見で，腎疾患の徴候であることがよくあるが，正常で健康な小児にみられることもある。蛋白尿の原因が病的かそうでないかを区別することが大切である。10％程度の小児が一生のなかで1＋の蛋白尿を示すことがある。ほとんどの小児では一過性なので，診断を下す前に再検査をすることが重要である。

蛋白尿はディップスティック試験法で定性的に定義される。微量な蛋白尿は多くの場合重要ではないが，1＋の蛋白尿（30 mg/dL）は臨床的意義があるかもしれない。この場合は再検査で尿比重と併せて検討する必要がある。偽陰性は尿が希釈され過ぎた状態（比重＜1.005）でみられやすく，偽陽性はディップスティックを長く漬け過ぎたときや，アルカリ尿，白血球尿，細菌尿，ムコ蛋白，第四級アンモニウム複合体※1，洗剤によって起こることがある。

蛋白尿に対する定量的検査は12時間もしくは24時間蓄尿で行われる。4 mg/m$^2$/時未満は正常，4～40 mg/m$^2$/時は異常，40 mg/m$^2$/時以上は「ネフローゼ範囲」とされる。早朝スポット尿での尿蛋白/クレアチニン（Cr）比（mg/dL）は24時間蓄尿の蛋白量と良好に相関する。2歳以上の小児で尿蛋白/Cr比が0.2以上，6か月～2歳で0.5以上は異常とされ，2以上では「ネフローゼ範囲」の蛋白尿である。この検査は筋肉量が減っている小児（たとえば栄養失調など）では不正確である。

（訳者注釈）※1 消毒薬，界面活性剤，柔軟剤などに使用されている

❶ 病歴聴取には最近の運動や，赤色・褐色尿，呼吸器疾患やそのほかの発熱性疾患を含めるべきである。起床時の眼瞼周囲のむくみ，異常な腹囲増加，靴が履きにくくなった，などの浮腫を示唆する病歴はネフローゼ症候群の可能性があり，精査が必要である。腎疾患や血尿，高血圧についての家族歴聴取も必要である。全身性の症状（関節痛，皮疹，発熱など）は，全身性エリテマトーデス（SLE）やHenoch-Schönlein紫斑病（HSP）※2の徴候である可能性がある。身体診察では血圧測定と浮腫の確認が必須である。特徴的な皮疹（SLEでの頬の皮疹や，HSPでの紫斑など）は原因を特定できることがある。

❷ 一過性の蛋白尿は，発熱（多くの場合，蛋白尿は10～14病日で軽快），激しい運動（48時間以内に減少），ストレス，寒冷刺激，脱水，心不全，発作に伴ってみられることがある。

❸ 再検査でも尿蛋白陽性になった，とくに4歳以上の小児では，起立性蛋白尿の検査が必要である。これは起立位のみで尿蛋白の分泌が増えるもので，幼若小児では比較的まれである。小児でみられる蛋白尿の60％を占め，良性の臨床経過をとる。

以下に示す検査が起立性蛋白尿に対して行われる。スポット尿で3日連続の早朝第一尿蛋白/Cr比＜0.2であれば確定診断となる。検査は外来での尿検査と，臥位での尿検査（つまり早朝第一尿）で尿蛋白/Cr比を比較してもよい。また，外来での尿検査と臥位での尿検査で尿蛋白の定量的評価を行ってもよい。臥位では尿蛋白＜4 mg/m$^2$/時になるはずである。外来での尿検査の量は一定しないが，たいていは臥位での尿蛋白量の2～4倍

■ 訳者注釈

※2 現在はIgA血管炎が正式な疾患名

である。

❹ 持続的な無症候性蛋白尿を呈する患者では，症候性蛋白尿の患者と同じように精査が必要なことがある。腎生検の要否に関しては異なる意見があるため，検査が正常の患者でも腎臓専門医に紹介することは合理的である。

❺ 症候性蛋白尿(浮腫や高血圧)や，血尿を伴う患者，全身性の症状(皮疹，発熱，関節痛)がある，もしくは糸球体腎炎や腎不全の家族歴がある場合には精査が必要である。ほとんどの症例は腎臓専門医への紹介が必要である。精査には血中尿素窒素，Cr や電解質といった腎機能の評価が含まれる。ネフローゼ症候群では蛋白尿，低アルブミン血症，浮腫，高脂血症を呈する。総血清蛋白，アルブミンやコレステロール，トリグリセリドが検査される。抗連鎖球菌抗体 streptozyme や補体値(C3，C4)が溶連菌感染後糸球体腎炎を除外するために測定される。溶連菌感染後糸球体腎炎は，急性ネフローゼ症候群で直近の連鎖球菌感染が証明され，C3 値が低下している場合に診断される。SLE では C3 値と C4 値が低下する。抗核抗体は，とくに高血圧や血尿を伴い，SLE を除外するときに考慮する。B 型肝炎，C 型肝炎，HIV も糸球体腎炎を合併することがある。腎エコーは解剖学的な検査のために考慮すべきである。

❻ 微小変化型ネフローゼ症候群は男児により多く，多くの場合 2～6 歳の間に発症する。尿検査では 3+～4+の蛋白尿[※3]がみられ，顕微鏡的血尿を伴うことがある。腎機能は低下することがあり，コレステロールやトリグリセリド値が上昇し，血清アルブミンは低下する。C3 は正常である。

❼ ネフローゼ症候群はどのタイプの糸球体腎炎でも起こり，とくに膜性，膜性増殖性，感染後，SLE，慢性感染症，HSP に伴ってみられる。溶連菌感染後糸球体腎炎では抗連鎖球菌抗体値が上昇し，補体(C3)が低下する(ch. 32，蛋白尿を伴う血尿を参照)。

❽ ネフローゼ症候群は癌やリンパ腫(Hodgkin 病)といった腎外の悪性腫瘍でも発症することがある。

❾ 薬物や化学物質，たとえばペニシラミン，金，水銀化合物，プロベネシド，エトスクシミド，メチマゾール，リチウム，フェニトインやそのほか多くの物質でネフローゼ症候群が起こり得る。

❿ 1 歳未満の小児でネフローゼ症候群を発症した場合，予後は悪い。この場合，先天性ネフローゼ症候群(フィンランド型)がもっとも多い。常染色体劣性遺伝で，大量の蛋白尿のために発育不全をきたす。乳児でのネフローゼ症候群は，梅毒やトキソプラズマ，サイトメガロウイルス，風疹，B 型肝炎，HIV，マラリアなどの感染後に二次性に発症することがある。薬物や毒物(水銀など)，SLE でもネフローゼ症候群をきたすことがある。ネフローゼ症候群と関連する症候群としては，爪膝蓋骨症候群，Lowe 症候群，先天性脳奇形，Drash 症候群(Wilms 腫瘍，腎症，性器異常を特徴とする)がある。

■ 訳者注釈

※3 ディップスティック試験法による尿蛋白定性と尿蛋白定量の相関は以下のとおり

| 定性 | 定量(mg/dL) |
|---|---|
| ± | 15 |
| 1＋ | 30 |
| 2＋ | 100 |
| 3＋ | 300 |
| 4＋ | 1,000 |

■ 訳者注釈

参考文献

・Kliegman RM, Stanton BF, St. Geme J, et al, editors: Nelson textbook of pediatrics, ed 19 , Philadelphia, 2011 , Elsevier Saunders. Chapters 517 –521 .
・Mahesh S, Woroniecki RP: Proteinuria. In McInerny TK, Adam HM, Campbell DE, et al, editors: American Academy of Pediatrics textbook of pediatric care, Elk Grove Village, Ill, 2008 , AAP. Chapter 210 .

# chapter 34 EDEMA

# 浮腫

浮腫は細胞間質の水分が過剰に貯留した状態である。局所性浮腫（腹水や胸水）や全身性浮腫をきたすことがある。毛細血管静水圧の上昇〔うっ血性心不全（CHF）〕や血漿蛋白の低下によって浮腫が起こることもある。血漿蛋白の減少は，喪失の亢進（ネフローゼ症候群，熱傷）や，栄養摂取の低下（栄養失調），リンパ管の流れが障害されたときに起こる。

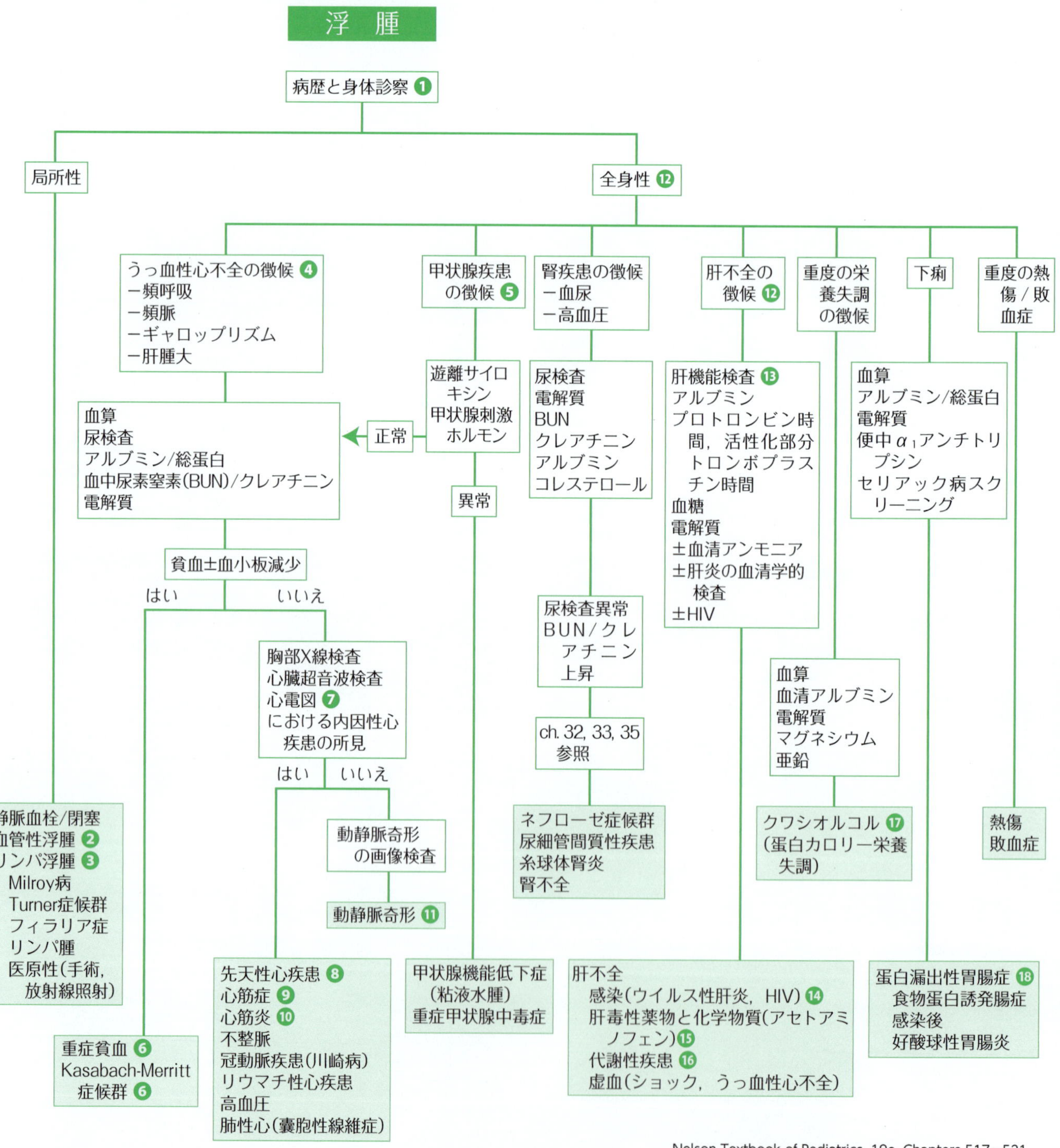


Nelson Textbook of Pediatrics, 19e. Chapters 517～521
ネルソン小児科学 原著 第19版．517～521章
Nelsons Essentials, 6e. Chapter 162

❶ 病歴と身体診察は，鑑別診断を狭めて原因臓器を特定するのに非常に重要である。心不全，肝不全，腎疾患に特徴的な症状や徴候を得る必要がある。熱傷の病歴や，重篤で広範囲な熱傷が存在すれば，それが原因であるといえる。臨床的にはっきりと原因がわからない場合，精密検査は心疾患と腎疾患の除外から始めるべきである。

慢性腎疾患では成長障害を伴うため，必ず成長曲線を評価すべきである。バイタルサインが診断を示唆することもあり，たとえば心不全では頻脈と多呼吸を伴う。高血圧は腎不全や糸球体腎炎を示唆する。仙骨や下肢といった下になる部位での圧痕性浮腫※1の多くは末梢性浮腫に伴う。非圧痕性浮腫はリンパ浮腫や甲状腺疾患（前脛骨部の粘液水腫）でみられることがある。

❷ 血管性浮腫は，皮膚や皮下組織の深い部位に病変がある蕁麻疹の一種である。唇や手足の背側面，頭皮，陰嚢，眼窩周囲に症状がみられることが多い。原因は多岐にわたり，食物，薬物，接触物（化粧品），吸入物質（花粉や鱗屑），虫刺症，感染などがある。くり返す血管性浮腫は，発熱や好酸球増多と関連する発作性血管性浮腫を示唆する。遺伝性血管性浮腫は，C1 エステラーゼインヒビターの合成が減少することにより，軽い外傷や激しい運動，ストレスにひき続いて突発的な浮腫発作が起こる。

❸ リンパ浮腫はリンパ管の流れが閉塞することによって起こる。先天性リンパ浮腫は Turner 症候群や Noonan 症候群，Milroy 病※2でみられる。後天性のリンパ管閉塞は腫瘍やリンパ腫，フィラリア症，放射線照射後の線維症，炎症後や術後の創部が原因となることがある。太いリンパ管の損傷※3で乳び腹水をきたすことがある。

❹ 心不全は，心臓が体の代謝需要に見合った適切な心拍出量を出せないときに発症する。徴候や症状には頻脈，多呼吸，体静脈のうっ血（肝腫大），心拡大がある。ほかの特徴としては，食事摂取困難や発汗過多，乳児では体重増加不良がある。肺うっ血が原因で，呼気性喘鳴やラ音，咳嗽といった呼吸器症状もみられることがある。頸静脈怒張やギャロップリズムがみられることもある。年長児では起座呼吸や失神を起こすこともある。末梢の還流が悪くなると，末梢冷感や毛細血管再充満時間の延長を認めたり，末梢動脈の触知が中枢に比べて悪くなることもある。

❺ 甲状腺機能亢進症の症状には，甲状腺腫や眼球所見があり，眼球突出や上眼瞼退縮がみられる。カテコラミン分泌増加による症状には，動悸や頻脈，高血圧，振戦，腱反射亢進などがある。代謝亢進状態による発汗の増加や，暑さへの耐性が低下したり，食欲が亢進するにもかかわらず体重減少がみられたりする。合併する筋疾患によって脱力感や周期性四肢麻痺，心不全が起こることがある。

❻ 重篤な貧血では，とくに新生児で浮腫をきたす。原因には ABO または Rh 不適合や，グルコース-6-リン酸脱水素酵素欠損症による溶血がある。Kasabach-Merritt 症候群は大きい海綿状血管腫が体幹，四肢，腹部臓器にみられ，血管腫の血管床に血小板が捕捉される。血小板減少や，微小血管性溶血性貧血，そしてしばしば消費性の凝固障害を伴う。重篤な貧血によ

■ 訳者注釈

※1 約 10 秒圧迫して圧痕が残るものを指す（pitting edema）。圧痕性浮腫のうち，回復時間が 40 秒未満のものを fast edema（低アルブミン血症を示唆する），40 秒以上かかるものを slow edema（静水圧上昇を示唆する）とよぶ

※2 先天性遺伝性リンパ浮腫ともよばれ，出生時より下肢にリンパ浮腫がみられるきわめてまれな疾患

※3 心臓手術後など

り心不全を起こすことがある。病変内の動静脈奇形により心不全をきたすことがある。

❼ 胸部X線検査，心電図，心臓超音波検査が内因性心疾患の同定に役立つ。CHFでは胸部X線像で心拡大がみられ，肺うっ血の所見がみられることもある。心筋症では心電図で左室または右室の虚血性変化をみとめることがある。心筋炎や心膜炎ではST-T波異常を伴うQRS波の低電位化がみられることがある。心電図はリズム不整の検出にも有用である。心臓超音波検査は心不全に伴う構造的な異常の発見のみならず心室機能の評価にも非常に役立つ。

❽ 先天性心疾患はもっとも多い乳幼児の心不全の原因である。うっ血性心不全を伴うチアノーゼ性疾患には低形成心症候群，大血管転位症，総動脈幹症などがある。心不全の原因としてより頻度が高いのは心室中隔欠損症や動脈管開存症である。

❾ 心筋症はあらゆる疾患の結果として起こる。拡張型心筋症は重度の心肥大と心室拡張を特徴とする。たいていの場合原因は不明である（つまり特発性拡張型心筋症）。ほかの原因には遺伝性（多くはX連鎖性），神経筋疾患（Friedreich運動失調，Duchenne型筋ジストロフィー），川崎病，自己免疫疾患（関節リウマチや全身性エリテマトーデス），甲状腺機能亢進症，代謝異常症（ミトコンドリア病），栄養性疾患（脚気※4，セレン欠乏症，タウリン欠乏症，カルニチン欠乏症）がある。ほかにも，冠動脈病変（左冠動脈起始異常）や心毒性のある薬物（ドキソルビシン，慢性的なトコン中毒）が原因となる。肥大型心筋症には，閉塞性の先天性心疾患や糖尿病による二次性のもの，もしくは特発性肥大型心筋症がある。拘束型心筋症では心室のコンプライアンスが低下し，心室充満の低下をきたすが，原因にはHurler症候群やLöffler好酸球増加症候群がある。

❿ ウイルス性心筋炎はアデノウイルスやコクサッキーB群ウイルスが原因であることが多い。しばしば急性もしくは慢性心不全に至る。感染性のほかの原因として，ジフテリアや全身性細菌感染症（敗血症）やロッキー山紅斑熱がある。寄生虫や真菌が原因となることはまれである。

⓫ 動静脈奇形は頭蓋内だけではなく肝臓や肺，四肢，胸壁などにもみられる。心不全は頭蓋内の大きな動静脈瘻（Galen静脈奇形など）や肝臓の動静脈奇形で起こりやすい。末梢の動静脈奇形では心不全は起こりにくい。身体診察では血管雑音が聴取されることもあるが，確定診断は画像検査，多くはMRIによってなされる。

⓬ 肝不全は既存の肝疾患に合併するか，肝不全として特徴的な所見で発症する。肝不全の特徴は，進行性の黄疸や肝性口臭，発熱，食思不振，嘔吐，腹痛である。臨床的な改善なしに急速に肝臓のサイズが小さくなったり，出血傾向がみられたり，腹水がみられることがある。乳児では易刺激性や傾眠，食欲低下，睡眠障害で発症することがある。肝不全が進行すると意識レベルの変化がみられる。年長児では羽ばたき振戦を呈することがある。

⓭ 肝不全では，低アルブミン血症による浮腫がみられ，ビリルビン値（間接，直接）の上昇がみられる。血清アミノトランスフェラーゼ値は初期には上昇

■ 訳者注釈

※4 ビタミン$B_1$欠乏症。ビタミン$B_1$欠乏に伴って発症する脚気心のなかでも，循環動態が急速に悪化する病態を衝心脚気とよぶ

するが，患者の状態が悪化するにつれ低下する。プロトロンビン時間は延長してビタミンKの投与では改善しないことが多い。血清アンモニア値も上昇し，低血糖，低カリウム血症，低ナトリウム血症，代謝性アシドーシス，呼吸性アルカローシスがみられる。

⑭ ウイルス性肝炎は肝不全の原因としてよくみられる。B型肝炎ウイルスとD型肝炎ウイルス※5の混合感染でより肝不全が起こりやすい。ほかのウイルスで肝不全を起こすものには，EBウイルス，単純ヘルペスウイルス，アデノウイルス，エンテロウイルス，パルボウイルスB19，水痘帯状疱疹ウイルスがある。

⑮ 肝毒性がある物質として知られているのは，アセトアミノフェン過量投与，四塩化炭素，タマゴテングタケがある。特異体質障害※6 idiosyncratic damageはハロタン，フェニトイン，カルバマゼピン，バルプロ酸でみられることがある。

⑯ 肝不全と関連する代謝異常症には，Wilson病やガラクトース血症，遺伝性チロシン血症，遺伝性フルクトース不耐症，尿素サイクル異常症がある。

⑰ クワシオルコルkwashiorkorは重度の蛋白欠乏とカロリー欠乏（蛋白カロリー栄養失調）によって起こる症候群である。病初期には食思不振，傾眠，無気力，易刺激性がみられる。進行すると，成長障害，持久力低下，筋力低下，易感染性，そして浮腫がみられるようになる。浮腫により体重増加不良に気づかないことがある。皮膚の変化も現れることがあり，毛髪は粗くなり脱色して赤毛や白髪交じりになる。検査所見では血清アルブミンの低下，低血糖，低リン血症，低カリウム血症，低マグネシウム血症がみられる。貧血は正球性，小球性，大球性のいずれもみられる可能性がある。ビタミン（とくにビタミンA）やミネラル（亜鉛）欠乏も存在することがある。

⑱ 蛋白漏出性胃腸症も低アルブミン血症の結果，浮腫をきたすことがある。$\alpha_1$アンチトリプシンはアルブミンと異なり，消化分解されにくい。糞便中のアンチトリプシン値を測定することが蛋白漏出性胃腸症の診断に有用である。原因として食物蛋白誘発腸症food protein-induced enteropathyや感染後の腸疾患がある。好酸球性胃腸炎も原因の一つで，ほかの食物アレルギーと同様に食品蛋白に対する過敏性と関連している。好酸球増多と血清IgE上昇がみられることが多い。セリアック病も重篤な栄養失調をきたし，浮腫がみられることがある。

■ 訳者注釈

※5 D型肝炎ウイルスは，複製のためにB型肝炎ウイルスを必要とするRNAウイルスであり，B型肝炎ウイルスと同時に，または重複したときに感染が成立する

※6 患者の体質によって感受性が異なり，人によってはこの薬物で肝毒性を示す

参考文献

・Levy PA: Edema. In McInerny TK, Adam HM, Campbell DE, et al, editors: American Academy of Pediatrics textbook of pediatric care, Elk Grove Village, Ill, 2008 , AAP. Chapter 175 .
・Paller AS, Mancini AJ: Hurwitz clinical pediatric dermatology, ed 4 , Philadelphia, 2011 , WB Saunders.

chapter 35 HYPERTENSION

# 高血圧

最近では 3 歳以上のすべての小児にルーチンとして血圧測定するように推奨されている。3 歳未満でも以下に示すような病態によっては血圧測定が必要である。たとえば，早産児や先天性心疾患，腎疾患，固形臓器移植後，癌，血圧上昇をきたす薬物，血圧上昇をきたす疾患，頭蓋内圧上昇などである。適切なサイズのカフを使うことが重要で，上腕周囲長の 40 %の幅で，上腕周囲長の 80 ～ 100 %の長さのカフ袋が適切である。また，血圧測定には収縮期圧（Korotkoff 音の開始）と拡張期圧（Korotkoff 音の消失）を聴診で定義する標準化された方法で行うことが重要である。自動測定器は新生児や乳児で聴診法が難しいときや，集中治療室のような持続的モニタリングが必要なときには許容される。自動測定器で異常な血圧を認めたときには聴診法での確定を要する。

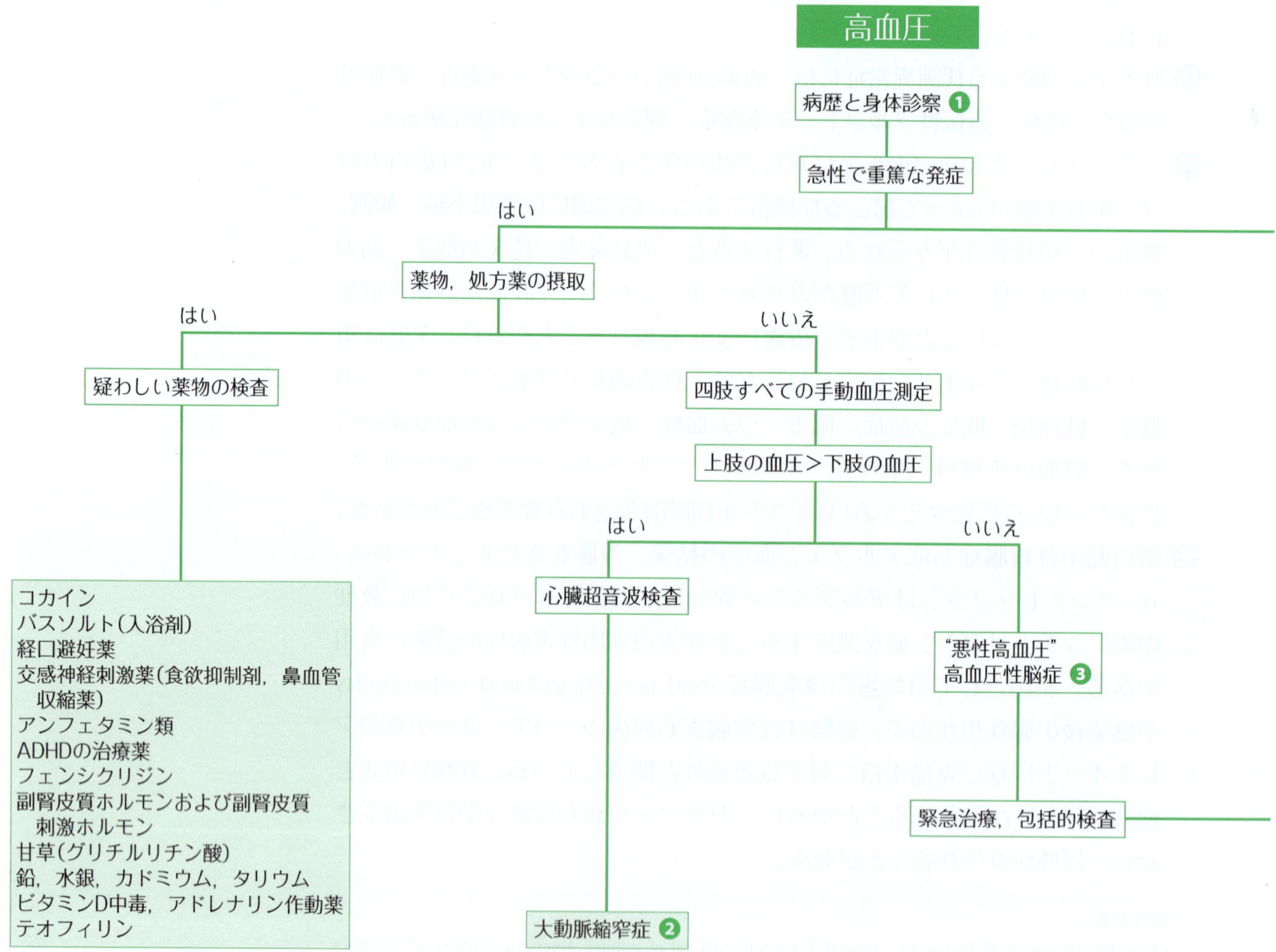

血圧は 1 日の変動が大きく，活動やストレス，ほかの要素によっても変動するため測定は複雑である。高血圧の評価には，身長で調整された血圧表を使うべきである。本チャプターで使われている指針は，National High Blood Pressure Education Program Working Group on High Blood Pressure in Children and Adolescents からの報告に基づいている。正常血圧は収縮期血圧・拡張期血圧ともに年齢・性別の 90 パーセンタイル以内のときと定義される。高血圧前症は平均の収縮期血圧もしくは拡張期血圧が年齢・性別の 90 ～ 95 パーセンタイルの間のときと定義される。高血圧は 3 回以上測定しても平均の収縮期血圧もしくは拡張期血圧が年齢・性別の 95 パーセンタイルを超えるときと定義される。ステージ 1 高血圧症は血圧が 95 パーセンタイルから 99 パーセンタイル+5 mmHg の間，ステージ 2 は 99 パーセンタイル+5 mmHg 以上のときと定義される。ステージ 1 の無症候性で臓器障害がないときは，降圧治療をする前に十分評価する。ステージ 2 では迅速な評価と薬物療法が必須である。

人種間で血圧に差はあるものの，この差は臨床的には問題にならないとされている。外来やクリニックで血圧が 95 パーセンタイルを超えるが，臨床現場以外では正常血圧の場合は「白衣高血圧 white-coat hypertension」である。診断には携帯型 24 時間血圧モニターを要することが多い。

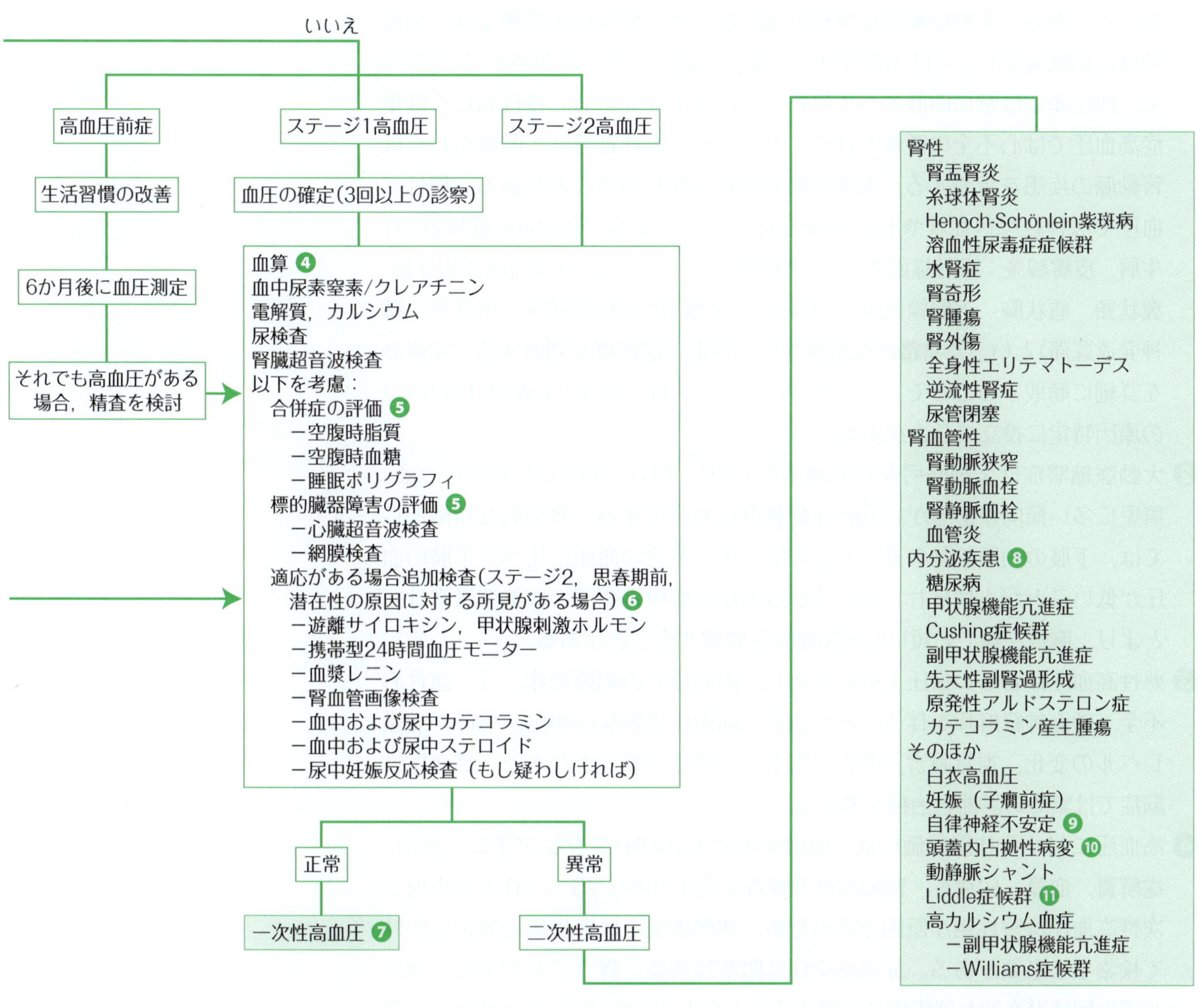


Nelson Textbook of Pediatrics, 19e. Chapter 439
ネルソン小児科学 原著 第 19 版．439 章
Nelsons Essentials, 6e. Chapter 166

❶ 病歴では薬物や毒物摂取，喫煙について聴取が必要である。腹痛，排尿障害，排尿頻度，夜間頻尿，遺尿，血尿，浮腫などの症状があれば腎疾患を示唆する。乳児では，成長障害，易刺激性，栄養摂取不良が高血圧の症状であることがある。関節痛や関節腫脹があれば膠原病が原因かもしれない。体重減少，発汗，顔面蒼白はカテコラミン産生腫瘍による場合がある。筋けいれんや筋力低下，便秘は高アルドステロン症に伴う低カリウム血症でみられることがある。月経障害，多毛症，男性化は高血圧を伴う先天性副腎皮質過形成（CAH）を示唆することがある。新生児期に臍動脈カテーテルの挿入歴がある場合は，腎動脈閉塞のため高血圧をきたすことがある。長引く大きないびきの病歴があれば，睡眠に関連する高血圧の可能性がある※1。

身体診察での顔面蒼白や浮腫の存在は，高血圧が腎臓由来であることを示唆する。詳細な皮膚観察※2で，カフェオレ斑（神経線維腫症），結節や葉状白斑※3 ash leaf spot（結節性硬化症），多毛（先天性副腎過形成），頬部発疹（全身性エリテマトーデス），紫斑（Henoch-Schönlein 紫斑病※4）などの特徴的な所見を得ることができる。網膜の診察では慢性高血圧に伴う二次的変化がみられることがある。甲状腺機能亢進症では甲状腺腫大がみられることがある。大動脈縮窄症や褐色細胞腫に伴う頻脈性不整脈では，大腿動脈の拍動減弱もしくは消失を伴う心雑音を聴取することがある。したがって，血圧測定は常に四肢すべてで行うことが重要である。慢性もしくは重症高血圧では心不全の徴候を伴うことがある。血管雑音は大動脈もしくは腎動脈の疾患を示唆する。腹部診察で腎腫大がわかることがある。慢性高血圧では神経脱落症状や Bell 麻痺を伴うことがある。Cushing 症候群（野牛肩，皮膚線条，満月様顔貌，中心性肥満，多毛），Turner 症候群（低身長，翼状頸，盾状胸，毛髪線低位），Williams 症候群（妖精様顔貌，低身長，精神発達遅滞）といった特徴的な徴候から，特定の症候群を判断する。家族歴を詳細に聴取することで，一次性もしくは二次性高血圧（多嚢胞性腎など）の原因特定に役立つことがある。

❷ 大動脈縮窄症は大動脈弓から分岐部までのいずれの部位でも発生しうる。男児に多い傾向があるが，Turner 症候群にも合併する。典型的な特徴としては，下肢の動脈拍動の減弱もしくは消失，上肢の血圧に比べて下肢の血圧が低いことがあげられ，縮窄部から広がる肩甲骨間部の収縮期雑音はもとより，胸骨左縁でも短い収縮期雑音を聴取することがある。

❸ 悪性高血圧は著しい血圧上昇をきたし，眼底鏡での網膜変化，うっ血性心不全，顔面神経麻痺を伴うことがある。高血圧性脳症は嘔気，嘔吐，意識レベルの変化，視覚障害，発作，脳卒中で発症することがある。高血圧性脳症では緊急の診断と治療を要する。

❹ 高血圧に対する初期評価には，血中尿素窒素（BUN），クレアチニン（Cr），電解質，血算，尿検査，腎臓超音波検査が含まれる。75～80 %の小児二次性高血圧は腎疾患が原因であるため，初期評価では腎疾患の特定に向けて検索する必要がある。尿路感染症は閉塞性病変に伴うことがある。血尿や蛋白尿は潜在的な腎疾患を示唆することがある（ch. 32，33 参照）。血算での貧血の存在から，慢性腎疾患や溶血性尿毒症症候群に伴う微小血管性

■ 訳者注釈

※1 閉塞性睡眠時無呼吸症候群（OSAS）のこと

※2 入念に皮膚を観察しなければ発見は難しい

※3 低メラニン色素斑

※4 現在は IgA 血管炎が正式な疾患名

溶血性貧血が判明することがよくある。BUN，Cr 値により高血圧の慢性化や腎病変を特定できることがある。電解質検査は高アルドステロン症（すなわち低カリウム血症）を診断するのに有用な場合がある。

❺ 合併する疾患の検査を検討する（脂質検査，空腹時血糖，適応がある場合は睡眠ポリグラフィ）。成人における血圧の上昇と脂質異常の合併が冠動脈疾患の進展促進に関連することが知られているため，空腹時の脂質検査は高血圧の評価の一貫として行う必要がある。睡眠ポリグラフィはいびきや睡眠時閉塞性無呼吸を疑うときに適応になる。高血圧の評価では標的臓器の評価も行う必要がある。これには眼底鏡での網膜検査や心臓超音波検査が含まれる。網膜検査では細動脈の狭小化や動静脈の狭窄を認めることがある。網膜の出血や滲出物は成人に多い。左室肥大の検出に心臓超音波検査が行われる。

❻ 二次性高血圧が疑われる場合，ほかの検査も行う。思春期前の小児（多くは 10 歳未満）でステージ 2 高血圧，病歴・身体診察で原因を示唆する所見がある場合にはより広範囲な検査が推奨される。血漿レニンは鉱質コルチコイド関連疾患（低カリウム血症を伴う）で低くなり，腎動脈狭窄ではレニン値が上昇する。血清および尿カテコラミン値はカテコラミン過剰（頭痛，発汗，頻脈）を伴うときや，褐色細胞腫のリスク（神経線維腫症の患者）がある場合に測定する必要がある。ステージ 2 高血圧でほかに原因がみつからない場合や，先行するリスクファクター（臍動脈カテーテル留置歴，神経線維腫症，腹部での血管雑音）がある場合に腎血管病変の検索が必要である。腎シンチグラフィは腎瘢痕（尿路感染症の反復による）や腎血管病変に伴う虚血変化を検出するのに役立つことがある。高血圧を伴う年少児において腎血管疾患はもっともよくみられる原因であり，精査が必要である。画像検査にはほかに MR アンギオグラフィ，超音波ドプラ血流計，3D CT，腎血管造影がある。腎もしくは腎血管疾患の児では，精査のために適切な紹介の検討が必要である。排尿時膀胱尿道造影は逆流性腎症の診断に使われる。

❼ 年長児や思春期の小児で，軽度の高血圧のみでスクリーニング検査正常，末端器官障害がない場合，本態性高血圧もしくは一次性高血圧を考慮する。これはとくに家族歴がある場合に可能性が高くなる。

❽ Cushing 症候群の特徴を示しステロイドの投与歴がない児の場合，追加のホルモン検査や画像検査が検討される。甲状腺機能亢進症の症状があり収縮期高血圧を示す場合には，サイロキシンや甲状腺刺激ホルモンの測定が必要な場合がある。副甲状腺機能亢進症では高カルシウム血症がみられ，高血圧をきたすことがある。

11β- 水酸化酵素欠損症もしくは 17α- 水酸化酵素欠損症による先天性副腎皮質過形成では，両者とも高血圧をきたすことがある。11β- 水酸化酵素欠損症では女児で男性化がみられ，男児で思春期早発症がみられるのが特徴である。17α- 水酸化酵素欠損症では，低カリウム血症やレニン，アルドステロンの低下がみられる。罹患男児では男性化がみられず，表現型は女性，外性器も女性だが盲端腟となり，罹患女児では思春期の性分化

■ 訳者注釈

■ 訳者注釈

がみられず，原発性無月経となる。

血漿レニン活性が低く，アルドステロン値が高い場合，鉱質コルチコイド過剰を示唆する。

尿中ナトリウム（スポット尿もしくは24時間蓄尿）と併せて分析されていない随時の血漿レニン活性検査は，感度も特異度も低いことを知っておくべきである。原発性アルドステロン症は，高血圧，低カリウム血症，血漿レニン活性低下を特徴とする。血漿レニン活性の上昇は腎血管性疾患を示唆し，精査のため腎臓専門医への速やかな紹介が必要になる。カテコラミン産生腫瘍（褐色細胞腫など）の小児では，多くの場合，高血圧が持続する。血清もしくは尿中カテコラミン値が上昇していれば，副腎の褐色細胞腫に対する画像検査を検討する必要がある。神経芽腫，神経節細胞腫もカテコラミンを産生することがある。

⑨ 間欠的な高血圧は，自律神経不安定症（Guillain-Barré 症候群，熱傷，ポリオ，Stevens-Johnson 症候群，ポルフィリン症など）でみられることがある。尿中カテコラミンは発作性の上昇を認めることがある。

⑩ 病歴・身体診察で頭蓋内圧亢進（頭痛，嘔吐，乳頭浮腫，神経学的変化）が疑われた場合，頭部の画像検査を行い頭蓋内の占拠性病変の除外が必要である。頭蓋内圧亢進をきたすほかの原因として，頭蓋内出血や頭部外傷があげられる。

⑪ Liddle 症候群は常染色体優性遺伝で，高血圧と低カリウム血症を特徴とする。レニンは抑制され，アルドステロンも低値になる。

参考文献


・Brady TM: Hypertension, Pediatr Rev 33 :541 –552 , 2012 .
・National High Blood Pressure Education Program Working Group on High Blood Pressure in Children and Adolescents: The fourth report on the diagnosis, evaluation, and treatment of high blood pressure in children and adolescents, Pediatrics 114 :555 –576 , 2004 .

chapter 36 SCROTAL PAIN

# 陰嚢痛

疼痛を伴う陰嚢の腫脹では，精巣捻転や鼠径ヘルニア嵌頓といった緊急の外科的介入を要する疾患を素早く鑑別する必要がある。

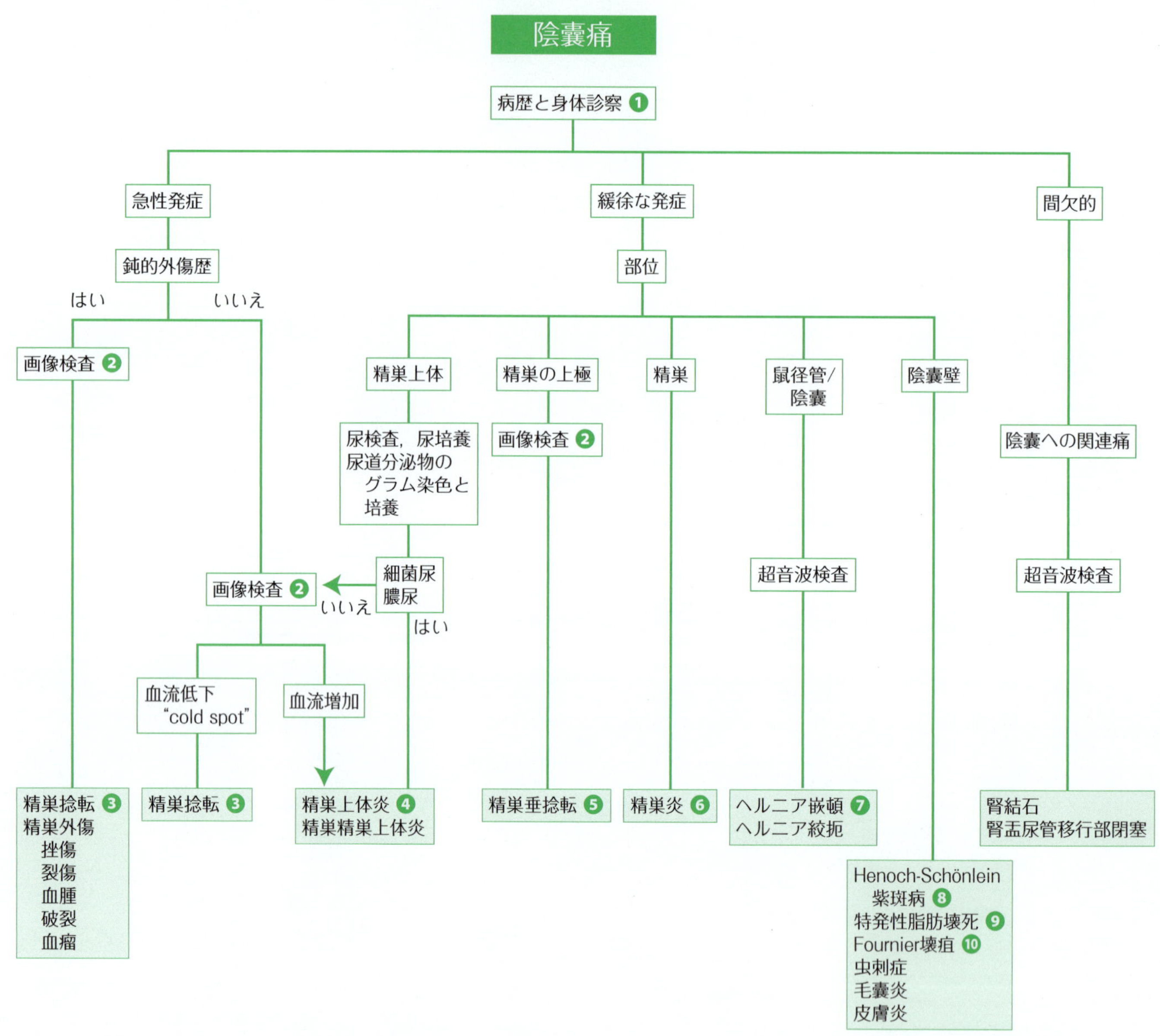


Nelson Textbook of Pediatrics, 19e. Chapter 539
ネルソン小児科学 原著 第19版. 539章
Nelsons Essentials, 6e. Chapter 169

❶ 陰嚢の疼痛の原因を調べるためには，疼痛の期間(急性，慢性，間欠的)，他部位への放散痛の有無，そのほか疼痛に関連する症状，疼痛が運動や外傷に関連するかどうか(精索の捻転を示唆する)といった病歴が重要である。泌尿生殖器症状(排尿障害，頻尿，血尿，陰茎分泌物)，腹部症状，そのほかの全身症状も診断に役立つ。性行為や尿路感染症，性感染症，腎結石についても確認する必要がある。

身体診察では，二次性徴の発達についての評価が必要である。鼠径管，精索，精巣，精巣上体，陰嚢内の精巣の位置など泌尿生殖器の診察を慎重に行うべきである。陰嚢の皮膚異常や精巣挙筋反射 cremasteric reflex の有無に留意すべきである。

❷ 画像検査は疼痛を伴う腫脹の診断に有用である。超音波カラードプラ法は炎症か捻転かの区別や陰嚢壁の血流と精巣の血流の区別をすることができる。精巣垂捻転では精巣捻転とは対照的に精巣の血流は正常かもしくは増加する。思春期以前の男児では，精巣のサイズが小さいためにドプラ信号が得られないことがある。$^{99m}$Tc-pertechnetate シンチグラフィでの精巣の血流スキャンは虚血(精巣捻転における)を鑑別するのに役立ち，虚血部分は放射線核種の取り込みが正常もしくは増加している精巣の炎症部分とは異なり，“cold spot”として認められる。いずれの検査も 100 %の正確さはない。両者とも臨床症状との比較が必要であり，放射線科医の能力に依存する。

❸ 精巣捻転は陰嚢痛の原因の 1/3 を占める。生殖能力を失う危険性があるため外科的緊急疾患である。10 ～ 18 歳に起こりやすく，多くに素因となる解剖学的異常がある(“bell-clapper”奇形[※1])。外傷にも合併することがある。新生児期に生じることはまれである。通常，精巣捻転は突然の陰嚢の疼痛，腫脹，圧痛のある精巣の腫大を生じ，患側は不自然な横位を伴う高位になることもある。精巣挙筋反射は通常消失する。鼠径部や腹部に関連痛[※2]が生じ，嘔気や嘔吐を伴うこともある。ほとんどの場合，病歴と身体所見から診断することができる。画像検査では血流の低下を認める。

❹ 精巣上体炎は性的活動の活発な思春期に多く見られ，*Chlamydia*，*Mycoplasma*，*Neisseria gonorrhoeae* などの尿道感染症の逆行性感染としても起こる。思春期以前の男児では，下部尿路奇形に伴う大腸菌やそのほかのグラム陰性菌による尿路感染症と関連している。徐々に進行する陰嚢痛に加えて，尿路感染症の症状と尿道分泌物が認められることがある。診察では陰嚢の浮腫，紅斑，熱感，圧痛を認める。精巣挙筋反射は通常保たれ，反応性の陰嚢水腫を認めることもある。炎症が精巣に及ぶと精巣精巣上体炎(睾丸副睾丸炎)となる。プレーン徴候 Prehn sign は精巣を挙上することで疼痛が増悪する徴候であり，精巣上体炎や精巣炎が示唆される[※3]。尿検査は膿尿や細菌尿を示す。尿の培養検査およびグラム染色を行うべきである。確定診断されない場合には，精巣捻転の除外のために画像検査で精巣の血流増加を確認する必要がある。

❺ 精巣垂捻転は 7 ～ 12 歳に多くみられる。徐々に進行する陰嚢痛，腫脹，精巣上部の 3 ～ 5 mm 大の硬い腫瘤で緩徐に始まる。腫瘤が陰嚢の皮膚を

■ 訳者注釈

※1 “bell-clapper” deformity：思春期以降に好発する鞘膜内捻転のことで，精巣鞘膜が通常より高い位置で精索に付着するため，精巣は精索下端を一点の吊り手としてあたかも釣り鐘状に浮かんでいるように見える(日本泌尿器科学会：急性陰嚢症診療ガイドライン 2014 年版より)

※2 思春期の患者で，恥ずかしがって陰嚢痛を申告せず，腹痛のみが主訴になっていることがある。必ず鼠径・外陰部を含めた身体診察を行う

※3 正確には，プレーン徴候 Prehn sign は精巣を挙上することで疼痛が増悪する徴候であり，挙上により疼痛が増悪(プレーン徴候陽性)すれば精巣捻転が，挙上により軽減(プレーン徴候陰性)すれば精巣上体炎や精巣炎が示唆される

通してみえる場合が“blue dot”サインである。画像検査では精巣のうっ血による血流増加が見られる。

❻ 精巣炎は単独での感染はまれである。通常は，ムンプス，コクサッキー，水痘，デング熱などのウイルス感染症と関係している。

❼ ヘルニア嵌頓は鼠径部や陰嚢の疼痛を伴う還納できない腫脹で発症する。血液供給低下により絞扼が生じる。

❽ Henoch-Schönlein 紫斑病※4 は陰嚢に紫斑や浮腫を生じ得る全身性血管炎である。精巣に腫脹と圧痛を生じることがある。

❾ 特発性脂肪壊死では陰嚢内の脂肪壊死により急性の陰嚢腫脹・疼痛を生じるが，原因は明らかになっていない。

❿ 陰嚢の Fournier 壊疽※5 は壊死性筋膜炎であり，小児ではまれで，ひどいおむつかぶれや虫刺症，割礼，肛門周囲膿瘍などに伴う。黄色ブドウ球菌，連鎖球菌，*Bacteroides fragilis*，大腸菌，*Clostridium welchii* などが原因菌である。発熱，悪寒，敗血症といった全身症状とともに，急性の陰嚢腫脹，発赤，圧痛が認められる。

■ 訳者注釈

※4 現在は IgA 血管炎が正式な疾患名

※5 生殖器，会陰部，肛門周囲を中心として急速に進行する壊死性筋膜炎のことを Fournier 壊疽とよび，致死率の高いきわめて重篤な細菌感染症である

参考文献

- Kass EJ, Lundak B: The acute scrotum, Pediatr Clin North Am 44 :1251 , 1997 .
- Palmer LS: Scrotal pain and swelling. In McInerny TK, Adam HM, Campbell DE, et al, editors: American Academy of Pediatrics textbook of pediatric care, Elk Grove Village, Ill, 2008 , AAP. Chapter 216 .
- Kliegman RM, Stanton BF, St. Geme J, et al, editors: Nelson textbook of pediatrics, ed 19 , Philadelphia, 2011 , Elsevier Saunders. Chapter 539 .

# chapter 37 SCROTAL SWELLING (PAINLESS)

# 無痛性陰嚢腫脹

ヘルニア，陰嚢水腫，精索静脈瘤，精液瘤は無痛性陰嚢腫脹のもっとも一般的な原因である。精巣腫瘤は悪性である可能性もあるため，陰嚢腫脹では慎重な診察と必要に応じて超音波検査も行う。

**無痛性陰嚢腫脹**

- 病歴と身体診察 ❶
  - 精巣外
    - 陰嚢壁の浮腫/腫脹
      - 特発性陰嚢浮腫 ❷
      - 虫刺症
      - Henoch-Schönlein紫斑病 ❸
    - 固形腫瘤
      - 超音波検査
        - 軟部組織腫瘍 ❹
        - 腺腫様腫瘍 ❹
        - 傍精巣横紋筋肉腫 ❹
    - 嚢胞性腫瘤
      - ±超音波検査<br>±泌尿器科へ紹介
        - 鼠径ヘルニア ❺
        - 陰嚢水腫
        - 血瘤
        - 精索静脈瘤
        - 精液瘤，精巣上体嚢胞
    - 続発性浮腫
      - ネフローゼ症候群
      - 蛋白漏出性胃腸症
      - 肝不全(ch. 34参照)
  - 精巣
    - 超音波検査<br>±血清腫瘍マーカー<br>(β-ヒト絨毛性ゴナドトロピン，α-フェトプロテイン)
      - 精巣腫瘍 ❻
      - 精巣微小石灰化 ❼

Nelson Textbook of Pediatrics, 19e. Chapter 539
ネルソン小児科学 原著 第19版．539章

❶ 身体診察は患者が直立の状態と仰臥位の状態とで行うべきである。交通性陰嚢水腫，ヘルニア，精索静脈瘤は直立時およびバルサルバ法でより目立つ所見である。陰嚢の透光試験は嚢胞と固形腫瘤とを区別するのに用いられる。陰嚢腫脹が身体診察で十分に評価できない場合，あるいは精巣が嚢胞性腫瘤の内部にあって触知不能な場合には超音波検査が必須となる。

❷ 急性特発性陰嚢壁浮腫 acute idiopathic scrotal wall edema は 4 ～ 7 歳の男児の急性陰嚢腫脹の原因としてはまれである。わずかな掻痒感や跛行を伴うこともある。片側もしくは両側の陰嚢壁浮腫を認めるが，精巣に問題はない。病因は不明だがアレルギーの関与が疑われる。

❸ Henoch-Schönlein 紫斑病[※1] は陰嚢に紫斑性発疹や緊満した浮腫を呈する全身性血管炎である。精巣の腫大が認められることもある。

❹ 精巣外の固形腫瘤が精巣上体，精索，陰嚢壁から生じることがある。もっとも多い良性腫瘤は精索脂肪腫である。線維腫，平滑筋腫，リンパ管腫，副腎遺残腫瘍 adrenal rest tumor，類皮嚢腫はまれである。精巣上体の腫瘍は通常良性で，もっとも多いのは腺腫様腫瘍である。傍精巣横紋筋肉腫はもっとも多い精巣周囲の悪性腫瘍であり，2 ～ 5 歳に発症のピークがあり，早期に転移を認める。

❺ ヘルニアと陰嚢水腫はもっとも多くみられる陰嚢 / 鼠径部の腫瘤である。ヘルニアは早産児や低出生体重児によくみられる。水腫は滑らかで痛みはなく，精巣漿膜に液体が貯留したものである。透光試験で液体の存在を確認することができる。非交通性陰嚢水腫は男の新生児の 1 ～ 2 %で認める。交通性陰嚢水腫はしばしば持続性である。日中に陰嚢の腫脹が増大し，夜間に縮小する。ヘルニアを合併することがある。陰嚢水腫は捻転や精巣上体炎，腫瘍の続発症としてみられることもある。精巣に触診で異常がある，もしくは適切な触診が行えない場合には，鑑別のために超音波検査が必要である。血瘤は血液が充満しており，まれな疾患ではあるが，腹腔内出血を示唆することがある。精索静脈瘤は精巣の後上方で通常左側に広がる細長い蔓状の静脈叢であり，外観は「細長い虫の集塊 bag of worms」に似ていて思春期によくみられる。精巣の発育不全や生殖能力の障害をひき起こすこともある。精液瘤や精巣上体の嚢胞は，精巣網，精巣輸出管や精巣上体に生じ，精液を内包する。確定診断のために超音波検査が必要になることがある。

❻ 精巣腫瘍は痛みを伴わない陰嚢腫脹として生じ，10 ～ 15 %に続発性の陰嚢水腫を認める。腫瘍の捻転や腫瘍内出血が起こると痛みが生じることがある。胚細胞腫瘍がもっとも多い。腫瘍マーカーであるα-フェトプロテインは卵黄嚢腫瘍の 80 %で上昇がみられ，β-ヒト絨毛性ゴナドトロピンは奇形腫で上昇がみられる。性腺の間質腫瘍は思春期早発や女性化乳房のような症状や徴候をひき起こすホルモンを産生することもある。リンパ腫や白血病が精巣に転移することもある。

❼ 精巣の微小石灰化もまれに精巣腫脹をひき起こす。これは超音波検査で診断され，その後悪性化することがある。

■ 訳者注釈

※1 現在は IgA 血管炎が正式な疾患名

参考文献


- Kaplan GW: Scrotal swelling in children, Pediatr Rev 21 :311 –314 , 2000 .
- Palmer LS: Scrotal pain and swelling. In McInerny TK, Adam HM, Campbell DE, et al, editors: American Academy of Pediatrics textbook of pediatric care, Elk Grove Village, Ill, 2008 , AAP. Chapter 216 .

Part 5 Genitourinary System 泌尿生殖器系

chapter 38 DYSMENORRHEA

# 月経困難

月経困難は月経に関連する下腹部や腰部の疝痛として定義される。原発性月経困難症と続発性月経困難症に分類される。

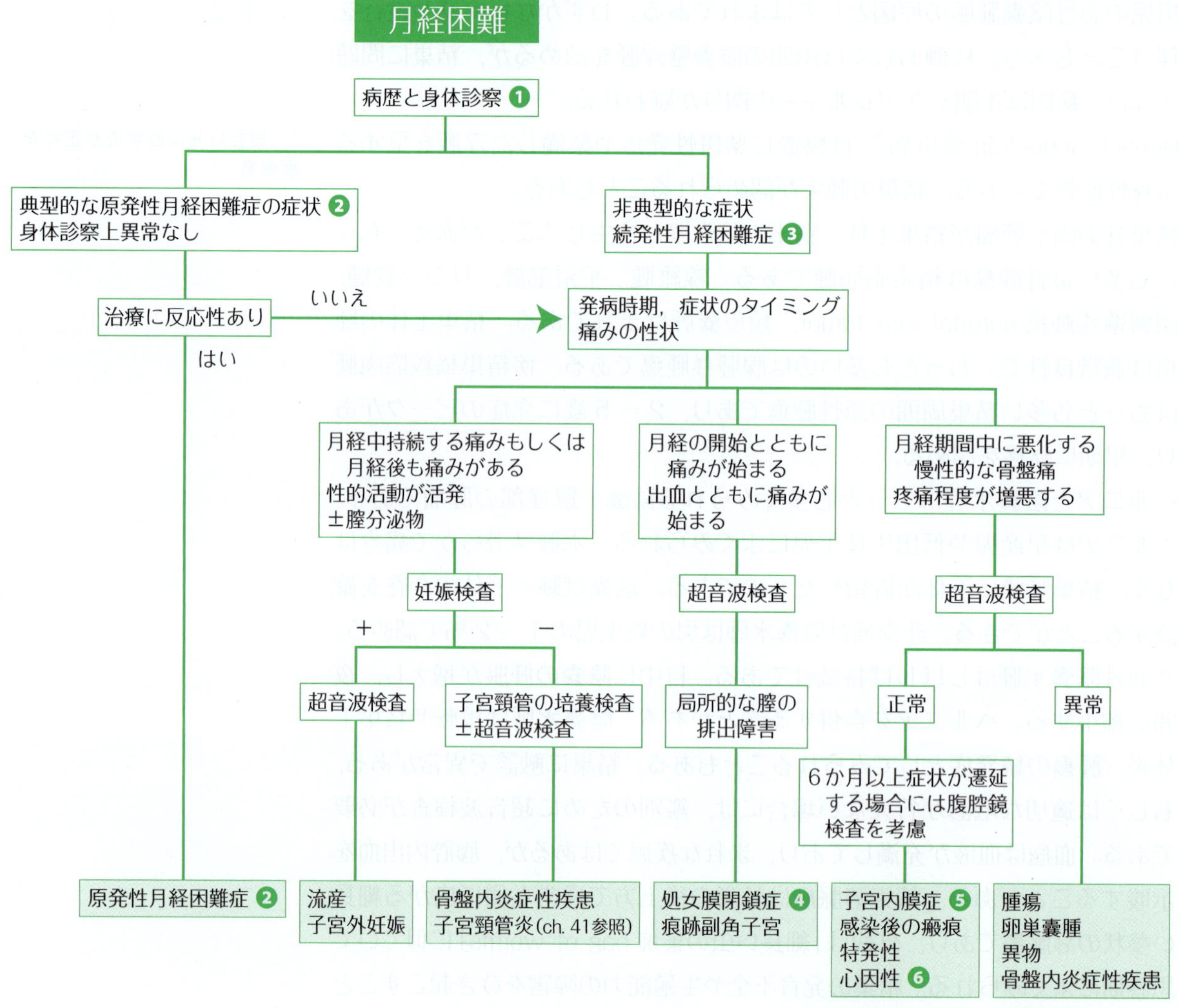


Nelson Textbook of Pediatrics, 19e. Chapter 110
ネルソン小児科学 原著 第19版．110章
Nelsons Essentials, 6e. Chapter 69

❶ 病歴聴取では症状がいつから始まったかを確認するとともに，月経困難が初経から続いているのかどうかを確認する。月経の周期と痛みの出るタイミング，性行為歴，腟分泌物の有無なども確認する。日常生活への支障の有無や治療薬への反応性も，必要な検査や治療の範囲を決定するのに重要である。年長児や性的活動の活発な思春期の女子では，腹部骨盤内診 abdominopelvic examination で原因が判明することもある。性交歴のない若年思春期女子では直腸腹部診断 rectoabdominal examination や超音波検査が適当であろう。直腸診は行うべきである。

❷ 原発性月経困難症では，骨盤内病変は認められない。月経前の分泌期子宮内膜により産生されるプロスタグランジンによってひき起こされる子宮収縮が原因であり，排卵周期にしたがって生じる。月経期間の開始から数時間〜数日続く。腹部疝痛は，嘔気，嘔吐，下痢，頭痛を伴う場合がある。骨盤内診での所見は正常であるが，骨盤内診は臨床的には通常施行しない。

もし臨床所見が原発性月経困難症と一致するならば，治療を試みてみるのが合理的である。プロスタグランジン合成酵素阻害薬は月経期間前(もしくは月経が始まった直後に)投与すると効果的である。避妊を必要とする女子に対してはホルモン避妊具(経口避妊薬，避妊リング[※1]，避妊パッチ[※2])が有用である場合もあり，考慮されることがある。

❸ 続発性月経困難症はその原因疾患に関係する。性的活動の活発な10代の女子に新しく症状が出現した場合には，妊娠や骨盤内炎症性疾患(PID)による場合がある(子宮頸管炎とPIDについてはch. 41を参照)。妊娠反応陽性であれば，子宮外妊娠や流産を除外するために超音波検査が必須となる。

❹ 月経周期が無排卵性で症状が初経から認められている場合には，Müller管の局所的な排出障害などの異常が原因の場合がある。排出障害を評価するには，内診，超音波検査，腹腔鏡検査が必要となる。月経血の局所的な排出障害によって月経血の貯留から周期的な月経困難症がひき起こされ，障害の発生位置によって腟留血症，子宮留血症，卵管留血症などがひき起こされる。

❺ 月経期間中に悪化する慢性的な骨盤部の痛みは子宮内膜症による可能性がある。これは腹腔鏡検査を用いて診断される。子宮内膜症は子宮内膜組織が正常の子宮内腔外に存在するものである。成人とは異なり，思春期の女子では骨盤内診は正常か，異常があってもわずかな圧痛程度である。

❻ 心因性月経困難症は性的虐待や強姦などの否定的な性的経験と関連する場合がある。

■ 訳者注釈

※1 米国では自身で挿入するタイプの避妊リングが販売されている。挿入後3週間腟内に留置し、抜去して1週間後に新しく挿入し直すサイクルで使用する。日本では同様のタイプの避妊リングは販売されていない

※2 排卵を抑制するホルモン(ノルエルゲストロミン・エチニルエストラジオール)を含有する貼布薬で，4週間を1サイクルとして使用する。日本では未認可

参考文献


- Dinerman LM, Joffe A: Dysmenorrhea. In McInerny TK, Adam HM, Campbell DE, et al, editors: American Academy of Pediatrics textbook of pediatric care, ed 1, Elk Grove Village, Ill, 2009, AAP, p 1461.
- Kliegman RM, Stanton BF, St. Geme J, Schor N, Behrman RE, editors: Nelson textbook of pediatrics, ed 19, Philadelphia, 2011, Elsevier/Saunders. Chapter 110.

chapter 39 AMENORRHEA

# 無月経

無月経とは，月経の欠如である。原発性無月経は15歳までに初経が発来しない，もしくは13歳までに初経が発来せず二次性徴もみられない場合をいう。二次性無月経は，もともと月経があった女性に少なくとも3～6か月間月経がない場合をいう。希発月経は，月経周期が6週間以上もしくは月経が年に9回以下の場合をいう。

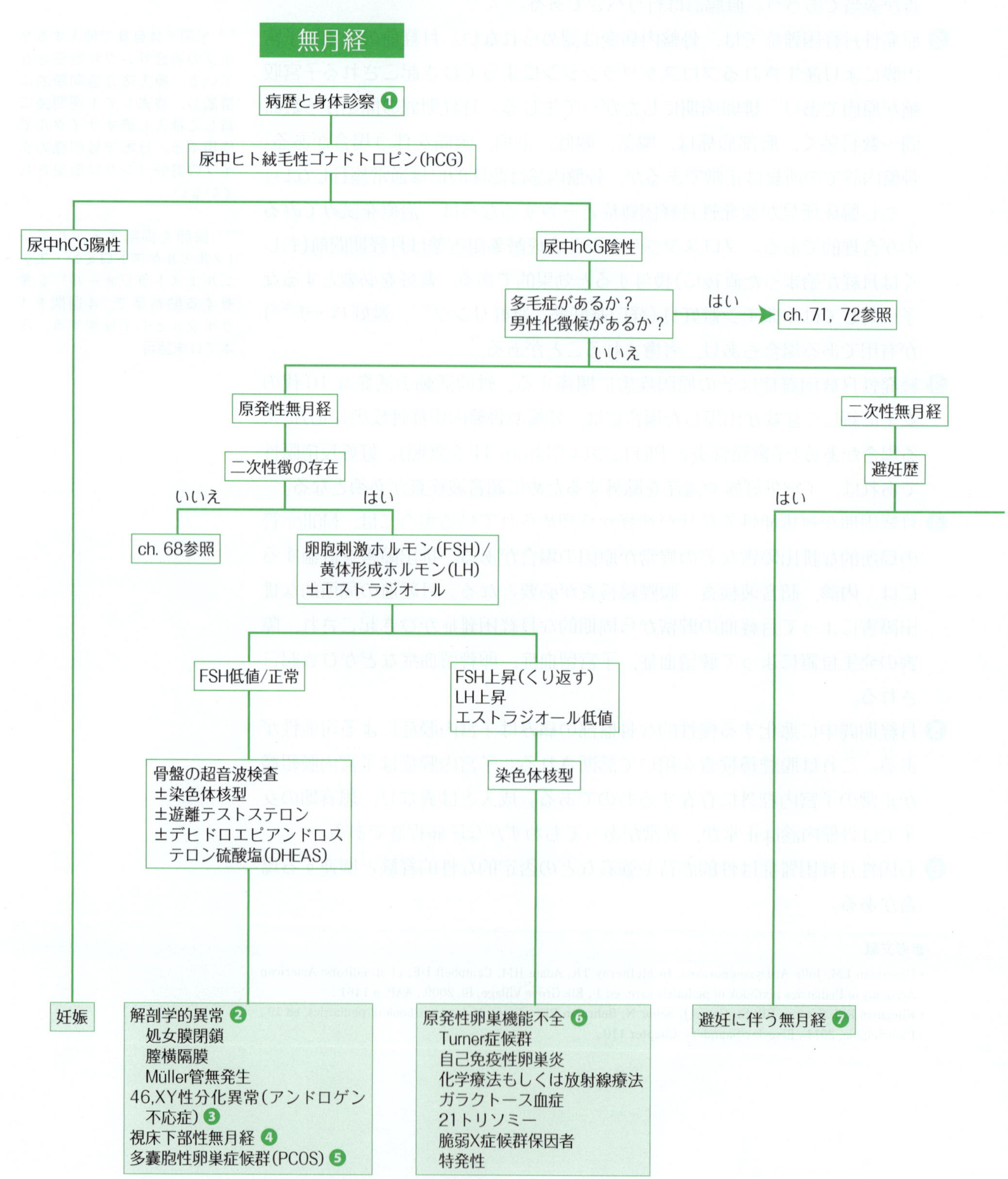

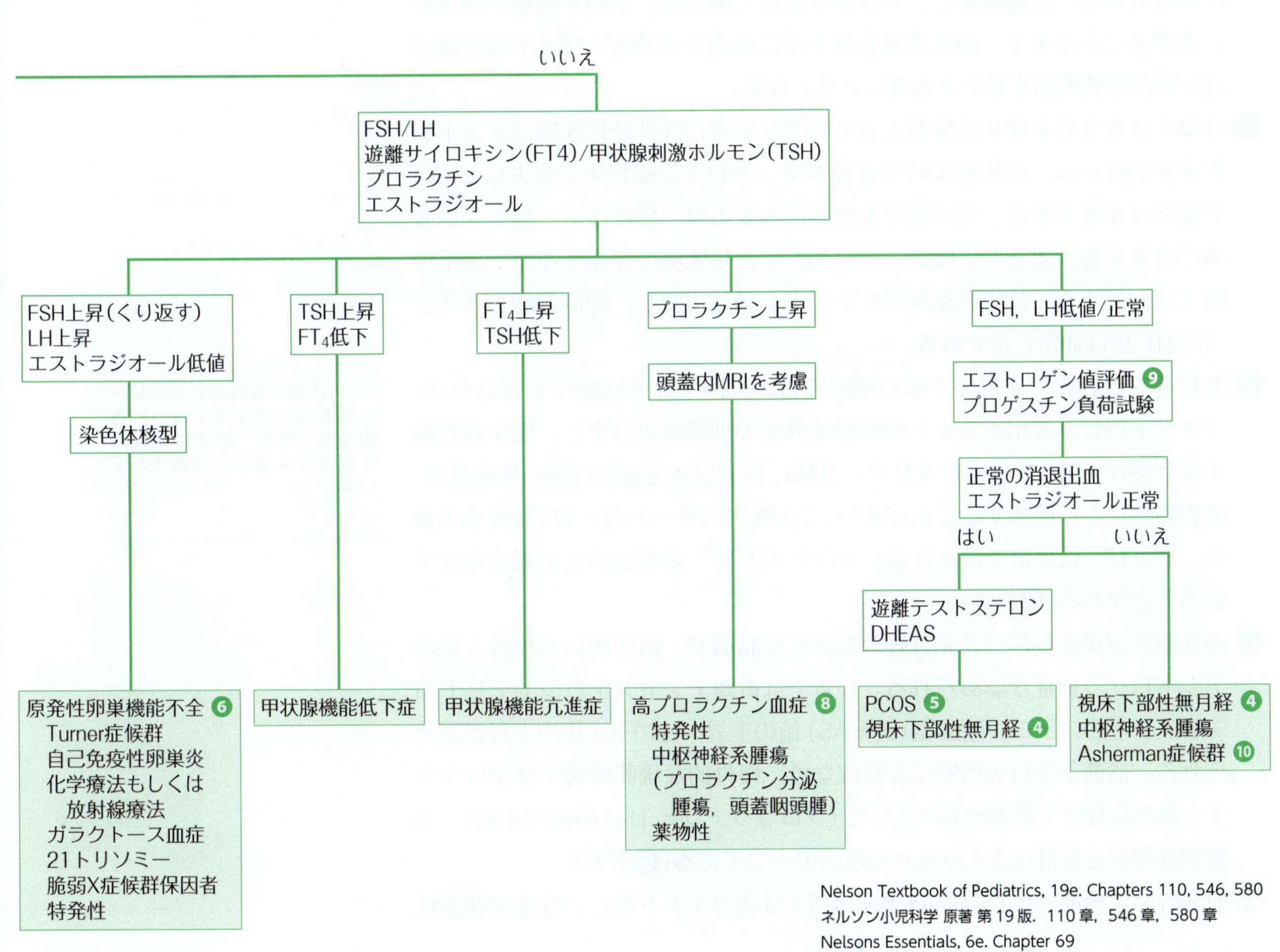


Nelson Textbook of Pediatrics, 19e. Chapters 110, 546, 580
ネルソン小児科学 原著 第19版. 110章, 546章, 580章
Nelsons Essentials, 6e. Chapter 69

■ 訳者注釈

❶ 病歴聴取において，二次性無月経では思春期の発達や月経のパターンについて確認する。思春期女性での二次性無月経の場合はまず妊娠を考慮すべきだが，原発性無月経の場合でも常に妊娠の可能性を念頭におく必要がある。性的虐待を含む性交歴の情報やホルモン避妊薬の使用についても慎重に確認するべきである。体重の変化，食欲不振，ストレス，スポーツ競技への参加，異常な食事パターン（拒食，過食）についての聴取も無月経の診断には重要となる。慢性的な基礎疾患，感染症，処方薬，物質乱用なども大切な病歴である。家族歴では，婦人科的問題，二次性徴開始と初経の発来年齢，母親やそのほかの女性血縁者の妊娠出産歴を確認する。身体診察では，血圧，栄養状態（body mass index：BMI）や成長曲線を評価することが重要である。先天性の異常がある場合には無月経を伴う症候群が判明することがある（Turner 症候群など）。無月経にはしばしば乳汁漏出を伴い，ざ瘡，多毛，そのほか男性化の徴候がみられることもある。中枢神経系の疾患を示唆する症状（頭痛，視覚障害，顔面正中構造の欠損など）にも注意が必要である。生殖器の慎重な診察は解剖学的異常の検索や性成熟の評価に役立つ。

❷ 処女膜閉鎖や腟横隔膜などの先天性の構造異常は月経血の排出を障害し得る。周期的に痛みがある場合があり，下腹部中央に腫瘤を触知することもある（腟留血 / 子宮血腫）。Müller 管無発生症（Mayer-Rokitansky-Küster-Hauser 症候群）は子宮頸管および子宮の欠損を伴う腟欠損もしくは浅い腟が特徴である。性腺機能と二次性徴は正常であるが，尿路や骨格の異常が存在することがある。超音波検査は非常に有用であるが，MRI や腹腔鏡検査が解剖学的異常を確定するのに必要となる。

❸ かつては睾丸性女性化症候群とよばれていた46,XY性分化疾患（アンドロゲン不応症）は，染色体はXYであるがアンドロゲン受容体が欠失しており表現型は女性である。外性器は女性型にみえるが，腟は浅く，精巣が腹腔内に存在する。思春期にはエストロゲンにより乳房は発達するが，腋毛や陰毛は欠如する。黄体形成ホルモン（LH）値は上昇し，卵胞刺激ホルモン（FSH）値は通常正常である。

❹ 無月経をひき起こす視床下部の機能障害の診断は除外診断にて行われる。ゴナドトロピン放出ホルモンの拍動性分泌の抑制により生じ，低栄養状態を伴う慢性疾患（Crohn 病，セリアック病），ストレス，過度な運動，体重減少，摂食障害などに関連することが多い。「女性アスリートの三徴」は食事の偏り，無月経，低骨量で示される。プロゲスチン※1 負荷試験で消退出血が生じることがある（❾参照）。

※1 人工的に合成された黄体ホルモン（プロゲステロン）作用をもつ物質。開発の時期から第１～４世代に分類されている

❺ 多嚢胞性卵巣症候群は希発月経や無月経が特徴で，臨床的にも検査上も高アンドロゲン血症が認められる。検査では遊離テストステロンやデヒドロエピアンドロステロン硫酸塩（DHEAS）値の上昇，LH/FSH 比の上昇が認められる。診断基準は専門家により異なる。慢性的な排卵障害ではプロゲスチン負荷試験にて消退出血が生じる（プロラクチンと TSH の値が正常）。多嚢胞性卵巣症候群はよくみられる原因の一つである（❾参照）。

❻ 原発性卵巣機能不全（早発卵巣機能不全）は高ゴナドトロピン性性線機能低

下症としても知られている。FSH値は上昇し卵胞ホルモンは低値である。Turner症候群が疑われる患者は染色体核型の決定を要する。Turner症候群の特徴は，低身長，色素性母斑，高アーチ型口蓋，毛髪線低位，盾状胸，眼瞼下垂，皮膚弛緩，翼状頸，第4中手骨短縮，外反肘，心雑音，爪の変化，耳介変形である。

自己免疫性疾患でも原発性卵巣機能不全を生じることがある。重症筋無力症，特発性血小板減少性紫斑病，関節リウマチ，白斑症，自己免疫性溶血性貧血などがある。化学療法や放射線療法により卵巣機能障害が生じることもある。ゴナドトロピンを産生する腺腫では無月経は伴わない。

❼ 避妊歴（経口避妊薬，長時間植え込み型もしくは注射型プロゲスチン）があるならば，無月経はプロゲスチン優位のホルモンバランスからくる排卵抑制で生じている可能性がある。月経周期は経口避妊薬を中止してから6か月以内，メドロキシプロゲステロン（デポ・プロベラ[※2]）の最終注射から12か月間で元に戻るとされている。

❽ 高プロラクチン血症の思春期の女性では，無月経や思春期遅発，乳汁漏出がみられることがある。下垂体や視床下部の腫瘍や疾患（頭蓋咽頭腫，プロラクチン産生腫瘍，サルコイドーシス）の評価のためには頭蓋内の画像検査（MRI）が推奨される。プロラクチン値正常もしくは軽度上昇を伴う乳汁漏出は，乳首の刺激や胸壁の炎症や外傷により二次的に生じることがある。高プロラクチン血症は抗精神病薬，メチルドパ，アミトリプチリン，ベンゾジアゼピン，コカイン，メトクロプラミドなどの薬物によっても生じる。

❾ エストロゲン値は常に信頼できる値ではないので，プロゲスチン負荷試験により評価できることがある。エストロゲン値は膣スメアや頸管粘液が豊富に存在することで確認することもできる。プロゲスチン負荷試験のために，5～10日間の酢酸メドロキシプロゲステロンの経口投与もしくはプロゲステロンの一回筋肉注射を行う。もし治療から2週間以内に出血が生じれば，子宮，排出管，子宮内膜がエストロゲンに曝露されたことを意味する。出血量はおおよそエストロゲン曝露量と期間に比例する。

❿ もしプロゲスチン負荷試験を行っても出血がない場合，低エストロゲン状態もしくは低エストロゲン性無月経を示唆する。過去の子宮掻爬痕や重度の子宮内の炎症から子宮が二次性に出血困難となることもまれにある（Asherman症候群）。これは10代の女性にはまれである。妊娠を除外することが重要である。何か疑わしいことがあれば，妊娠検査をくり返し行うべきである。

■ 訳者注釈

※2 商品名

参考文献

・Emans SJH, Laufer MR: Amenorrhea in the adolescent. In Emans SJ, Laufer MR, editors: Emans, Laufer, Goldstein's pediatric & adolescent gynecology, ed 6 , Philadelphia, 2012 , Lippincott Williams & Wilkins, pp 138 –158 .

# chapter 40 ABNORMAL VAGINAL BLEEDING

# 不正性器出血

通常の月経期間は３～７日である。周期的な月経の出血間隔が 21 日より短い，45 日より長い，出血期間が７日以上の場合には評価を要する。過度の血液喪失により鉄欠乏性貧血が進行すること

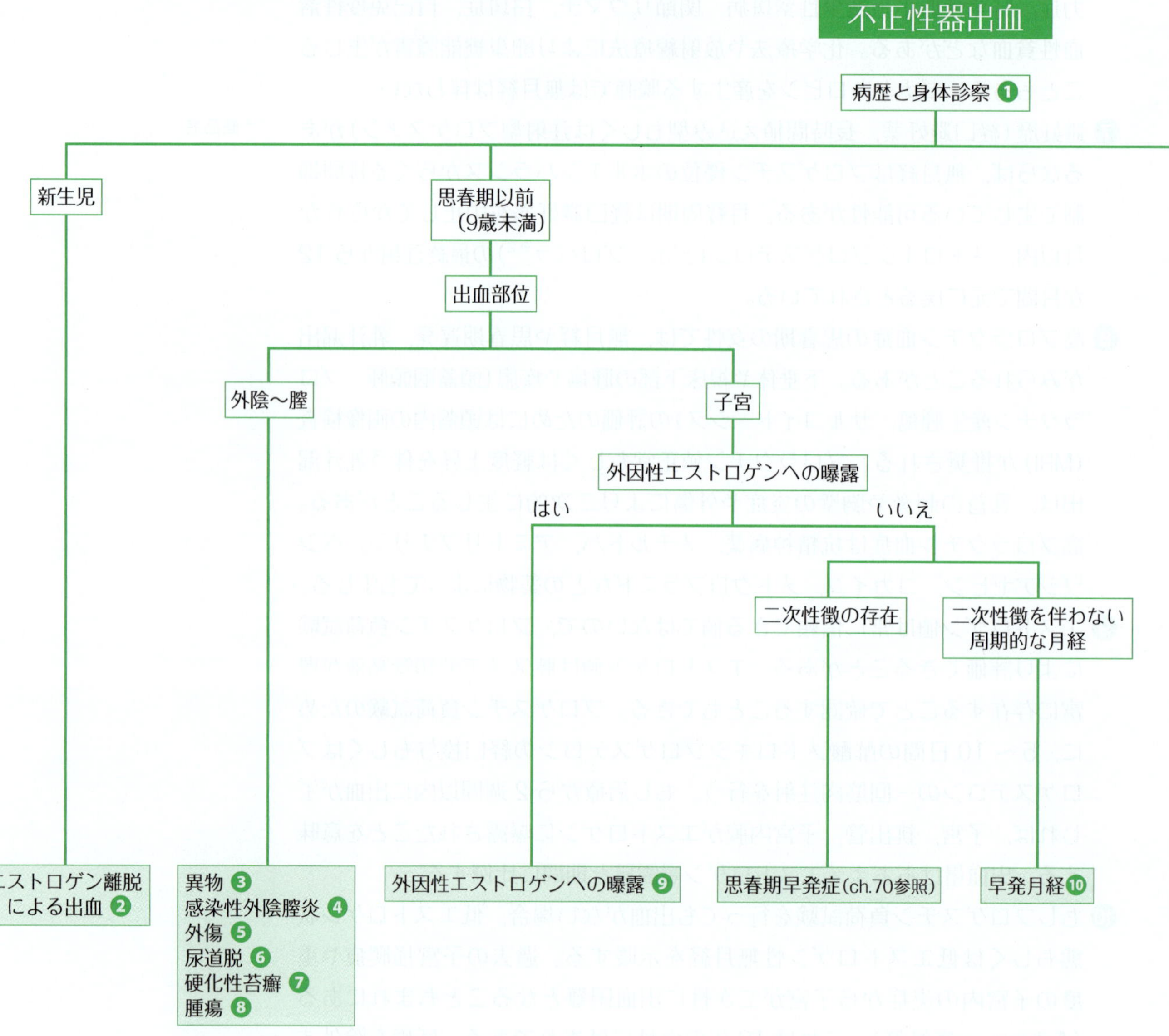

がある。月経周期の違いとして，月経過多(周期は正常だが出血量と期間が過度)，子宮出血(間隔が不規則)，頻発月経(間隔が21日以内)，希発月経(月経が6回/年未満)，月経間出血などがある。

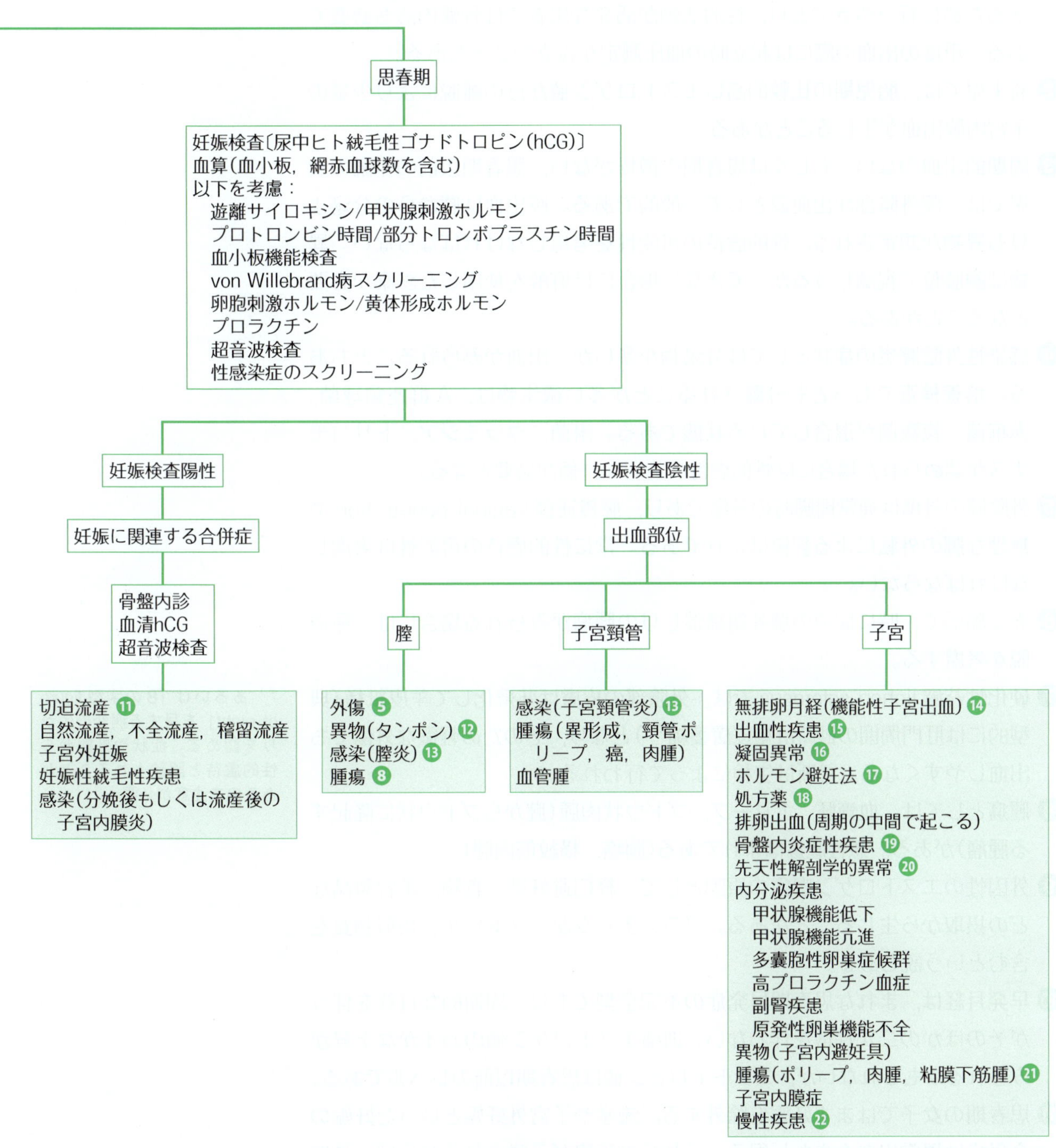


Nelson Textbook of Pediatrics, 19e. Chapters 110, 114, 185, 542, 544, 545, 556
ネルソン小児科学 原著 第19版．110章，114章，185章，542章，544章，545章，556章
Nelsons Essentials, 6e. Chapter 69

❶ 患者の年齢，性的虐待を含む虐待や外傷歴が重要である。子宮内避妊具(IUD)やタンポンを含むいかなる異物の病歴も確認する。初経を経た女子では初経の時期や月経のパターンを含めた詳細な月経歴を確認する。月経血中の血塊の増加は異常を意味する可能性がある。性行為歴(性感染症，性交渉相手)，避妊用ホルモン薬の使用歴は重要である。外因性エストロゲン，抗凝固薬，抗血小板薬などの薬物も出血の原因となりうる。

腹痛や腟分泌物は感染症を示唆する。システムレビューを行い，ストレス，体重の変化，慢性疾患についても確認する。身体診察では出血部位を慎重に評価する。外性器の診察(可能であれば腟の触診)は解剖学的異常を確認するために行うべきであり，性的活動が活発な患者では骨盤内診も必要である。重度の出血の際には起立時の血圧測定が役立つこともある。

❷ 新生児では，胎児期の比較的高いエストロゲン値からの離脱により少量の子宮内膜出血が生じることがある。

❸ 周期的出血のない，もしくは思春期の徴候がない，思春期以前の年齢の女児では，腟外陰部が出血源として一般的である。腟出血は腟からの分泌よりも異物が想定される。性的虐待の可能性を考慮しなければならない。異物は胸膝位で視認しうるが，できない場合には麻酔を使用した診察が必要となることがある。

❹ 感染性外陰腟炎の症状としては分泌物が多いが，出血がみられることもある。培養検査でもっとも分離されることが多い微生物は，A 群連鎖球菌，赤痢菌，複数菌が混合している状態である。淋菌，クラミジア，トリコモナスが認められた場合には性的虐待の適切な評価が必要となる。

❺ 外陰腟の外傷は通常開脚時の外傷であり，腟貫通創 vaginal penetration や無理な脚の外転による裂傷はまれである。常に性的虐待の可能性は考慮しなければならない。

❻ 赤く脆弱で，時に尿道の壊死組織混じりの腫瘤がみられる場合には，尿道脱を考慮する。

❼ 硬化性苔癬 lichen sclerosus では，外陰部の皮膚は菲薄化して羊皮紙様(典型的には肛門周囲の砂時計型皮膚萎縮[※1])となり，そのため軽微な外傷でも出血しやすくなる。診断は生検によって行われる。

❽ 腫瘍としては，血管腫，ポリープ，ブドウ状肉腫(腟からブドウ状に隆起する腫瘤)がある。悪性腫瘍はまれである(腺癌，横紋筋肉腫)。

❾ 外因性のエストロゲン曝露の原因として，経口避妊薬，食物，美容製品などの摂取から生じることがある。プラスチックがエストロゲン類似物質を含むという説もある。

❿ 早発月経は，まれな思春期早発症の不完全型であり，周期的な月経を伴うがそのほかの二次性徴を伴わない。血清エストロゲン値のわずかな上昇がみられるかもしれないが，ゴナドトロピン値は思春期以前のレベルである。

⓫ 思春期の女子ではまず妊娠を除外する。流産や子宮外妊娠といった妊娠の合併症は異常出血をきたし得る。これらの疾患が示唆されるならば，骨盤内診，血清ヒト絨毛性ゴナドトロピン(hCG)定量，超音波検査が有用である。超音波検査上，子宮外妊娠の所見がみられないか可能性が低い場合には，

■ 訳者注釈

※1 あるいは「8 の字型 figure of eight」を呈する病変の広がりを認める。症状や外観から性的虐待と誤診されることがあるので注意が必要

■ 訳者注釈

完全流産の証明や，超音波検査の反復施行，もしくはDouglas窩穿刺の必要性を判断するために血清hCG検査を要する。

⑫ 出血部位が膣であるならば，原因は外傷や裂傷，虐待，異物（タンポン，避妊スポンジなど）である可能性がある。悪臭のある分泌物を伴うこともある。悪性腫瘍はまれである。出血部位の特定には麻酔の使用や婦人科への紹介を要することがある。

⑬ 膣炎や子宮頸管炎をひき起こす感染症にはクラミジア，淋菌，トリコモナス，単純ヘルペスウイルス，ヒトパピローマウイルスがある（ch. 41 参照）。

⑭ 思春期における月経サイクルは，初期の数年は「正常でも」無排卵性であることがしばしばある。これは視床下部-下垂体系の未熟性によるものと考えられている。エストロゲンのネガティブフィードバックがかからないと，慢性的な無排卵のときのようにエストロゲン，卵胞刺激ホルモン，黄体形成ホルモンが安定した状態となり機能性子宮出血の原因となる。エストロゲンが一定であることで持続的な子宮内膜の刺激となり，増殖した子宮内膜が保てなくなると不規則な多量の出血をもたらす（子宮からの異常出血）。

⑮ 出血性疾患は血小板減少が原因のこともある。特発性血小板減少性紫斑病（ITP），脾機能亢進症，再生不良性貧血，（まれに）白血病のような全身性疾患も原因となる（ch. 62 参照）。

⑯ 凝固障害は，異常な子宮出血，とくに輸血が必要となるほどの貧血をもたらす重篤な出血の原因となることがよくある。プロトロンビン時間，活性化部分トロンボプラスチン時間，血小板機能検査，von Willebrand因子のスクリーニング検査はvon Willebrand病（一般的な病因の一つ），血小板機能異常，凝固因子欠乏症，肝機能障害，ビタミンK欠乏症などの鑑別に必要である。より詳細な検査のために血液内科への紹介が必要となることもある（ch. 62 参照）。

⑰ 経口避妊薬や注射型・植え込み型プロゲスチン避妊薬は異常出血を伴うことがある。

⑱ 不正性器出血を起こす可能性のある薬物には，ホルモンに影響する薬物（エストロゲン，プロゲスチン，アンドロゲン，プロラクチン，抗精神病薬，スピロノラクトンなど）や抗凝固作用のある薬物（ワルファリン，ヘパリン，アスピリンなど）がある。

⑲ 骨盤内炎症性疾患（PID）のような感染症も子宮出血の原因となり得る。PIDには多様な微生物による子宮内膜炎，卵管炎，卵管卵巣膿瘍，骨盤腹膜炎などが含まれる。その原因としては，淋菌，クラミジア・トラコマチス，常在細菌叢（連鎖球菌，嫌気性菌，グラム陰性菌）が含まれる。加えて，*Gardnerella vaginalis*，インフルエンザ菌，腸内グラム陰性桿菌，*Streptococcus agalactiae*（GBS），サイトメガロウイルス，*Mycoplasma hominis*，*Ureaplasma urealyticum*，*Mycoplasma genitalium* なども原因となり得る。

⑳ 重複子宮の片側膣部分閉鎖や子宮角では子宮出血をひき起こし得る。

㉑ 腫瘍には，子宮筋腫（粘膜下筋腫），子宮内膜ポリープ，悪性腫瘍，エストロゲン産生性卵巣腫瘍などがある。

■ 訳者注釈

㉒ 慢性疾患では，糖尿病，腎疾患，全身性エリテマトーデスなどがあげられる。これらの疾患では，排卵や凝固能が変化し月経に影響を及ぼす。結核による局所的な子宮内膜の感染症はまれである。

**参考文献**


- Emans SJH, Laufer MR: Abnormal vaginal bleeding in the adolescent. In Emans SJ, Laufer MR, editors: Emans, Laufer, Goldstein's pediatric & adolescent gynecology, ed 6 , Philadelphia, 2012 , Lippincott Williams & Wilkins.
- Gray SH: Menstrual disorders, Pediatr Rev 34 :6 -18 , 2013 .

chapter 41 VAGINAL DISCHARGE

# 膣分泌物

膣分泌物は若い女性ではよくみられるが，非特異的な症状である。性的活動が活発な女子では性感染症を考慮しなければならない症状である。

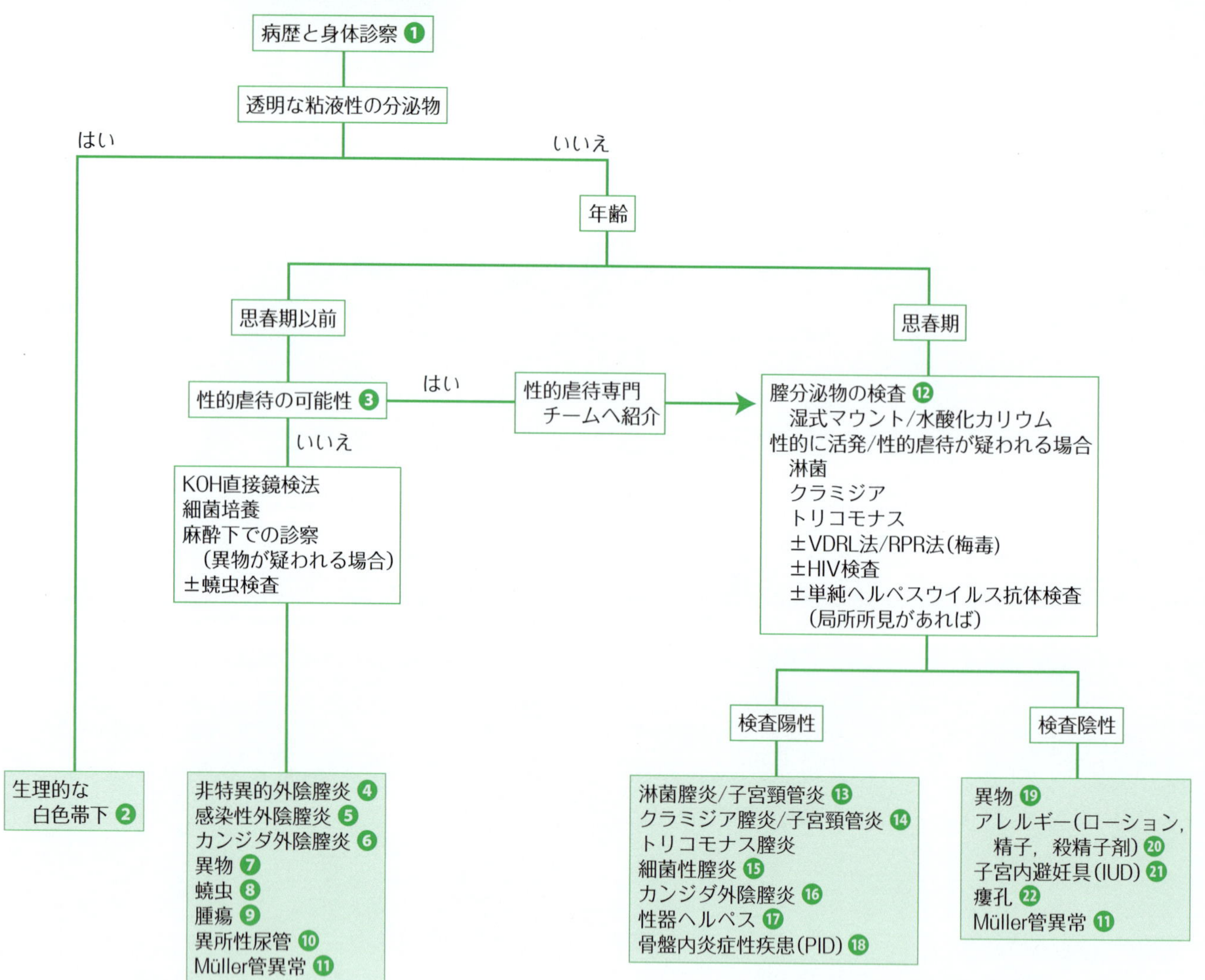


VDRL：The Venereal Disease Research Laboratory test
RPR：Rapid Plasma Reagin test

Nelson Textbook of Pediatrics, 19e. Chapters 114, 176, 543
ネルソン小児科学 原著 第19版．114章，176章，543章
Nelsons Essentials, 6e. Chapter 116

❶ 月経周期の変化や新たな月経困難症の発症などを含む月経歴の聴取が診断に役立つことがある。分泌物の匂い，色，量，掻痒の有無を確認する。関連疾患(HIV，糖尿病)，抗菌薬や経口避妊薬などといった薬物は要因となり得る。性行為歴では，最近の性的接触，パートナーの人数，避妊具やコンドームの使用歴，性交困難，性感染症(STI)，妊娠について確認する。とくに思春期以前の女子における膣分泌物では性的虐待を考慮しなければならない。この年齢層のほとんどで膣分泌は性交と関係しない。

診察では，外陰部，膣および膣口の慎重な診察が必要であり，分泌物の性状のみならず，挫傷や裂傷，剥離，小水疱などの異常所見に注意を払う。思春期以前の女子に対する骨盤内診[※1]（必要ならば）ではHuffman式膣鏡の使用を考慮する。Pederson式膣鏡はやや大きく，思春期に対しての診察に用いられる。発疹は，関節所見やそのほかの全身症状などと同様にSTIの症状として認められることもある。

❷ 生理的な帯下は白色粘液様の分泌物であり，新生児や思春期にみられる。思春期では帯下は初経の前に始まり，月経の開始とともに減少することも，あるいは数年続くこともある。帯下は，月経周期の中間で増加し透明になり，周期の後半になると量が減り粘着性となる。湿潤検体標本では上皮細胞を認め，異常所見は認めない。性的活動が活発な患者であれば，STIを鑑別しなければならない。

❸ 性的虐待が疑われるすべての症例において，裁判では抗原検査は証拠として認められないことがあるので，淋菌とクラミジアの直接培養が必要となる。性的虐待を受けた子どもたちの評価の専門家(性的虐待専門チーム)への紹介を考慮する。可能であれば，性的虐待専門チームによる身体診察が好ましい。淋菌とクラミジアの培養検査はゴールドスタンダードである。核酸抗原検査もいくつかの州法では証拠として認められるので行うべきである。トリコモナスや細菌性膣疾患の検査のためには湿式マウント[※2]が必要である。ヘルペスを疑う病変があればどんなものでも培養検査を行うべきである。HIVや梅毒も同様である。

❹ 思春期以前の女子では，外陰部の粘膜は薄く，刺激や炎症に敏感である。不衛生，刺激性石鹸の使用，泡風呂，「通気性のよくない」下着の着用などは非特異性もしくは過敏性外陰膣炎をひき起こすことがある。

❺ 感染性外陰膣炎は大腸菌，A群連鎖球菌，黄色ブドウ球菌，インフルエンザ菌，赤痢菌，エルシニアなどの腸内もしくは呼吸器系からの病原体による。血性の膣分泌物は赤痢菌もしくはA群連鎖球菌の感染症でみられることがある。

性的虐待が疑われる場合は，性感染症の除外のために腟分泌物の培養をすべきである。

❻ 思春期以前の女子でカンジダ外陰膣炎は多くはないが，経口抗菌薬の使用後に起こることがある。

❼ 膣の異物(時にトイレットペーパーの残留)が悪臭を伴う褐色や血性の分泌物の原因となる。異物が視認できない場合は，麻酔下での診察が必要なことがある。

■ 訳者注釈

※1 膣鏡のサイズとして，小さいものから順にHuffman，Pederson，Graves式膣鏡などがある。日本では一般的に膣鏡を「クスコ」とよぶが，正確には「クスコ式膣鏡」である

※2 湿らせて顕微鏡で検索する，の意

❽ 肛門の掻痒感は蟯虫の可能性もあり，粘着テープ法で診断する。蟯虫は若年小児でよくみられる。

❾ 腫瘍は腟分泌物の原因としてはまれである。横紋筋肉腫や，妊娠中に母がジエチルスチルベストロール[※3]にさらされた女児の腺腫や腺癌があげられる。

❿ 女子では，異所性尿管の腟への流出(25％)や，まれに子宮頸部や子宮への流出もある。

⓫ 腟分泌物がMüller管の異常を示唆することもある。例として小孔のある腟横隔膜の患者があげられる。

⓬ 分泌物の外観は診断の助けとなる。たとえばカンジダは濃厚で白っぽく凝乳状の分泌物になり，トリコモナスは黄色で泡状の分泌物である。子宮頸管炎の特徴である膿粘液性分泌物はクラミジア，淋菌，ヘルペスで認められる。

分泌物の顕微鏡検査は診断に役立つことがある。トリコモナスは鞭毛原生生物である。細菌性腟炎では手がかりとなる細胞(たとえば細菌に覆われた上皮細胞)がみられることもある。カンジダでは水酸化カリウム(KOH)直接鏡検法で仮性菌糸がみられる。アミン臭を放つ“whiff”テスト陽性[※4]は細菌性腟疾患，時にトリコモナスの際に認められる。

核酸増幅検査(NAAT)は淋菌やクラミジアの診断に適した検査であり，尿道，子宮頸管，尿の検体に対して行うことができる。そのほかのクラミジアの検査には，酵素免疫測定，リガーゼ連鎖反応，PCR，培養検査がある。HIVや梅毒のテストは性的活動の活発な女性では考慮しなければならない。

単純ヘルペスウイルス(HSV)が疑われる場合，活動病変が認められる患者では培養とPCR検査を行うことが望ましい。生殖器に小水疱性所見がある場合の診断や，非典型的な病変を認める患者ではHSV感染が過去のものか現在のものかの診断に血清学的HSV検査が用いられる。

⓭ 淋菌感染症は咽頭，直腸，関節にもみられることがあり，播種性感染が起こり得る。

⓮ クラミジア感染症は腟分泌物や排尿困難，頻尿をひき起こす。月経過多や子宮出血を伴う子宮内膜炎をきたすこともある。淋菌感染症やクラミジア感染症では肝周囲炎(Fitz-Hugh-Curtis症候群)をひき起こすことがあり，これらは骨盤内炎症性疾患(PID)の原因にもなり得る。

⓯ 細菌性腟炎は正常な腟の過酸化水素産生乳酸菌叢(*Lactobacillus*)が，*Gardnerella vaginalis*，*Ureaplasma*，*Mycoplasma*などや嫌気性微生物と菌交代することで発生する。細菌性腟疾患はSTIには分類されないが，性的活動は腟疾患の頻度上昇と関係している。

⓰ *Candida albicans*は腟炎でもっとも一般的な真菌感染症の原因菌である。ほかの種のカンジダが関与することもある。糖尿病，妊娠，抗菌薬の使用はリスクファクターである。

⓱ ヘルペスは，初めは腟分泌物に伴う小水疱や嚢胞，排尿困難といった症状がみられ，続いて全身症状を伴いながら局所的な潰瘍となっていく。軽度の圧痛を伴う鼠径リンパ節腫脹がみられることもある。

■ 訳者注釈

[※3] かつて流産防止などで用いられた合成エストロゲン製剤。1970年代以降，胎児期にこの薬物の曝露を受けた女児に腺癌や子宮形成不全などの報告が相次ぎ，現在では使用が禁止されている

[※4] 腟分泌物に10%KOH溶液を加え，魚臭い・生臭いと表現される臭い(アミン臭)を放つ場合に陽性とする

■ 訳者注釈

⑱ PIDには女性の上部生殖器官の炎症性障害が伴う。子宮内膜炎，卵管炎，卵管卵巣膿瘍，骨盤腹膜炎，時にそれらの組み合わせがみられる。クラミジアと淋菌がもっとも一般的な原因である。しかし，嫌気性微生物，*G. vaginalis*，インフルエンザ菌，腸内グラム陰性桿菌，*Streptococcus agalactiae*(GBS)，サイトメガロウイルス，*Mycoplasma hominis*，*Ureaplasma urealyticum*，*Mycoplasma genitalium*などといったほかの病原体が関与することもある。

PIDは症状や所見が幅広いため診断するのが難しい。多くのPID女性で症状はわずかもしくは軽度であるため，認識されていない症例が多い。若い，性的活動の活発な女性においては，膣分泌物を認めた場合には腹痛の有無にかかわらずPIDの可能性を考えなければならない。

⑲ 思春期の女性の膣分泌物の原因では異物も考慮する。残留したタンポンが原因のこともある。

⑳ そのほかの膣炎の原因としては，石鹸や膣洗浄，避妊ゲルやクリーム，(まれに)精子などに起因するアレルギー性外陰膣炎がある。

㉑ 子宮内避妊具により慢性的な分泌物が生じることもある。

㉒ 直腸膣・肛門膣の瘻孔はCrohn病やまれに産科外傷(産科医療が未発展な開発途上国でより多くみられる)でみられることがある。膀胱膣瘻も産科外傷で起こり得る。

参考文献


- Emans SJH, Laufer MR: Vulvovaginal complaints in the adolescent. In Emans SJ, Laufer MR, editors: Emans, Laufer, Goldstein's pediatric & adolescent gynecology, ed 6, Philadelphia, 2012, Lippincott Williams & Wilkins, pp 305-324.
- Emans SJH, Laufer MR: Sexually transmitted infections: Chlamydia, gonorrhea, pelvic inflammatory disease, and syphilis. In Emans SJ, Laufer MR, editors: Emans, Laufer, Goldstein's pediatric & adolescent gynecology, ed 6, Philadelphia, 2012, Lippincott Williams & Wilkins, pp 325-348.

# Part 6 Musculoskeletal System

# 筋骨格系

chapter 42 LIMP

# 跛行

小児の歩行異常の原因には，疼痛，筋力低下，捻転変形 torsional deformity，筋骨格系異常がある。

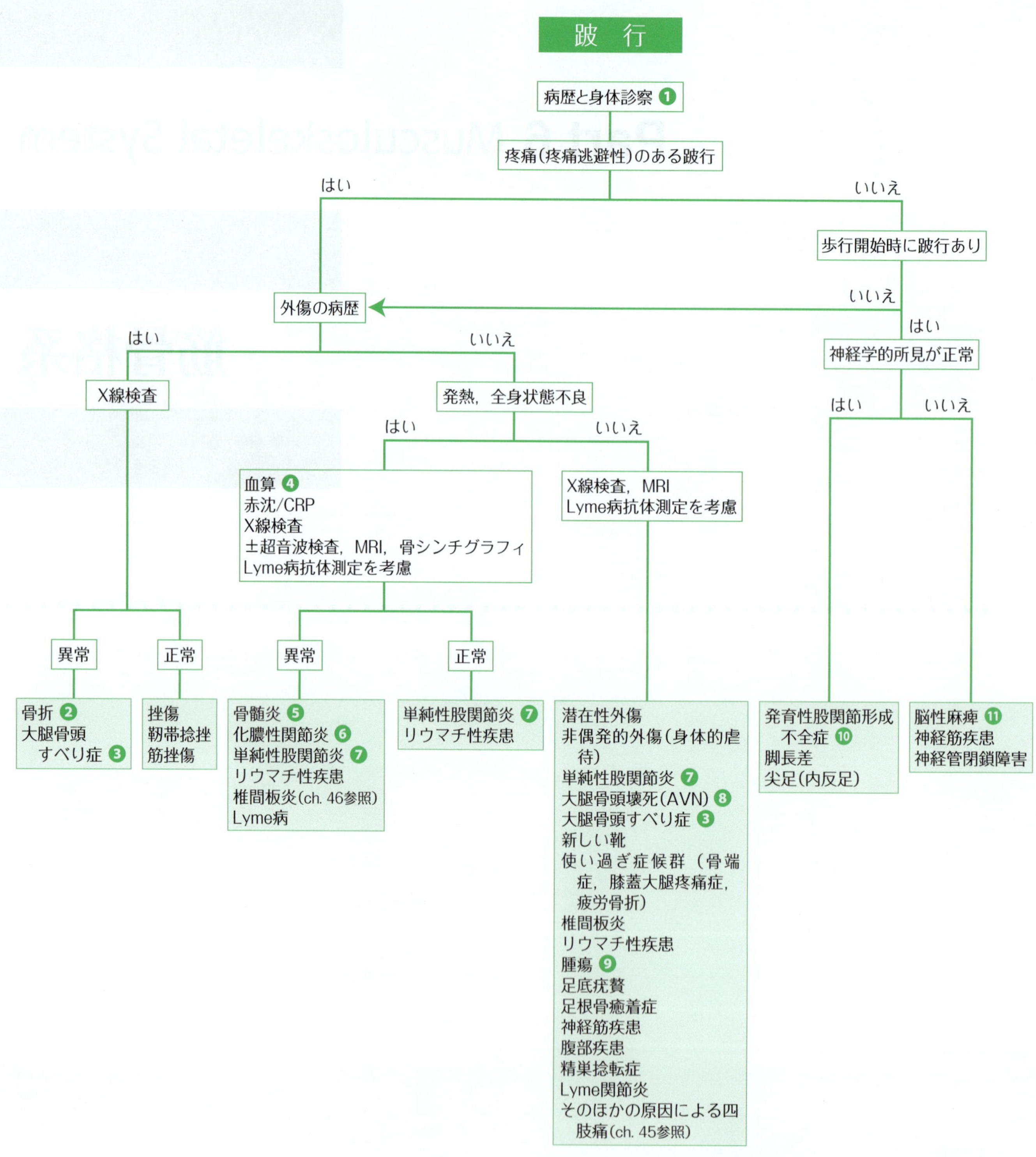


Nelson Textbook of Pediatrics, 19e. Chapters 591, 665, 670, 676
ネルソン小児科学 原著 第19版．591章，665章，670章，676章
Nelsons Essentials, 6e. Chapter 199

❶ 出生歴と発育歴は，乳児期早期あるいは歩行を開始する前後に気づかれる問題に対してとくに重要である。早産低出生体重児や分娩時の合併症は低酸素性脳障害(脳性麻痺など)のリスクファクターである。年長児では，外傷，感染症やリウマチ性疾患を示唆するような全身性の徴候や症状(発熱，発疹，全身性の筋力低下，体重減少)の有無を聴取する。常に，身体的虐待(非偶発的外傷)の可能性を忘れてはならない。

すべての関節と脊椎に対する注意深い評価を含んだ筋骨格系の診察を行う。股関節の異常は跛行の主要な原因であり，また股関節由来の関連痛で膝の痛みを訴えることがしばしばあるため，股関節の診察は非常に重要である。注意深く歩行状態を観察※1することと，理想的には長い廊下程度の距離を歩行する様子を観察することが診断にとって重要である。患児を適切に脱衣させて診察することも正確な評価につながる。疼痛を伴う跛行では患肢の立脚相※2が短くなり，外傷・感染症・リウマチ性疾患がもっとも可能性の高い原因疾患である。先天性疾患や神経筋疾患による跛行(Trendelenburg 歩行)※3は，近位筋の筋力低下か股関節の不安定性が原因であり，疼痛を伴わないことがほとんどである。これらの疾患の立脚相は左右で等しいが，患児は患側の立脚相で体重を健側にかけることによってバランスを維持しようとする。両側性の病変であれば，両側に体重を交互にかけるので動揺性歩行※4となる。

❷ 小児では靭帯のほうが近接している成長板より強いため，靭帯挫傷より骨端部骨折のリスクが高い。X 線像では正常像か骨端軟骨離開しか示さないことがあるので，診断は臨床診断となることが多い。骨端部骨折が疑われる際には専門医へのコンサルテーションを常に考慮すべきである。

❸ 大腿骨頭すべり症(SCFE)は，疼痛や異常歩行を主訴に受診する，思春期※5におけるもっとも一般的な股関節疾患である。この疾患は，成長板の障害により骨幹端(大腿骨頸部)が骨端(大腿骨頭)の後方にすべる状態を呈するものである。多くの症例で，未診断だった慢性の SCFE が外傷による症状の悪化後に診断されている。詳しく病歴を聴取してみると，慢性的に痛みを訴えていたり，軽度の跛行があったり，自ら運動を制限している場合がある。診察では，患側股関節の内旋制限，外旋肢位，有痛性跛行を認める。診断のためには股関節正面像と股関節開排位側面像の X 線撮影が推奨されるが，開排位は SCFE をさらに悪化させる可能性もあるため注意が必要である。SCFE の 25 %は両側性であるため，両側の撮影が推奨される。甲状腺機能低下症，下垂体機能異常，腎性骨異栄養症は骨硬化を亢進させるため，SCFE が進行するリスクを高める。

❹ 感染症や炎症が疑われる場合，血液検査(血算，赤沈，CRP)は判断の助けにはなるが，特異的な情報はもたらさない※6。血液培養は骨髄炎の約 50 %で陽性となり，骨生検や膿瘍穿刺吸引による検体ではより陽性率が高くなる。X 線検査で異常はないが臨床的に関節炎を強く疑う場合は，超音波検査が関節内液体貯留，とくに股関節の液体貯留を同定するのに役立つ。関節液貯留が確認できれば，化膿性関節炎を除外するための関節穿刺が推奨される。MRI 検査は骨髄炎が疑われた場合に有用である。

■ 訳者注釈

※1 左右対称性，立脚相 / 遊脚相の割合，つま先立ち / かかと立ちの有無，関節可動性などを観察

※2 歩行周期には立脚相 stance phase(下肢が地面についている位相。歩行周期の 60 %)と遊脚相 swing phase(下肢が地面を離れ振り出されている位相。歩行周期の 40 %)がある

※3 患側の立脚相において，骨盤位を正中に保てず反対側(健側)の骨盤が下制する歩行

※4 アヒルのように体幹・臀部が左右に揺れる歩行

※5 10 ～ 17 歳ごろの身体発育が著しい時期に起こり，肥満体形の男子に多い

※6 血算・CRP のみで感染か炎症か，細菌性かウイルス性かの鑑別はできない

❺ 化膿性関節炎は関節腔内に限局した細菌感染症である。感染が骨に及べば骨髄炎となるが，骨髄炎から二次的に広がって関節炎を随伴することもある。両疾患とも急性発症で重度な局所の疼痛・圧痛が主訴になる。骨髄炎は亜急性に発症し持続する疼痛や跛行を呈するものの，発熱やほかの全身症状がない場合もある。X線検査における骨の変化は発症後7～10日間経過するまで明らかにならないことがある。軟部組織の変化[※7]が比較的早期に明瞭となり，X線検査は外傷や悪性腫瘍を疑う所見がないことを確認する目的で施行される。可能であればMRIが診断的検査として有用である[※8]。MRIが利用できない場合，病変初期では骨シンチグラフィが感度・特異度とも高い。

❻ 化膿性関節炎は迅速な診断・治療が必要な緊急疾患である。患児は通常，発熱，全身倦怠感，歩行困難，主に膝関節や股関節に限局する関節痛を呈する。診察では，局所の発赤，熱感，腫脹，受動的運動時痛[※9]を認める。超音波検査で関節液貯留が認められることで疑われるが，確定(あるいは除外)診断には関節穿刺[※10]が必要である(ch. 43参照)。

❼ 急性一過性滑膜炎[※11] acute transient synovitis(かつては有痛性滑膜炎toxic synovitisともよばれていた)は，小児の股関節痛や跛行のもっとも一般的な原因の一つであり，3～8歳児にみられることが多い。明確な原因は明らかでなく，非特異的炎症性疾患とされているが，ウイルス感染，アレルギー，外傷機転などの機序も原因として示唆されている。片側の股関節痛，有痛性跛行，軽度の股関節外転制限や股関節内旋位などの症状を呈する。発熱を伴うことがあるが，化膿性関節炎でみられるような全身状態不良を呈することはまれである。診断は除外診断であり，もっとも重要で除外すべき疾患は化膿性関節炎である。

化膿性股関節炎(緊急治療が必要)と単純性股関節炎(対処療法で管理可能)を鑑別する予測因子の同定を目的としたいくつかの研究がある。予測因子を満たす項目が多いほど化膿性股関節炎の可能性が高まるが，その予測因子は38.5℃以上の発熱，CRP上昇[※12]，赤沈亢進[※13]，体重をかけることができない，WBC数増多[※14]である。単純性股関節炎では血液検査は正常か軽度の炎症所見を認めるのみである。X線検査所見は通常正常，または関節裂隙のわずかな開大もしくは関節包周囲の軟部組織影の濃度上昇を認めることがある。児が急性疼痛と発熱を主訴に受診した場合，化膿性関節炎を除外するために超音波検査と関節穿刺が必要であるが，症状が出現してから1～2日経過した児にはより保存的な治療を選択できることが多い。

❽ 大腿骨頭壊死(AVN[※15])(あるいはLegg-Calvé-Perthes病)は，大腿骨頭の骨変形が原因で起こる大腿骨頭の虚血性壊死である。2～12歳に発症し，ピークは4～8歳で，男児に多い。多くの患者で疼痛の前に跛行が出現する。運動に伴って疼痛が増悪し，鼠径部か関連痛としての大腿前内側・膝関節部の疼痛を訴えることが多い。軽度の股関節外転制限と股関節内旋位を示すことが多いが，長期的には股関節の屈曲拘縮や下肢の筋萎縮，脚長差が廃用の結果として出現することがある。

■ 訳者注釈

※7 発赤・腫脹などの炎症性変化

※8 MRIも発症後7～10日間程度経過するまで偽陰性となることがある

※9 同時に可動域制限も認める

※10 関節液WBC数，関節液細菌培養(＋グラム染色)を提出。化膿性関節炎ではWBC＞50,000/μLのことが多いが，①初期の場合，②炎症反応が少ない原因菌の感染，③先行抗菌薬投与がある場合，はそれ以下になることがあるので注意が必要

※11 一般的には，単純性股関節炎とよばれることが多い

※12 CRP ≧ 2 mg/dL

※13 赤沈 ≧ 20～40 mm/時

※14 WBC ≧ 12,000/μL

※15 avascular necrosis の略。無腐性壊死，無菌性壊死のこと

❾ 夜間痛は，良性腫瘍※16，原発性あるいは転移性悪性腫瘍の両方が原因としてあり得る。特徴的なX線検査所見が良性骨腫瘍を示唆する所見となるが，さらなる介入(生検，摘出，経過観察)が多くの場合に必要である。

❿ 乳児期に診断されなかった発育性股関節形成不全(DDH)※17は児が歩行を開始した後に，跛行・動揺性歩行・脚長差が明らかになる。身体診察では，股関節の外転制限があり，Galeazzi徴候※18（仰臥位で両股関節を屈曲させたときに膝の高さに左右差を認める）陽性※19となる。腰椎前彎が認められる場合もある(股関節運動機能変化のため)。

⓫ 痙性両麻痺は脳性麻痺のなかでもっとも一般的な病型である。患児ははいはいや歩行に遅れがみられ，つま先歩行・無痛性跛行・動揺性歩行(Trendelenburg歩行)が特徴である。診察所見では，筋緊張亢進，痙縮，深部腱反射亢進，アキレス腱拘縮，持続性の病的反射を認める。

参考文献


・Caird MS, Flynn JM, Leung YL, et al: Factors distinguishing septic arthritis from transient synovitis of the hip in children. A prospective study, J Bone Joint Surg Am 88 :1251 −1257 , 2006 .
・Perry DC, Bruce C: Evaluating the child who presents with an acute limp, BMJ 341 :c4250 , 2010 .


■ 訳者注釈

※16 夜間に痛みが出現する良性腫瘍に類骨骨腫がある

※17 以前は先天性股関節脱臼とよばれていたが，必ずしも出生時に股関節脱臼をきたしているわけではなく，出生後に病像が進展すると考えられている

※18 Allis徴候と同義。日本ではAllis徴候と記載されるが，海外の成書ではGaleazzi徴候とのみ記載されているものが多い

※19 両側股関節脱臼や非脱臼側に骨短縮がある症例ではGaleazzi/Allis徴候陰性になるので注意が必要である

chapter 43 ARTHRITIS

# 関節炎

関節痛とは，身体所見の有無にかかわらず存在する関節の痛みのことである。関節炎とは，関節腫脹，もしくは次の所見，運動時関節痛・関節可動域制限・関節部軟部組織の熱感・発赤のうち2つ以上が認められるものをいう。関節炎に伴う疼痛と機能低下の程度はさまざまである。

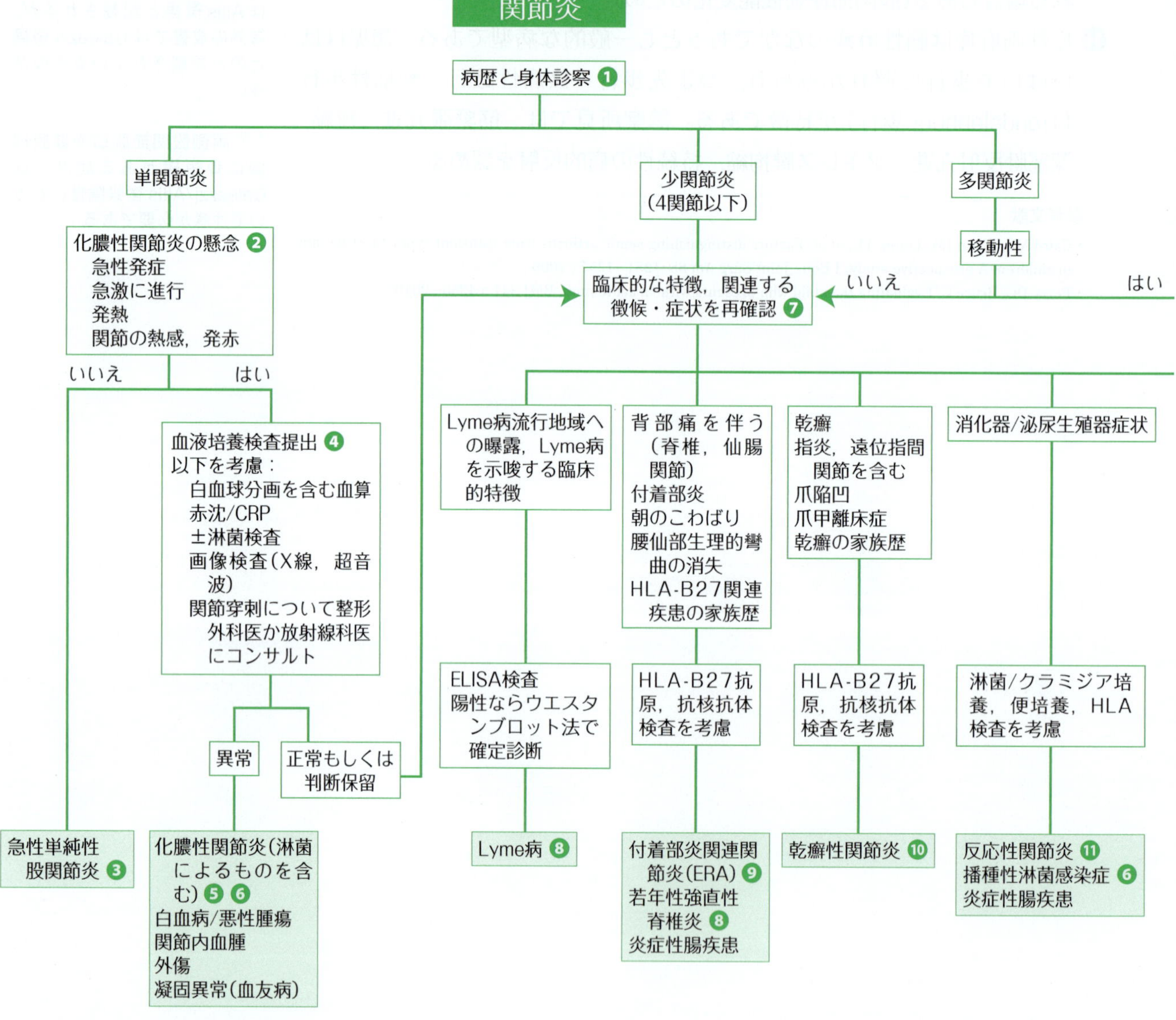

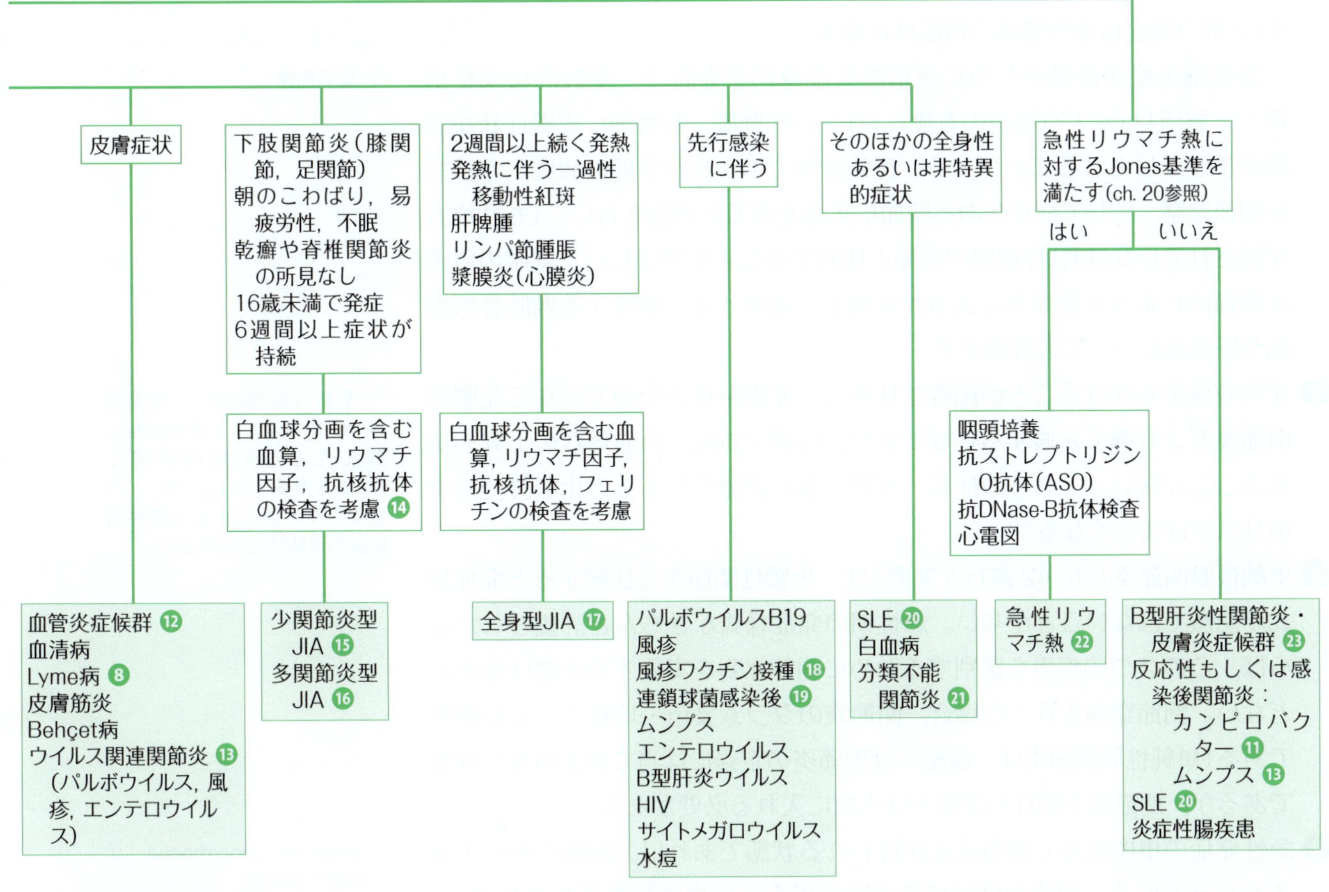


JIA＝若年性特発性関節炎
SLE＝全身性エリテマトーデス

Nelson Textbook of Pediatrics, 19e. Chapters 147, 149, 150, 151, 176, 185, 214, 677
ネルソン小児科学 原著 第19版．147章，149章，150章，151章，176章，185章，214章，677章
Nelsons Essentials, 6e. Chapters 89, 118

❶ 一般的に，関節炎は疼痛と随伴する身体所見を認めるが，ときに疼痛や可動域制限のない関節所見（腫脹，発赤，熱感）を認めることがある。新生児の関節炎症状は非特異的で，哺乳不良，易刺激性，四肢の仮性麻痺 pseudoparalysis※1 がみられる。小児において，朝のこわばりや長時間動かなかった後のこわばりはよくみられる症状である。関連痛※2 を関節痛として訴えることがあり，股関節疾患では膝関節に，骨盤内疾患では背部・股関節・大腿伸側に関連痛を生じることがある。関節炎は跛行を呈することもある（ch. 42 跛行を参照）。

病歴には詳細な関節症状が含まれるべきであり，障害されている関節の部位，罹病期間，重症度，症状の様式※3 を聴取する。最近かかった疾患，渡航歴，外傷，ワクチン接種，処方薬も重要な情報である。リウマチ性疾患はすべての臓器に影響を与える可能性があるため，詳細にシステムレビューを行うことが重要である。とくに体重減少，食思不振，発熱，性行為歴の聴取を忘れない。睡眠障害や日常生活の制限の有無についても評価する。睡眠中断をきたすほどの強い骨痛で，とくに全身症状（発熱，体重減少）を伴う場合は悪性腫瘍の可能性がある。

急性感染症の評価のために包括的な全身診察を行う。全般的な成長指標※4，眼所見（ぶどう膜炎の有無），リンパ節腫脹，肝脾腫，皮膚症状が診断の手がかりとなることがある。身体診察では，歩行状態の観察，包括的な関節診察，そして症状がある関節に焦点をあてた診察を行い，（もう片方が侵されていなければ）健側の関節と比較することが望ましい。腫脹の原因が関節内にあるか関節外にあるかを慎重に鑑別する。隣接する四肢骨の疼痛や筋萎縮についても評価する。

❷ 発熱や体重をかけることが困難な状態は，非細菌性の原因ではなく化膿性関節炎をより強く示唆する症状であり，CRP・赤沈・白血球数の上昇も認めることが多い。これらの症状・所見が多く認められるほど化膿性関節炎のリスクは大きくなる※5。

❸ 単純性股関節炎（ch. 42 跛行を参照）は，化膿性関節炎と比較すると発症様式が急激ではないことが多い。急性期の発症様式がきちんと評価されたならば，この 2 つの疾患を鑑別するために関節穿刺を実施する必要はほとんどない。関節穿刺を行った場合，関節液のグラム染色・培養はともに陰性である（単純性股関節炎は，厳密には関節炎の定義には当てはまらない疾患であるが，関節痛や跛行の評価では考慮に入れる必要がある）。

❹ 急性発症の単関節炎で細菌感染が疑われる状態であれば，関節穿刺を実施するべきである。関節の細菌感染を疑う場合には血液培養検体を採取し，患者が性的に活発であるなら淋菌※6 検査（尿，直腸，咽頭）も実施する。画像検査は関節穿刺実施の依頼を受けた医師が選択する場合がある。関節液は固体培地や好気性血液培養ボトルに接種し，グラム染色や細菌培養に提出する。好気性血液培養ボトルへの接種は *Kingella kingae* の検出率を上げるが※7，*K. kingae* に対する PCR 検査を実施できれば検出感度はより高くなる。関節液の細菌培養はしばしば陰性となるため，グラム染色はとくに重要である。関節液の白血球数，蛋白，グルコースの測定は関節炎が感染

■ 訳者注釈

※1 疼痛のため関節炎のある四肢を動かさない状態

※2 放散痛と同義

※3 安静時疼痛があるか，運動時疼痛のみか，など

※4 成長曲線

※5 発熱（≧ 38.5℃），荷重困難，CRP 上昇（≧ 2 mg/dL），赤沈亢進（≧ 40 mm/ 時），WBC 数増多（≧ 12,000/ μL）のすべてを満たせば化膿性関節炎の可能性は 99％以上

※6 *Neisseria gonorrhoeae*（グラム陰性双球菌）

※7 米国小児科学会は，*K. kingae* による関節炎を疑う症例において，関節液を血液培養ボトルに接種し，少なくとも 7 日間観察することを推奨している

性か非感染性かにかかわらず実施するべきであり，非常に多い白血球数（>50,000～100,000/mm$^3$）は化膿性関節炎を示唆する。

❺ 小児期・思春期の化膿性股関節炎においてもっとも一般的な原因菌は，黄色ブドウ球菌，A群連鎖球菌，肺炎球菌である。*K. kingae*[※8]は，とくに4～5歳の小児における化膿性関節炎の原因菌として頻度が上昇している細菌である[※9]。サルモネラは鎌状赤血球症患者の原因菌として重要である。淋菌は性的に活発な患者で考慮する必要があり，髄膜炎菌，緑膿菌（テニスシューズの貫通創に続発する[※10]），結核菌が原因なことはまれである。B群連鎖球菌やグラム陰性腸内桿菌は新生児化膿性関節炎の原因菌になり得る。インフルエンザ菌b型は，かつては若年小児の化膿性関節炎の原因菌としてもっとも多かったが，ワクチンの普及によりほとんどみられなくなった。

❻ 播種性淋菌感染症は性的に活発な思春期の患者で考慮される疾患であるが，単関節炎を呈することは少ない。多関節炎（主として手関節，手・指の関節）が原因の腱鞘炎に，発熱・悪寒・特徴的な発疹[※11]が随伴することが多い。単関節炎，とくに膝関節炎は全身症状に随伴して発症する可能性は低い。消化管・直腸・咽頭にも感染していることが多い。

❼ 次の評価を行うにあたっては慎重な病歴聴取がもっとも重要である。血液検査は注意して行うべきである。小児の関節炎の原因のほとんどに血液検査上の特異的所見がないため，臨床的にほとんど意味のない軽度の異常だけを検出してしまう可能性が高い。血液検査は診断の補助にはなるが，確定診断に繋がることはまれである。血液検査や画像検査を広範囲に追加するより，専門医に紹介するほうがより適切で費用対効果に優れた診断手法である。

❽ Lyme病[※12]抗体検査は流行地域（米国の北東部，中部大西洋岸，北中部）を訪れたことがあるようなリスクファクターのある患者に施行されるべきである。Lyme病の臨床症状は多彩である。初期には多彩な重症度のインフルエンザ様症状[※13]と遊走性紅斑（遠心性に拡大する環状紅斑）を呈するが，顔面神経麻痺・髄膜炎・心血管症状は少ない。関節炎は遅れて認められることが多いが，初期症状がない場合も多い。関節炎が出現した場合は単関節型か少関節型である。臨床的にLyme病を疑った場合，ELISA法による抗体スクリーニング検査を行い，ELISA法の結果が陽性あるいは判定保留であった場合は確定診断のためにウエスタンブロット法による検査を行う。

❾ 脊椎関節症 spondyloarthropathy（あるいは脊椎関節炎 spondyloarthritis）は，かねてよりリウマチ因子陰性のリウマチ性疾患[※14]に位置づけられ，多くの症例でHLA-B27抗原が陽性[※15]となる。脊椎（とくに仙腸関節），下肢の大関節，腱靭帯付着部（この部分で靭帯，腱，関節包が骨に付着する）に炎症を呈することが多い。国際リウマチ学会 International Leagues of Association for Rheumatology（ILAR）による分類基準によると，付着部炎関連関節炎型 enthesitis-related arthritis（ERA）という分類項目があり，関節炎と付着部炎（アキレス腱と足底腱膜が主な病変部位）の両方をもつもの，および付着部炎に加え以下の所見（仙腸関節の圧痛もしくは炎症性腰仙部痛，HLA-B27抗原陽性，6歳以降の男児に発症した関節炎，ブドウ膜炎，一親等以内のHLA-B27抗原関連疾患[※16]患者）のうち2つ以上の特徴をも

■ 訳者注釈

※8 乳幼児の中咽頭に常在するグラム陰性短桿菌

※9 以前は*K. kingae*による化膿性関節炎の95%以上が3歳未満であったが，血液培養ボトルを用いた長期間培養の実施により年長児での検出頻度が上昇している

※10 古典的に，テニスシューズやスニーカーで釘を踏み抜いた際に発症する足底部の骨髄炎に緑膿菌が関与する，とネルソン小児科学，原著第19版に記載されている

※11 小紅斑または出血性丘疹，点状出血または出血性膿疹が体幹・四肢伸側に生じる

※12 スピロヘータの一種であるボレリアによる全身性感染症で，マダニにより媒介される。日本では北海道からの報告が多い

※13 発熱，倦怠感，頭痛，筋肉痛など

※14 血清反応陰性脊椎関節症ともよばれる

※15 日本ではHLA-B27抗原の保有率が0.2～0.3%と欧米に比べると低いので，有病率も低い

※16 強直性脊椎炎，炎症性腸疾患に伴う仙腸関節炎，付着部炎関連関節炎，反応性関節炎，急性前部ぶどう膜炎

つものが含まれている。小児でILARの提唱するERAにあてはまる場合，最終的に若年性強直性脊椎炎や炎症性腸疾患の診断基準を満たす病態に進展する場合が多いが，その予測は困難である。若年性強直性脊椎炎では，下肢の関節炎（股関節を含む）と強い付着部炎（とくに足，足首，膝）が，典型的には軸椎や仙腸関節症状に先行して発症する。X線検査で仙腸関節炎所見が確認できるが，この所見が出現するまでに何年もかかることがある。炎症性腸疾患関連の関節炎は多関節型で，小関節・大関節の両方に影響し，移動性関節炎を呈する場合もある。関節炎の重症度は炎症性腸疾患の程度を反映する。

❿ 乾癬性関節炎はILAR分類に含まれる※17。関節炎は乾癬の症状に先行することがある。もっとも一般的なのは左右非対称に出現する少関節型関節炎であり，遠位指節間関節を含む小関節・大関節に症状が出現する。ほかの特徴として，指炎（ソーセージ様手指腫脹），爪甲離床症，爪陥凹がある。抗核抗体陽性はHLA-B27抗原陽性より頻度が高く，リウマチ因子は陰性である。

⓫ 反応性関節炎は単関節型や少関節型の関節炎を呈し，下肢に多く，消化管感染症・泌尿生殖器感染症（*Salmonella*，*Shigella*，*Yersinia enterocolitica*，*Campylobacter jejuni*，*Cryptosporidium parvum*，*Giardia intestinalis*，*Chlamydia trachomatis*，*Ureaplasma* が関連するとされる）の数週間後から数か月後に発症する。付着部炎，指炎，皮膚症状（亀頭炎，外陰炎，口腔粘膜病変，膿漏性角化症），発熱，倦怠感，疲労などの全身症状をひき起こすが，関節炎の持続期間は通常短い。HLA-B27抗原陽性患者は慢性関節炎，とくに脊椎関節炎に移行するリスクが高い。*Campylobacter* 感染に伴う反応性関節炎は移動性関節炎を呈しやすい。反応性関節炎はILAR分類には含まれていない。

⓬ 関節炎は，Henoch-Schönlein紫斑病※18，結節性多発動脈炎，Wegener肉芽腫症※19，高安動脈炎※20 などの血管炎症候群にしばしば随伴する症状である。これらの多くは特徴的な皮膚所見を有する。

⓭ 関節炎と関節痛は風疹，パルボウイルス，EBウイルス，サイトメガロウイルス，水痘，インフルエンザなど，多くのウイルス感染症によって起こる。関節症状は，感染症罹患中の随伴症状として起こることもあれば，感染後の反応性関節症状として出現することもある。症状は通常6週間以内に改善する。ムンプスに随伴して起こる関節炎は移動しやすい傾向がある。

⓮ 若年性特発性関節炎（JIA）という用語は，すべての慢性若年性関節炎を包括したものである。近年のILAR分類には，以前は若年性関節リウマチ（JRA）として分類された疾患や，すでに言及されていた付着部炎関連関節炎や乾癬性関節炎を含んでいる※21。これらの疾患すべてが，16歳未満で発症し6週間以上持続する関節炎，という現在のJIAの診断基準を満たす（小児の関節炎の概念とはまったく別物である成人のリウマチ因子陽性関節リウマチとの関連を排除するために，「リウマチ rheumatoid」という用語は削除された）。臨床的にJIAを強く疑う場合，血液検査は診断の補助になる。血液学的異常は炎症の程度を反映する。リウマチ因子は多関節炎の5～10％で陽性となり，抗核抗体は少関節炎・多関節炎で陽性になることがある。

■ 訳者注釈

※17 乾癬性関節炎型として分類されており，その基準は①乾癬を伴う関節炎，②以下の項目のうち2つ以上を伴う関節炎（指炎，爪の陥凹，爪甲離床症，一親等以内の乾癬患者）のどちらかを満たすものとされる

※18 2012年に改称され，現在はIgA血管炎 IgA vasculitis が正式な病名

※19 2012年に改称され，現在は多発血管炎性肉芽腫症 granulomatosis with polyangiitis（GPA）が正式な病名

※20 以前は高安病，大動脈炎症候群などいくつかの呼称があったが，現在は高安動脈炎が正式な病名

※21 現在のILARのJIA分類（2001年）には，①全身型，②少関節炎，③リウマトイド因子陰性多関節炎，④リウマトイド因子陽性多関節炎，⑤乾癬性関節炎，⑥付着部炎関連関節炎，⑦未分類関節炎，がある

抗核抗体陽性はぶどう膜炎のリスクを上昇させる。リウマチ因子，抗核抗体は急性感染症で一過性に上昇することが知られており，臨床的にJIAを示唆する所見がない場合は，それらの結果判断には注意が必要である。

⑮ 少関節炎（4関節以下）のうち，全経過を通じて4関節以下の罹患にとどまるものを持続型JIA，5関節以上の罹患を呈する※22ものを進展型JIAに分類する。罹患関節は下肢の大関節（膝関節，足関節）がほとんどであり，股関節の罹患は非常にまれなので，股関節炎の場合はほかの疾患（脊椎関節症やリウマチ性疾患以外の原因）が示唆される。

⑯ 多関節炎とは，発症後6か月以内に，上下肢の5関節以上に関節炎を認めるものをいう。リウマチ因子が陽性か陰性かでさらに2つに分類される。

⑰ 全身型JIAは，持続時間が短い1日1～2回の高熱※23が最低2週間持続し，しばしば特徴的なサーモン色の紅斑が随伴する。多くの症例で内臓症状（肝脾腫，リンパ節腫張，漿膜炎）を伴い，関節炎症状に先行することがある。しかし，確定診断には関節炎（通常は，股関節・頸椎・顎関節などの多関節炎を呈する）の発症が必要である。血液検査は，慢性疾患に伴う貧血を反映し，炎症マーカー（フェリチンを含む）・白血球数・血小板数の異常高値を示す。典型的にはリウマチ因子や抗核抗体は陰性となる。

⑱ 風疹ワクチン接種後10～28日で，膝や手の関節痛・関節炎が出現することがある。この反応は二次性徴後の女性に多く，発疹が随伴することもある。

⑲ 連鎖球菌感染後関節炎とは，少関節型の移動しない関節炎であり，A群連鎖球菌感染後の下肢の関節に多い。これらは急性リウマチ熱の診断基準であるJones基準にあてはまらない。連鎖球菌感染後関節炎が独立した疾患かそれともリウマチ熱の不全型と考えるのか，議論がある。

⑳ 小児において，全身性エリテマトーデスは非典型的な症状（倦怠感，疲労）を主訴に受診することが多い。小関節の関節痛・関節炎がしばしば存在するが，病初期では見逃されることがある。成人では，古典的には移動性関節炎を呈する。

㉑ ILAR分類の欠点の一つとして，小児が罹患した関節炎がどの分類にもあてはまらない（あるいは，2つ以上の基準を満たす）ことがある。これらの小児の経過や進展を予測することは困難である。

㉒ リウマチ熱を診断するJones基準の一つを構成する多関節炎は，移動性※24で，罹患関節の強い圧痛・発赤・腫脹を伴うことが特徴である。大関節（膝関節，足関節，手関節，肘関節）の関節炎が典型的で，脊椎・手・股関節症状はまれである。これらの関節炎はアスピリンによる治療に非常に速やかに反応するのが典型である。関節痛（関節炎所見がない）はリウマチ熱診断基準の小基準に含まれている。

㉓ B型肝炎性関節炎・皮膚炎症候群は，臨床的には血清病様で，蕁麻疹様皮疹や左右対称性の移動性多関節炎を呈する。

■ 訳者注釈

※22 発症後6か月以降に

※23 弛張熱

※24 1～2日で移動する


参考文献

- Berard R: Approach to the child with joint inflammation, Pediatr Clin North Am 59 :245 -262 , 2012 .
- Caird MS, Flynn JM, Leung YL, et al: Factors distinguishing septic arthritis from transient synovitis of the hip in children: A prospective study, J Bone Joint Surg Am 88 :1251 -1257 , 2006 .

chapter 44 KNEE PAIN

# 膝の痛み

膝の痛みは，大腿骨遠位部，脛骨近位部，股関節，あるいは膝関節そのものに関連する問題を示唆する。関節炎が疑われる場合(関節の熱感や腫脹，可動域制限，多関節にわたる症状，全身症状あり)はch. 43を参照のこと。

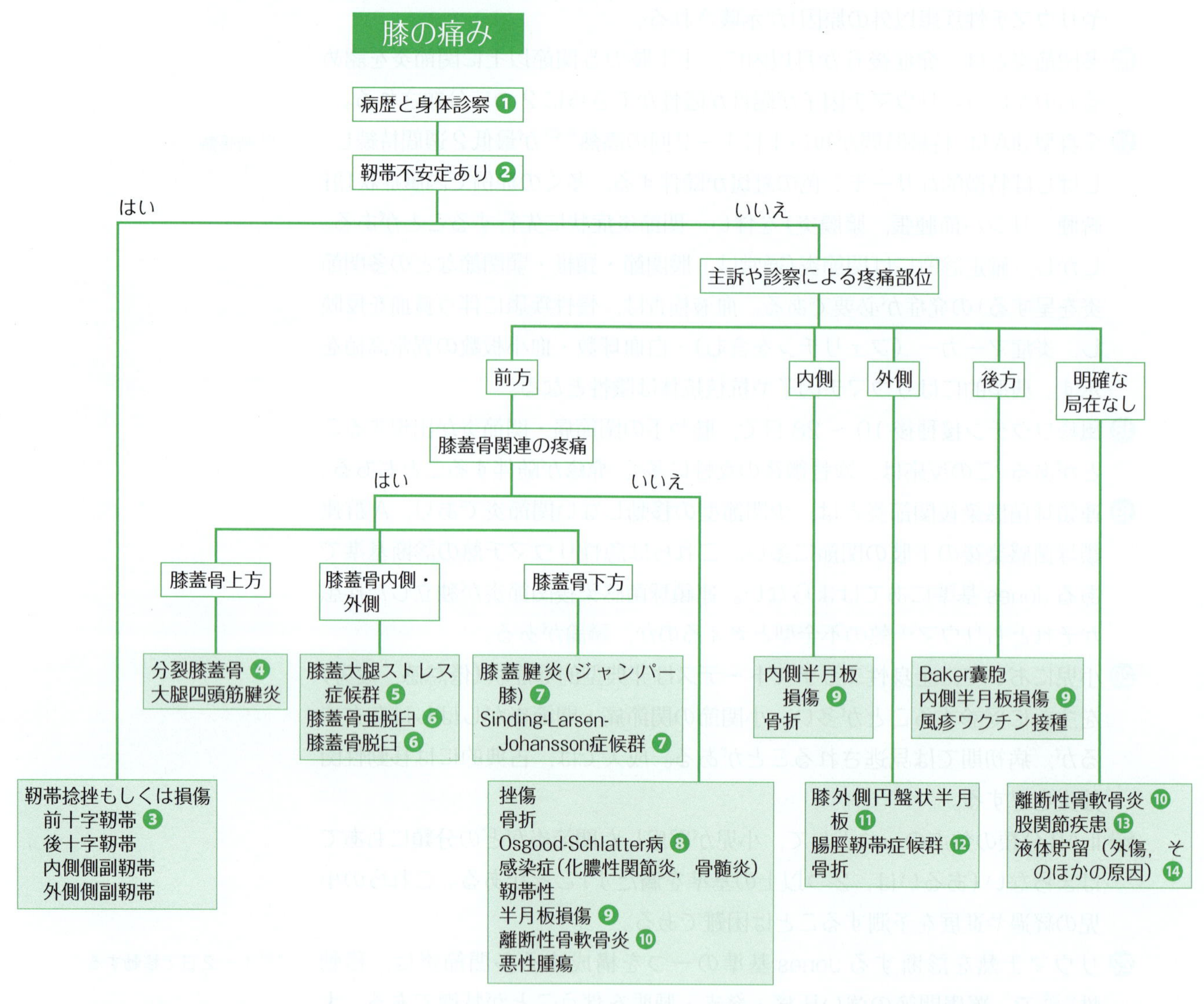


Nelson Textbook of Pediatrics, 19e. Chapters 669, 679
ネルソン小児科学 原著 第19版．669章，679章
Nelsons Essentials, 6e. Chapters 199, 200

❶ 小児における膝の痛みは，急性の問題と慢性的な病態に分類される。詳細な病歴と身体診察には，疼痛部位の特定，有症状期間，（もしあてはまるなら）外傷との関連や受傷過程についての情報を含めるべきである。患者が訴える「ロッキング locking」[※1]，「キャッチング catching」[※2]，「ギビングアウト giving out」[※3] のような症状の意味を明確にすること，すなわち膝関節がある位置で完全に「固定」されて動かない（その固定を解除するためになんらかの用手的な操作を要する）のか，膝関節をある角度以上に屈曲・伸展することが困難なのか，関節が単に不安定に感じられるだけなのか，あるいは完全に膝崩れを起したのか，についてはっきりさせることが重要である。

関節可動域は，単純に疼痛に影響されることもあれば，関節内損傷に影響されることもある。診察において，強制的関節可動域検査は禁忌[※4] である。両膝関節を評価し，対称性を比較することで患側の軽微な所見に気づくことができる。大腿筋の左右非対称は，結果として筋萎縮を呈する慢性疾患の存在を示唆する症状である。膝の疼痛を評価する場合，とくに外傷がない場合は，注意深く股関節を評価することが重要である。股関節に異常を認める場合は，股関節が病変部位[※5] であると考えられる。

❷ 膝関節の慎重な評価には，前方引き出しテスト anterior drawer，Lachman テスト，側方軸移動テスト lateral pivot shift[※6]，Apley 圧迫テスト，McMurray テスト[※7] などの徒手検査を含めるべきで，これらの検査で靭帯と半月板の損傷を特定することができる。精度の高い診察を行うためには，これらの徒手検査法に習熟することが必要不可欠である。軽度の靭帯損傷では，靭帯テストで弛緩や不安定さが検出できず，疼痛のみを呈することが多い。年少児では靭帯より成長板のほうが脆弱なので，靭帯損傷よりも骨折のリスクのほうが大きい。

❸ 膝を捻る動作で起こった障害，受傷時の「断裂した popping」感覚，急速に液体貯留（腫脹）が進行する，などの病歴は前十字靭帯（ACL）損傷が示唆される。のちに症状を呈して受診する児は「しょっちゅう膝ががくっとなる」[※8] と訴えることがある[※9]。ACL 損傷を疑った場合，随伴する剝離骨折を除外するために X 線検査を行うべきである。小児の ACL 損傷ではしばしば半月板損傷が随伴するため，さらなる評価（関節鏡や MRI）のために専門医へ紹介することが推奨される。

❹ 分裂膝蓋骨 bipartite patella は，膝蓋骨の二次骨化中心が一次骨化中心に癒合しなかったことによって起こる状態である。ほとんどは無症状だが，時に運動（とくに跳躍や階段昇降）に伴って疼痛が出現することがある。症状は片側性のことが多く，診察で膝蓋骨上外側部の疼痛が誘発されるのが典型的である。X 線検査で診断する。

❺ 膝蓋大腿ストレス症候群 patellofemoral stress syndrome（膝蓋大腿疼痛症候群 patellofemoral pain syndrome，膝蓋大腿機能不全 patellofemoral dysfunction ともよばれる）とは，膝前面の疼痛[※10] を呈するが明らかな器質的病変[※11] を指摘できない疾患群のことを指す。この用語は，運動レベルが上がる思春期で経験される疼痛症候群に対して用いられることが多い。患者の疼痛の説明は漠然としているが，痛みの場所はだいたい膝周囲か膝

■ 訳者注釈

※1 一般的には，関節がある角度から伸展できない状態を指す

※2 一般的には，関節の屈曲伸展で生じる一瞬引っかかるような違和感のことを指す

※3 knees との組み合わせで，膝ががくっとなる，の意味になる

※4 関節内損傷を増悪させる可能性があるため

※5 関連痛として膝関節部に痛みを訴えることが多い

※6 前十字靭帯損傷における徒手検査①前方引き出しテスト：患者は仰臥位で足底をつけたまま膝関節を 90° 屈曲。検者は足を固定し，下腿近位を両手で把持し前方へ引っ張る。疼痛が誘発されたり脛骨が前方へ引き出されれば陽性，② Lachman テスト：患者は仰臥位で膝関節を 30° 屈曲。検者は片手で大腿を把持し，もう一方の手で下腿近位を把持して前方へ引っ張る。前十字靭帯損傷でもっとも感度がよいテスト，③側方軸移動テスト：前十字靭帯断裂で膝を伸展し，下腿に外反・内旋力を加えながら屈曲すると，30 ～ 40° で脛骨の前方亜脱臼が生じる

※7 半月板損傷における徒手検査① Apley 圧迫テスト：患者は腹臥位で膝関節を 90° 屈曲。検者は大腿下方に膝をのせ固定。足を両手で把持し膝関節に向かって圧迫しながら下腿の内旋・外旋を行う。膝関節に疼痛が生じた場合，内旋時は内側半月板 外旋時は外側半月板の損傷が示唆される，② McMurray テスト：患者は仰臥位。検者は一方の手で関節裂隙を触れつつ膝関節を保持し，一方の手で足底を把持しできるところまで膝関節を屈曲させる。外側半月板を見たいときは足を内旋，内側半月板を見たいときは外旋しつつゆっくり膝を伸展する

※8 ①で既出の「膝崩れ」のこと

※9 慢性期の症状は，疼痛ではなく膝の不安定感のことが多い

※10 膝蓋骨と大腿膝蓋関節の支帯に関連する疼痛

※11 関節内病変，膝蓋骨周囲の病変

蓋骨の裏である。階段昇降，スクワット運動，ランニング，膝を屈曲した長時間の座位で増悪する。疼痛は両側性のことが多く，診察では正常，もしくは膝蓋骨内側部の圧痛や膝蓋大腿部の圧迫による疼痛を認める。診断は臨床診断である。専門医へのコンサルテーションやX線検査は，症状が非典型的な場合や治療に反応せず症状が持続する場合に必要である。膝蓋骨を外側あるいは内側に偏位させたときに生じる有意な疼痛や防御反応(膝蓋骨アプリヘンションテスト apprehension test 陽性)は，慢性的あるいは反復する膝蓋骨亜脱臼や脱臼などのより重度の障害を示唆する。

❻ ある特定の先天的な状態(膝蓋骨高位，大腿骨外顆・内顆間切痕が浅い，外反膝変形[※12])は膝蓋骨位置異常を起こしやすく，膝蓋骨亜脱臼や脱臼をくり返す原因になることがある。膝蓋骨を外側あるいは内側に偏位させたときに生じる有意な疼痛や防御反応(膝蓋骨アプリヘンションテスト陽性)は亜脱臼を示唆する。膝蓋骨脱臼がある場合，膝関節は通常45°以上屈曲できない。

❼ Sinding-Larsen-Johansson 症候群とは，膝蓋腱が膝蓋骨下端に付着する部位に起こる骨端炎である。バレーボールやバスケットボール選手によくみられる使い過ぎ症候群の一つである。膝蓋骨下端に疼痛を呈し，運動で増悪する。診断は臨床診断である。同じような症状や圧痛を膝蓋靭帯に認めるが，膝蓋腱付着部の骨に疼痛を伴わない患者は膝蓋腱炎(ジャンパー膝)である。

❽ Osgood-Schlatter 病は，膝蓋腱が脛骨粗面に付着する部位の骨端炎である。成長促進期にある思春期の運動選手によくみられる使い過ぎ症候群の一つである。診察では脛骨粗面の腫脹と圧痛を認め，膝関節の伸展に抵抗を加えると疼痛が増悪する。通常，症状は両側性だが，一側の症状が対側の症状より強いことが多い。患者は屈曲運動(ランニング，跳躍，膝立ち，階段昇降)での疼痛増悪を訴える。典型的なX線画像所見は脛骨粗面上に軟部組織腫脹と遊離骨片を時に認めることであるが，症状が両側性の場合はX線検査そのものの適応に乏しい。疼痛が片側性の場合，病変部位が脛骨粗面直上ではない場合，治療への反応に乏しい場合には，X線検査を実施する。

❾ 半月板損傷は幼小児期よりも思春期に多い。膝関節を屈曲し足をしっかり地面についている状態[※13]で膝関節に回旋(ひねり)動作が加わるようなスポーツ損傷として受傷することが多い。半月板内側損傷が外側損傷より多い。損傷が急性であることが明らかな場合とそうでない場合があり，漠然とした疼痛，反復する関節液貯留，硬直，膝崩れ，クリック音，ある角度以上の伸展不能などの主訴で来院することがある。診察では，関節線に沿った圧痛や，ときに少量の関節液貯留を認める。X線検査は有用ではなく，診断にはMRIが推奨される。

❿ 離断性骨軟骨炎(OCD)は，長管骨骨端の狭い範囲(大腿骨内顆にもっとも多い)の循環障害によって起こる疾患である。壊死した骨片(その部分の関節軟骨を含む)は部分的に，あるいは完全に長管骨から分離する。患者は非特異的な疼痛，とくに膝蓋骨周囲の運動に関連した疼痛をよく訴える。関節内液貯留がときに認められる。壊死骨片が完全に関節腔内に分離したとき

■ 訳者注釈

※12 X脚のこと

※13 ジャンプして着地した姿勢など

■ 訳者注釈

に，断裂した感覚やある角度以上への伸展不能などが起こり得る。X 線検査（大腿骨顆間切痕撮影）が診断に有用であるが，軟骨も障害されているかどうかをみるには MRI がより優れている。

⑪ 膝外側円盤状半月板 discoid lateral meniscus は外側半月板の先天的な変形である。小児期後期あるいは思春期になって，漠然とした疼痛，聴取できるクリック音，膝関節屈曲時の引っかかり感などを訴えて受診するのが典型的な経過である。診察では，膝関節を屈曲した際の関節線外側に腫瘤を触知することができる。立位の X 線検査では，外側関節裂隙の開大，大腿骨外顆の平坦化，脛骨外側上関節面の杯状変化を認める。MRI もしくは関節鏡検査が確定診断に必要なことがある。

⑫ 腸脛靱帯炎は，ランナーの使い過ぎ症候群による膝関節外側の疼痛である。

⑬ 局所所見がはっきりしない膝の疼痛に股関節診察での異常所見（内転，外転，屈曲時に可動域制限や疼痛誘発を認める場合）を伴っている場合は，大腿骨頭壊死や大腿骨頭すべり症などの股関節疾患が膝の疼痛の原因であることを示唆する。

⑭ 関節内液体貯留は外傷によって起こる変化のなかでもっとも多い。外傷後に急激に増悪する液体貯留は血腫を示唆する。外傷後に緩徐（2 ～ 3 日）に増悪するものや間欠的に液体貯留を認めるものには，関節包内損傷（半月板損傷），使い過ぎ症候群，リウマチ性疾患の可能性がある。膝関節の急性疼痛で熱感と腫脹を伴う場合，とくに患者が発熱あるいは全身状態不良を呈している場合は化膿性関節炎を疑うべきである。化膿性関節炎を疑う場合はただちに関節穿刺を行うことが重要である。慢性あるいは再発性の膝関節液体貯留を診断するために関節穿刺を行うこともある。

参考文献


- Baxter WR: Sports medicine in the growing child. In Morrissy R, Weinstein S, editors: Lovell & Winter's pediatric orthopaedics, ed 6 , Philadelphia, 2006 , Lippincott Williams & Wilkins, pp 1384 –1429 .
- Koh J, section editor: Knee and lower leg. In Sarwark JF, editor: Essentials of musculoskeletal care, ed 3 , Rosemont, Ill, 2010 , American Academy of Orthopaedic Surgeons, pp 976 .
- Walsh WM, McCarty EC, Madden CC: Knee injuries. In Madden CC, Putukian M, Young CC, editors: Netter's sports medicine, Philadelphia, 2010 , Saunders Elsevier, pp 417 –428 .

chapter 45 EXTREMITY PAIN

# 四肢の痛み

本チャプターでは関節の問題以外の四肢の痛みについて言及する（より特徴のある症状としての跛行，関節痛，膝の痛みについては ch. 42，43，44 を参照）。筋肉の痛み（筋肉痛）はさまざまな疾患

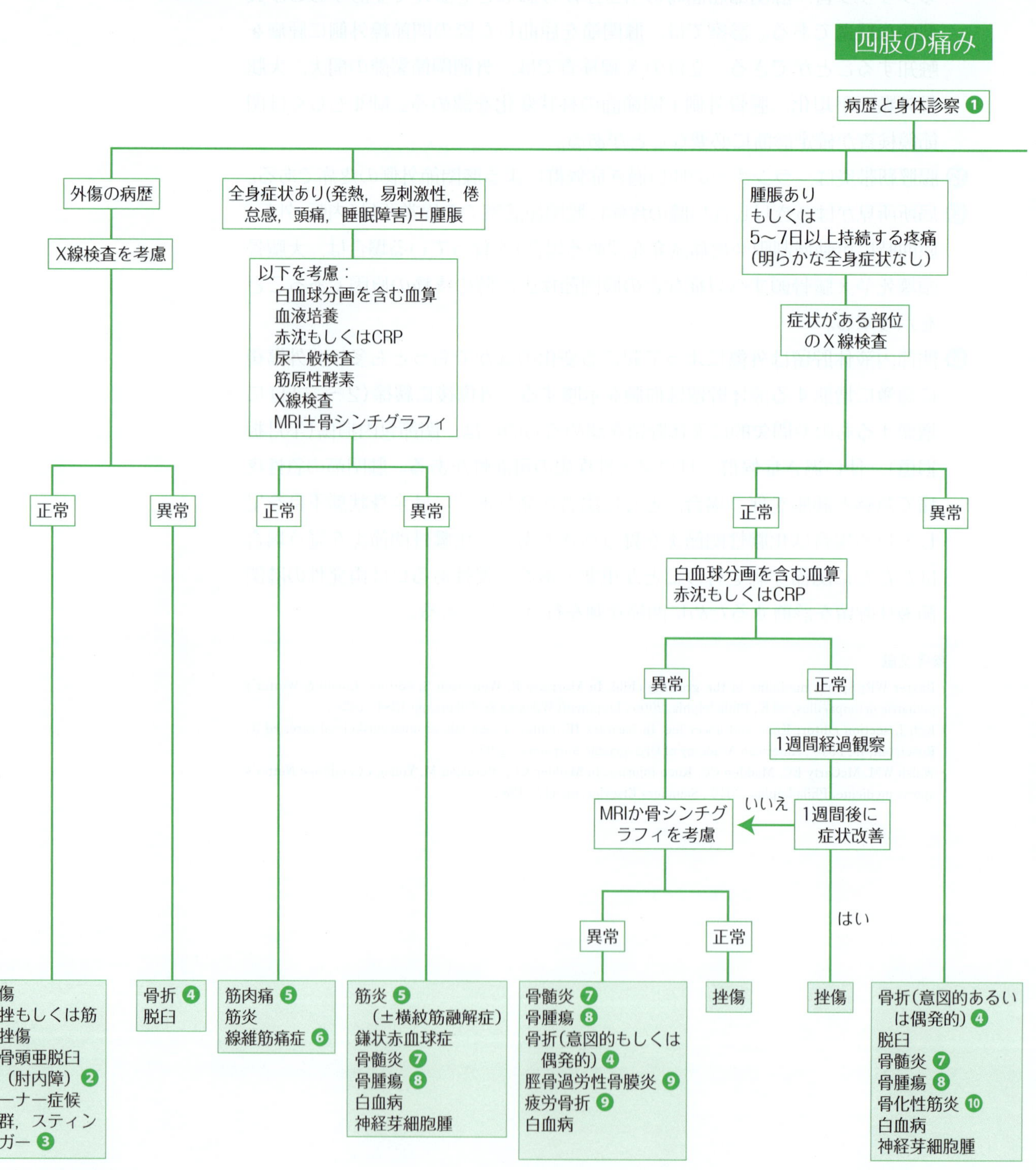

の非特異的な症状として出現するので，ほかの側面から病歴と身体診察(関節痛，筋力低下，毒物への曝露，全身症状，そのほかの身体所見)を評価することが鑑別診断を狭めることに役立つことがある。

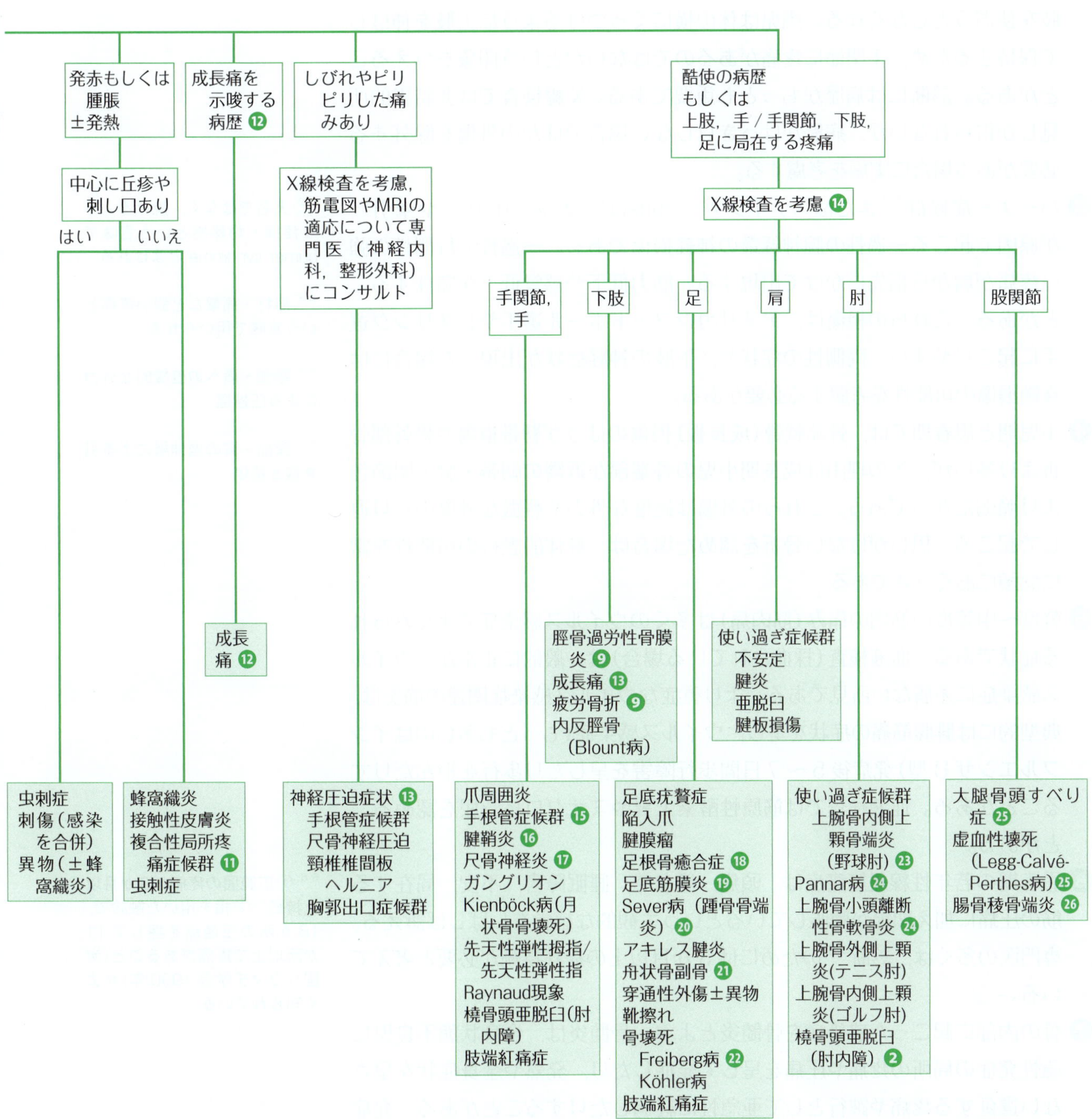


Nelson Textbook of Pediatrics, 19e. Chapters 162, 250, 495, 666, 673, 679
ネルソン小児科学 原著 第19版．162章，250章，495章，666章，673章，679章
Nelsons Essentials, 6e. Chapters 92, 293

❶ 意図的外傷 intentional trauma[※1]（子ども虐待）のような目撃されていない外傷の可能性を，とくに言葉で説明できない年齢の小児においては，常に念頭におくことを忘れてはならない。具体的な病歴として，児が上肢を伸ばした状態で引っ張られるような状況がなかったかを聴取するが，もしあれば橈骨頭亜脱臼を起こす病歴である。

❷ 橈骨頭亜脱臼（肘内障）は，就学前年齢の小児が上肢を伸ばした状態で引っ張り上げられることで起こるもっとも一般的な症状である。上に引っ張ることで環状靭帯が橈骨頭から部分的に脱臼する（厳密には橈骨頭の亜脱臼というより靭帯の亜脱臼である）。障害は軽度の疼痛のみであるが，患児は上肢を使おうとしなくなる。患児は体の横にくっつけるように上肢を伸ばして保持するため，手関節に疼痛があるのではないかという印象を与えることがある。診断には病歴がもっとも重要である。X線検査では非特異的所見しか得られないが，病歴がはっきりしない場合やほかの外傷を除外する必要がある場合に実施を考慮する。

❸ バーナー症候群[※2]またはスティンガー stinger[※3]とは，圧迫[※4]や牽引[※5]が原因で起こる一過性の腕神経叢の神経損傷である。一過性で片側性の強い疼痛が肩から指先にかけて出現する。筋力低下や感覚低下が随伴することがある。これらの損傷は，アメリカンフットボール選手やレスリング選手に起こりやすい。両側性の症状や，下肢の神経症状が出現した場合には脊髄損傷の可能性を考慮する必要がある。

❹ 小児期と思春期では，骨端軟骨（成長板）損傷のほうが靭帯損傷や骨幹部骨折より多いが，その理由は成長期小児の骨端部が近隣の靭帯・腱・関節包より脆弱だからである。これらの外傷は過度な外力や軽微な外傷のくり返しで起こる。思いがけない骨折を認めた場合は，身体的虐待の可能性を常に念頭におくべきである。

❺ 軽度〜中等度の筋肉の痛み（筋肉痛）は多くのウイルス感染症でよくみられる症状である。血液検査（採血されている場合）は一般的に正常か，ウイルス感染症に矛盾ない所見である。より重症なウイルス感染症関連の筋炎は，典型的には腓腹筋痛の症状を呈し，ウイルス感染症（もっとも多いのはインフルエンザB型）発症後5〜7日間歩行障害を呈したり歩行を拒んだりすることがある。血液検査では筋原性酵素上昇やミオグロビン尿を認めることがある。

❻ 思春期の若年性線維筋痛症は，頭痛，倦怠感，睡眠障害，不安，局在する筋の圧痛に加え関節が腫脹しているという主観的な感覚をしばしば訴える。専門医の多くは，診断[※6]のためには3か月以上の症状持続が必要と考えている。

❼ 骨の内部に起こった感染症を骨髄炎とよぶ。骨髄炎は，全身状態不良児に急性発症の局所の疼痛や圧痛を呈して発症したり，発熱や全身症状を呈さない遷延する疼痛や跛行として亜急性に経過したりすることがある。発症後7〜10日経過しないとX線検査における骨変化は出現しないことがある。可能であれば，MRIが診断的画像検査として推奨される。MRIが利用できない場合，骨シンチグラフィが病初期の段階での感度や特異度が高い

■ 訳者注釈

[※1] non-accidental trauma ともいう

[※2] 人名ではなく，焼けるような疼痛・灼熱感という意味で burner syndrome とよばれる

[※3] 痛打・痛撃など鋭い疼痛という意味で用いられる

[※4] 頸部・肩への直接的な外力による圧挫傷

[※5] 頸部・肩の過伸展による引き抜き損傷

[※6] ①広範囲の疼痛が3か月以上持続，②指を用いた触診で，18か所の圧痛点を押して11か所以上で疼痛があること（米国リウマチ学会1990年）がよく知られている

検査である。

⑧ 夜間痛※7は，良性骨腫瘍※8，原発性あるいは転移性腫瘍に特徴的な症状である。局所の圧痛がない骨痛がもう一つの診断への手がかりになる。

⑨ 脛骨過労性骨膜炎 shin sprint（内側脛骨ストレス症候群 medial tibial stress syndrome）は下腿の使い過ぎ障害でもっとも多い症状である。脛骨内側下1/3もしくは1/2にびまん性の圧痛を認める。病初期は運動時間の後半になるにつれて増悪する疼痛を呈するが，進行するにつれて運動時間全般に疼痛を呈するようになる。診断に画像診断は必要ない。疲労骨折が疑われる場合にはX線検査が考慮されるべきである。疲労骨折による疼痛は局在があり，より強く，運動時間中持続するが，腫脹は随伴する場合としない場合がある。脛骨過労性骨膜炎のX線検査所見は正常であり，疲労骨折も症状出現後3～4週間経過するまでX線所見が正常のことがある。多くの施設で，疲労骨折を疑った場合の画像検査として，骨シンチグラフィに代わりMRIが選択されるようになってきている。

⑩ 大腿四頭筋挫傷の合併症として血腫の骨化（骨化性筋炎）を認めることがあり，受傷後数か月持続する疼痛や運動制限の原因になる。

⑪ 複合性局所疼痛症候群 complex regional pain syndrome（CRPS）〔かつては反射性交感神経性ジストロフィー reflex sympathetic dystrophy（RSD）とよばれていた〕※9は，急性発症の非常に強い疼痛を呈するまれな疾患である。外傷の病歴がないかあるいは軽微な外傷を負った数日～数週間後に，急性発症の疼痛，腫脹，受傷部位の皮膚色・皮膚温の変化で発症する。病初期には紅斑，熱感，腫脹を呈し，慢性期になると廃用性萎縮，冷たくしっとりとした皮膚を呈する。

⑫ 成長痛（小児の良性夜間四肢痛）はよくある症状である。児は両側性・びまん性の下肢痛，通常は下肢（大腿部，腓腹部）の疼痛を訴える。夕刻から夜間にかけて起こることが多く，日中の生活には影響しない。マッサージが症状を改善することが多いが，逆に重度の症例の場合はマッサージで痛みが悪化することもある。身体診察所見は正常である。疼痛が片側性，関節に限局する疼痛がある，日中にも疼痛が持続する場合は，決して成長痛と考えてはならない。

⑬ 神経圧迫症状には，疼痛に加えて，チクチクした感覚・しびれ感・感覚異常（しびれてピリピリする感覚 pins and needles）などがある。手根管症候群は手指の橈骨側※10のしびれが古典的な症状であり，尺骨神経絞扼 ulnar nerve entrapment※11は手指の尺骨側（環指※12，小指）のしびれをきたす。小児ではまれだが，頸部外傷の病歴や上肢を挙上した姿勢※13で増悪する症状（胸郭出口症候群）があれば頸部神経圧迫を考慮するべきである。上肢や肩の疼痛にしびれ感やピリピリした感覚を伴う場合は，頸部神経圧迫を除外するためにMRIもしくは筋電図検査を考慮する。

⑭ 使い過ぎ症候群の診断にX線検査は不要である。適切な治療を行っても改善しない場合には，X線検査やスポーツ医学専門医へのコンサルテーションを考慮する。本チャプターにあげた疾患群のうち病歴や身体診察から診断が明確でない場合や，使い過ぎ症候群の症状と合致しない場合に，X線

■ 訳者注釈

※7「夜間に増悪する疼痛」の鑑別では，類骨骨腫，肩関節周囲炎，脊髄腫瘍，特発性骨壊死を忘れてはいけないが，夜間痛の機序の詳細は解明されていない

※8 類骨骨腫が代表的

※9 正確には臨床的特徴により，CRPS type Ⅰ（RSD：神経損傷を伴わないもの）と type Ⅱ（カウザルギー：神経損傷と関連する）に分類されている

※10 正中神経支配領域である拇指の示指側，示指，中指，環指の中指側

※11 肘関節部内側で尺骨神経が圧迫・牽引されて起こる症状で，肘部管症候群とよばれる

※12 環指の小指側

※13 つり革につかまる，洗濯物を物干しざおに干す，など

検査は診断の助けとなる。

⑮ 手根管症候群は手関節部での正中神経圧迫によって起こり，漠然とした疼痛やしびれ感が母指球部や手指の撓側にみられる。

⑯ 手関節腱鞘炎は，疼痛と手関節側面の腫脹を伴う。拇指を動かす際の捻髪音，引っかかり感，刺し込まれる感覚を認める。

⑰ 尺骨神経刺激や絞扼は，環指・小指のピリピリした感覚，しびれ感，筋力低下の原因になる。

⑱ 足根骨癒合症は，小児期の後半から思春期にかけて症状が出現し，硬く疼痛を伴う偏平足の原因になる。

⑲ 足底筋膜炎は，かかと部分から足底筋膜の表面全体に沿って放散する疼痛を呈する。疼痛は朝にもっとも強いのが典型的で，日中の活動に伴い改善する。

⑳ Sever 病[※14]は，アキレス腱が踵骨に付着する部位に起こった骨端炎のことをいう。6～10 歳の小児の使い過ぎ症候群に多くみられ，運動時にかかと後面の疼痛を訴える。跛行がしばしば随伴する。

㉑ 舟状骨副骨 accessory navicular bones は，小児期後半～思春期前半にかけて症状が出現し，舟状骨内側に沿った疼痛と圧痛を認める。

㉒ Freiberg 病〔第 2，第 3 中足骨骨頭の虚血性壊死（AVN）〕[※15]は運動で増悪する足前方の疼痛の原因で，8～17 歳の女児に多い。Köhler 病（足根舟状骨の AVN）は女児より男児に多く，5～6 歳くらいで足中央部の疼痛を訴えることが多い。

㉓「野球肘 little league elbow」とは，肘関節内部あるいは近傍のさまざまな障害を包括する用語であり，もっとも多いのは内側上顆の牽引性骨端炎（腱が骨に付着する部分の炎症）である。

㉔ Panner 病とは上腕骨小頭（上腕骨遠位）の骨軟骨症[※16]のことを指し，若い（5～13 歳）運動選手が急性の肘関節側面の疼痛を訴えて受診することが多い。より年長の選手では上腕骨小頭離断性骨軟骨炎とよばれる疾患があり，症状は潜行性で遊離骨片を伴いやすい。

㉕ 大腿骨頭すべり症や股関節の AVN（Legg-Calvé-Perthes 病）は，跛行，股関節痛，局在が不明瞭な大腿部痛，膝関節部痛を主訴に受診することがある。これらの疾患が疑われるときは X 線検査を実施する。

㉖ 前部腸骨稜の局在する圧痛は腸骨稜骨端炎の特徴である。思春期のランナー，とくに成長期で走行距離が増えている場合に多い。

■ 訳者注釈

※14 踵骨骨端症ともよばれる

※15 第二 Köhler 病ともよばれる

※16 上腕骨小頭の AVN が原因


参考文献

・Benjamin HJ: The pediatric athlete. In Madden CC, Putukian M, Young CC, editors: Netter's sports medicine, Philadelphia, 2010 , Saunders Elsevier, pp 55 –64 .

・McCarty EC, Walsh WM, Hald RD, et al: Musculoskeletal injuries in sports. In Madden CC, Putukian M, Young CC editors: Netter's sports medicine, Philadelphia, 2010 , Saunders Elsevier, pp 299 –303 .

・Petron DJ, Crist JC: Neurologic problems in the athlete. In Madden CC, Putukian M, Young CC editors: Netter's sports medicine, Philadelphia, 2010 , Saunders Elsevier, pp 252 –264 .

chapter 46 BACK PAIN

# 背部痛

背部痛，とくに慢性背部痛や重篤な背部痛は小児ではあまりみられない。背部痛を訴えるほとんどの小児で，疼痛は軽度で，症状は短期間で自然軽快する。背部痛が重篤あるいは遷延する場合は，身体所見に異常がある場合と同様に包括的評価を行う必要がある。しかし成人と違って，とくに年長小児や思春期小児で背部痛以外の随伴症状がない場合には，常に原因疾患が明らかになるとは限らない。

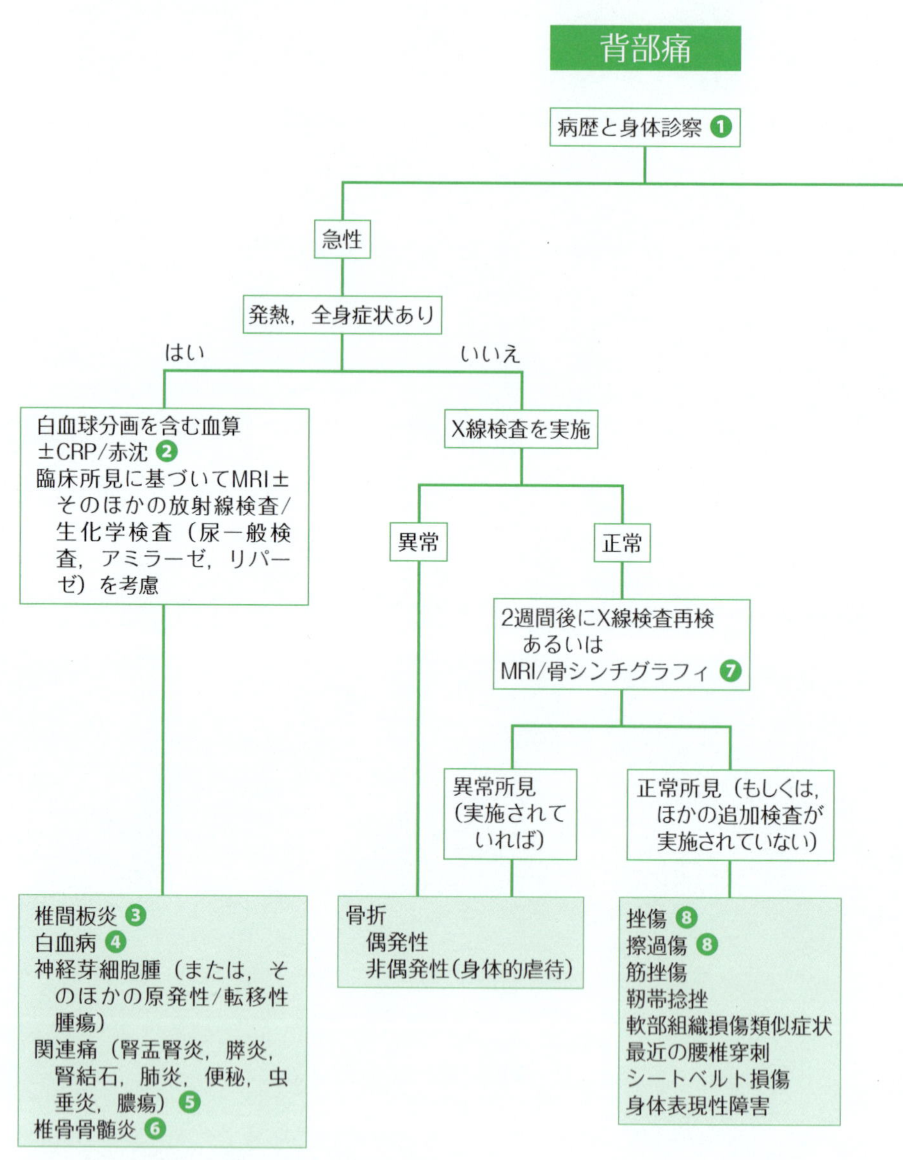

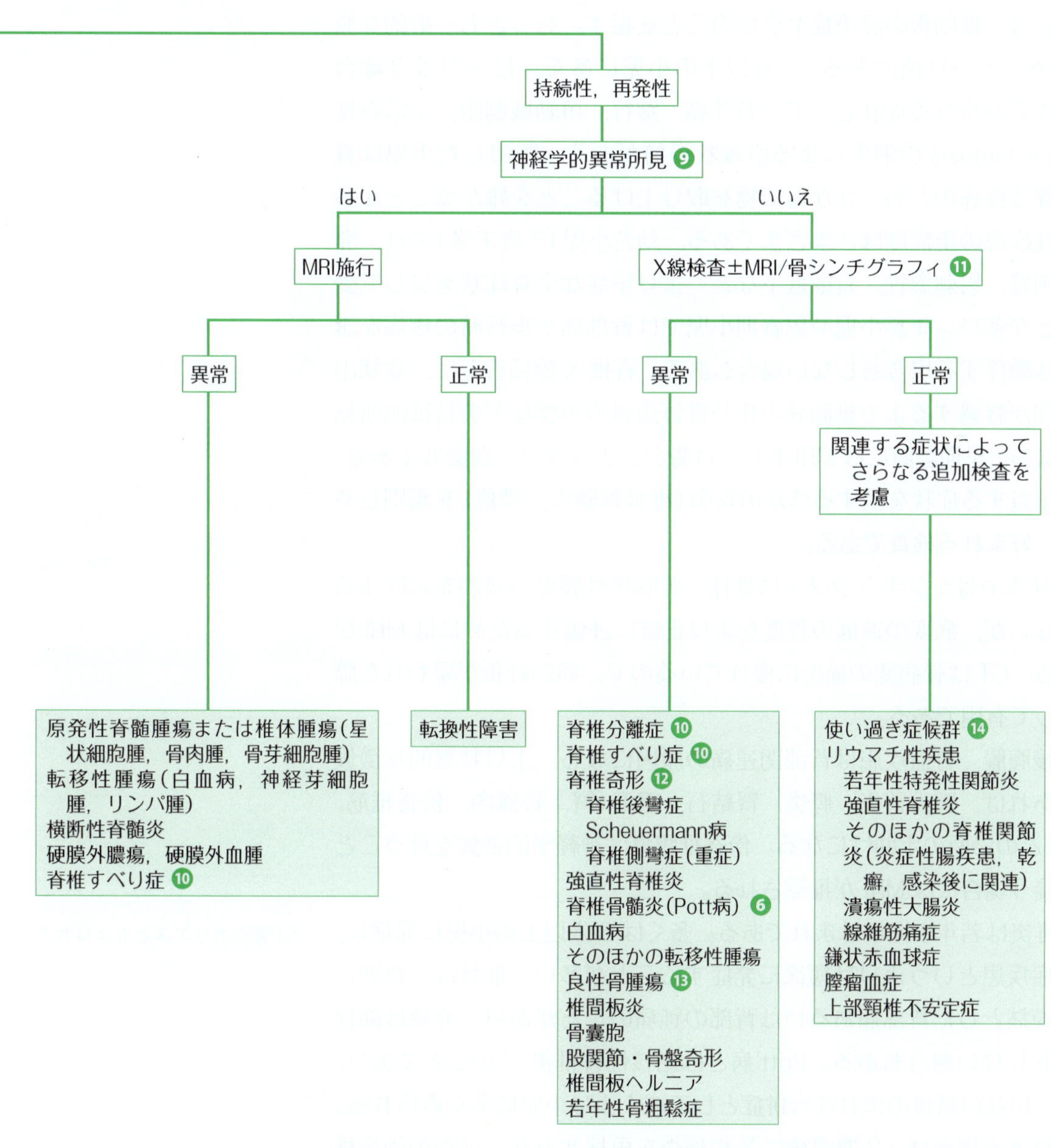


Nelson Textbook of Pediatrics, 19e. Chapters 495, 671, 679
ネルソン小児科学 原著 第19版. 495章，671章，679章
Nelsons Essentials, 6e. Chapter 202

■ 訳者注釈

❶ 病歴では，外傷・随伴する下肢痛・歩行異常・筋力低下・四肢の疼痛あるいはピリピリする感覚異常，膀胱直腸障害，そのほかの全身症状（発熱，倦怠感，発疹，消化器症状）を聴取する。増悪寛解因子（とくに安静で疼痛が軽減するかどうか）や睡眠中に疼痛で覚醒することがあるかどうかも重要である。身体診察では，筋骨格系の評価と同様に神経学的評価・腹部診察を注意深く行う。神経学的評価では肛門括約筋の緊張や（男児では）精巣挙筋反射も観察し，思春期女性では骨盤内診が必要な場合がある。

❷ 腹痛，嘔吐，排尿困難，血尿，膣に関連する訴えが随伴する場合は，腹腔内臓器や骨盤内臓器の評価を迅速に実施する。急性疾患に罹患しているとき（とくにベッド上安静時）には，軽微な神経学的徴候や症状が見逃されやすくなることに留意しておく。神経学的異常所見を認めた場合はMRIの適応があると考えられる。

❸ 椎間板炎とは，椎間板の感染症や炎症のことを指す。もっとも一般的な原因菌は黄色ブドウ球菌である。7歳以下の小児に多く，ピークは3歳台である。よくみられる症状として，背部痛，跛行，可動域制限，正常脊椎前彎 lumbar lordosis の消失による直線状姿勢がある。罹患した小児は脊椎屈曲に伴う疼痛のため，かがんで物を取り上げることを嫌がることが多い。全身性疾患の重症度はさまざまである。幼若小児（3歳未満）では，発熱，歩行困難，易刺激性，食欲低下など，より重症な全身症状を呈して受診することが多い。年長小児や思春期小児では背部痛や歩行時の疼痛を訴え，発熱は随伴する場合もしない場合もある。脊椎X線検査では，症状出現後数週間が経過するまで椎間狭小化や椎体辺縁の不整などの特徴的所見が得られない。早期診断にはMRIもしくは骨シンチグラフィが必要である。MRIは，類似する症状を呈するほかの疾患（椎骨骨髄炎，膿瘍）を鑑別しやすいので，好まれる検査である。

❹ 脊椎X線検査や骨シンチグラフィは椎体への転移性腫瘍の浸潤を示唆するかもしれないが，病変の進展の程度をより正確に評価するためにはMRIが必要である。CTは骨病変の描出に優れているので，病的骨折が疑われた際の検査として有用である。

❺ 腹腔内，後腹膜，骨盤疾患は背部関連痛の原因になる。より特異的な徴候や症状があれば，腎盂腎炎，膵炎，腎結石，膿瘍（腎，骨盤内，傍脊椎筋，腸腰筋）などの診断の手助けになる。傍脊椎膿瘍は神経学的徴候を伴うことが多く，疑う場合にはMRIが推奨される。

❻ 化膿性脊椎炎は若年小児にはまれである。多くは8歳以上の小児に発症し，急性の重症疾患というよりは緩徐に発症することが多い。症状は，夜間に増悪する漠然とした背部痛あるいは背部の鈍痛のことがあり，発熱は随伴する場合もしない場合もある。Pott病とは結核性脊椎炎※1のことであり，治療されていない結核のまれな合併症として成人より小児に多くみられる。

❼ 疼痛が持続する場合は，2週間後にX線検査を再検するか，ほかの画像検査を行う。化骨形成は初回X線検査で明らかでなかった骨折があったことを示唆する。身体的虐待が疑われる場合には，初期のX線検査が正常であっても骨シンチグラフィによる評価を早急に行うべきである。

※1 脊椎カリエスともよばれる

■ 訳者注釈

❽ 挫傷や擦過傷は，年少児が同じ動作や運動をくり返した病歴で疑われるもっとも一般的な外傷である。ほかの合併する損傷がなく，身体診察上異常がなければそれ以上の精査は必要ない。

❾ 背部痛に膀胱直腸障害，歩行異常，下肢の疼痛，筋力低下，感覚・反射の消失が随伴する場合は，空間占拠性病変（脊髄腫瘍，転移性腫瘍）の可能性が示唆されるので，緊急の評価が必要である。

❿ 脊椎分離症とは，椎体と椎弓の骨性連続（椎間関節部）の異常（疲労骨折）のことを指す。脊椎すべり症とは，一つの椎体がほかの椎体と比べて前方へすべるか，位置異常を呈するものである。古典的な小児期・思春期の脊椎すべり症は第５腰椎か第１仙椎に多い。これらの症状は，椎間関節の両側性に起こった疲労骨折※2により，上部の椎体が下部の椎体の前方にすべる※3ことにより起こる。症状は随伴する神経圧迫症状の程度によりさまざまである。

屈曲・過伸展を反復するスポーツに参加している小児（体操，アメリカンフットボール選手，重量挙げ選手）は脊椎分離症のリスクがある。腰椎分離症の症状（局在が不明瞭な腰痛や腰仙部痛，ハムストリングの張り）は思春期の成長加速期まで出現しないことが多い。脊椎の過伸展はとくに痛みを増悪させる。脊椎分離症の分離症状は長期間無症状のままのことも多い。症状が出現した際の症状の程度と脊椎分離症や脊椎すべり症の重症度とは必ずしも一致しない。

⓫ 思春期女子においては，Ｘ線検査施行前に尿妊娠反応検査を考慮する。

⓬ 脊椎後彎症とは，矢状断面でみられる胸椎や胸腰椎の生理的彎曲が過度に後彎した状態である。後彎が姿勢の問題の場合や可動性がよい場合は，自発的な努力で改善できる場合がほとんどで，随伴する疼痛も軽度である。椎体のＸ線検査は，後彎が重度で強い背部痛を認める症例でScheuermann病※4を除外する必要がある場合に施行される。この疾患は構造的な過度の後彎であり，Ｘ線検査では椎間板の不整像や椎体の楔状化を認める。脊椎側彎症の原因は，発症年齢にかかわらず大部分が特発性である。特発性脊椎側彎症は小児期・思春期に疼痛を呈さない。側彎症に疼痛が随伴する場合は感染症，炎症性疾患，腫瘍病変を慎重に評価する必要がある。

⓭ 脊椎の良性腫瘍はまれである。類骨骨腫，骨芽細胞腫，好酸球性肉芽腫がもっとも多い。症状は，遷延する背部痛（とくに夜間痛）が典型的だが，ときに可動域制限や有痛性側彎（まれ）や軽微な神経学的異常を呈することがある。

⓮ 使い過ぎ症候群は年少小児よりも思春期の運動選手に多い。通常の運動負荷は骨軟部組織の微小外傷をきたすが，通常は自然回復する。使い過ぎ症候群は，十分な調整や回復のための時間を取らないままに運動を反復することで起こる。骨や軟部組織（筋，腱，滑液包，軟骨）は使い過ぎ障害の影響を受けやすい。体操，ダンス，重量挙げ，アメリカンフットボールは背部の使い過ぎ症候群を起こしやすい。重い通学バッグやバックパックをもち運ぶことも背部痛の原因になる。

※2 脊椎分離症

※3 いわゆる，分離すべり症の病態

※4 ショイエルマン病，と読む

参考文献


- Gurd DP: Back pain in the young athlete, Sports Med Arthrosc 19 :7 –16 , 2011 .
- Corneli HN: Pain-back. In Fleisher G, Ludwig S, editors: Textbook of pediatric emergency medicine, ed 6 , Philadelphia, 2010 , Lippincott Williams & Wilkins, pp 429 –433 .

# chapter 47 STIFF OR PAINFUL NECK
# 頸部の硬直や痛み

小児の頸部痛や硬直の原因のほとんどは良性である。しかし，生命を脅かす状態（髄膜炎，頸椎骨折）の可能性を常に考え評価しなければならない。

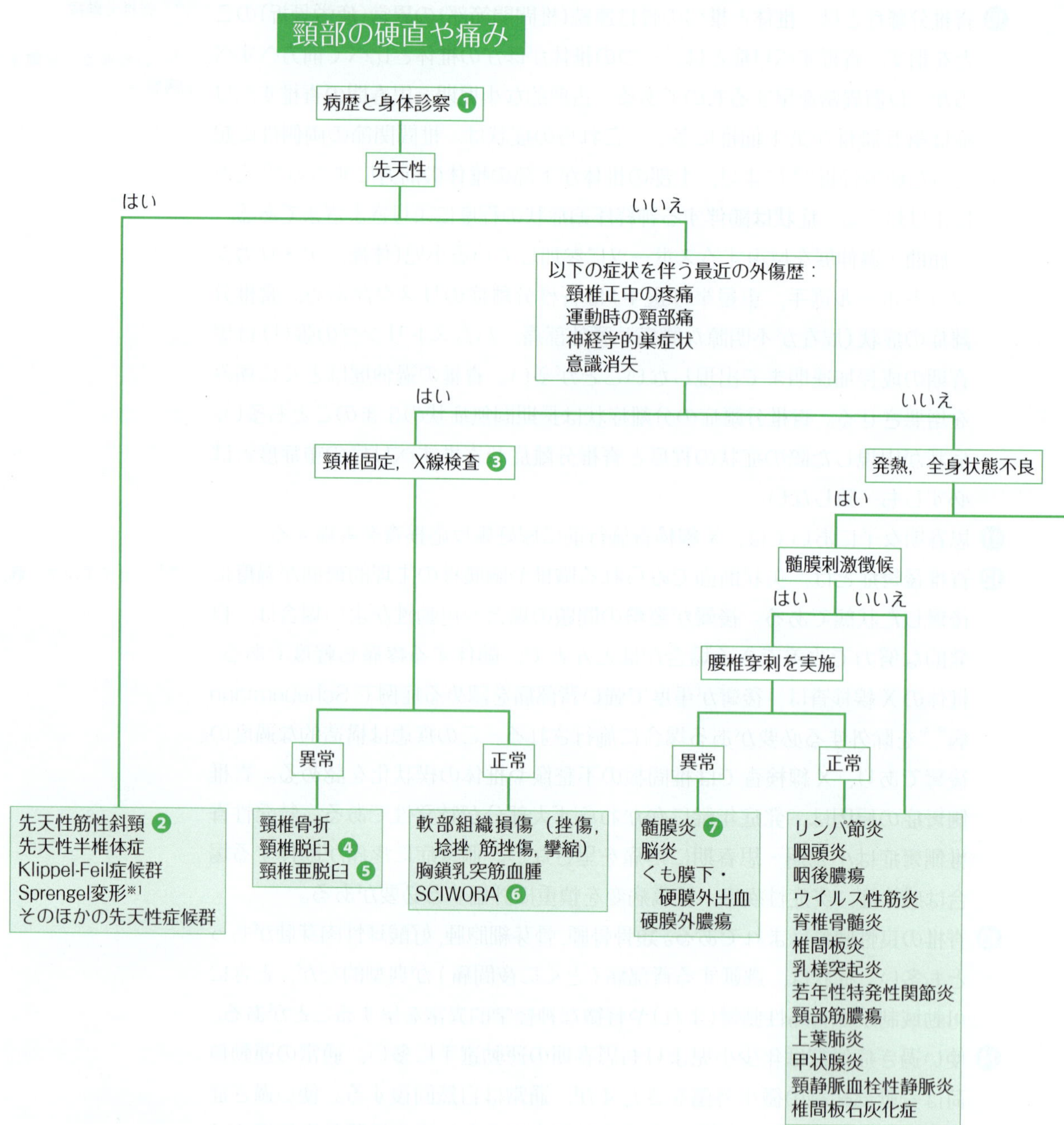


（訳者注釈）
※1 先天性肩甲骨高位症

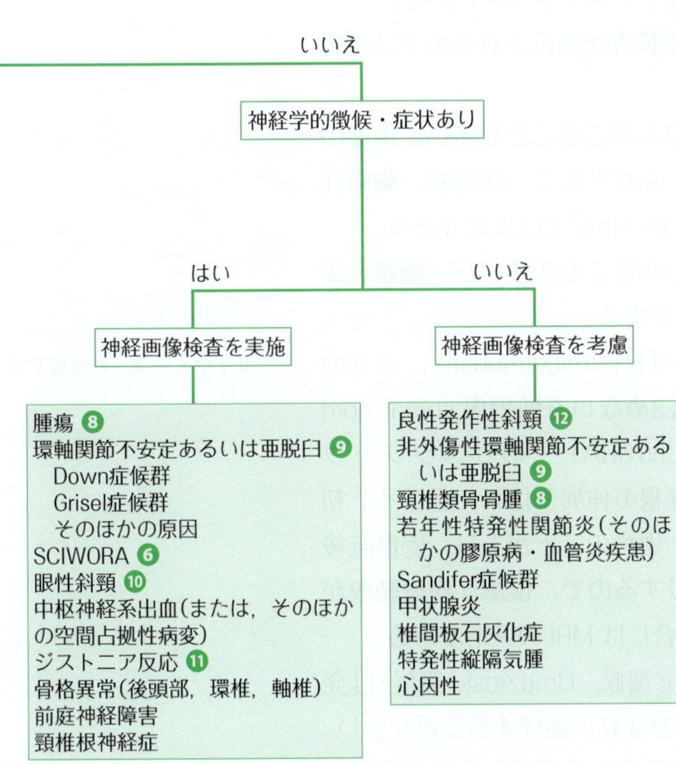


Nelson Textbook of Pediatrics, 19e. Chapters 66, 590, 672, 680
ネルソン小児科学 原著 第19版．66章，590章，672章，680章
Nelsons Essentials, 6e. Chapters 42, 202

■ 訳者注釈

❶ 病歴聴取によって，発症時期，持続期間，症状の性状を明らかにし，包括的なシステムレビューを行う。身体所見では，頸部の硬直と可動域（左右の回旋，屈曲・伸展），疼痛の特異的な性状と部位（筋の攣縮，筋や骨の圧痛）を確認する。頸部可動域制限がない小児の鑑別診断は，仮に頸部痛が随伴していたとしても，頸部可動域制限がある小児の鑑別診断とは想定する疾患が異なる。

斜頸あるいは「ゆがんだ首 wry neck」とは，乳児や小児の頸部が片側に傾き，顔面が反対側に回旋する状態のことをいう。先天性斜頸の症状のこともあるが，ほかのさまざまな問題（感染症，中枢神経系腫瘍，骨軟部組織構造異常，神経疾患）が原因になることがある。意識状態・脳神経症状の有無，上肢の疼痛や筋力低下，小脳機能を含めた包括的な神経学的診察が重要である。

❷ 先天性筋性斜頸は出生後数週間以内に明らかになる。頭部は胸鎖乳突筋が短縮している側に傾き，線維性腫瘤が胸鎖乳突筋筋腹に触知できることが多い。子宮内で生じたほかの機械的構造異常（斜頭蓋，顔面の非対称，足の変形，発育性股関節形成異常）がしばしば合併する。ほかに随伴する臨床症状がない場合やストレッチ治療プログラムで改善しない場合には，先天性頸椎異常を除外する目的で頸椎単純 X 線検査を実施するべきである。

❸ 頸部損傷が疑われる状況下では，適切な X 線検査が施行されるまでは頸椎を固定して急性期治療を行うべきである。

❹ 頸椎亜脱臼は環軸関節（第１・第２頸椎関節）に起こることが多い。重度の外傷だけでなく軽度の外傷でも起こり得る。症状として，頸部痛，胸鎖乳突筋の圧痛，斜頸などを認める。頸髄圧迫症状は小児ではまれである。

❺ 鎖骨骨折は，局在する疼痛や圧痛により疑われることが多いが，胸鎖乳突筋の攣縮による斜頸が症状として目立つことがある。

❻ 若年小児における靭帯の弛緩性，頸椎の過可動性 hypermobility，潜在的に狭い脊柱管は，画像検査上の異常所見を認めない脊髄損傷 spinal cord injury without radiographic abnormality（SCIWORA）※1 のリスクファクターになる。これらの損傷は頸髄や頸髄神経根の伸展や捻れで起こる。初期の神経学的異常所見（筋力低下，麻痺）は一過性のことがあり，受傷直後に改善し，数分～数日後に症状が再燃したりするので，慎重な病歴聴取が必要不可欠である。SCIWORA が疑わしい場合には MRI の適応がある。

❼ 髄膜炎では，髄膜刺激徴候（項部硬直，Kernig 徴候，Brudzinski 徴候）は発熱，意識障害，食思不振，頭痛，発作などの全身症状に随伴することが多い。古典的な髄膜刺激徴候は髄膜炎で常に認められるわけではなく，とくに生後 18 ～ 24 か月未満の児ではその傾向がある。細菌性髄膜炎では，髄液検査においてグルコース低値（通常 40 mg/dL 以下），蛋白高値，多核球優位の白血球増多，グラム染色陽性，を通常認める。

❽ いかなる部位（神経・筋・骨）が原発であっても，腫瘍性病変は腫瘤増大や神経圧迫による急性症状としての頸部硬直をきたし得る。夜間痛は類骨骨腫を示唆する。診断は X 線検査か MRI で行う。

❾ Down 症候群の小児の 60 %程度に，靭帯の過伸展性を原因とする環椎後

※1 サイウォーラ，と発音する

頭関節・環軸関節の過可動性や不安定性が認められる。これらの小児では頸髄損傷のリスクが上昇する。患者は無症状のこともあれば，緩徐に進行する頸部痛，不器用さや転倒頻度の増加，筋緊張の変化，筋力低下，感覚異常，膀胱直腸障害などの神経学的症状を呈することもある。スペシャルオリンピックス Special Olympics[※2] では，Down 症候群の患者に対して，頸髄損傷のリスクが上昇する可能性のある特定の運動に参加する前には頸椎画像検査を受けるよう求めている。そのような状況下でなければ，無症状の Down 症候群の患者に対するルーチンの頸椎画像検査は，米国小児科学会が行う通常の健康維持活動において現在は推奨されていない。しかし，家族に対しては頸髄損傷の可能性や緊急評価が必要となる（上記のような）懸念すべき徴候や症状について，継続的に教育する必要がある。

Grisel 症候群は，ほかに亜脱臼のリスク（Down 症候群，結合組織異常，リウマチ性疾患）がない小児にまれに起こる軽度の環軸関節亜脱臼であり，外傷の病歴が認められない疾患である。炎症（咽頭痛や上気道感染症）によるものとされており，環軸関節靭帯の弛緩性が原因とされている[※3]。

ほかの原因としては，まれな先天性疾患（Marfan 症候群，Klippel-Feil 症候群，歯突起形成不全症，Morquio 症候群）がある。

⑩ 眼の疾患（眼振，上斜筋筋力低下[※4]，斜視）は乳児の代償性斜頸，可動域制限の原因になることがある。

⑪ 薬物の影響が考えられる場合には神経画像検査は推奨されない。いくつかの抗精神病薬や制吐薬（もっとも一般的なものに，ハロペリドール，プロクロルペラジン，メトクロプラミドがある）は曝露後数日以内に発症する急性ジストニアをきたすことがある。眼球上転発作 oculogyric crisis は，斜頸と不随意な眼球偏視・固定を特徴とするジストニア反応で，眼球は上方偏視することが多い。

⑫ 良性発作性斜頸[※5] はさまざまな持続期間[※6] の斜頸を呈し，顔面蒼白・興奮・運動失調・嘔吐などの症状は随伴することもあればしないこともある。生後1年以内に発症し，意識障害はきたさない。片頭痛の家族歴があることが多い。

参考文献


- American Academy of Pediatrics: Health supervision for children with Down syndrome, Pediatrics 128 :393－406 , 2011 .
- Tzimenatos L, Vance C, Kuppermann N: Neck stiffness. In Fleisher G, Ludwig S, editors: Textbook of pediatric emergency medicine, ed 6 , Philadelphia, 2010 , Lippincott Williams & Wilkins, pp 392 –401 .


■ 訳者注釈

※2 知的障碍者にさまざまスポーツトレーニングとその成果の発表の場である競技会を提供している国際的なスポーツ組織

※3 上気道感染症，頸部炎症性疾患〔頸部リンパ節炎，川崎病など〕，軽微な外傷などが誘因となって環椎が軸椎に対して回旋した状態で固定される疾患を環軸椎回旋位固定 atlantoaxial rotatory fixation (AARF) とよぶ。脊髄圧迫症状を呈することはまれで，Cook-robin position とよばれる特徴的な斜頸を呈する。Grisel 症候群とは，AARF のうち上気道感染症後に発症するものを指す

※4 滑車神経 [Ⅳ] 麻痺で起こり，特徴的な代償性頭位を呈する

※5 小児の片頭痛の一病型と考えられており，小児良性発作性めまいや前兆のある片頭痛に移行することがある

※6 数分～数日間

# chapter 48 IN-TOEING, OUT-TOEING, AND TOE-WALKING

# 内また，外また，つま先歩き

内またと外または小児によくみられ，一般的に良性の経過をたどる回旋変形である。いくつかの姿勢変形は歩行開始前に判明する。回旋変形のさまざまな形態は，股関節から足までのあらゆる部位の変形によっても起こり得る。つま先歩きは多くの場合は良性の状態[※1]だが，慎重な評価が必要である。

回転 version とは，四肢の正常範囲内の回旋もしくは捻れのことを指す。大腿骨前捻 femoral anteversion は正常である。より具体的に説明すると，大腿骨遠位端（大腿骨顆部）の軸は大腿骨近位端（大腿骨頭，頸部）の軸と比較して正常に内側へ回旋（前方にねじれる）している。大腿骨前捻は出生時がもっとも高度[※2]で，8～9歳までに（正常な骨再構築を経て）15～20°の前捻（この数値は正常である）にまで減少する。捻転 tortion とは，回転 version の程度が正常範囲から2標準偏差

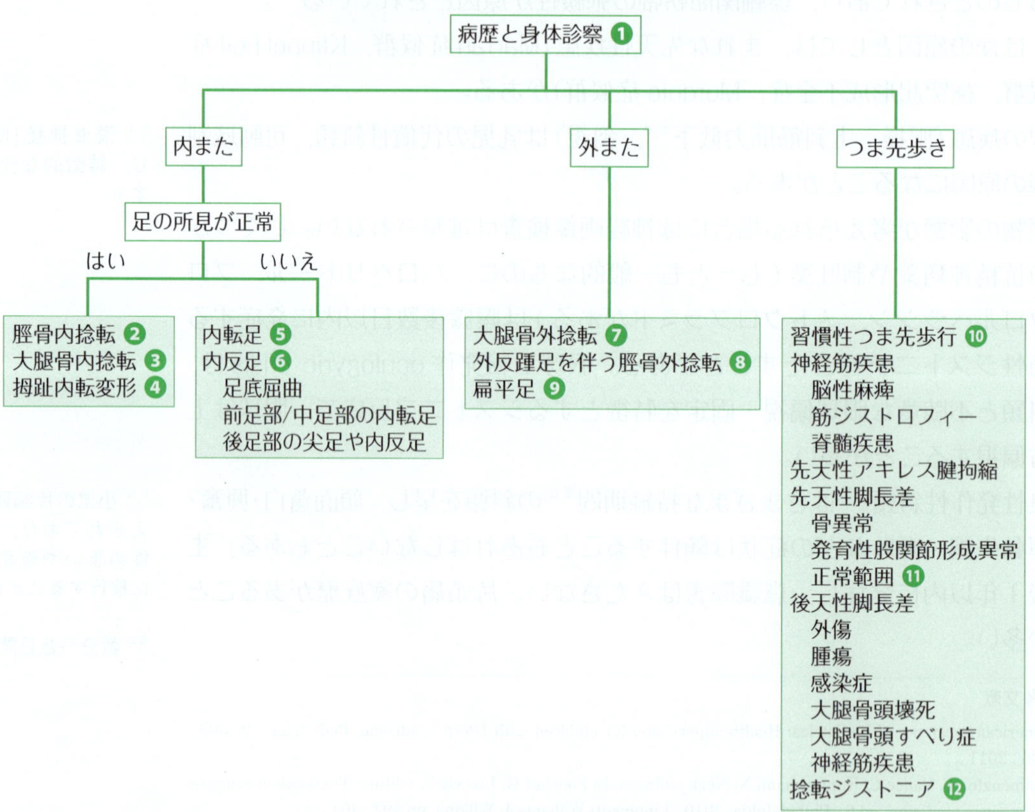


Nelson Textbook of Pediatrics, 19e. Chapters 666~668
ネルソン小児科学 原著 第19版．666~668章
Nelsons Essentials, 6e. Chapters 197, 200, 201

以上逸脱した状態，と定義される。脛骨遠位面は脛骨近位面と比較して，正常では内側に捻転しているが（脛骨捻転），その結果下肢がO脚 bowed もしくは内また in-toed 様の外観を呈する。この外観は，子宮内の姿勢の影響で乳児期に特徴的に認められる。〔本チャプターにおける「捻転 torsion」という単語の用法はいくらか不適切なところがある。この用語は過剰な大腿骨前捻（大腿骨内捻転 internal femoral torsion）に用いられる一方で，脛骨内捻転 internal tibial torsion は出生時には正常と考えられる所見である〕

（訳者注釈）
※1 神経筋疾患や骨系統疾患などの基礎疾患を伴わない，という意味
※2 約 40°

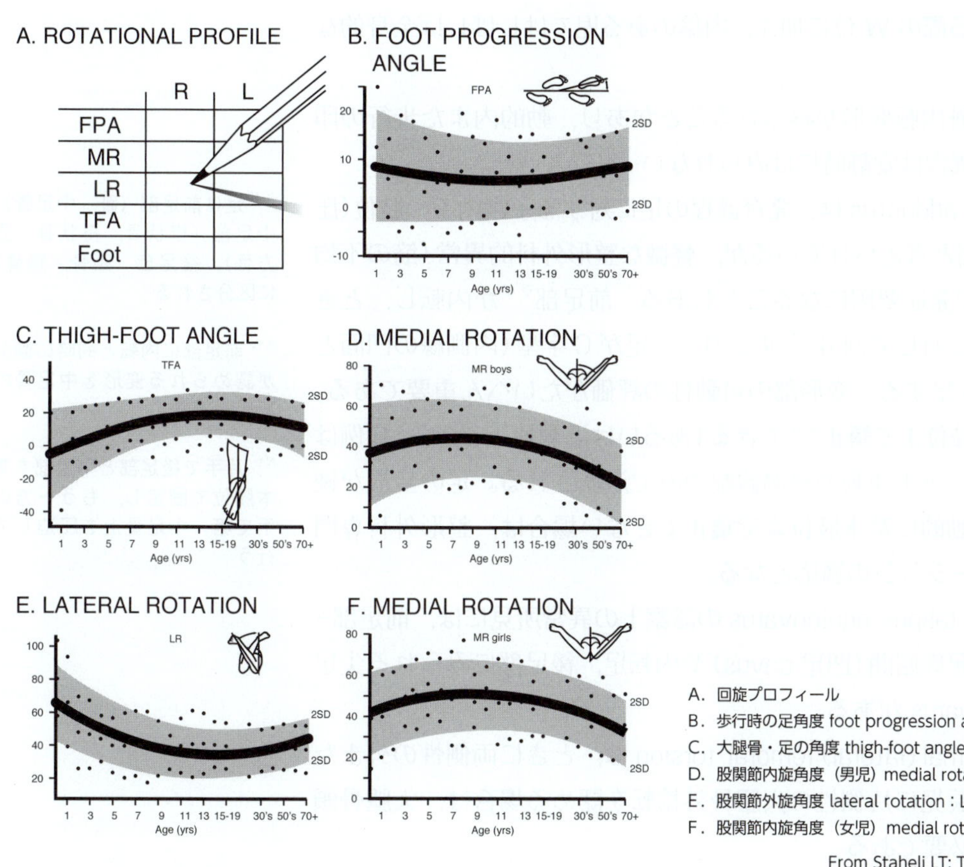


A．回旋プロフィール
B．歩行時の足角度 foot progression angle：FPA
C．大腿骨・足の角度 thigh-foot angle：TFA
D．股関節内旋角度（男児）medial rotation：MR（boys）
E．股関節外旋角度 lateral rotation：LR
F．股関節内旋角度（女児）medial rotation：MR（girls）

From Staheli LT: Torsional deformities. Pediatr Clin North Am 33:1373, 1986.

❶ 小児が歩行の問題を主訴に受診した場合には，発症年齢，出生歴・発達歴，症状の進展や増悪因子（疲労，ランニング）を含めた病歴を聴取する。回旋性疾患や骨疾患（ビタミンD抵抗性くる病を含む）の家族歴を聴取することも重要である。慎重な脊椎・下肢・神経学的診察に加え，回旋プロフィール（アルゴリズム右の図を参照）は捻転変形を評価するためにたいへん重要である。グラフは，歩行時の足角度，大腿骨・足の角度，股関節内旋角度（男児用，女児用），股関節外旋角度について，年齢ごとの平均値と2標準偏差を示している。この評価の結果を用いて，家族に対して子どもの歩行は正常範囲内のものであると安心させることがしばしば可能である。

❷ 脛骨内捻転 internal (medial) tibial tortion は，3歳以下の内またのもっとも多い原因である。両側性であることが多いが，もし片側性で内反変形を伴うものであれば病的な骨異常を考慮するべきである。正常な骨の再構築により，脛骨捻転の程度は学童期前半までに正常範囲内への改善がみられる。

❸ 大腿骨内捻転 internal (menial) femoral torsion（過度の大腿骨前捻，ともいう）は2歳以上の小児の内またのもっとも多い原因である。男児より女児に好発する※3。座る際のW位に加え，内捻のある児ではしばしば全身的な靭帯弛緩を認める。

❹ 歩行時に動的な拇趾内転変形がみられることがあり，動的内また歩行の印象を与える。この異常は安静時にはみられない。

❺ 内転足 metatarsus adductus は，発育過程の足に対する子宮内での肢位（圧迫）が一般的な原因と考えられているが，軽微な整形外科的異常（筋の不均衡，関節亜脱臼）が発症要因になることもある。前足部※4が内転し，ときに中足部・後足部に対して回外※5するので，足がC字型（内側縁の凹面と外側縁の凸面で）を呈する。変形部の可動性の評価がたいへん重要である。足が用手的に基本肢位まで矯正※6できる（あるいは過剰補正できる）症例は軽症であり，ストレッチ運動や経過観察のみで治療される。足の変形が硬直し，能動的・受動的に基本肢位まで矯正できない場合は，整形外科専門医へのコンサルテーションの適応となる。

❻ 内反足 clubfoot or talipes equinovarus の診察上の異常所見には，前足部・中足部にみられる足底屈曲（凹足 cavus）や内転足，後足部にみられる尖足 equinus や内反足 varus がある。

❼ 大腿骨外捻転 external (lateral) femoral torsion は，ときに両側性の外またの原因になる。年長児に片側性の大腿骨外捻転を認める場合は，大腿骨頭すべり症の評価が必要である。

❽ 脛骨外捻転 external (lateral) tibial torsion は，内捻転よりも頻度が低い。子宮内での肢位異常が原因の外反踵足に合併することが多く，後足部の背屈と軽度の外反が特徴である。より重度の背景疾患（下腿後彎症 posteromedial bow of the tibia，垂直距骨 vertical talus）がまれに随伴することがある。

❾ 扁平足は，患者が立位をとった際に外またの印象を与える。弛緩性偏平足（つま先立ちで足底アーチができる）と強直性偏平足を区別することが重要で，後者は臨床的問題点が多く，治療が必要になることが多い。

■ 訳者注釈

※3 男児：女児＝1：2

※4 足は前足部（趾，中足骨），中足部（楔状骨，舟状骨，立方骨），後足部（距骨，踵骨）に区分される

※5 前足部に内転と同時に回外が認められる変形を中足骨内反症とよぶ

※6 片手で後足部と中足部を基本肢位で固定し，もう一方の手で第一中足骨上を圧迫して行う

■ 訳者注釈

⑩ 習慣性（あるいは特発性）つま先歩きは，3歳までに認められるものは正常所見であることが多い。これらの症例では，神経学的所見と関節可動域（受動的に15°以上の背屈）は正常である。3歳を過ぎてもつま先歩きが続く場合や，一定期間正常の歩行を認めた後につま先歩きを始めた場合は，ほかの原因を除外するための評価が必要である。

⑪ わずかな脚長差は正常である。大部分の小児では1～2cmの脚長差は容易に代償できる。

⑫ 捻転ジストニア（変形性筋ジストニア）は小児期に始まる運動異常である。つま先歩きは，下肢の間欠的な片側の姿勢（伸展と回旋）によって起こり，全身性の運動異常に進展する。

参考文献

- Lincoln TL, Suen PW: Common rotational variations in children, J Am Acad Orthop Surg 11 :312 –320 , 2003 .
- Scherl SA: Common lower extremity problems in children, Pediatr Rev 25 :52 , 2004 .
- Smith BG: Lower extremity disorders in children and adolescents, Pediatr Rev 30 :287 , 2009 .

chapter 49 BOWLEGS AND KNOCK-KNEES

# O脚，X脚

O脚やX脚などの角度変形はよくある主訴である。大部分の症例で自然軽快が期待できる。角度変形の治療を行う際には，原因となり得る器質的疾患を検討する時期を知っておくことが重要である。

出生時の下肢の角度の軸は，膝の部分での内反 varus（O脚）が一般的だが，保護者は児が歩行を開始する時期までこの角度軸について言及しないことがしばしばある。正常の骨再構築は生後2歳過ぎまでみられ，生理的な内反膝 genu varus（O脚）はほぼ基本肢位まで改善することが多い。それに続く3～4歳にかけての発達は，膝の部分での外反の軸（外反膝 genu valgus もしくはX脚）を呈しやすく，7～8歳までに成人の正常である軽度の外反まで徐々に改善してゆく。

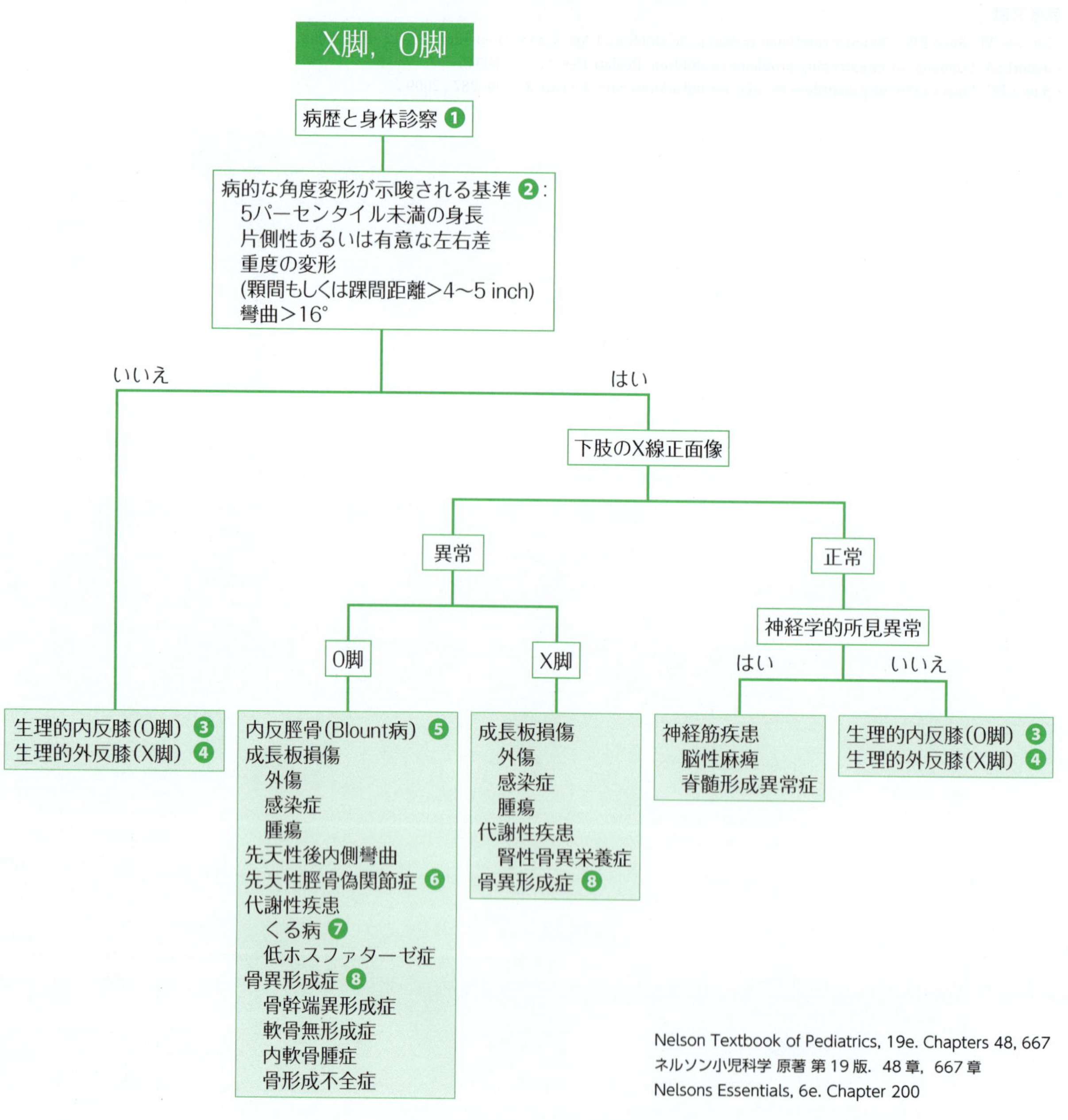


Nelson Textbook of Pediatrics, 19e. Chapters 48, 667
ネルソン小児科学 原著 第19版．48章，667章
Nelsons Essentials, 6e. Chapter 200

■ 訳者注釈

❶ 病歴聴取では，訴えの性状，発症時期，その後の症状の進展，以前の治療を明確にする。既往歴(成長曲線を含む)，発達歴(とくに，児の歩行開始時期)，家族歴を評価のなかに含める。出生歴，経口摂取歴(母乳，一般的ではない食事)，処方薬(いくつかの抗てんかん薬はビタミン D やリンに影響を与え得る)についても聴取する。保護者に対して，児の外観や将来の予後について，どのようなことを心配し恐れているかを質問し，明確にすることも大切である。なぜなら，角度変形がどのような経過をたどるかについて教育し，安心させるだけですむことが多いからである。

身体診察には注意深い計測と歩行の観察を含めるべきである。回旋プロフィールの計測を行うべきで，なぜなら回旋変形が内反膝や外反膝の外観に影響を与えるためである(ch. 48 参照)。関節は弛緩性について評価する必要があり，腫脹がある場合は関節炎が示唆される。四肢の左右非対称性を評価し，それを認める場合には骨異常(先天性骨欠損あるいは低形成)が示唆される。カフェオレ斑や神経線維腫の存在は神経線維腫症を考える。診察時のあらゆる疼痛・圧痛はすべて記録しておくべきである。

❷ 保護者の心配にていねいに対応し安心させることや，角度変形の予測される経過について教育することのみで十分なことが多い。低身長や著しい左右非対称性などのいくつかの予測因子がある場合は角度変形が生理的ではない可能性があり，原因検索のための検査の適応となる。懸念すべき予後予測因子を認めたら，まずは立位前後面で下肢 X 線検査を実施し，下肢の変形部位や骨異常の有無を同定する。正常発達からの逸脱，角度変形の急速な進行，病的状態の家族歴，身体診察で基礎疾患(神経線維腫症，関節炎，感染症)が示唆されるときはさらなる評価が必要である。

❸ 内反膝(生理的 O 脚)は，膝の正常な内反と脛骨内捻転の組み合わせで起こり，乳児や歩き始めの幼児では正常の所見である。通常は，2 ～ 3 歳までに基本肢位に改善する。3 歳以上になっても持続する場合，重度(顆間距離＞ 4 ～ 5 inch[※1]，脛骨大腿骨角度＞ 16 °)の症例では，基礎疾患を除外するための検索が必要である。

❹ 生理的外反膝(X 脚)は生理的内反膝の自然な過剰補正によって生じ，3 ～ 4 歳の間に起こる。5 ～ 8 歳の間に徐々に改善することが多い。

❺ 脛骨成長板の非対称性の成長(骨化異常による)[※2]は内反脛骨 tibia vara (Blount 病)をきたし，重症の進行性内反膝が特徴である。肥満の幼児，アフリカ系アメリカ人，早期歩行児，Blount 病の家族歴がある児では乳児期発症型(1 ～ 3 歳)がもっとも多く，その 80 %は両側性の症状を呈する。若年期発症型(4 ～ 10 歳)は肥満のアフリカ系アメリカ人の男児に多い。両側性の症状はこの発症型には少なく(50 %)，変形よりも疼痛が主訴になることが多い。この病態は思春期になって発症することもある。X 線検査では内側骨幹端の不整像，脛骨内側骨端部のくちばし様変化，近位骨幹端の楔状変化を呈する。疾患の病期分類のための画像評価基準がある。

❻ 先天性脛骨偽関節症 congenital pseudoarthrosis of the tibia は，乳児期早期に脛骨前外側の彎曲をきたす。この疾患の小児の 50 %に基礎疾患として神経線維腫症がある(神経線維腫症全体の 10 %が先天性脛骨偽関節症を

※1 およそ 10 ～ 13 cm

※2 成長版の内側が成長せず，外側のみが成長することで骨が内側に曲がる

■ 訳者注釈

呈する)。

7 くる病は，栄養(ビタミンDやカルシウム欠乏)，遺伝(ビタミンD抵抗性)，低ホスファターゼ症(腎機能異常，栄養障害)が原因となる。くる病の児には，適切なビタミンD付加がなされない長期の母乳栄養の病歴があることが多い。くる病の画像所見として，骨端線の拡大や骨幹端の「毛ばだち」を認める。

8 骨の異形成は骨幹端，骨幹，骨端，成長板の異常によって特徴づけられる。これらの病態を呈した小児は年相応の体格より小さく，歩き始めるのが遅い。

参考文献

・Schoenecker PL, Rich MM: The lower extremity. In Morrissy R, Weinstein S, editors: Lovell & Winter's pediatric orthopaedics, ed 6 , Philadelphia, 2006 , Lippincott Williams & Wilkins, pp 1158 –1211 .

# Part 7 Neurology

# 神経系

# chapter 50 HEADACHES
# 頭痛

頭痛はありふれた症状であり，多くは良性である。保護者はしばしば頭痛が重篤な疾患あるいは児の生命を脅かす疾患の症状ではないかと心配して来院する。ほとんどの頭痛は一次性頭痛であるが，より重篤な二次性頭痛を除外するための評価が必要である。

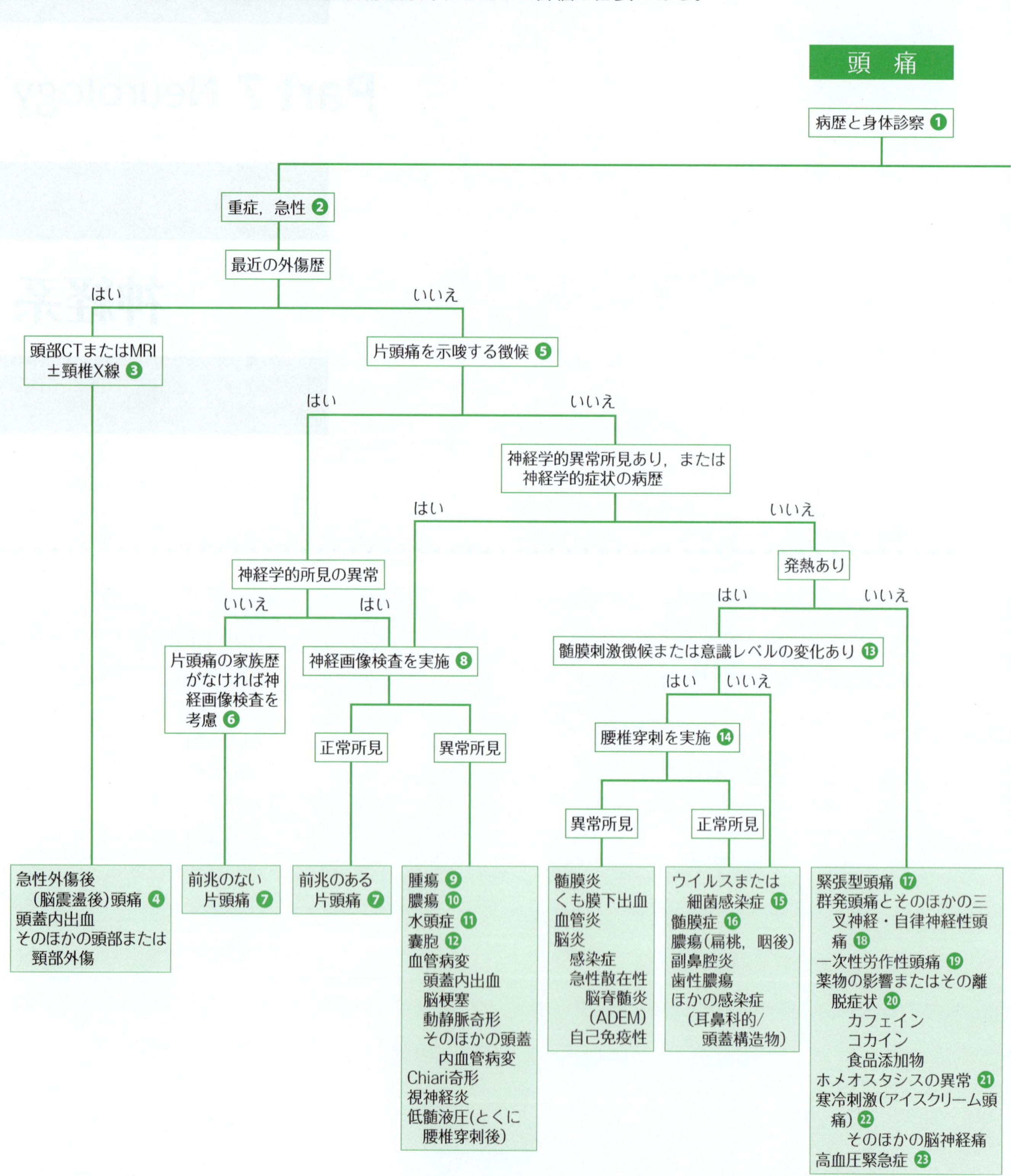

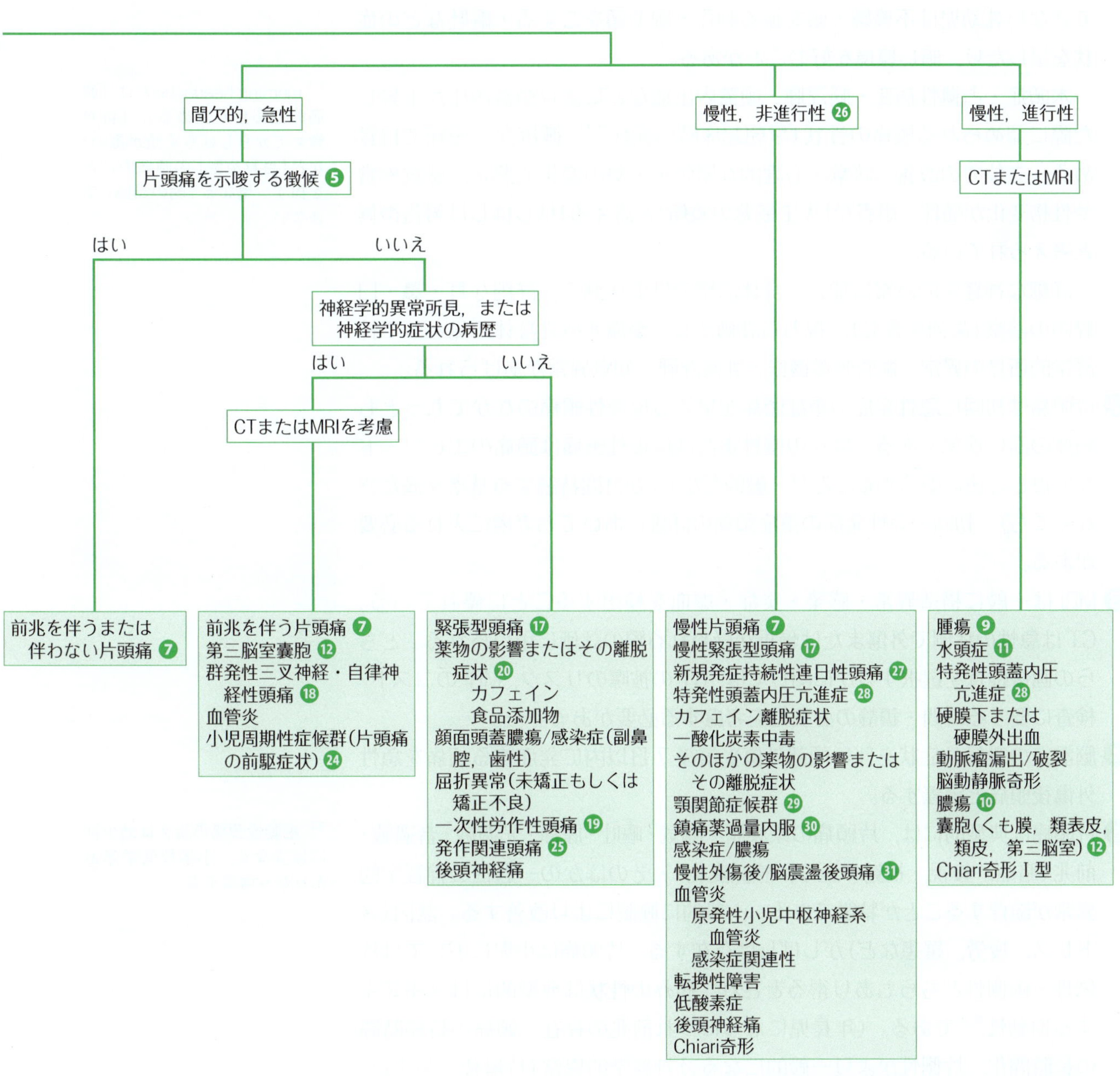


Nelson Textbook of Pediatrics, 19e. Chapters 491, 588
ネルソン小児科学 原著 第19版．491章，588章
Nelsons Essentials, 6e. Chapter 180

❶ 頭痛の性状・発症様式・症状の時間経過に関して詳細な問診が必要であり，誘因・最近の外傷歴・投薬の効果，そして視覚と感覚の(あるいはほかの神経学的)異常に関しても同様に問診する。社会的・心理的問題について検討する必要があるが，通常ティーンエイジャーに対しては保護者が席を外した単独の状況下で問診する。頭痛が視覚に及ぼす影響に関しては必ず問診する。頭痛(とくに片頭痛)・ほかの神経疾患・二次性頭痛の原因になる一般的な医学的問題についての家族歴を詳細に問診する。頭痛日記は頭痛の発症様式の特徴を明らかにし，随伴症状や誘因を特定するのに有用なことがある。

年長児は自分自身で頭痛について説明できることが多いが，言葉で表現できない乳幼児は不機嫌・頭を振る動作・眼や頭をこする・嘔吐などの症状を呈したり，暗い環境を好むことがある。

水頭症・占拠性病変・脳浮腫・頭蓋内出血などにより頭蓋内圧が上昇した際に認められる頭痛の性状(早朝起床時の発症※1，睡眠から頭痛で目覚める，立位での改善，咳嗽・心理的な緊張・姿勢の変化で悪化，感覚異常や性格変化が随伴，患者が「人生最悪の頭痛」と訴える)はしばしば警告徴候と考えられている。

詳細な神経学的診察に加え，身体診察では血圧測定，詳細な耳・鼻・口腔内の診察(歯列を含む)，視力も評価する。憂慮すべき身体所見として神経学的所見の異常・髄膜刺激徴候・乳頭浮腫，知覚異常があげられる。

❷ 片頭痛は初回に急性発症の重症頭痛を呈する反復性頭痛のなかでもっとも頻度の高い疾患である。ほかの慢性または反復性頭痛は頭痛のエピソードを反復した後に受診することが一般的だが(3か月間持続する基準を満たさなくても)，初回の急性発症の重症頭痛の評価においても考慮に入れる必要がある。

❸ MRIは一般に構造異常・感染・炎症・虚血を検出することに優れている。CTは急性の症例で外傷または骨折が疑われる際の評価に用いられる。どちらの画像検査を選択するかに関しては，CTの被曝のリスク，MRIのコスト・検査に要する時間・鎮静の必要性を考慮する必要がある。

❹ 脳震盪の徴候や症状を伴い頭部外傷受傷後7日以内に発症する頭痛を急性外傷後頭痛と定義する。

❺ 片頭痛は典型的には，片頭痛の家族歴，嘔気・嘔吐・腹痛・光過敏・音過敏・前兆(暗点，複視，視覚の歪み，感覚変化)・そのほかの一過性の神経学的異常が随伴することが特徴である。一般的に睡眠により改善する。誘因(ストレス，疲労，罹患など)がしばしば存在する。片頭痛は小児においては片側性・両側性どちらもあり得るとされ，痛みの性状は典型的にはズキズキする拍動性※2である。(年長児になるにつれ前兆の存在，頭痛の持続時間の長時間化，片側性がより一般的になる。)神経学的異常(片麻痺，めまい，視覚の変化)は比較的まれなサブタイプの片頭痛に起こり得る。

❻ 多くの専門医は，小児における急性頭痛で片頭痛の家族歴がないことを頭蓋内占拠性病変のリスクファクターと考えている。片頭痛の症状は家族内でも異なり，頭痛が片頭痛と認識されていないことがしばしばあるため，

■ 訳者注釈

※1 morning headacheとは，「頭痛のため目が覚める」，「目が覚めてからしばらく頭が重い」など「目覚め型」の頭痛のことを指す。単なる「朝の頭痛」ではない

※2 拍動性頭痛の訴えは幼少期には少なく，小学校低学年あたりから増加する

詳細な問診が必要になることを知っておく必要がある。ほとんどの専門医は，片頭痛の家族歴が完全にない，またはそれと同等な家族歴(乗り物酔い，周期性嘔吐症など)がない小児の片頭痛様頭痛 migrainous headache に対して神経画像検査を推奨している。

❼ 国際頭痛分類第2版に，いくつかの片頭痛サブタイプの詳細な診断基準が記載されている。片頭痛の診断には診断基準を満たす2回以上の発作が必要である。その分類は小児周期性症候群，(片麻痺と視覚障害を含む)前兆があるまたはない片頭痛を含んでいる。

❽ 神経学的診察における異常所見，片頭痛に典型的ではない神経学的徴候，睡眠中に頭痛で覚醒する場合，早朝起床時に頭痛があり起き上がると軽減[※3]する場合，咳嗽や体をかがめたときのみに起こる持続時間の非常に短い頭痛がある場合は，神経画像検査(可能であればMRIが望ましい)の実施が妥当である。

❾ 脳腫瘍では頭蓋内圧亢進，局所破壊，脳組織への浸潤による症状が出現し，病歴は腫瘍のタイプ・発症部位・年齢により異なる。頭蓋内圧亢進症状は典型的には夜間覚醒をひき起こし，朝に症状が強く，咳嗽や身をかがめることで増悪し，しばしば嘔吐・乳頭浮腫・第Ⅵ脳神経麻痺・意識障害が随伴する頭痛をひき起こす。また，歩行の不安定さが身体診察で明らかになることがある。

❿ 小児における脳膿瘍のリスクは，免疫不全症，心内右左シャント(とくにFallot四徴症)，慢性的な耳・副鼻腔・乳突洞・歯の感染症，穿通性頭部外傷，顔面や頭部の軟部組織感染症，脳室腹腔シャント感染で上昇する。

⓫ 水頭症は頭蓋縫合癒合が進行中の年長児の頭痛の原因としてもっとも可能性が高い。頭痛は水頭症がどれだけ急速に進行するかによって，発症が急性か緩徐進行性か，重症度が軽度か重度かが規定される。

⓬ 第三脳室嚢胞はボール弁として作用することで一過性の頭蓋内圧亢進をきたし，重度(雷鳴のような)の間欠的頭痛の原因になる。そのほかの嚢胞(くも膜嚢胞，類表皮腫，類皮嚢胞)が進行性の頭痛やけいれんの原因になることがある。

⓭ 神経学的異常，意識障害，髄膜刺激徴候(項部硬直，Kernig徴候，Brudzinski徴候など)があれば，髄膜炎を除外する検査を行う。

⓮ 小児でのリスクは低いが，腰椎穿刺を実施する前に頭蓋内圧亢進による合併症のリスクを考慮しなければならない。小児における腰椎穿刺実施前の画像評価に関する特定のガイドラインは現在のところ存在しないため，乳頭浮腫の存在，巣症状，水頭症の既往，脳室腹腔シャント，脳神経外科手術の既往，頭蓋内占拠性病変などを考慮に入れて臨床的に判断する。

⓯ さまざまな原因の発熱に頭痛がしばしば随伴する。頭痛は全身性感染症(インフルエンザ，敗血症など)，頭蓋外感染症(耳，眼，乳突洞など)，髄膜炎・脳炎などの頭蓋内感染症が原因となることが多い。

⓰ 髄膜症は髄膜刺激症状に一致する症状を呈するが，髄膜炎と異なりほかの頭頸部の構造物の感染症[※4]が原因である。

⓱ 緊張型頭痛は小児期にもっともよく起こる頭痛である。典型的な緊張型頭

■ 訳者注釈

※3「横になったときのほうが痛みが強い」は頭蓋内圧亢進を疑う警告徴候

※4 扁桃，傍咽頭間隙など

■ 訳者注釈

痛は絞めつけられるような（ズキズキするとは対照的な）性状と帯状（非局在性）の頭痛部位を呈する。緊張型頭痛は一過性もしくは慢性的であり，重度の症状は呈しにくい傾向があり，片頭痛と比較して持続時間は短い。誘因（ストレス，疲労など）をしばしば認める。神経学的所見は常に正常で，音や光に対し軽度の過敏性を示すことがある。慢性的な緊張型頭痛では軽度の嘔気をきたすこともある。

⑱ 三叉神経・自律神経性頭痛（TACs）は頭痛と副交感神経系の自律神経症状を特徴とする疾患で，小児ではまれである。すべての頭痛分類と同様，急性と慢性の場合がある。群発頭痛は側頭部や眼周囲に片側性で急性の非常に強い頭痛発作を呈する疾患で，同側性の鼻汁・発汗・眼球結膜充血・流涙・眼瞼腫脹・針先大瞳孔・眼瞼下垂などが随伴する。ほかのこのカテゴリーに分類される頭痛（発作性片側頭痛，眼球結膜充血および流涙を伴う短時間持続性片側神経痛様頭痛発作）も同様の症状を呈するが，症状は比較的軽い。通常，より重篤な原因の可能性を除外するため神経画像検査が推奨される。

⑲ 一次性労作性頭痛は片頭痛の既往がなく運動や労作により誘発される頭痛である。頭痛は数分から数時間続き，明らかに運動で誘発される。このタイプの頭痛が最初に起きたときは，頭蓋内出血を除外する目的での画像検査が推奨される。

⑳ 国際頭痛分類第２版は，さまざまな種類の物質に対する曝露や離脱症状が原因の頭痛を一つにまとめて分類している。たとえば処方薬，薬物乱用，一酸化炭素，カフェイン，食品添加物などがこの分類に含まれている。それらの物質への曝露がなくなってから頭痛が有意に改善することが確認できるまで確定診断はできない。

㉑ ホメオスタシスの異常とは，血液ガス（低酸素症）・体液分布・血圧の異常や，内分泌疾患を含んでいる。たとえば，標高の変化，高血圧緊急症，絶食による頭痛などがある。検査は臨床所見に基づいて行われるべきである。

㉒ 脳神経のさまざまな分枝に対する刺激はその脳神経が支配する領域に疼痛をひき起こす。寒冷刺激（アイスクリームなど）や圧迫（きついヘッドギアやヘルメット）などが原因となり，三叉神経痛・舌咽神経痛・後頭神経痛の症状様式が知られている。

㉓ 軽度または中等度の高血圧と頭痛との間に明らかな関連性はない。高血圧性緊急症はまれだが，重度の急性頭痛を起こすことがある。

㉔ 頭痛は周期性嘔吐症，腹部片頭痛，良性発作性めまいからなる小児周期性症候群の一要素として起こることがある。この場合，頭痛発作時に随伴する神経学的症状（眼振，視力障害など）は発作間欠期には完全に消失する。これらの症候群は幼少期に起こる片頭痛の前駆症状であると考えられている。

㉕ 発作中の片頭痛様症状（てんかん性片頭痛）や発作後の頭痛はよく知られた疾患概念である。

㉖ 慢性頭痛は少なくとも３か月間，毎月 15 日以上起こる頭痛と定義されている。

㉗ 新規発症持続性連日性頭痛（NDPH）の診断カテゴリーは，原因（とくに薬物

■ 訳者注釈

乱用）が特定できない新規頭痛で，新規発症３日以内から連日みられる頭痛と定義されている。この頭痛の多くは両側性で，重症度は軽度から中等度である。片頭痛または緊張型頭痛の特徴を有するかもしれないが，光過敏，音過敏，軽度の嘔気はあったとしても１項目のみである。過去に頭痛の既往がない突然発症であること（かつ，３か月以上寛解せずに持続すること）がこの疾患の診断に必要である。もし発症様式が合わなければ，この診断を当てはめるべきではない。

㉘ 特発性頭蓋内圧亢進症（以前は偽脳腫瘍とよばれていた）は急性に発症することがあり得るが，一般的に緩徐に進行する頭痛の原因疾患として診断されることが多い。若い肥満女性にもっとも多い。盲点の拡大や視野の狭小化の病歴が得られることがある。通常，乳頭浮腫を伴い，第Ⅵ脳神経麻痺もよく認めるものの，概してほかの身体所見は正常である。嘔吐を呈することはまれである。神経画像所見は正常であるが，頭蓋内病変を除外するために腰椎穿刺の前に画像検査を実施するべきである。脳脊髄液検査は初圧が上昇している以外は通常正常である。そして典型的には腰椎穿刺により頭痛が緩和される。頭蓋内圧亢進症は，代謝異常，感染症，血液疾患，薬物関連の原因などほかの多くの病因から二次性にも起こり得る。

㉙ 関節性顎関節症は顎関節に限局した痛みの原因になる。顎関節痛は咀嚼運動で悪化し，クリック音を伴う。

㉚ 薬物過量内服による頭痛は鎮痛薬を毎日またはほぼ毎日使用している場合に起こり，しばしばほかの頭痛のタイプの症状を複雑にする。この頭痛は痛みと鎮痛薬使用の悪循環によって起こり，より強い頭痛からより多量の（時に不適切な量の）鎮痛薬を使用することにより鎮痛薬の作用減弱をきたす。薬物過量内服を中止してから２か月以内に改善が確認されるまでは確定診断はできない（それまでは，「薬物過量内服による頭痛の疑い」としておくことが適切）。

㉛ 外傷後または脳震盪後頭痛は，３か月以上続く場合に慢性と記述される。慢性外傷後頭痛はしばしばより広義の外傷後症候群の一部として起こり，平衡機能・睡眠・認知機能・気分などの障害を含む。頸部外傷（むち打ち症など）は同様な慢性的症状をひき起こすことがある。むち打ち症の場合は頸椎単純Ｘ線検査（追加で神経画像検査を実施する場合もある）を急性期に行うべきである。慢性硬膜下血腫を除外するために神経画像検査が実施されることはほとんどない。

参考文献


- Akinci A, Guven A, Degerliyurt A, et al: The correlation between headache and refractive errors, Journal of AAOPS 12 :290 –293 , 2008 .

Blume HK: Pediatric headache: a review, Pediatr Rev 33 :562 –576 , 2012 .

- Headache Classification Subcommittee of the International Headache Society: The international classification of headache disorders: ed 2 , Cephalagia 24 (suppl 1 ):9 –160 , 2004 .
- Lewis DW, Ashwal S, Dahl G, et al: Practice parameter: evaluation of children and adolescents with recurrent headaches: report of the Quality Standards Subcommittee of the American Academy of Neurology and the Practice Committee of the Child Neurology Society, Neurology 59 :490 –498 , 2002 .

# chapter 51 SEIZURES AND OTHER PAROXYSMAL DISORDERS

# 発作とそのほかの発作性疾患

発作 seizure とは脳機能の発作性障害であり，運動，意識レベル，自律神経機能の変化として症状が現れる。歴史的に，発作と発作性疾患 seizure disorder[※1] は症状が全般性か焦点性か，意識が保たれているか障害されているかで分類されてきた。神経科学が進歩したことで発作と発作性疾患

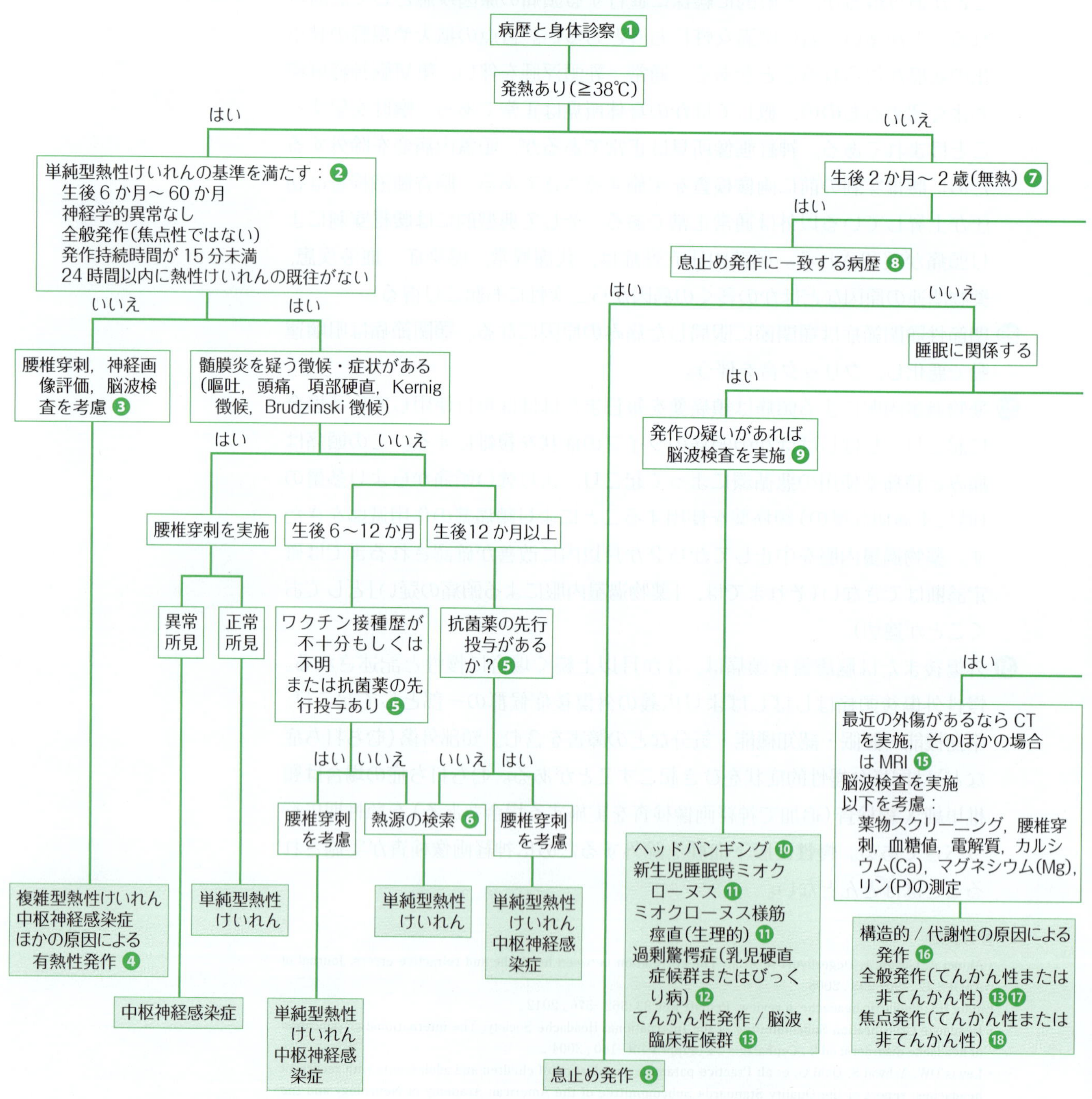


Nelson Textbook of Pediatrics, 19e. Chapters 17, 586, 587, 594
ネルソン小児科学 原著 第19版．17章，586章，587章，594章
Nelsons Essentials, 6e. Chapter 181

に対する明確で客観的な診断基準の作成が可能となり，用語と疾患の本態に基づいた分類システムの改訂へとつながった。最近の分類システムは客観的で測定可能な基準に基づく診断に重点をおいている。伝統的なてんかん重積状態は，連続性または（発作間欠期に意識レベルの改善のない）反復性の発作が 30 分以上持続するものと定義されている。幼少期に起こる多くの非てんかん性発作性疾患はてんかん性発作と区別されるべきである。

（訳者注釈）
※1 てんかん，熱性けいれん，1 回限りと考えられる発作や代謝性疾患，感染またはそのほかの病因（低カルシウム血症，髄膜炎など）に続発する発作といった，いくつかの疾患を含めるために通常使用される一般用語（ネルソン小児科学 原著第 19 版 586 章）

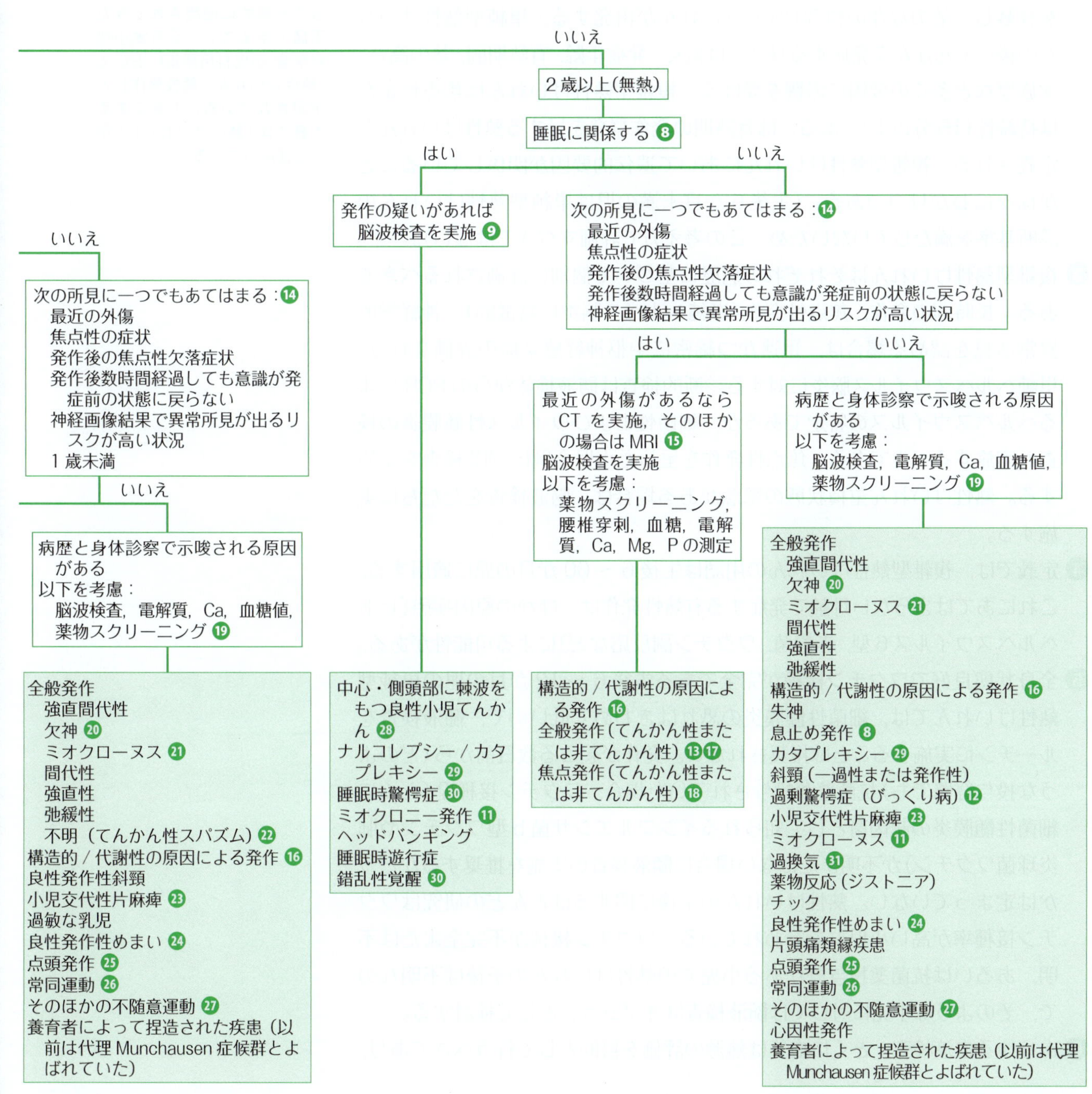

■ 訳者注釈

❶ 身体診察で診断できることはまれで，診断的検査が決定的情報でないことも多いため，患者評価においては起こった事象の記述内容にもっとも診断的価値がある。通常，実際に起こった事象の記述内容が，発作なのか非てんかん性の症状なのかを区別する鍵となり，この観点から起こった事象のビデオ録画が非常に有用である。病歴では前兆，先行する気分や行動の変化，運動・発語・自律神経機能変化(散瞳，流涎，失禁，蒼白，嘔吐など)を含む起こった事象の詳細と，誘因(外傷，発熱，啼泣など)の有無を聴取する。出生歴・発達歴を含む既往歴を聴取する。服薬，毒物摂取の可能性について聴取する。すでに発作性疾患と診断されている小児では抗てんかん薬の服薬コンプライアンスを聴取する。身体診察では神経皮膚病変(カフェオレ斑，葉状白斑)や血管病変の有無を記載する。

❷ 単純型熱性けいれん[※2]の基準を満たす発作は一般的に良性であり，長期予後も良好である。一般人口の2～5％は熱性けいれん(たいていは単純型)を経験し，そのなかの約30％でけいれんが再発する。単純型熱性けいれんの後にてんかんを発症するリスクは低く，発症年齢，有熱期間，熱の高さ，家族歴など多くの要因に影響を受ける。複雑型熱性けいれんは焦点性または持続性(15分以上)，あるいは有熱期の発作群発を呈する熱性けいれんと定義される。複雑型熱性けいれんにおいて遺伝的要因が関係していることが徐々にわかりつつある。(生後6か月未満の児は単純型熱性けいれんの診断基準を満たしていないため，この考え方で評価すべきではない)。

❸ 複雑型熱性けいれんはそれぞれの病歴に基づいて個別に評価されるべきである。長時間の発作，焦点性発作(単純ヘルペス脳炎に特徴的)，神経学的異常所見を認める場合は，迅速かつ綿密に中枢神経感染症の評価を行う。単純ヘルペスウイルス脳炎に対する診断的検査は髄液検体からのPCRによるヘルペスウイルスの特定であるが，細菌性およびウイルス性髄膜炎の検査も実施するべきである。焦点性発作を呈した小児全例にMRI検査を実施する。熱性けいれん重積状態の懸念がある場合は，脳波検査をただちに実施する。

❹ 定義では，複雑型熱性けいれんの用語は生後6～60か月の児に適用する。これにあてはまらない月齢で発症する有熱性発作は，ほかの原因疾患〔ヒトヘルペスウイルス6型，赤痢菌，ワクチン副反応など〕による可能性がある。

❺ 全身状態良好でワクチン接種が完全である生後6～12か月の児の単純型熱性けいれんでは，細菌性髄膜炎の恐れはきわめて低いので，髄液検査をルーチンに実施することは推奨されない。発作が起こる数日前から(どのような投与経路でも)抗菌薬が投与されていた場合，ワクチン接種歴(とくに細菌性髄膜炎の起因菌として知られるインフルエンザ菌b型ワクチンや肺炎球菌ワクチン)が不明またはない場合に髄液検査の実施を推奨するかどうかは定まっていない。熱性けいれんの予後に関するほとんどの研究はワクチン接種率が高い小児群で行われている。ワクチン接種が不完全または不明，あるいは抗菌薬投与歴がある小児での熱性けいれんの予後は不明なので，そのような小児に対しては髄液検査はオプションとして検討する。

❻ あらゆる血液検査，とくに血算は熱源の評価を目的として行うべきであり，

[※2] febrile seizureの日本語訳は厳密には「熱性発作」であるが，①「熱性けいれん」が長らく一般的に使用されてきた用語であること，②日本小児科学会 小児科用語集において「熱性けいれん / 熱性発作」と併記されていることをふまえ本書では「熱性けいれん」の用語を使用している

■ 訳者注釈

発作の評価としては行うべきではない。(熱源として菌血症を考慮するとき，24か月未満の小児では熱性けいれんのあるなしにかかわらず，菌血症の発症頻度に差はない。)

⑦ 生後2か月未満の小児の発作の評価では，新生児に特有な原因疾患を考慮しなければならないため，新生児発作に対するアプローチはこの章では扱わない。

⑧ 息止め発作は，評価を進める前に発作から鑑別しておかなければならない。「息止め発作」といっても症状は意図的な息止めによって生じるものではないので，この用語はやや誤った名称である。チアノーゼ型または「青色型」息止め発作 blue breath-holding spell は，しばしば啼泣時に，息を吐いた状態で呼吸を止める状態が遷延するか，もしくは突然吸気努力が消失することにより起こる。蒼白型息止め発作 pallid breath-holding spell では迷走神経反射性徐脈が症状の原因であり，軽微な外傷後に発生することが多い。どちらの息止め発作も外傷，怒り，いらだちが誘因になる。無呼吸，短時間の意識消失，筋緊張亢進がみられ，時に無酸素発作が起きることがある。息止め発作は生後6～18か月の小児に起こるのが典型的だが，6歳までは認めることがある。小児ではこれらの発作的症状から速やかに改善するので，診断的検査の適応はない。しかし，息止め発作の小児では鉄欠乏の評価をすべきであり，鉄欠乏が存在する場合は治療を行う。

⑨ 自律神経症状，意識レベルの変化，優しくあやしても治まらない症状，中枢神経系損傷または傷害の既往がある場合は発作の疑いが高まる。非てんかん性の症状は，突然症状が消失して意識レベルの完全回復が得られたり，睡眠から覚醒したときに突然動きが止まったりすることから疑われる。年長児の発作では，発作に先行して異常な発声，失禁，気分や行動の変化を呈することがある。年長児では，発作の後に前兆や発作前駆症状などを表現できることもある。

⑩ ヘッドバンギング(夜間点頭けいれん jactatio capitis nocturna)は頭と体をリズミカルに前後に動かす，よくみられる行動である。典型的には入眠時に起こるが，この行動の記憶はない。通常は5歳までに消失する。

⑪ ミオクローヌスとは，無意識下に起こる筋の一瞬の単収縮 jerk である。その臨床的重要性は，単独で起こる不随意運動か，あるいはより複雑なてんかん症候群や運動性疾患の症状の一部として起こるかどうかで有意に変わる。寝ている乳児(新生児睡眠時ミオクローヌス)に一般的であり，たいてい良性である。すべての年齢において睡眠中にランダムなミオクロニー性単収縮がみられるのは正常(生理的)である。乳児において発作かどうかの判断は，自律神経症状の随伴がないことに加えて，睡眠中のみに起こり，覚醒すると消失するかどうかで鑑別される。生後2～3か月までに消失する。

⑫ 乳児の過剰驚愕症(乳児硬直症候群 stiff baby syndrome またはびっくり病 startle disease)は，夜間ミオクローヌス，覚醒時の筋硬直，過大な驚愕反射の症状を示し，時に無呼吸を伴うことがある。小児期の硬直や転倒を伴う過大な驚愕反射が生涯続く場合がある。

⑬ てんかん epilepsy という用語は，発作活動を起こし得る脳内の持続的な異常部位が原因となり，2 回以上の非誘発性発作 unprovoked seizure が起きた場合に適用される。また，てんかんは発症年齢，発症前後の認知機能と精神運動発達の経過，神経学的検査，脳波の性状，誘発因子，睡眠パターンなど，多くの性質に基づき分類される。診断名としてのてんかんは脳波・臨床症候群 electroclinical syndrome（てんかん症候群 epilepsy syndrome）と区別して用いるべきである。脳波・臨床症候群とは，臨床的な徴候や症状の複合体であり，これらで明確な特徴をもつ識別可能な臨床疾患群である。〔本名称は国際抗てんかん連盟 International League Against Epilepsy（ILAE）の 2010 年の分類・用語委員会報告において，以前の分類で“症候群”という用語が不正確に使用されていたことを是正するために提案された。すべてのてんかんが脳波・臨床症候群の基準に合致するわけではない。〕てんかんの病因には，素因性 genetic※3，構造的 / 代謝性 structural/metabolic※4，原因不明 unknown がある。（近年の神経科学の進歩により，発作の原因解明と診断は日々進展している領域となっている。）てんかん症候群では基礎病因（脳あるいは代謝の異常など）が特定されるかもしれないが，特定されない場合は特発性 idiopathic と仮診断され（潜因性 cryptogenic という用語はもはや使われない），素因性の基盤があると推測される。

⑭ 迅速な治療を要する重篤な病態（頭蓋内出血，脳浮腫，占拠性病変など）の危険性がある場合は，神経画像検査を緊急で行うべきである。頭部外傷受傷直後のけいれん，あらゆる程度の意識消失や意識変容，持続する頭痛や嘔吐を認める場合もこの基準に合致する。画像検査は，焦点性発作，画像検査で異常が発見される可能性がある基礎疾患や病歴（原因不明の発達遅滞，鎌状赤血球症，出血性疾患，水頭症，脳血管疾患，悪性腫瘍，HIV 感染症，片側肥大，神経嚢虫症の流行地域への旅行など）を有する場合にも考慮する。小児が意識を消失した状態で発見され，その原因が外傷か発作か不明な場合も神経画像検査を考慮する。

⑮ 発作を評価する画像検査として，MRI は CT と比較して感度が高いので好んで用いられる。しかし，緊急治療が必要な状態を発見するには CT で十分なことが多く，とくに急性外傷後の評価で好まれる画像検査である。

⑯ 発作は急性疾患の二次的な問題として，もしくは素因性てんかんの症状として起こることがある。「構造的 / 代謝性」に分類される原因として，外傷，感染症，代謝異常（ナトリウム，カルシウム，血糖値の異常がもっとも一般的），薬物，毒物などがある。

⑰ 後遺症を残さない孤発性発作（誘因がある場合とない場合がある）が起こることがある。

⑱ 焦点性発作※5 は一側の大脳半球から始まると推測されている（それとは対象的に，全般発作※5 は両側の大脳半球から同時に始まると考えられている）。焦点性発作では意識レベルの障害の程度はさまざまであり，焦点性運動症状 focal motor signs，自動症 automatism（半意図的動作 semi-purposeful movement），自律神経症状（体性感覚症状を含む）を呈する。脳

■ 訳者注釈

※3 遺伝子異常が直接的な原因であるもの（チャネル病，Glut1 欠損症など）。旧用語では特発性とよばれていた

※4 脳の構造的または代謝性の疾患が原因であるもの（皮質形成異常）。旧用語では症候性とよばれていた

※5 ILAE 2017 年の発作分類では「焦点起始発作 focal onset」，「全般起始発作 generalized onset」の用語が提案されている

波検査では焦点性てんかん性放電を認める。解剖学的異常を除外するために，焦点性発作のあるすべての小児に神経画像検査の適応がある。(「単純部分発作 partial simple seizure[※6]」と「複雑部分発作 partial complex seizure[※7]」という用語は，その定義の不正確さゆえに ILAE により削除された。)

⑲ 米国神経学会 2001 年の提言に基づき，生後 6 か月以上で発症した初回の無熱性発作で，発作前の状態に完全に回復し，原因が特定できる病歴(外傷，脱水症，薬物中毒，くる病を示唆する症状など)がない場合には血液検査は推奨されない。児の状態が発症前の状態に戻らず，病態を示唆する病歴(嘔吐，脱水症など)がある場合，疑われる病態の評価を目的とした血液検査の実施は適切かもしれない。このとき，生後 6 か月未満の乳児のナトリウム濃度，カルシウム濃度と血糖値が異常である可能性がある(米国神経学会 2000 年)。薬物中毒のリスクに関する詳細な病歴は常に聴取し，疑いがあれば検査を実施する。腰椎穿刺は，生後 6 か月未満の発症，中枢神経感染症が疑われる場合，(全年齢で)発症前の意識レベルに戻らない場合にのみ適応となる。脳波検査は発作が疑われる場合に推奨されるが，至急で行う必要はない。

米国神経学会はルーチン検査の一つとして，初回の非焦点性無熱性発作に対して脳波検査を推奨しているが，検査をいつ行うかに関しての明確な推奨はない。発作後 48 時間までは発作後の一過性の異常が遷延しているかもしれないので，脳波検査は発作後すぐに行うべきではない。脳波検査の目的は，発作の再発を予測し，児の長期予後に関する情報を提供するためである。(この推奨には反対意見もある。なぜなら治療の推奨に影響していないからである。)

⑳ 欠神発作は，典型的には短時間の一点凝視発作を呈する全般発作であり，時に自動症を伴う。発症年齢は 5 ～ 8 歳がもっとも多いが，発作時間が非常に短いため長期間見逃されている可能性がある。過呼吸によりしばしば発作が誘発される。脳波検査での特徴的な 3 Hz 棘徐波複合が診断的である。

㉑ ミオクロニー発作は，病型により予後や神経精神発達の転帰に幅がある。点頭てんかんはもっとも重症な病型である。一般に生後 4 ～ 7 か月で発症し，頸部・体幹・四肢に起こる急速な「ジャックナイフ様」筋収縮の群発に続いて，短時間の強直性筋収縮が起こる。ヒプスアリスミア hypsarrhythmia は脳波検査の特徴的な所見である。脳波検査は点頭てんかんを良性乳児ミオクローヌス(良性の不随意運動)やミオクロニーてんかん(病型により重症度と転帰に幅がある)と鑑別する際に必要である。

㉒ てんかん性スパズム(点頭てんかんを含む)は全般発作または焦点発作にうまく分類できないことから，「分類不明の発作タイプ unknown seizure type[※8]」に分類されている。

㉓ 間欠的な片麻痺(麻痺側が反対側に移ることがある)症状は小児交代性片麻痺に特徴的である。乳児期に発症し，乳児期は弛緩性麻痺が多く，年長児になるとジストニアを伴うことが多くなる。症状の持続は分単位から週単位までと幅広い。ほかの不随意運動，眼振，自律神経障害が麻痺症状に随

■ 訳者注釈

※6 現在は「覚醒障害を伴わない焦点起始発作 focal onset aware seizure」の表現が推奨されている

※7 現在は「覚醒障害(意識障害)を伴う焦点起始発作 focal onset seizure with impaired awareness」の表現が推奨されている

※8 ILAE 2017 年の発作分類では「起始不明発作 unknown onset」の用語が提案されている

伴することがある。

㉔ 良性発作性めまいは歩き始めの小児にもっともよくみられる。児は突然発症の持続時間の短い平衡感覚異常を経験するので，その症状におびえ，しばしば床に倒れ込み，立位や歩行を嫌がる。意識状態や会話は保たれる。眼振が明らかなことが多い。神経学的検査(神経画像や脳波検査を含む)は，氷水カロリックテストで認められる前庭機能異常を除いて，通常は正常である。この病態は片頭痛の亜型とされ，片頭痛の前駆状態と考えられている。

㉕ 発作性点頭運動，斜頸(頭位の傾き)，眼振は点頭発作 spasmus nutans の特徴的症状である。意識状態は保たれる。生後数か月以内に発症し，5歳までに消失する。脳腫瘍を除外するために神経画像検査が推奨される。

㉖ 外部環境からの刺激が少ないなかでみられる無目的運動の反復は，自閉症の児や心身障がい児にしばしばみられる。その運動は臨床的に発作症状と区別することが難しい。失神性けいれんはバルサルバ手技を行うことにより症状を自ら誘導することができる。幼児の自慰行為は両親が発作と間違えることがある。

㉗ 不随意運動は孤発性，もしくはより複雑な運動異常(舞踏運動，ジストニア，運動減少症，ミオクローヌスなど)の一部として起こることがある。チックや常同性運動は不随意運動として記述されるが，その症状をもつ児はある程度能動的にその動きを止めることができる。いくつかの脳波・臨床(てんかん)症候群には発作と不随意運動で特徴づけられるものがあるが，運動疾患の症状が突然の，または発作性の不随意運動として出現するときは発作との鑑別は困難である。通常，運動疾患は睡眠時には出現せず，発作と比較してより常同的な動きを呈し，意識消失や脳波異常は随伴しない。

㉘ 中心・側頭部に棘波をもつ良性小児てんかん(以前は良性ローランドてんかんとよばれていた)は，睡眠から児を覚醒させる短時間の片側顔面発作(保護者は「子どもの顔がゆがむ」と表現することがある)が特徴である。発作の全般化はまれである。流涎・構音障害の随伴が一般的だが，意識は保たれる。脳波検査で特徴的な中心・側頭部の棘波を認める。3歳～13歳で発症し，思春期までに軽快する。しばしばてんかんの家族歴をもつ。

㉙ ナルコレプシーは反復する短時間の睡眠発作が特徴である。ナルコレプシーにはしばしばカタプレキシー（筋緊張の消失により突然崩れるように倒れるが，意識状態は保たれている)が併存し，笑い，興奮，驚愕により誘発される。鮮明な幻覚(視覚，聴覚，触覚)が睡眠と覚醒の移行期に起こることがあり，睡眠麻痺が随伴することもある。ナルコレプシーのほとんどに夜間の睡眠障害を認める。

㉚ 睡眠時驚愕症はノンレム睡眠から突然部分的に覚醒することにより発症する。入眠後約2時間で起こり，なだめることが困難な叫び声や啼泣を伴う。未就学児や就学前期の児にもっともよくみられる。睡眠時驚愕症の児は覚醒しているようにみえるが，周囲の人を認識せず，起こった出来事の記憶もない。錯乱性覚醒と睡眠時驚愕症は似ているが，錯乱性覚醒はより緩徐な発症で極端な症状を呈することは少なく，児がベッドから出ようと行動することはまれである。

■ 訳者注釈

■ 訳者注釈

㉛ まれに，持続する過換気の症状が意識消失と発作症状を起こすことがある。

参考文献

- Berg AT, Berkovic SF, Buchhalter J, et al: Report of the commission on classification and terminology：update and recommendations, Epilepsia 51：676 –685 , 2010 .
- Hirtz D, Ashwal S, Berg A, et al: Practice parameter：Evaluating a first nonfebrile seizure in children：Report of the quality standards subcommittee of the American Academy of Neurology, the Child Neurology Society, and the American Epilepsy Society, Neurology 55：616 –623 , 2000 .
- Obeid M, Mikati MD：Expanding spectrum of paroxysmal events in children: potential mimickers of epilepsy, Pediatric Neurology 37：309 –316 , 2007 .
- Piña-Garza JE：Paroxysmal disorders. In Piña-Garza JE, editor: Fenichel's clinical pediatric neurology, ed 7 , Philadelphia, 2013 , Saunders/Elsevier, pp 1 –46 .
- Subcommittee on Febrile Seizures. Febrile seizures：Guideline for the neurodiagnostic evaluation of the child with a simple febrile seizure, Pediatrics 127：389 –394 , 2011 .

# chapter 52 INVOLUNTARY MOVEMENTS
# 不随意運動

不随意運動は多くの神経疾患の一次性または二次性の徴候であるが，器質的異常によらないものもある。小児では多動性運動異常のほうが運動減少性異常（パーキンソン症状）よりも一般的である。運動異常の分類はこれまで困難であったが，その理由は曖昧で重複する専門用語と，罹患した児が運動異常の症状を2つ以上呈することが多いためである。2010年にThe Task Force on Childhood Movement Disordersは，利用できる最良の医学的根拠に基づいた合意文書を発表し，小児期に認められる多動性運動異常の定義について提案している。多動性運動異常とは，本人が望まないあるいは過度の運動と定義される。

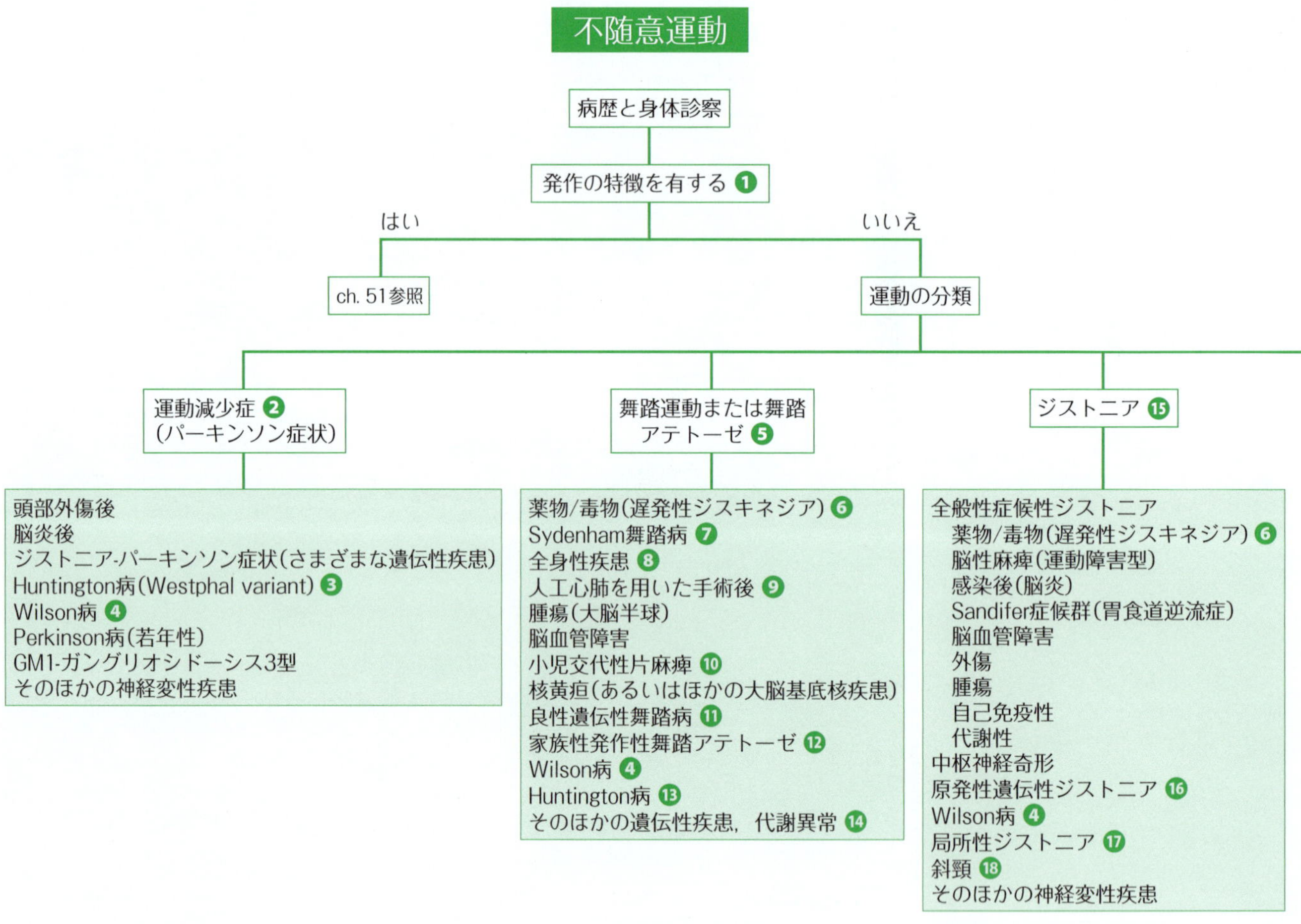

ミオクローヌス ⑲

- 生理的 ⑳
- 乳児良性ミオクローヌス ㉑
- 本態性ミオクローヌス ㉒
- 若年性ミオクロニーてんかん ㉓
- オプソクローヌス・ミオクローヌス ㉔
- 中枢神経外傷後
- 薬物/毒物 ⑥
- 代謝異常
- 腫瘍(中枢神経，脊髄)
- 脊髄小脳変性疾患
- 中毒性脳症
- ウイルス性脳炎
- 大脳基底核疾患
- そのほかの神経変性疾患

振戦 ㉕

- 生理的 ㉖
- ちく搦 jitteriness ㉗
- 本態性(意図的) ㉘
- 身震い発作
- 甲状腺機能亢進症
- そのほかの代謝異常
- ニューロパチー/神経変性疾患
- 薬物/毒物

チックと常同運動 ㉙

- 一過性チック障害 ㉚
- 慢性運動チック障害
- Tourette症候群 ㉛
- 小児急性神経精神症状(CANS) ㉜
- 中枢神経刺激薬
- 大脳基底核疾患
- 常同症

鏡像運動 ㉝

Nelson Textbook of Pediatrics, 19e. Chapters 587, 590
ネルソン小児科学 原著 第19版．587章，590章
Nelsons Essentials, 6e. Chapter 183

■ 訳者注釈

❶ 多くの運動異常が発作性であるため，診断では運動異常を発作と鑑別することが重要である。発作を示唆する特徴として，(1)症状が睡眠中に持続するかまたは増悪する，(2)短時間の非常同的な運動，(3)意識レベルの変化，(4)脳波検査でてんかん波活動を認める，があげられる。発作を疑う場合は脳波検査を常に実施すべきである。発作の可能性が低いときは，異常運動のタイプを判別し分類することが鑑別疾患を狭めていく次の段階となる。異常運動のビデオ録画は診断に非常に有用である。異常運動のタイプが分類されればその異常運動から疑われる疾患に基づいて評価を行う。評価では，画像検査，診断的薬物投与，筋電図検査，遺伝子検査の適応を検討する。

❷ 運動減少症もしくはパーキンソン症状(動作緩慢，固縮，振戦，異常姿勢)は小児ではまれである。まれな遺伝疾患あるいは神経変性疾患で運動減少症が起こることがある。

❸ 小児のHuntington病は舞踏運動(成人でよくみられる)よりも動作緩慢やジストニアの症状がより多くみられる。若年発症ではHuntington病Westphal variantがよくみられる。

❹ Wilson病(肝レンズ核変性症)は常染色体劣性遺伝で，肝不全と神経症状をきたす疾患だが，小児では前者を呈することが多い。神経症状(ジストニア，構音障害，舞踏病，固縮，異常姿勢，振戦，流涎など)は疾患の進行とともに出現する。血清セルロプラスミン値の低下と尿中銅排泄の増加により診断され，肝生検で疾患の程度[※1]を決定する。Kayser-Fleischer角膜輪(Descemet膜の銅沈着による角膜外側縁の黄茶色リング状変色)は疾患が進行し神経症状を呈する患者にみられる。この所見はWilson病に特徴的である。

❺ 舞踏運動とは，不連続でランダムな一連の不随意運動もしくはその不随意運動の一部のことを指す。その運動は，個々の運動の始まりと終わりを明確に区別することが難しい，急速に進行するぎくしゃくした一連の運動の流れとして起きる傾向がある。それらの動きは随意運動と確かな関連はなく(ただし随意運動は舞踏運動を悪化させることがある)，患児は，より目的のある随意運動に不随意運動を挿入することで，不随意運動を隠そうとする(運動錯誤 parakinesis)。不随意運動の予見はできず，身体のある特定の部位に規則的に起こるものでもなく，体を休めることで随意的に抑制することもできないため，患児はしばしば周囲から落ち着きがない，もしくは多動と思われている。肩関節や股関節にみられる舞踏運動はバリズムとよばれ，大きな振幅で四肢を投げ出すような運動を呈することが多い。通常，患児は随意的な姿勢(舌を突出させる，手を握りしめる，など)を維持することができない。

アテトーゼは，緩徐で滑らかな，連続的にもがくような運動で，患児は静止した姿勢を維持することができない。アテトーゼは身体の特定の部位に症状を有する傾向があり，四肢遠位(近位と対照的に)がもっとも多く，それに加えて顔面，頸部，体幹が影響を受けることがある。意図的な運動により悪化するが，安静にしていても起こることがある。小児でアテトーゼはまれに孤発性に起こる。しばしば舞踏運動が併存し(舞踏アテトーゼ)，

※1 肝硬変の範囲や重症度

通常はジストニアが優位である脳性麻痺(運動障害型)の患者でもっともよくみられる。

⑥ 多くの薬物で多動性運動をきたす。急性ジストニア反応は典型的には薬物使用の非常に早期の段階で起こるが，遅発反応が起こることもある。遅発性ジスキネジアの正確な分類は明らかではなく，舞踏運動の亜型である可能性がある。ジストニアあるいは運動性チックの類型として分類する者もいる。薬物誘発性口顔面運動症候群 drug-induced syndrome of orofacial movement(舌を突出させる，舌打ちをする，しわを寄せる，顔をしかめる，など)がそれにあたる。抗てんかん薬と制吐薬(ドーパミン受容体拮抗薬)がもっとも一般的な原因薬物である。舞踏運動はドーパミン受容体拮抗薬を突然休薬したときにもっとも起こりやすい。

⑦ Sydenham 舞踏病は急性リウマチ熱におけるまれな神経症状の一つである。その発症は多くの場合潜行性で，急性 A 群 β 溶連菌感染症の数週間から数か月後に発症し，情動不安定と筋緊張低下を伴うことがある。両側中手指節関節の運動による「ピアノ演奏現象」が多く報告されているが，舞踏運動はたいてい左右非対称性である。急性期と回復期の抗ストレプトリジン O 抗体価は最近の溶連菌感染症を確定するかもしれないが，Sydenham 舞踏病は臨床的に診断する(抗体価陰性をもって否定はできない)。Sydenham 舞踏病を疑う場合，リウマチ熱による心炎を除外するための心臓の評価が必須である。

⑧ 舞踏病を起こす可能性のある全身性疾患に甲状腺機能亢進症，副甲状腺機能低下症，全身性エリテマトーデス，妊娠がある。ほかにまれな原因として脳炎と Lyme 病がある。

⑨ 先天性心疾患に対する開心術後(人工心肺離脱後)の児の数パーセントに重症の舞踏アテトーゼがみられる。診断は臨床的に行う。

⑩ 舞踏アテトーゼと運動失調は小児交代性片麻痺の遅発性症状(眼振，ジストニア，強直発作を伴う弛緩性片麻痺)である。

⑪ 良性遺伝性(家族性)舞踏病は，常染色体優性遺伝形式で，小児期早期に発症する軽度だが持続性(一過性や発作性ではない)の舞踏運動のことをいう。企図振戦，構音障害，筋緊張低下，アテトーゼを呈することがある。発達は遅れるかもしれないが知能は正常である。診断は臨床的に行う。両親の症状が不完全な表現型であれば，家族歴が見逃される可能性がある。

⑫ 家族性発作性舞踏アテトーゼ familial paroxysmal choreoathetosis は，舞踏アテトーゼ，ジストニア，バリズム(四肢を投げ出すような運動)の発作が特徴である。発作の持続時間は短く，驚愕，突然の運動や姿勢の変化で誘発されることがある。

⑬ Huntington 病は常染色体優性遺伝形式の大脳基底核神経変性疾患であり，小児期に発症することはまれである。舞踏運動，精神障害，行動異常，発作が起こることもあるが，固縮とジストニアが小児期にもっともよくみられる症状である。

⑭ 舞踏アテトーゼを呈するほかの疾患には，毛細血管拡張性運動失調症(運動失調のない舞踏運動が出現することがある)，Fahr 病，パントテン酸キナー

■ 訳者注釈

ゼ関連神経変性症（以前はHallervorden-Spatz病とよばれていた），神経有棘赤血球症，Lesch-Nyhan症候群などがある。

⑮ ジストニアは，「持続性または間欠性の不随意の筋肉収縮が，捻転性・反復性運動，異常姿勢，あるいはそれら両方をひき起こす運動異常」と定義される。捻転スパスム torsion spasmという用語もこの運動異常を説明するのに用いられる。ジストニアは短時間または遷延性で，何かをしようとする動作（しばしば特定の動作にのみ）により誘発され，特定の様式で起こる（つまり特定できる姿勢をとる）傾向がある。そして（発作と関係するものを除外すれば）睡眠の間は消失する。以前は共収縮 cocontraction（作用筋と拮抗筋の収縮が同時に起きること）がジストニアの構成要素の一部として理解されていた。最近はジストニアに共収縮は通常起こらないと考えられており，共収縮が起こったときは（おそらく随意運動による）代償機転の存在が疑われる。

⑯ いくつかの原発性遺伝性ジストニアが特定されている。小児の遺伝性捻転ジストニア primary torsion dystonia（以前は変形性筋ジストニア dystonia musculorum deformansとよばれていた）は常染色体優性形式で，典型的には局所性ジストニア（上肢，下肢，咽頭など）として始まり全般性ジストニアへと進行する。ある特定の遺伝子突然変異がアシュケナージ・ユダヤ系に多く認められる。ドーパ反応性ジストニア（瀬川病）※2は常染色体優性遺伝形式で，ドーパミン欠乏による症状が特徴的である。症状は日内変動（時間が進むにつれ悪化する）があり，レボドーパ投与で劇的に改善する。

⑰ 局所性ジストニアは特定の体の部位に発症する。たとえば書痙，眼瞼けいれん，斜頸，後弓反張がある。小児における眼瞼けいれん（痙性閉眼）はしばしば薬物投与により誘発されるが，ほかの原因のジストニアでもみられることがある。チックとの鑑別が必要である。

⑱ 顔面や四肢のジストニアに斜頸が伴っている場合は，頭蓋内病変と頸椎疾患の除外のためにMRIの適応となる。

⑲ ミオクローヌスは，不随意に反復する電撃的な一方向性の筋の単収縮 jerkの連続，とされる。突然の筋収縮（陽性ミオクローヌス）の後に不随意の筋弛緩（陰性ミオクローヌス）が続くことがある。ミオクローヌスはランダム（多源性）または全般性の形式で起こり，急速相と緩徐相（筋収縮と筋弛緩と関連する）を伴った律動的な運動（ミオクローヌス振戦）になることがある。睡眠の間は減少することもあるが，必ずしも消失しない。運動はミオクローヌスを誘発し悪化させることがある。ミオクローヌスには自ら動作をしたいという衝動性の先行がなく，動作の抑制もできないことから，チックと鑑別することができる。良性なもののこともあるが，成人と比較すると小児のミオクローヌスはより深刻な疾患の表れであることが多い。

⑳ 生理的ミオクローヌスは睡眠（入眠，睡眠中，覚醒時）に伴うことがあり，睡眠時あるいは夜間ミオクローヌスとよばれる。本症は不安と関連することがある。

㉑ 乳児良性ミオクローヌスは，頭部・頸部・上肢の痙縮の群発が特徴である。この非てんかん性の症状は，生後約3か月で消失すること，脳波が正常であること，正常発達を示すことにより，より重症な疾患である乳児ミオク

■ 訳者注釈

※2 または「著明な日内変動を呈する遺伝性ジストニア」とよばれる

■ 訳者注釈

ロニーてんかんと鑑別される。

㉒ 本態性ミオクローヌスは慢性の筋単収縮（焦点性，区域性，全般性）症状を呈し，散発性もしくは家族性である。症状は顔面，体幹，近位筋が典型的であるが，ほかの神経学的異常は随伴しない。診断は臨床的になされ，脳波検査と神経画像検査は正常である。

㉓ 若年性ミオクロニーてんかん（以前は Janz 症候群とよばれていた）は小児でもっともよくみられるてんかんの一つである。思春期に発症することが多く，ミオクローヌス運動，全般性強直間代性発作，欠神発作が特徴である。ミオクローヌス性筋単収縮がしばしば初発症状であり，その症状は朝方にもっとも目立つ（患者が物を落とす原因となる）。しかし，しばしばその症状は見逃され，全般発作が起こるまで診断は遅れる。脳波所見は両側性・左右対称性の棘波と，3.5 Hz ～ 6 Hz 多棘徐波複合の発射が特徴的である。

㉔ ミオクローヌスとオプソクローヌスは症候群として同時に起こることがあり，運動失調が随伴する場合としない場合がある。オプソクローヌス（無秩序な共同眼球運動）・重度の体幹・頭部のミオクローヌス性筋痙直が特徴である。特発性，脳炎の併発症，腫瘍随伴症状として発症するが，神経芽細胞腫に関連するものがもっとも一般的である。

㉕ 振戦は，関節軸に生じる不随意で律動的な持続性振動（行ったり来たりする）運動である。振戦の両方向性運動において，その速度と方向は同じである。どのような場合にもっとも症状が目立つかに応じて，休止時・姿勢時・活動時振戦に分類される。企図振戦は目的に到達する意図的な動作のときに増悪する振戦を意味し，それは小脳機能異常と関係する。

㉖ 低頻度の生理的振戦は誰にでもみられる症状である。それはストレス，不安，ある種の薬物で増悪する。

㉗ ちく搦 jitteriness は，刺激への反応で起こる正常満期産の新生児によくみられる症状で，生後数週間続く。考慮すべき原因として，低酸素性虚血性脳症，薬物離脱症状，低血糖，低マグネシウム血症，低カルシウム血症，頭蓋内出血がある。発作と比較し，ちく搦では眼球偏位や呼吸様式の変化は起こらない。正常なちく搦は優しく触れたり動く四肢を屈曲させることにより止めることができる。

㉘ 本態性（家族性）振戦は遺伝疾患であり，使用している四肢のみに症状が起こる。若年小児ではそれは単純に協調運動不良として表れるが，時間が経つにつれ，運動とより明確に関係するようになる。この振戦は，律動的であること，意図的動作の終わりにかけて増悪しないことから小脳機能異常（測定障害）と鑑別される。

㉙ 運動チックは，疑いなく認識できる無目的な運動あるいは運動の断片で，その運動を行いたいという衝動が先行し，少なくとも短時間は自分で抑制できることが特徴である。運動チックは単純簡潔な動きとして，またはより複雑な一連の運動の一部として起こる場合がある。音声チックでは単純な発声がみられる。チックは時間とともに変化する傾向があり，異なった運動や頻度の変化として表れ，しばしばある一定の期間が経過したら消失する。しばしば識別可能なストレス因子（疲労，不安，興奮など）により誘

発される。常同運動は反復する良性の無目的運動(足をトントンと踏み鳴らしたり，髪の毛をねじったりする，など)で，意図的に見えるが精神的緊張を伴うことなく抑制され得る。

㉚ 一過性チックは典型的には瞬目もしくは顔面の運動であり，数週から一年程度持続する。しばしば家族歴が関係している。

㉛ Tourette 症候群は 2 ～ 15 歳の間に発症し，長期に持続する音声と運動のチックである。注意欠如障害と強迫性行為が多くの症例で認められる。症状はストレスで増悪することが多い。診断は臨床診断である。

㉜ 小児急性神経精神症状 childhood acute neuropsychiatric symptoms (CANS)[※3] は，小児において急性で劇的に発症するチックや強迫性障害などの神経精神症状を包括するものとして提唱された分類である。この症候群に関して起こったいくつかの議論[※4] の結果，連鎖球菌関連小児自己免疫性精神神経疾患(PANDAS)を CANS に置き換えることが提案されている。

㉝ 鏡像運動とは，鏡に映ったように一側の随意運動と同じ動きをする反対側の不随意運動のことをいう。これは乳児期に始まり 10 歳ごろまで持続する正常な症状である。

■ 訳者注釈

※3 小児急性精神神経症候群 pediatric acute-onset neuropsychiatric syndrome (PANS) ともよばれる

※4 精神神経症状は連鎖球菌以外の感染症でも起こること，感染症以外の環境因子が誘因になること，など

参考文献


- Delgado MR, Albright AL: Movement disorders in children: definitions, classifications, and grading systems, J Child Neurol 18 : S1 –S8 , 2003 .
- Piña-Garza JE: Movement disorders. In Piña-Garza JE, editor: Fenichel's clinical pediatric neurology, ed 7 , Philadelphia, 2013 , Saunders/Elsevier, pp 277 –294 .
- Sanger TD, Chen D, Fehlings DL, et al: Definition and classification of hyperkinetic movements in childhood, Mov Disord 25 :1538 –1549 , 2010 .

column

## 発作 seizure に関する分類・用語の変遷

発作 seizure に関する分類・用語は，1960 年に国際抗てんかん連盟（ILAE）がはじめて発表し，1981 年と 2010 年[1]に改訂が行われた。わが国の医師たちにもっともなじみ深いのは 1981 年の分類・用語ではないかと思う。原著（2016年刊行）では 2010 年改訂版の分類・用語が用いられているが，その後 2017 年に再度 ILAE による改訂[2]が行われたため，本書 Chapter 51「発作とそのほかの発作性疾患」では改訂内容について訳者注釈で対応している。表に 2010 年，2017 年の改訂内容と分類・用語の変遷をまとめて示す。

Chapter 51 ⑱に記載されているように，「単純部分発作 simple partial seizure」，「複雑部分発作 complex partial seizure」，「部分発作の二次性全般化 partial to secondarily generalized seizure」という分類・用語は使用しないことが望ましい〔「単純（simple）」，「複雑（complex）」という表現が誤解や誤用を招くことが多く，また「二次性（secondarily）全般化」の病態も完全に理解されているとはいえないため〕とされ，2017 年改訂版ではそれぞれ「覚醒障害を伴わない焦点起始発作 focal onset aware seizure」，「覚醒障害を伴う焦点起始発作 focal onset seizure with impaired awareness」，「焦点起始から両側強直間代への進展 focal to bilateral tonic–clonic seizure」と表現することが推奨されている。しかし，わが国では 1981 年分類が現在でも日常臨床に深く浸透し続け，2010 年改訂版の分類・用語すらそれほど普及しなかった現状では，2017 年改訂版の分類・用語が今後どのように扱われるかは未知数である。

（上村克徳）


参考文献

1) Berg AT, Berkovic SF, Brodie MJ, et al: Revised terminology and concepts for organization of seizures and epilepsies: report of the ILAE Commission on Classification and Terminology, 2005 -2009. Epilepsia 51 : 676 -685, 2010.
2) Fisher RS, Cross JH, French JA, et al: Operational classification of seizure types by the International League Against Epilepsy: Position Paper of the ILAE Commission for Classification and Terminology. Epilepsia 58 : 522 -530, 2017.


表　2010 年，2017 年の改訂内容と分類・用語の変遷

| 1981 年発作型分類 | 2010 年改訂版分類 | 2017 年改訂版分類 |
|---|---|---|
| 部分発作 partial seizure | 焦点発作 focal seizure | 焦点起始発作 focal onset seizure |
| 単純部分発作 simple partial<br>（意識減損なし） | 意識障害を伴わない<br>without impairment of consciousness<br>（単純部分発作の概念にほぼ一致） | 覚醒障害を伴わない aware |
| 複雑部分発作 complex partial<br>（意識減損あり） | 意識障害を伴う<br>with impairment of consciousness<br>（複雑部分発作の概念にほぼ一致） | 覚醒障害を伴う impaired awareness |
| 二次性全般化する部分発作<br>partial to secondarily generalized seizure | 焦点発作から両側性けいれん発作（強直，間代，または強直間代要素を伴う）への進展<br>focal to bilateral convulsive seizure（「二次性全般化する部分発作」に代わる表現） | 焦点起始から両側強直間代への進展<br>focal to bilateral tonic-clonic seizure |
| 全般発作 generalized seizure | | 全般起始発作 generalized onset seizure |
| 欠神発作<br>ミオクロニー発作<br>間代発作<br>強直発作<br>強直間代発作<br>脱力発作 | | 非運動発作（欠神発作）<br>運動発作<br>強直間代発作<br>そのほかの運動発作 |
| 未分類発作 unclassified seizure | 分類不明発作 unknown seizure | 起始不明発作 unknown onset seizure |
| 新生児発作<br>律動性眼球運動<br>咀嚼<br>水泳運動 | てんかん性スパスム<br>（上記のカテゴリーのいずれかに明確に診断されない発作は，正確な診断を行えるような追加情報が得られるまで「分類不能」と判断すべきであるが，「分類不能」は分類のなかの一つのカテゴリーとはみなされない） | 非運動発作<br>運動発作<br>分類不明発作（正確な診断のための情報が不十分，もしくはほかのカテゴリーに分類することができない発作） |

## chapter 53 HYPOTONIA AND WEAKNESS

# 筋緊張低下と筋力低下

筋力低下 weakness は一般的には年長児の主訴である。乳児は筋力低下より筋緊張低下 hypotonia で受診する可能性が高い。両者はしばしば合併する病態だが，同義ではない。能動的筋緊張 active tone は動作に対する生理的な抵抗のことを指し，受動的筋緊張 passive tone は関節周

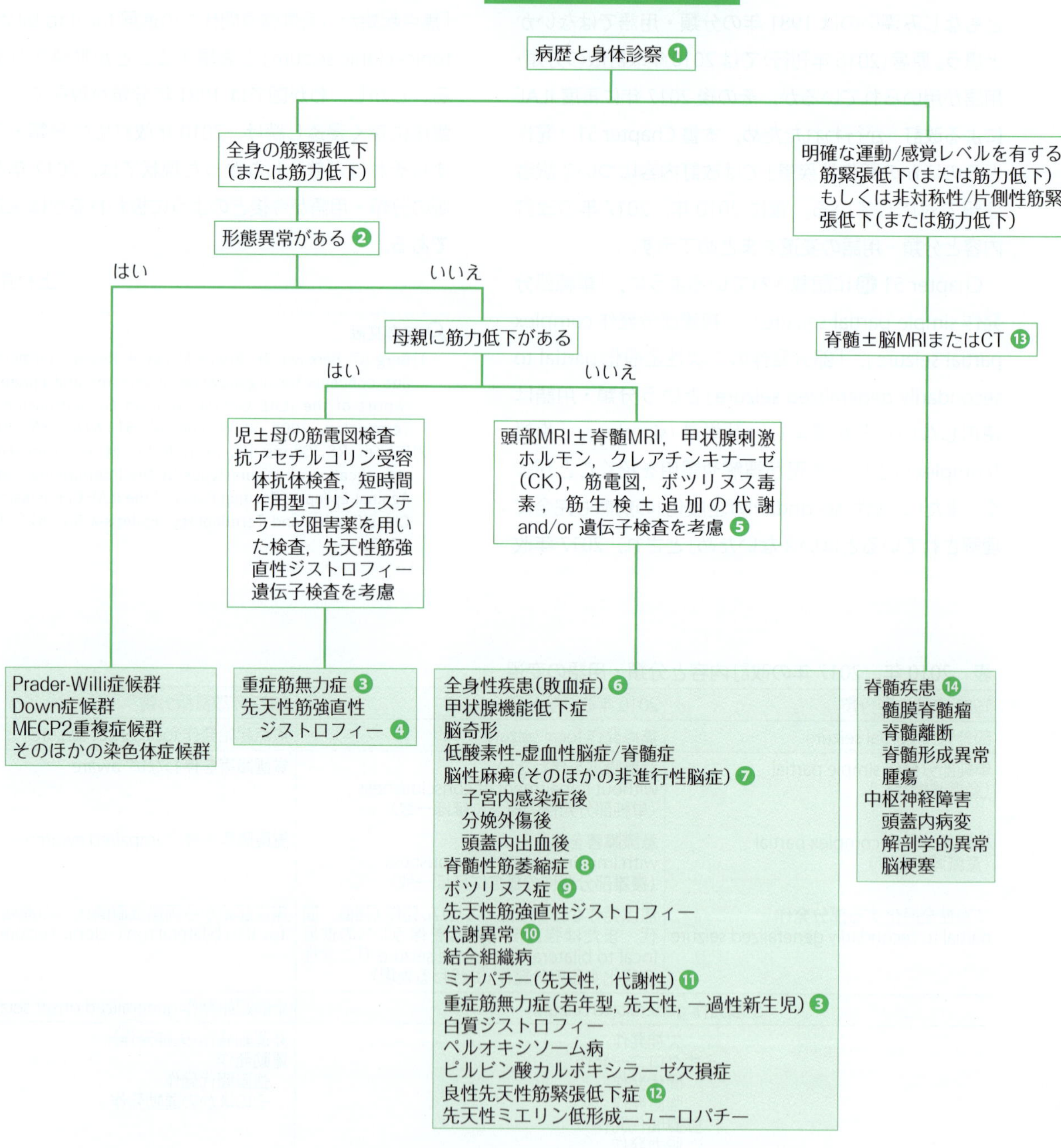


（訳者注釈）
※1 アスコルビン酸（ビタミンC）欠乏症

囲可動域のことを指す。筋緊張低下とは受動的筋緊張低下のことである。筋力低下は筋の強度（または筋が生み出す力）に関係する。神経系のどの構成も筋緊張・筋力に関係がある。乳児の筋緊張低下では中枢神経異常が多いが，年長児の筋緊張低下では神経筋疾患がより一般的である。

## 年長児の筋力低下もしくは筋緊張低下

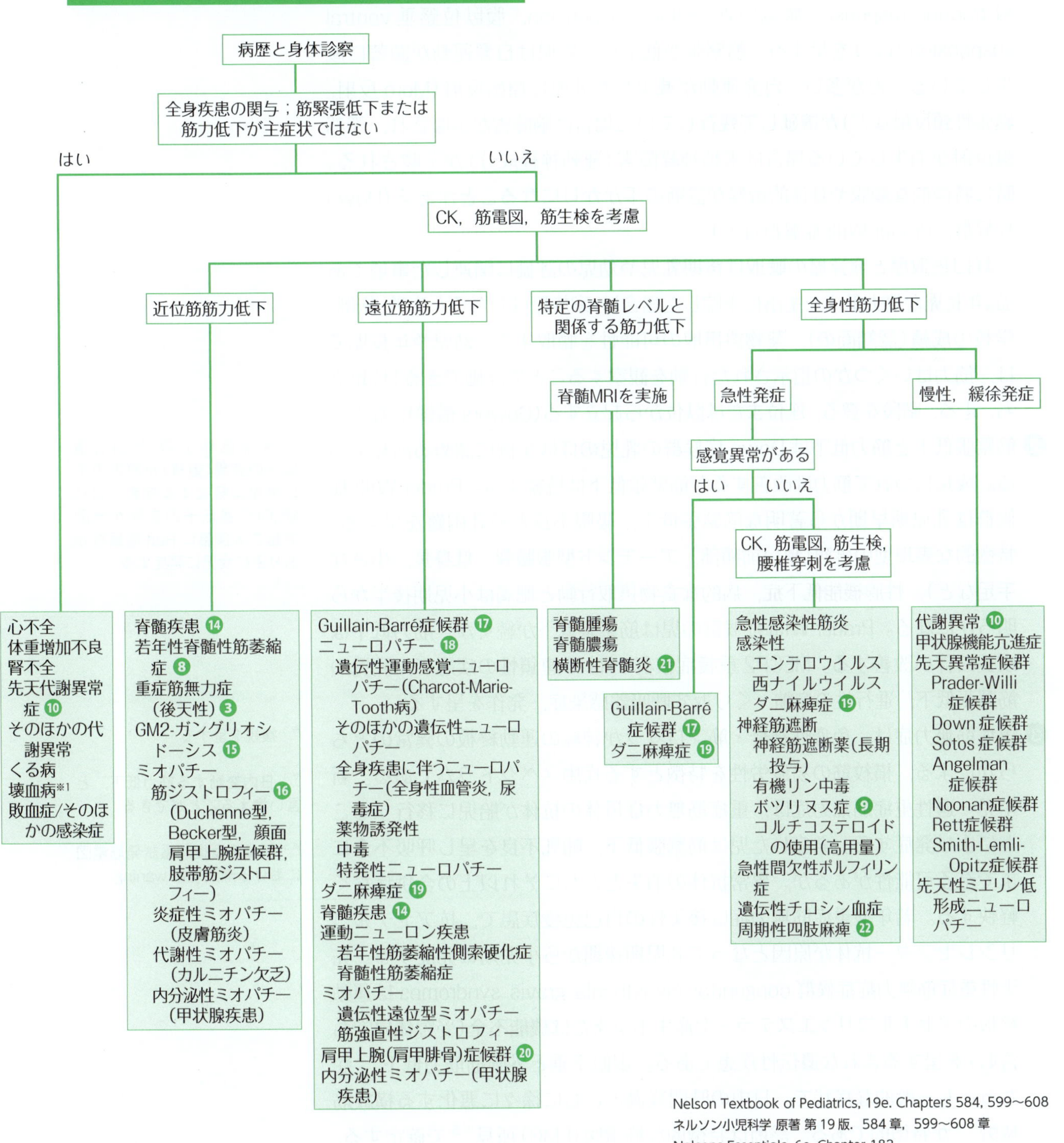


Nelson Textbook of Pediatrics, 19e. Chapters 584, 599～608
ネルソン小児科学 原著 第19版．584章，599～608章
Nelsons Essentials, 6e. Chapter 182

❶ 筋緊張低下児 floppy infant の評価において，脳障害を示唆する徴候・症状として，発作，意識障害，哺乳不良，ちく搦 jitteriness，顔貌異常，内臓奇形，両手の握り拳，深部腱反射亢進，クローヌス，自律神経障害がある。重要な病歴として，周産期歴(薬物内服，催奇形物質への曝露を含む)，胎動，出生体重，乳児死亡や神経筋疾患の家族歴があげられる。外傷性分娩※1 や急速遂娩の既往は頭蓋内出血のリスクファクターになり得る。筋緊張低下・筋力低下の程度と分布は診断に重要である。筋緊張低下のある乳児は，極度の関節過伸展性(スカーフ徴候)や姿勢反射の異常(引き起こし反射 traction response，腋窩懸垂 axillary suspension，腹臥位懸垂 ventral suspension など)を呈する。筋緊張が低下した乳児は自発運動が顕著に減少していることが多い。自発運動が減少した乳児に原始反射(Moro 反射，緊張性頸反射など)が遷延して残存している場合は脳障害が示唆され，深部腱反射が消失している場合は末梢神経障害(運動神経成分)が示唆される。時に特徴的な顔貌や身体的徴候が診断の手がかりになることがある(Down 症候群，Prader-Willi 症候群など)。

経口摂取歴と発達歴の聴取は後期乳児や幼児の評価に関連した事項である。年長児が筋力低下を主訴に来院した場合は，家族歴はもちろん疲労，転倒，学校の成績(認知面の)，薬物誤摂取の可能性を聴取する。幼児や年長児では，筋力はいくつかの指示された行動を観察することで評価できる〔片足立ち，走る，階段を登る，座位または臥位から起立する(Gowers 徴候)，など〕。

❷ 筋緊張低下と筋力低下は Down 症候群の乳児のほぼ全例に認める所見である。成長につれて筋力は改善するが筋緊張低下は持続する。Prader-Willi 症候群は乳児期早期から著明な筋緊張低下，吸啜不良と哺乳困難を呈する。特徴的な表現型の外観(狭い前額部，アーモンド型眼瞼裂，低身長，小さな手足など)，性腺機能低下症，病的な食物摂取行動と肥満は小児期後半から明らかになる。Prader-Willi 症候群の児は筋緊張低下が続くが，筋力低下は成長に伴い改善する。MECP2 重複症候群※2 は X 連鎖性の疾患で，乳児の筋緊張低下，進行性の痙縮，くり返す呼吸器感染症，発作を呈する。

❸ 重症筋無力症は，免疫性神経・筋ブロックか神経の運動終板の異常のどちらかによる，横紋筋の易疲労性を特徴とする疾患スペクトラムである。新生児一過性重症筋無力症は，重症筋無力症母体の抗体が胎児に移行することにより発症する。発症した児は筋緊張低下，哺乳不良を呈し呼吸不全にまで至る可能性があるが，異常抗体の消失とともにそれ以上の合併症なく軽快する。若年型重症筋無力症は後天性の自己免疫疾患で，抗アセチルコリンレセプター抗体が原因となって乳児期後期から小児期に発症する。先天性重症筋無力症症候群 congenital myasthenia gravis syndromes は運動終板のアセチルコリンエステラーゼ産生不全または機能不全(受容体異常も含む)を呈するまれな遺伝性疾患である。眼瞼下垂と外眼筋筋力低下※3 がもっとも一般的な症状で，日中の時間経過とともに徐々に悪化する横紋筋疲労※4 が特徴的である。診断は特徴的な筋電図(EMG)所見※5 で確定する。抗アセチルコリン抗体は免疫性重症筋無力症でのみ存在し(先天性では存在しない)，その抗体の存在は重症筋無力症母体から産まれた新生児では一定

■ 訳者注釈

※1 鉗子分娩など

※2 X 染色体上の MECP2 遺伝子の変異(重複)が原因の主に男児に発症する疾患。同じ MECP2 遺伝子の変異が原因で起こる疾患に Rett 症候群があり主に女児に発症する

※3 複視を呈する

※4 日内変動する筋力低下，と言い換えることができる

※5 低頻度反復刺激誘発筋電図における漸減現象 waning

しない。短時間作用型コリンエステラーゼ阻害薬（エドロホニウムまたはメチル硫酸プロスチグミン）で急速に症状が改善することで臨床診断されるが，特定の適応基準を満たす乳児・小児において，集中治療のサポートが得られる状況下でのみ実施すべきである[※6]。

4 先天性筋強直性ジストロフィーでは，重度の筋緊張低下，筋力低下，吸啜・嚥下困難，先天性関節拘縮，時に呼吸機能障害が出生時から存在する。通常，これらの症状は症候性筋強直性ジストロフィーの母親から産まれた児に認められる[※7]。小児期発症の筋強直性ジストロフィーでは，筋強直（筋の弛緩が阻害される）が初発症状となることがある。この症状は遠位筋の筋力低下より数年早く現れることがある。顔面筋の筋力低下も特徴的である。筋電図所見は小児期後半に特徴的[※8]となり，遺伝子検査が確定診断[※9]に利用できる。しかし新生児期発症型の診断はたいてい臨床診断による（しばしば家族歴が参考になる）。

5 クレアチンキナーゼ（CK）は，損傷または変性した筋線維から放出される。筋電図はさまざまな状態の筋収縮電位を測定し，ある特定の筋疾患の診断に繋げる。筋生検は神経原性と筋原性を区別することができ，組織化学的検査で代謝性ミオパチーを診断する。代謝異常症や進行性脳症が示唆される場合には，より専門的な分子学的あるいは生物化学的検査が必要になることがある。代謝異常症の評価には，血液検査として血算，電解質，pH，血糖，アンモニア，乳酸，アシルカルニチンプロフィール，アミノ酸，尿検査としてケトン体，還元物質，有機酸，カルニチンの評価を行う。臨床的な疑いに基づき，診断のための特別な検査の推奨を得るために，神経専門医と遺伝専門医へのコンサルテーションを考慮すべきである。

6 全身性疾患は脳機能障害による筋緊張低下の原因となることがある。急性発症の場合もあれば，潜行性に進行している場合もある。臨床的症状に基づいて，血清電解質，腎機能および甲状腺機能，感染症除外のための検査を考慮すべきである。腰椎穿刺と髄液の評価は，原因として疑われる感染症を除外するために必要になることがある。症状が慢性的，もしくはほかの神経学的異常が随伴している場合は，代謝疾患の検索も行うべきである。遺伝疾患が疑われる場合は，マイクロアレイ解析を含む染色体検査や遺伝専門医へのコンサルテーションが診断に有用である。

7 脳性麻痺（CP）は症状が固定された脳症で，さまざまな程度の精神障害と運動障害を呈する非進行性の臨床的疾患である。まれに筋緊張低下が優位あるいは持続的である。多くは筋緊張低下が痙縮とジスキネジアに進行する。原因が特定されるCPの原因には，周産期の低酸素や仮死，子宮内感染症と頭蓋内出血，分娩外傷があげられるが，多くの場合は原因不明の周産期イベントによる。

8 脊髄性筋萎縮症では，脊髄前角細胞と脳幹の運動ニューロンの変性喪失が起こる。乳児[※10]ではさまざまな臨床経過で進行性の筋力低下が起こる。この疾患の若年型[※11]は乳幼児期以降に発症する。診断は筋電図，遺伝子検査，筋生検で行われる。

9 乳児ボツリヌス症は生後2週～6か月の乳児にもっとも多く発症する。

■ 訳者注釈

※6 内因性アセチルコリン過剰作用により，線維束攣縮（ニコチン様作用），徐脈・低血圧・失神（ムスカリン作用）を呈することがある

※7 常染色体優性遺伝形式で，表現促進現象のために親よりも子の症状のほうがより重度である

※8 針筋電図におけるミオトニー放電

※9 19番染色体長腕DMPK遺伝子のCTG反復配列の異常伸長

※10 I型（急性乳児型），Werdnig-Hoffmann病

※11 III型（慢性型），Kugelberg-Welander病

*Clostridium botulinum* の毒素を運ぶ芽胞は，ハチミツ[※12]，コーンシロップ，土壌，粉塵に含まれる。罹患した乳児は下行性の弛緩性麻痺で発症する。典型的には，脳神経症状(吸啜不良，弱々しい啼泣，流涎として現れる)が初発症状で，発熱を認めないのが特徴である。哺乳不良，便秘，弱々しい啼泣・笑顔，筋緊張低下，眼瞼下垂，散瞳が最近の病歴として得られることが多い。臨床診断は早期介入の鍵となり，診断は便・血液，原因食品から原因菌や毒素が検出されることにより確定する。年長児では密封が不十分な缶詰内の毒素によりボツリヌス食中毒として発症することがある。

⑩ 代謝疾患(とくに先天代謝異常)は，通常新生児期に発症するが，部分的あるいは不完全な代謝異常の場合は遅れて発症することがある。筋緊張低下に，嗜眠・嘔吐・アシドーシス・そのほかの神経学的異常を伴う反復する発作症状が随伴する場合は，ただちに適切な代謝スクリーニング検査を実施するべきである。考慮すべき疾患として，アミノ酸代謝異常症，有機酸血症，尿素サイクル異常症，脂肪酸酸化異常症，副腎不全，ミトコンドリア機能異常症があげられる。

⑪ 筋肉の発達異常は先天性ミオパチーとよばれ，乳児のさまざまな重症度の筋緊張低下と筋力低下を特徴とし，一般に非進行性である。通常，血清 CK 値は正常で，診断は筋生検でなされる。代謝性ミオパチーは，ミトコンドリア機能異常症とともに，グリコーゲン代謝異常症，脂質代謝異常症を含む。

⑫ 良性先天性筋緊張低下症は除外診断による診断であり，明確な原因がなく発達遅滞のほとんどない，一般的に予後良好な乳児・小児における非進行性の筋緊張低下である。

⑬ 急性頭蓋内出血(分娩時外傷，頭蓋陥没骨折，そのほかの頭部外傷)が疑われた場合，緊急画像検査として頭部 CT が最適である。

⑭ 脊髄疾患ではしばしば，腱反射亢進，クローヌス，Babinski 徴候陽性，明確な四肢の感覚脱失を呈する。乳児では筋緊張低下が急性期の徴候として顕著である。難産後(とくに骨盤位分娩)で筋緊張低下を伴う児には脊髄異常を考慮すべきである。年長児では離断性脊髄外傷，脊髄腫瘍，横断性脊髄炎，脊髄硬膜外膿瘍などが原因となる。筋緊張低下は経時的に筋緊張亢進に変化してゆく。

⑮ 下肢近位筋の筋力低下，筋萎縮，筋けいれんは GM2-ガングリオシドーシスの典型的な初発症状である。この疾患は常染色体劣性遺伝形式のヘキソサミニダーゼ A 欠損により発症し，表現型にいくつかの亜型(Tay-Sachs 病など)がある。

⑯ Duchenne 型筋ジストロフィー(DMD)は X 連鎖劣性遺伝疾患で，筋ジストロフィーではもっとも一般的な病型である。脊柱過前彎姿勢と Gowers 徴候を呈することで乳児期後期から小児期初期で診断されることが多く，典型的には 3 歳までに診断される。Trendelenburg 歩行，筋萎縮，腓腹筋の仮性肥大 pseudohypertrophy が続いて発症する。つま先歩きと頻繁な転倒がよくみられ，運動発達遅滞の病歴が後方視的に気づかれることがある。Duchenne 型と Becker 型筋ジストロフィー(BMD)はともに筋ジストロフィン蛋白の欠失により発症するが，BMD は遅発型発症で，症状は比較的軽度

■ 訳者注釈

※12 1 歳未満の乳児には食べさせないように指導する

である。CK の上昇と臨床所見が DMD と一致する場合には，ジストロフィン遺伝子欠失を検索する遺伝子検査が診断に有用である。遺伝子検査が正常なら筋生検が必要となり，筋生検は DMD と BMD を鑑別する場合にも有用である。

⑰ Guillain-Barré 症候群は，急性脱髄性多発根ニューロパチーによる上行性の筋力低下と腱反射消失が特徴の疾患である。感覚と自律神経も侵されることがある。呼吸筋が障害されると呼吸障害が起こる。この症候群はしばしば上気道感染症もしくは *Campylobacter* 下痢症に続発して発症する。髄液細胞数の増加なしに髄液蛋白が増加すること※13 が特徴的である。筋電図では急性の脱神経電位を認める。

⑱ 進行性の遠位筋筋力低下のもっとも一般的な原因はニューロパチーで，その多くが家族性である。筋力低下には知覚異常（ヒリヒリする痛みと灼熱感）がしばしば随伴する。自律神経症状（起立性低血圧，腸管運動不全，発汗異常）を伴うことがあり，筋力低下の程度と比較して深部腱反射は著明に減弱する。この疾患の診断は神経伝導速度検査と筋電図検査で行われる。腰椎穿刺と脳脊髄液の評価は原因として疑われる感染症を除外するために必要である。たとえば，非ポリオエンテロウイルスは急性灰白髄炎様疾患 poliomyelitis-like disease の原因となる。

⑲ 北アメリカに生息するダニのいくつかの種は，臨床的に Guillain-Barré 症候群に類似した上行性麻痺※14 の原因となる毒素をもっている。深部腱反射は通常消失する。感覚は保たれているが灼熱感やヒリヒリする感覚が起こることがある。

⑳ 肩甲上腕症候群 scapulohumeral syndrome あるいは肩甲腓骨症候群 scapuloperoneal syndrome は神経疾患と筋疾患の両方の性質をもつ疾患である。患者は上腕近位と下肢遠位の筋力低下を呈する。

㉑ 横断性脊髄炎は急性の筋緊張低下と筋力低下を呈する。運動と感覚の同一のレベルでの障害，膀胱直腸障害，深部腱反射亢進，Babinski 徴候陽性が認められる。3 歳未満では脊髄機能不全症状は急速に（数時間～数日で）進行するが，年長児では症状の進行はより緩徐（数日～数週）である。脊髄 MRI では障害部位の異常信号強度を示し，脳脊髄液検査は軽度細胞数増加と蛋白増加（とくにミエリン塩基性蛋白と免疫グロブリン）を認める。

㉒ 周期性四肢麻痺では，重度の筋力低下症状があり，しばしば不完全または完全麻痺を伴う。症状はたいてい低カリウム血症または高カリウム血症と関連し，一次性（遺伝性），もしくは内分泌疾患※15，腎疾患※16，消化管疾患※17 由来の低カリウム血症や高カリウム血症が原因の二次性がある。

■ 訳者注釈

※13 蛋白細胞解離

※14 ダニ麻痺症 tick paralysis

※15 甲状腺機能亢進症

※16 尿細管性アシドーシス，Bartter 症候群

※17 慢性の嘔吐・下痢


参考文献

- Peredo DE, Hannibal MC: The floppy infant: Evaluation of hypotonia, Pediatr Rev 30 :e66 –76 , 2009 .
- Piña-Garza JE: The hypotonic infant. In Piña-Garza JE, editor: Fenichel's clinical pediatric neurology, ed 7 , Philadelphia, 2013 , Saunders/Elsevier, pp 147 –169 .
- Piña-Garza JE: Flaccid limb weakness in childhood. In Piña-Garza JE, editor: Fenichel's clinical pediatric neurology, ed 7 , Philadelphia, 2013 , Saunders/Elsevier, pp 170 –194 .

Part 7 Neurology 神経系

chapter 54 ATAXIA

# 運動失調

運動失調とは，通常は小脳とその入力・出力経路により制御され精密にコントロールされている運動と姿勢の障害であり，脊髄後索の機能不全も原因となる。小児ではしばしば良性の症状だが，急性発症では重篤な中枢神経疾患を除外するための評価が必要である。

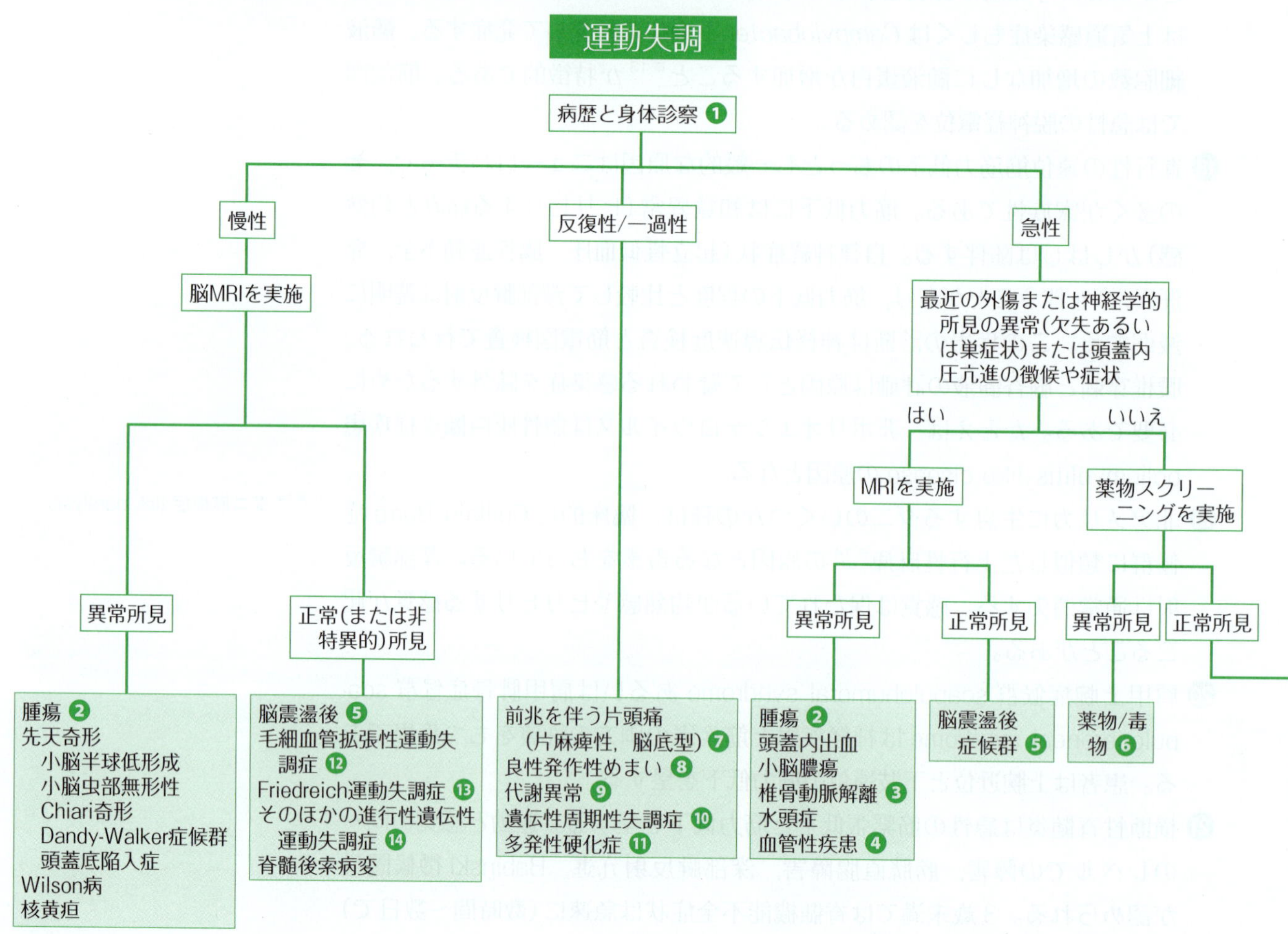

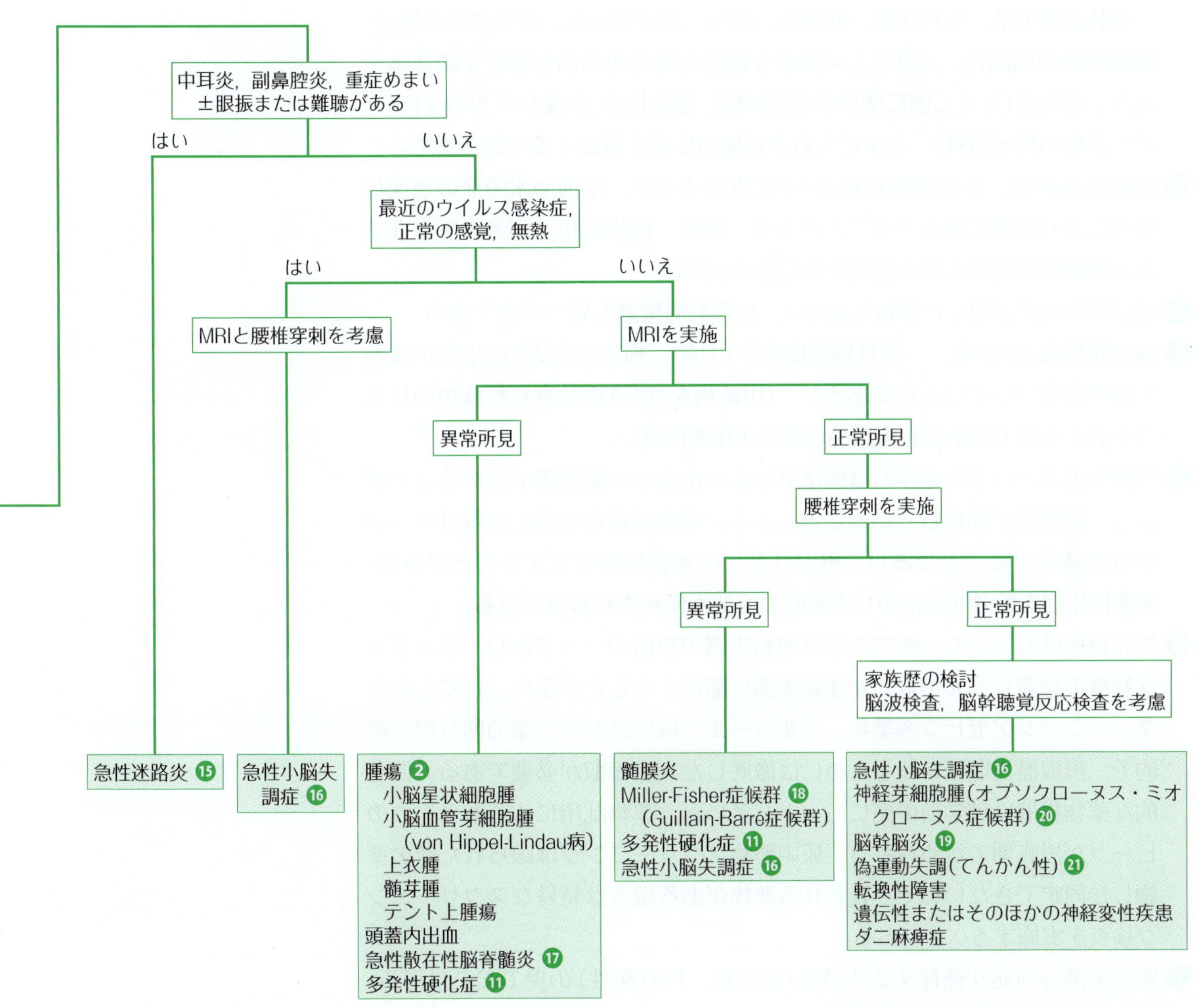


Nelson Textbook of Pediatrics, 19e. Chapters 590, 593, 633
ネルソン小児科学 原著 第19版. 590章，593章，633章
Nelsons Essentials, 6e. Chapter 183

■ 訳者注釈

※1 反復拮抗運動不能 dysdiadochokinesia, 測定障害 dysmetria, 企図振戦 intention tremor など

❶ 後天性運動失調へのアプローチは，まず時間的経過（急性，一過性，慢性）の評価から始める。急性運動失調では不安定で歩幅の広い歩行 wide-based gait，あるいは歩行を嫌がる症状がみられることが多く，上肢の非協調性運動[※1]が観察されることもある。不要な検査を防ぐために詳細な問診が必要である。急性の随伴症状（発熱，全身症状，頭痛，嘔吐，眼振，複視，めまいなど）を聴取し，発症数週から数か月前にさかのぼる児の健康状態やより微細な症状についても聴取する。児に血栓塞栓性疾患のリスクがないかどうかを尋ねる。最近の外傷，同様な症状の家族歴，毒物と思われる物質への曝露または摂取の可能性も重要である。どのような急性運動失調も一過性または反復性疾患の初期症状であり得ることを考慮すべきである。

身体診察では，歩行状態，筋緊張，筋力，深部腱反射，体幹姿勢の維持，随意運動の協調性，会話などの慎重な観察を含む包括的な神経学的評価を行う。脳神経（とくに眼に関連する脳神経），眼底検査，意識レベルの変化（とくに過度の易刺激性），および左右非対称の症状を確認するべきである。

❷ 後頭蓋窩腫瘍による運動失調は徐々に進行するが，出血や水頭症の急速な拡大により急激に悪化することがある。頭痛，性格変化，頭蓋内圧亢進による神経学的異常所見の出現が多く認められる。

❸ 頸部外傷後に出現した運動失調では，椎骨動脈解離を疑うべきである。

❹ 脳血管疾患〔脳梗塞，一過性脳虚血発作（TIA），血管炎など〕は小児の運動失調の原因としてはまれであるが，（川崎病を含む）血栓塞栓性疾患のリスクを有する児では脳血管疾患の危険性が比較的高い。

❺ 運動失調または不安定歩行は頭部外傷後の出血や小脳挫傷で認めることがあり，脳震盪が随伴していることもある。脳震盪後症候群の症状は 1～6 か月間持続することがあり，患児は著しい運動失調を呈することがある。頭蓋内出血を除外するために受傷時の頭部画像検査が推奨される。

❻ 薬物摂取はもっとも一般的な急性運動失調の原因の一つであり，さまざまな程度の意識レベルの変化が運動失調に随伴することが多い。抗てんかん薬，ベンゾジアゼピン系薬物，アルコール，抗ヒスタミン薬の関与が一般的で，摂取歴を明確にするためには徹底した病歴聴取が必要である。偶発的な薬物摂取は就学前の児にもっとも多いが，薬物乱用によるもう一つのピークが思春期で認められる。尿中薬物スクリーニングは限られた数の薬物しか同定できないので，疑われる薬物がある場合は特殊なスクリーニング検査を実施するべきである。

❼ 運動失調は前兆が随伴する片頭痛（脳底型，片麻痺性）の児で起こり得る。これらの片頭痛症状は学童期の児に時に認めることがある。

❽ 良性発作性めまいでは，幼児期から就学前までの小児で，突然発症の短時間の平衡機能異常を呈する。真の運動失調は起こらないが，めまいの症状は重度なので児は床に倒れこみ，しばしば怯えて立ったり歩いたりすることを拒否する。眼振が明らかなこともある。意識障害はなく，頭痛も伴わない。診断は臨床的に行う。

❾ 一過性または反復性の運動失調をきたす多くの代謝異常症の遺伝子異常が続々と特定されてきている。通常，それらの疾患の初発症状は急性運動失

調に類似しているが，発達遅滞や退行，家族または親族内で同様の疾患が存在し，意識レベルの変化や嘔吐・下痢，異常な体臭などの随伴症状を伴い，最終的にはそれぞれの疾患に特異的な再発のパターン，食事の変化，そのほかの侵襲要因が代謝異常症の診断に一致するようになる。このような疾患の例には，Hartnup 病（アミノ酸尿とニコチンアミド欠乏を認め，光線過敏症が随伴する），メープルシロップ尿症（間欠型では侵襲時に反復性の運動失調と脳症の発作を起こす），ピルビン酸脱水素酵素欠損症などがある。

⑩ （代謝異常症と関連しない）遺伝性反復発作性失調症 episodic genetic ataxias も，遺伝子診断の進歩によって次々と明らかになってきている。常染色体優性遺伝である 2 種類の反復発作性運動失調症の原因としてイオンチャネル変異が特定されている。反復発作性運動失調症 1 型（反復発作性運動失調症状とミオキミア[※2]）と反復発作性運動失調症 2 型（アセタゾラミド反応性運動失調）である。

⑪ 多発性硬化症はまれに 6 歳以下の小児に発症する。発熱が随伴する急性運動失調がもっとも一般的な初期症状である。初回症状出現時の画像検査で本疾患を疑えることもあるが，通常は症状の反復を認めるまでは確定診断はできない。

⑫ 毛細血管拡張性運動失調症は免疫異常を伴う常染色体劣性遺伝の退行性運動失調である。運動失調は 2 歳前後で発症し，思春期までに歩行不能な状態に進行する。随意注視障害，斜視，眼振もよくみられる症状である。毛細血管拡張症（眼球結膜，鼻，耳，露出した四肢の皮膚によく認められる）は小児期中期に出現し，免疫グロブリン値の低下により児は反復性副鼻腔・肺感染症に罹患しやすくなる。

⑬ Friedreich 運動失調症は常染色体劣性遺伝で，緩徐に進行する運動失調，構音障害，眼振，骨格異常（扁平足，槌趾 hammer toe，進行性脊柱後側彎症）を特徴とする疾患である。通常 10 歳以前に発症する。四肢遠位の重度の筋力低下と感覚脱失が典型的である。合併する心筋症を除外するために心機能評価を実施するべきである。

⑭ そのほかの進行性遺伝性運動失調症として，脊髄小脳変性症，低 β リポ蛋白血症 hypobetalipoproteinemia，無 β リポ蛋白血症 abetalipoproteinemia，眼球運動失行を伴う運動失調症 I 型 ataxia with oculomotor apraxia type I，若年性硫酸リピドーシス juvenile sulfate lipidosis，若年性 GM2 - ガングリオシドーシス，Refsum 病，Marinesco-Sjögren 症候群などがある。運動失調をきたす X 連鎖疾患も少ないながら発見されている。多くは臨床的に診断されるか，特殊な血液検査もしくは遺伝子検査で診断され，神経画像検査は通常は役に立たない。どの急性反復性運動失調症（Hartnup 病，メープルシロップ尿症など）も，発作間欠期に症状出現前の状態に戻らないまま，最終的には病状が進行することがある。

⑮ 迷路炎 labyrinthitis[※3] は急性中耳炎，副鼻腔炎，乳突蜂巣炎，細菌性髄膜炎に合併することがある。重度のめまい，嘔吐，眼振，難聴が随伴することもある。

⑯ 急性小脳失調症（急性感染後小脳炎）は小児の急性運動失調症において，もっ

■ 訳者注釈

※2 筋波動症

※3 内耳炎ともいう

とも頻度の高い（全体の約 40％を占める）疾患である。病因は感染後に起こる小脳の脱髄とされ，感染後の自己免疫反応の結果と推察されている（ワクチン接種がこの免疫状態を誘発することが疑われているが，この理論を支持するエビデンスはない）。先行する疾患（5～21 日前）が多くの症例で認められる。水痘はワクチンの普及により発症が激減したので，もはやもっとも多い先行感染疾患ではない。急性運動失調症状と体幹の不安定さで発症し，発症時にもっとも症状が強く，児は発症時にまったく歩けなくなることがある。頭部の動揺（上下運動），振戦，測定障害，眼球運動異常も随伴することがあるが，意識レベルは常に正常で反射も保たれている。診断は除外診断である。薬物スクリーニングは，病歴・身体診察で疑えない薬物摂取の可能性を除外するために急性期に実施されるもっとも適切な検査である。薬物以外の病因を除外するために，そのほかの検査がまず役に立つであろう。急性小脳失調症では数日以内に症状の改善が始まるはずであり，運動失調の迅速な改善が認められない場合は画像検査を実施すべきである。腰椎穿刺を実施した場合，髄液所見はたいてい正常もしくは軽度の細胞数増加と蛋白増加を示すことがある。ほとんどの児は完全に回復する。

⑰ 急性散在性脳脊髄炎（急性発症する感染後脱髄性脳脊髄炎）（ADEM）は，感染後の免疫介在性の病態で，急性小脳失調症よりもより重篤な症状，たとえば意識レベルの変化，発作（てんかん重積状態に進展することがある），多焦点性の神経学的異常などを呈する。MRI では複数の脱髄巣を認め，腰椎穿刺を実施した場合の髄液所見は，正常または軽度の細胞数増加と蛋白増加を示すことがある。ADEM を反復する場合，多発性硬化症が示唆される。

⑱ Miller-Fisher 症候群は Guillain-Barré 症候群の亜型と考えられているが，脳幹脳炎の亜型とも考えられている※4。この疾患では免疫介在性の脱髄により脳神経が障害を受ける。運動失調，外眼筋麻痺，深部腱反射消失が感染（とくに *Campylobacter* 腸炎）後に起こる。垂直注視の障害が特徴的だが，水平注視は通常保たれる。深部腱反射消失はこの疾患と急性感染後運動失調症とを鑑別するのに役立つ。脳脊髄液検査の所見は発症の時期に依存して変化する。細胞数増加がない蛋白上昇※5は，疾患経過の後期に特徴的である。

⑲ 運動失調と脳神経機能不全は脳幹脳炎の特徴である。意識レベルの変化，片麻痺，不規則呼吸も起こる可能性がある。EB ウイルス，リステリア，エンテロウイルス（71 型）が病因として判明している。MRI では脳幹部の高信号領域を認める。脳脊髄液検査では細胞数の増加，正常グルコース値，正常またはわずかな蛋白増加を認める。脳幹聴性誘発反応検査は脳幹の異常の発見に有用である。脳波検査は正常である。神経画像検査は非特異的な結果が得られるが，ほかの疾患を除外するために有用であろう。

⑳ オプソクローヌス・ミオクローヌス症候群はオプソクローヌス※6，ミオクローヌス，運動失調，脳症を呈する疾患である。この疾患は感染症罹患後に発症することもあるが，傍腫瘍性小脳症候群 paraneoplastic cerebellar syndrome として認識されている。神経芽細胞腫あるいは（まれだが）ほかの悪性腫瘍の迅速な検索が必要である。

㉑ 急性発作性運動失調症 acute episodic ataxia（偽運動失調 pseudoataxia）は

■ 訳者注釈

※4 Miller-Fisher 症候群で発症したあとに四肢筋力低下が出現し Guillian-Barré 症候群と診断されたり，Miller-Fisher 症候群で発症したあとにより重篤な中枢神経障害が出現し Bickerstaff 型脳幹脳炎と診断されることがある

※5 蛋白細胞解離

※6 眼球クローヌスともいう。リズム，方向，振幅が不規則な衝動性の迅速な眼球運動で，固視時や眼球運動開始時に出現しやすい

■ 訳者注釈

まれに非けいれん性発作活動の臨床症状の場合がある。脳波検査で診断される。

参考文献


- Friday JH: Ataxia. In Fleisher G, Ludwig S, editors: Textbook of pediatric emergency medicine, ed 6 , Philadelphia, 2010 , Lippincott Williams & Wilkins, pp 164 –167 .
- Piña-Garza JE, Ataxia: In Piña-Garza JE, editor: Fenichel's clinical pediatric neurology, ed 7 , Philadelphia, 2013 , Saunders/Elsevier, pp 215 –235 .
- Ryan MM, Engle EC: Topical review: Acute ataxia in childhood, J Child Neurol 18 :309 –316 , 2003 .

# chapter 55 ALTERED MENTAL STATUS

# 意識レベルの変化

意識(自己と周囲の環境を認識すること)変容には，せん妄(易刺激性，混乱，不穏・興奮)から昏睡まで幅がある。せん妄状態は，意識清明状態からの変容・動揺を認め，しばしば傾眠や昏睡に進展することが特徴である。

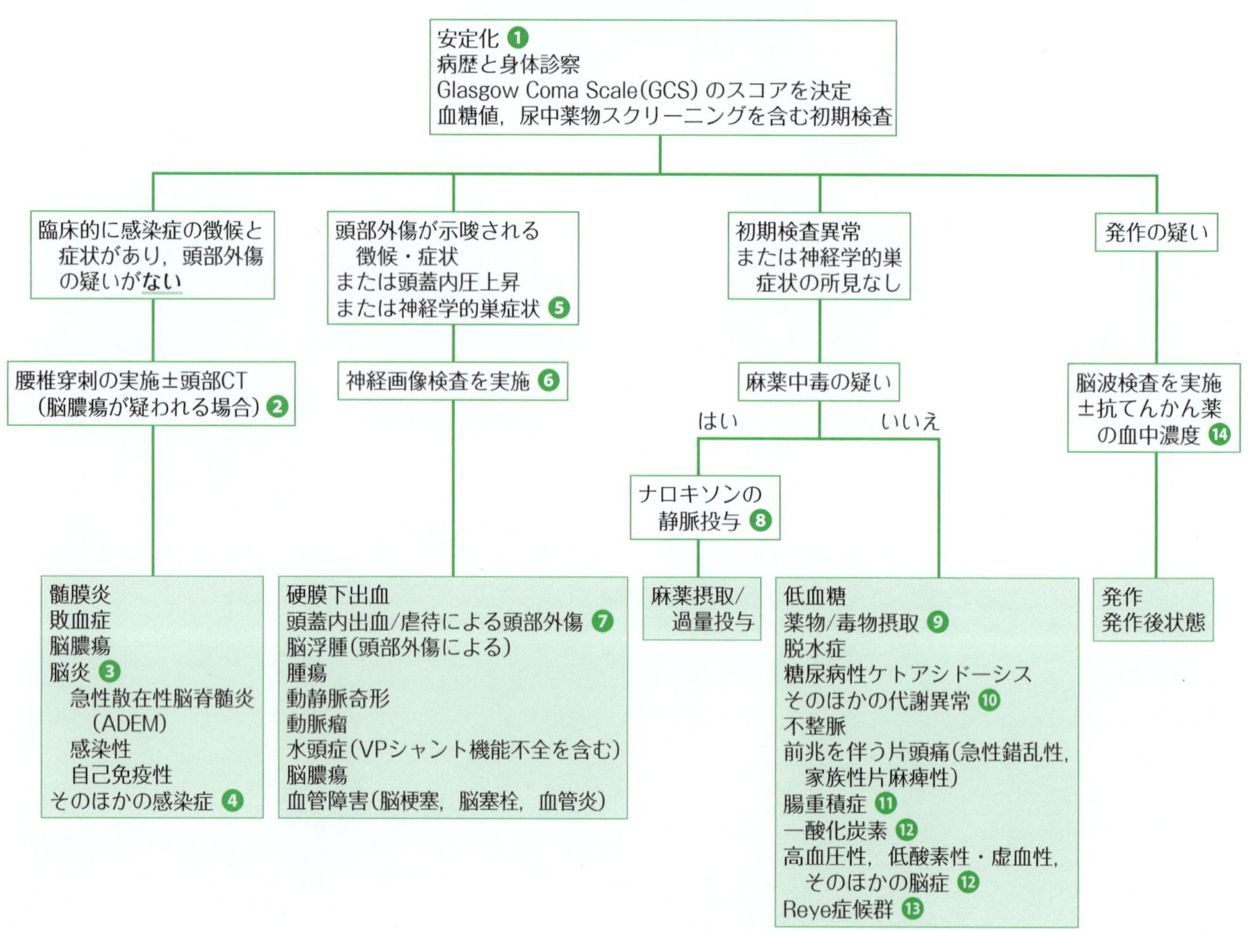


Nelson Textbook of Pediatrics, 19e. Chapters 60, 62, 63, 584
ネルソン小児科学 原著 第19版．60章，62章，63章，584章
Nelsons Essentials, 6e. Chapter 184

❶ 意識変容のある小児では，原因検索を開始する前に，緊急で状態を安定させなければならない。つぎに緊急治療が必要となる可能性がある致死的頭蓋内病変を除外するための評価を実施する。Glasgow Coma Scale (GCS) は現時点での意識状態の評価とその後の変化を監視するために，もっとも広く利用されている。GCS は開眼・運動反応・言語反応を利用しており，昏迷，鈍麻，傾眠のような定義が不明確な用語と比較すると，意識状態の変化をより客観的に記述できる。巣症状や神経学的所見の左右非対称は片側の大脳半球に限局した病変を示唆する。

病歴では，最近のシステムレビュー，外傷の既往，服薬歴，毒物摂取の可能性を聴取する。

身体診察所見の一部はその背後にある全身疾患を示唆しているかもしれない。たとえば，ある皮膚所見は神経皮膚疾患，Addison 病，貧血，一酸化炭素中毒，感染症の状態を示唆することがあり，注射痕や外傷を疑う所見[※1]も確認する必要がある。肝腫大は肝不全 (Reye 症候群) や心不全を示唆する。四肢の骨折では脂肪塞栓がより疑わしい。中毒症候群 toxidrome (無呼吸，オピオイドに関連した針先大瞳孔など) は毒物摂取の可能性を特定するのに役立つ。

患児の呼吸様式は意識レベルの変化の診断に有用である。過換気は中毒性代謝性脳症，頭蓋内圧亢進，代謝性アシドーシスに随伴してみられる。低換気はさまざまな薬物摂取に随伴してみられる。そのほかの呼吸様式 (Cheyne-Stokes 呼吸，持続性吸息呼吸 apneustic breathing[※2]) は中枢神経機能不全の異常部位を示唆するかもしれない。口臭も有用である。多くの疾患とある種の薬物摂取は特徴的な口臭を伴う。

血糖値と尿中薬物スクリーニングはまず行うべき検査として推奨される。それ以降の検査は疑う原因に基づき行うべきで，血算・電解質・血中尿素窒素 (BUN)・クレアチニン・カルシウム・マグネシウム・リン・肝機能検査・動脈血液ガス分析を考慮する。血液培養，甲状腺機能，血清アンモニア値，血清浸透圧も有用なことがあり，とくに毒薬物摂取が疑われる状況では浸透圧ギャップとアニオンギャップを計算するべきである。心電図検査で，不整脈または特定の中毒症候群の特徴を明らかにできることがある。

❷ 腰椎穿刺は以下 (1)～(5) のどれかに当てはまる場合は禁忌である。(1) 呼吸循環不全，(2) 巣症状の存在またはほかの頭蓋内占拠性病変の疑い，(3) 大泉門膨隆以外の頭蓋内圧亢進徴候，(4) 腰椎穿刺部位の皮膚・軟部組織感染症，(5) 血小板減少症。

❸ MRI は脳炎が優位と考えられる症状 (混乱，易刺激性，時に昏睡など) を呈する急性散在性脳脊髄炎 (ADEM) の診断に有用である。MRI では一般的に白質病変を認める。自己免疫性脳炎[※3]は以前に考えられていたよりも，より一般的な脳炎の原因疾患である。その症状は多様であり，行動変化，発作，睡眠障害などを含む。診断には特異的な抗体の存在と MRI 所見が有用である。

❹ 脳症の原因となるまれな感染症に，猫ひっかき病，ロッキー山紅斑熱，

■ 訳者注釈

※1 特定の部位の紫斑など，非偶発的外傷 (身体的虐待) を疑う所見

※2 橋腹側に持続性吸息中枢があり，橋背側の呼吸調節中枢からの抑制インパルスが遮断されると持続性吸息活動が生じる

※3 抗 NMDA 受容体脳炎が代表的。卵巣奇形腫を合併する症例が多いことから傍腫瘍性辺縁系脳炎と考えられることもあるが，合併しない症例もある

Lyme 病，トキシックショック症候群，麻疹などがある。

❺ 頭部外傷の病歴があれば，頭蓋内損傷に対する評価を迅速に実施するべきである。そのほかに懸念される徴候・症状として，大泉門膨隆，眼底出血，神経学的巣症状，脳幹機能異常の徴候(呼吸様式の異常，角膜反射・眼球頭反射[※4]・前庭動眼反射の異常など)があげられる。頭蓋内圧亢進徴候として，片側瞳孔の散大または固定，眼瞼下垂，Cushing 三徴(高血圧，徐脈，周期性呼吸または無呼吸)，第Ⅵ脳神経麻痺，乳頭浮腫，嘔吐・頭痛・運動失調の病歴があげられる。

❻ 頭部 CT は初期評価に好まれる画像検査で，多くの場合簡単に実施可能である。頭部 CT により出血，ほとんどの頭蓋内占拠性病変，水頭症が判明する。テント下占拠性病変，脳浮腫，脳梗塞あるいはより微細な中枢神経所見を特定するためには続けて MRI の実施が必要なことがある。

❼ 虐待による頭部外傷 abusive head trauma(乳児揺さぶられ症候群[※5])は通常生後 12 か月未満の乳児に起こる。身体診察で網膜出血と大泉門膨隆が明らかになることがあるにもかかわらず，外傷を疑う外表所見が見あたらないこともよくある。神経画像所見では硬膜下血種を認める。身体的虐待を疑った場合は，ほかの外傷の詳細な評価[※6]が必要になる。

❽ 迅速に回復させることが可能なこれら意識障害の原因の治療のために，ナロキソンの静脈投与が推奨される[※7]。

❾ 薬物過量投与と中毒は小児ではよくみられる。突然発症の意識レベルの変化，発作，嘔吐，とりわけ混乱とせん妄が前駆症状として認められる場合は誤飲の可能性を疑う。基準が標準化されていないので有用性が限定されるかもしれないが，薬物中毒スクリーニング検査が役に立つかもしれない。特定の毒薬物が疑われたら，その毒薬物検出に特化した検査を依頼する。免疫抑制薬(ステロイドを含む)は意識レベルの低下を起こすことがある。処方薬のなかで一般的に過量投与が報告されているのは，ベンゾジアゼピン系薬剤，サリチル酸，アセトアミノフェン，バルビツール酸系薬剤，三環系抗うつ薬である。毒物(家庭用品からの)，アルコール，違法薬物の乱用も常に考慮すべきである。多くの毒薬物は特徴的な中毒症候群の徴候と症状(心電図異常を含む)の原因となり，その徴候・症状が原因究明の助けとなる。中毒症候群の評価では，意識障害の程度，瞳孔所見，バイタルサインがもっとも重要である。

❿ 先天代謝異常症は通常は新生児期に嘔吐，傾眠，発作で発症するが，部分的または不完全代謝異常症は年長児や思春期以降に発症する。初期の検査結果が代謝異常症を示唆する(アシドーシス，低血糖症)かもしれないが，先天代謝異常症を臨床的に疑う場合は追加検査を実施する。代謝異常症の追加検査として，血液検体から血算，電解質，pH，血糖，アンモニア，乳酸，アシルカルニチンプロファイル，アミノ酸，尿検体からケトン体，還元物質，有機酸を提出する。既往歴や家族歴の聴取で傾眠，嘔吐，性格変化，頻回の入院を認める場合は代謝異常症の疑いが強まるので，適切な検査を迅速に行い評価する。臨床的な疑いに基づき，診断のための特別な検査の推奨を得るために，神経専門医と遺伝専門医へのコンサルテーションを考慮す

■ 訳者注釈

※4 人形の目現象ともよばれる

※5 乳児揺さぶられ症候群とよばれてることがいまだ多いが，現在は使用されない方向となっている

※6 全身骨 X 線撮影による虐待に特異的な骨折所見の検索，など

※7 ほかに，ベンゾジアゼピン系薬物中毒を疑った場合のフルマゼニル投与

べきである。

後期乳幼児と年長児において，意識レベルの変化は電解質異常やほかの代謝内分泌異常が原因のことがある(糖尿病性ケトアシドーシス，高ナトリウム血症，低ナトリウム血症，低カルシウム血症，高カルシウム血症，副腎疾患，甲状腺疾患)。

⓫ 腸重積症では，明らかな腹痛と血便の症状が出現する前に，初期症状として無気力と傾眠が先行することがある。

⓬ 高血圧性脳症※8 は血圧の上昇，腎機能検査異常と蛋白尿により示唆される。慢性心肺疾患(嚢胞性線維症，先天性心疾患，神経筋疾患)の児は，徐々に低下する動脈血酸素分圧により潜在性に意識状態の変化が起きる可能性がある。窒息，溺水，酸素欠乏は急性無酸素性脳症の原因となる。ほかに考慮しなければならない原因として，重症貧血，重症メトヘモグロビン血症，一酸化炭素中毒，極端な環境状態におかれることによる低体温あるいは高体温がある。まれな脳症の原因疾患として，橋本脳症(抗甲状腺抗体高値と関連する)，急性肝不全(薬物やウイルス性肝炎による)，尿毒症(急性または慢性の腎不全による)，熱傷性脳症，低マグネシウム血症，過栄養，チアミン欠乏，リウマチ性疾患(全身性エリテマトーデス，Behçet 病)があげられる。小児では精神科的疾患が昏睡や昏迷の原因となることはまれだが，思春期においてまれに心因性症状(偽りの無反応 feigning unresponsiveness)を呈することがある。

⓭ Reye 症候群やミトコンドリア脳症の発症率は，小児のアスピリン使用の減少により有意に低下した。これらの疾患は突然発症の嘔吐，闘争性，せん妄から昏睡までさまざまな程度の意識変容を呈することが特徴である。肝逸脱酵素と血中アンモニア値の上昇を認め，低血糖，代謝性アシドーシス，脳浮腫などを呈することがある。これらの疾患は典型的には先行するウイルス感染(水痘，B 型インフルエンザ，A 型インフルエンザなど)と関連している。

⓮ 発作性疾患の既往がある児では，抗てんかん薬の血中濃度を確認する。

**■ 訳者注釈**

※8 頭痛，嘔気，嘔吐とともに視力障害を訴える。後頭葉可逆性脳症症候群 posterior reversible encephalopathy syndrome(PRES)を呈することが多い


参考文献

- Nelson DS: Coma and altered level of consciousness. In Fleisher G, Ludwig S, editors: Textbook of pediatric emergency medicine, ed 6 , Philadelphia, 2010 , Lippincott Williams & Wilkins, pp 176 –186 .
- Piña-Garza JE: Altered mental status. In Piña-Garza JE, editor: Fenichel's clinical pediatric neurology, ed 7 , Philadelphia, 2013 , Saunders/Elsevier, pp. 47 –75 .

## chapter 56 HEARING LOSS

# 難聴

難聴は末梢聴覚伝導路(外耳，中耳，内耳，聴神経)の経路上の障害部位により，伝音性，感音性(または混合性)に分類される。通常，伝音性難聴は外耳と中耳の問題であり，感音性難聴(SNHL)は内耳と聴神経の問題である。米国予防医学サービスタスクフォースは2001年からすべての新生児への聴覚スクリーニング検査を推奨している。なぜなら，難聴に対する早期発見と介入が言語発達に明らかに有用であり，難聴に対するスクリーニングと治療にほとんどリスクはないからである。しかしながら，多くの難聴は進行性で，出生直後には発見されないことがある。小児の後天性または晩期発症型難聴は，学業成績不振などのような比較的ささいな問題として現れるかもしれない。時折，小児で中耳浸出液や耳管機能不全が原因で難聴を訴えて受診する場合がある。かかりつけ医の役割は，難聴を発見し，包括的な評価と治療のために適切な施設に紹介することである。できるだけ早く難聴を発見することは発語と言語，そして学業成績への悪影響を最小限にするために非常に重要である。

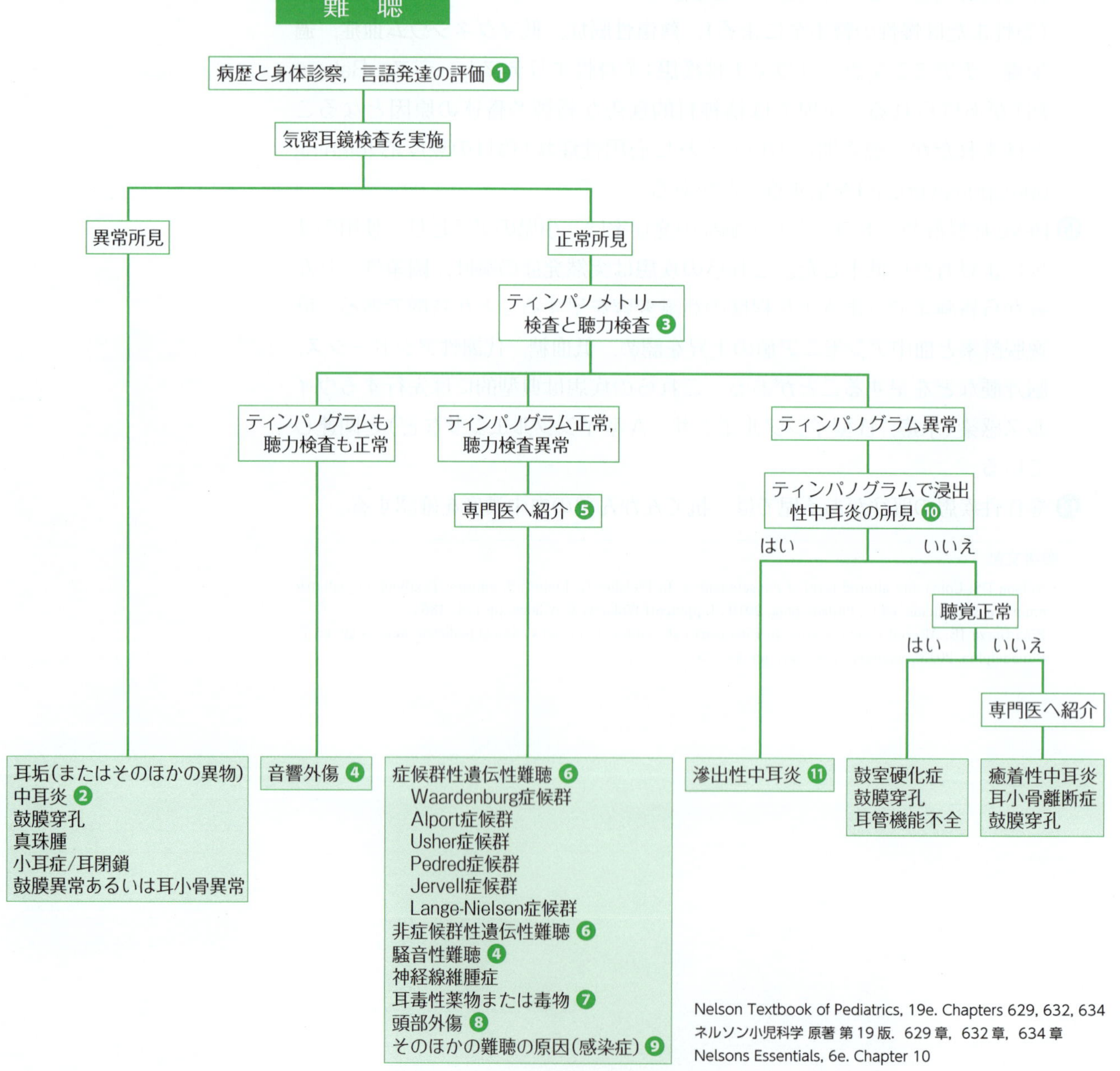


Nelson Textbook of Pediatrics, 19e. Chapters 629, 632, 634
ネルソン小児科学 原著 第19版．629章，632章，634章
Nelsons Essentials, 6e. Chapter 10

❶ 周産期における の難聴のリスクファクターとして，先天性感染症，顔面頭蓋形成異常，出生体重 1,500 g 未満，交換輸血が必要な高ビリルビン血症，低 Apgar スコア(5 分値＜4 点，10 分値＜6 点)，耳毒性のある薬物投与(ゲンタマイシン)，そして人工呼吸器装着(とくに 5 日間以上)または体外式膜型人工肺(ECMO)があげられる。胎児期のレチノイド，シスプラチン，そしてある種の毒物(アルコール，水銀，キニーネなど)への曝露もまた難聴に関係する。年長児に対しては騒音への曝露，外傷，毒物摂取や毒物への曝露があるかどうかについて聴取する。難聴の家族歴，髄膜炎の既往，難聴を合併する症候群を思わせる特徴はどの年齢でも難聴のリスクファクターである。

家族歴で，30 歳までに難聴を発症，腎疾患[※1]，虹彩色調異常，前髪の白毛症[※2]，夜盲症[※3]，不整脈または心臓由来の突然死[※4]，があてはまる場合は遺伝性難聴の可能性が高くなる。

身体診察では，頭頸部の形態や髪質の異常(白い前髪)，鰓裂遺残，耳の異常を慎重に評価する。眼球の位置と色調も評価すべきで，小眼球症や網膜炎は先天性感染症を示唆する。皮膚と神経所見も重要であり，遺伝性症候群を示唆する特徴を調べるべきである。

言語発達の欠如もしくは遅れの病歴は難聴の評価に重要である。言語発達遅滞を示唆するよく知られた警告徴候として，(1)生後 3 か月までに大きな音に驚かない，(2)生後 6 か月までに発声がない，(3)生後 9 か月までに会話やそのほかの音を定位できない，(4)生後 12 か月までに喃語がなく，音節を話せない，(5)生後 13 か月までにとくに「ママ」や「パパ」と言わない，(6)生後 24 か月までに発する言葉で理解可能なものが 50 %以下，(7)生後 13～15 か月までに一段階の指示に従わない，があげられる。

❷ 中耳炎では軽症の伝音性難聴がよくみられ，一般的に浸出液の消失に伴い改善する。小さな鼓膜穿孔は聴覚にほとんど影響はないが，大きな穿孔は影響することがある。

❸ ティンパノメトリー検査では，鼓膜のコンプライアンス[※5]と中耳内圧に関する情報を得ることができる。中耳腔内の浸出液と鼓膜の穿孔があるかどうかを調べるのにもっとも有用である。生後 4 か月以前では外耳道のコンプライアンスが高い[※6]ため検査の有用性が制限される[※7]。

聴覚評価のために，新生児スクリーニングプログラムでは耳音響放射検査(OAE)と聴性脳幹反応検査(ABR)を行う。OAE に対する ABR の利点は，聴覚神経障害を見つけることができる可能性があることである[※8]。児の協力が得られるなら，骨導検査と気導検査を用いた純音聴力検査が推奨される。ほとんどの児で 4 歳までにこの方法で信頼性のある評価ができるようになる。児が幼すぎて純音聴力検査が完了できない，または検査に協力できない場合はほかの方法(児の年齢による)を用いた検査のために専門医への紹介が必要となる。

❹ 有害音に曝露された後の一時的な最小可聴閾値の変化は，永続的な騒音性難聴(NIHL)に先行して起こることがある。NIHL は持続的な高音量の騒音(音楽，レクリエーション用車両，電動工具など)や，突発的な高強度の音(銃

■ 訳者注釈

※1 感音性難聴と遺伝性家族性腎炎を呈する Alport 症候群

※2 先天性難聴に虹彩色調異常・白毛症を伴う Waardenburg 症候群

※3 先天性感音性難聴と網膜色素変性症を伴う Usher 症候群

※4 QT 延長症候群に劣性遺伝形式の感音性難聴を伴う Jervell-Lange-Nielsen 症候群

※5 圧に対する伸展性，可動性

※6 柔らかい，と言い換えることができる

※7 外耳道が柔らかいと圧を加えた時に膨らみやすく，中耳腔液体貯留があって本来なら鼓膜の動きが制限される状態でも，検査上の圧変化が生じるようにみえる

※8 OAE は内耳の蝸牛にある外有毛細胞が発する音響放射を，ABR は聴神経から脳幹の電気的反応をみる検査である。OAE は後迷路性難聴では正常反応を示す

■ 訳者注釈

発射，爆竹など)で発症する。

❺ 多くの専門分野を有する施設への紹介は，聴覚学，耳鼻咽喉学，言語病理学による評価と治療を提供するための理想的手段である。感音性難聴の約半数は遺伝疾患と関係するので，遺伝専門医へのコンサルテーションは有用と考えられる。遺伝学は確定診断，予後を予測する因子，疾患に関するリスクと病状に関するカウンセリングを提供することができる。

❻ SNHL の症例の約 50 %の原因が遺伝子異常と推定されているが，2 /3 の症例はどの遺伝症候群にも関係しない。遺伝学の進歩がミトコンドリア疾患や難聴になりやすくなる変異を明らかにするにつれ，遺伝カウンセリングが難聴の評価の一部として徐々に重要になってきている。SNHL の症例の約 80 %は常染色体劣性遺伝である。遺伝疾患に伴う聴覚障害は小児期後期にならないと発症しないものもある。

❼ 薬物の耳毒性の影響は，その薬物に曝露してから 6 か月以上経たないと出現しないことがある。アミノグリコシド系抗菌薬，ループ利尿薬，抗悪性腫瘍薬(とくにシスプラチン)はもっとも一般的な耳毒性をもつ薬物である。キニーネ，鉛，ヒ素も難聴の原因になることがわかっている。

❽ 頭部外傷を受けた児で，側頭骨骨折や内耳振盪による感音性・伝音性難聴が報告されている。通常は自然に軽快する。

❾ サイトメガロウイルス(CMV)，トキソプラズマ，梅毒による先天性難聴は，生後数か月から数年しないと発症しないことがある。先天性 CMV 感染症では，4 ～ 5 歳で残存していた聴力を突然失う児がいる。そのほかの感染症(髄膜炎，Lyme 病，パルボウイルス，麻疹，ムンプス，風疹)は SNHL のまれな原因となる。外リンパ瘻，内耳の血管損傷，Meniere 病の初発なども難聴の原因として考慮しなければならない。

❿ 滲出性中耳炎のティンパノグラムは，典型的には丸みを帯びるか平坦である。

⓫ 若年小児(2 か月～ 12 歳)の滲出性中耳炎の管理に関するガイドラインが入手可能である。

参考文献


・Gifford KA, Holmes MG, Bernstein HH: Hearing loss in children, Pediatr Rev 30 :207 -215 , 2009 .
・Roizen NJ: Etiology of hearing loss in children: Nongenetic causes, Pediatr Clin North Am 46 :49 -64 , 1999 .
・Rosenfeld RM, Culpepper L, Doyle KJ, et al: American Academy of Pediatrics Subcommittee on Otitis Media with Effusion; American Academy of Family Physicians; American Academy of Otolaryngology-Head and Neck Surgery, Clinical practice guideline: otitis media with effusion. Otolaryngol Head Neck Surg 130 (5) ((suppl)):S95 -S118 , 2004
・Tomaski SM, Grundfast KM: A stepwise approach to the diagnosis and treatment of hereditary hearing loss, Pediatr Clin North Am 46 :35 -48 , 1999 .
・US Preventive Services Task Force: Universal screening for hearing loss in newborns: US Preventive Services Task Force Recommendation Statement, Pediatrics 122 :143 -148 , 2008 .

# Part 8 Dermatology

# 皮膚

# chapter 57 ALOPECIA

# 脱毛

脱毛は，毛髪の欠損あるいは喪失のことである。乏毛 hypotrichosis（非常に低密度あるいは細い毛髪）は多くの場合，脱毛に随伴している。

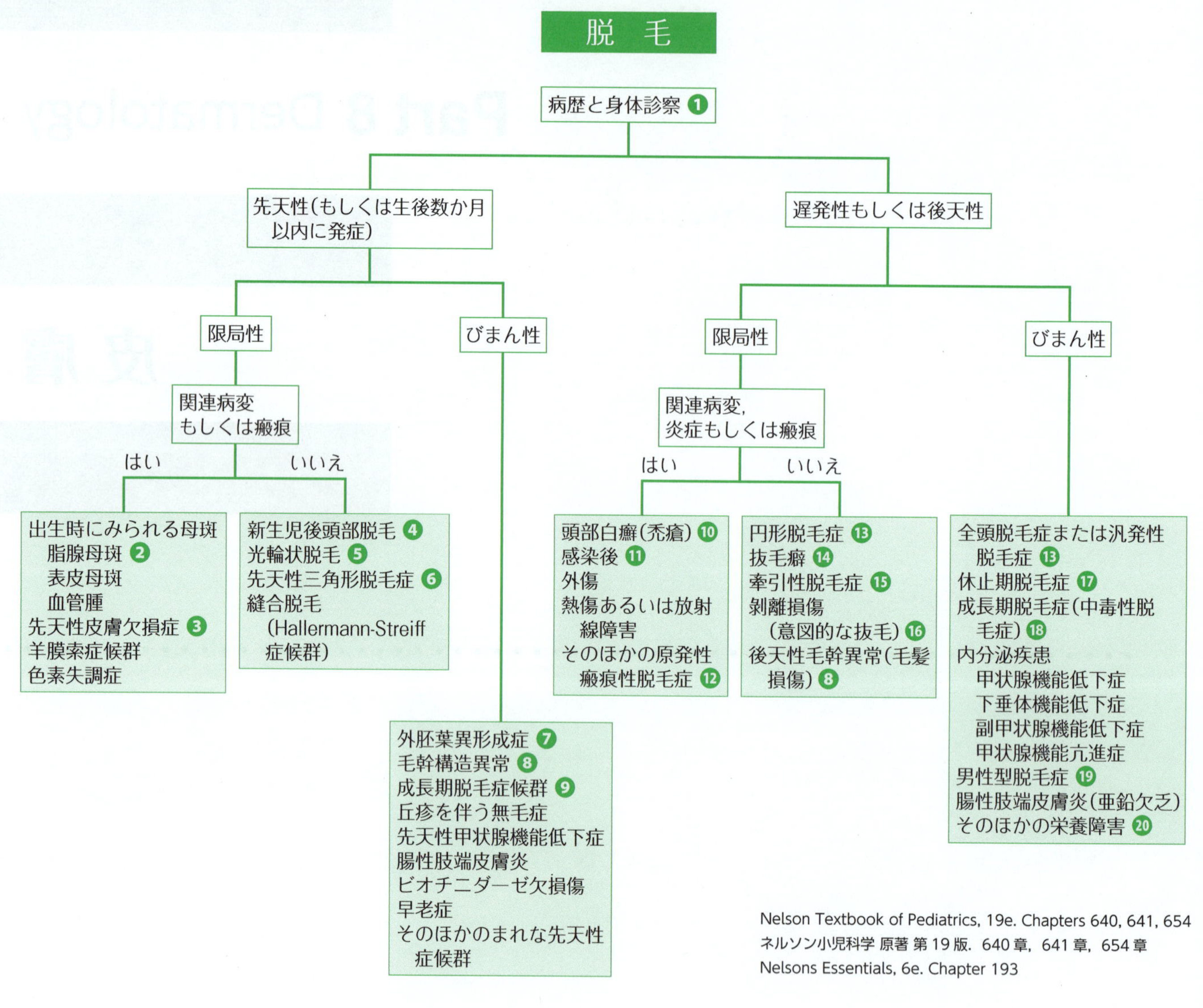


Nelson Textbook of Pediatrics, 19e. Chapters 640, 641, 654
ネルソン小児科学 原著 第19版．640章，641章，654章
Nelsons Essentials, 6e. Chapter 193

❶ 病歴聴取と身体診察がしばしば診断を明らかにする。痒みの有無，脱毛が消失したり発生したりするか，（もし適切であれば）毛髪がまとまって抜けるかどうかについて聴取することが要点である。後天的な脱毛の場合は，最近の明らかな疾患罹患歴，手術歴，不安・明らかなストレス・強迫性障害（OCD）など心理社会学的にストレスとなり得るできごとについて聴取する必要がある。ほかの遺伝性疾患（毛髪異常を呈する可能性のある疾患）と同様に，家族に毛髪の問題がないかも聴取する。診察では，瘢痕の有無，黒点 black dot※1，感嘆符毛※2（毛髪が頭皮のところで引き抜かれていることを示唆する）がないか，残った毛髪の長さが均一かばらばらかについて注意する必要がある。詳細な皮膚の診察も行う。抜いた毛髪（毛根を含めて優しく抜いた毛髪の束）の顕微鏡的検査，水酸化カリウム（KOH）検査，培養，生検で多くの場合は確定診断できる。頭皮から毛髪を抜くときにどれほどの抵抗があるかにも注意しておく。

❷ 脂腺母斑（Jadassohn 脂腺母斑）の病変は，皮膚の小さな過誤腫である。新生児の頭皮あるいは頸部に，境界明瞭で無毛の黄色～橙色の斑として生じる。乳児期から小児期には比較的平坦なままである。思春期のホルモン刺激で大きさが増大し，悪性化の可能性もある。これらの母斑は思春期までに摘除すべきである。

❸ 先天性皮膚欠損症は，通常は新生児の頭皮に小さな（1～2 cm）単発の萎縮性病変や潰瘍性病変としてみられる。この病変部位が濃い色の毛髪で辺縁を囲まれている場合（襟徴候）※3は，潜在的な神経皮膚症候群の目印であることがある。多くは孤発性病変だが，まれにそのほかの異常や奇形症候群と関連していることがある。

❹ 乳児期早期に起こる後頭部の脱毛は，牽引性脱毛の一種である。正常でも新生児期早期に脱毛が起こることがある。シーツやマットレスに頭をこすりつけることで，この生理的脱毛は簡単に増悪する。

❺ 経腟分娩が遷延している間に頭皮に圧がかかると，結果として頭皮に（通常は）一過性の光輪状 halo pattern※4の脱毛を呈することがある。同じ影響が産瘤や頭血腫の周囲に起こることもある。

❻ 前頭側頭縫合の上の先天性三角形脱毛症 congenital triangular alopecia は2～3歳まで気づかれないこともある。一般的には片側性で，三角形の底辺の部分（3～5 cm）が毛髪の前方の生え際に隣接した三角形の病変をもつ。

❼ 外胚葉異形成症は起源の異なる遺伝性疾患の総称で，歯牙，皮膚，付属器（毛髪，爪，エクリン汗腺，皮脂腺）の一次性欠損を特徴とする疾患群である。頭髪は細く疎である。睫毛や眉毛も疎あるいは欠損することがある。

❽ 毛幹の先天性構造異常によるさまざまな疾患は，成長しないようにみえる短く脆弱な毛髪を有する脱毛や乏毛を起こし得る。構造異常は孤発性のこともあれば，まれな遺伝性疾患や代謝異常と関連していることもある。結節性裂毛症はもろい毛幹を呈する構造異常としてもっとも一般的である。先天性結節性裂毛症※5は出生時から所見を認めることがある。毛髪を痛める手入れ（ヘアアイロン，ドライヤーの過剰使用，ストレートパーマ液）による後天性結節性裂毛症はさらに一般的で，毛髪を痛める手入れをやめれ

■ 訳者注釈

※1 限局性脱毛斑内の毛包に近い部分で毛髪が切れるために，残った毛髪が黒い点状にみえる

※2 抜け落ちた毛髪の毛根の部分が細くとがっており，感嘆符（！）に似ている

※3 襟飾り状に毛髪が皮膚欠損部位を取り囲む

※4 いわゆる「天使の輪」状

※5 常染色体優性遺伝形式

ば元通りになる。

❾ 小児の成長期脱毛症候群 loose anagen syndrome は，毛髪は活発に成長するが頭皮への固定がゆるい状態を呈する疾患である。低年齢（2～5歳）の金髪の女児にもっともよくみられ，びまん性または斑状の脱毛を呈し，毛髪の明らかな成長がみられず，頭から容易に毛が抜ける。

❿ 頭部白癬は，斑状あるいはびまん性の鱗屑，限局性脱毛斑や黒点を認める脱毛斑，あるいは禿瘡を起こし得る。脱毛が主訴になることもあり，とくに定期的に髪の保湿剤や頭皮用調整剤を使っている患者に多い。（家族がオイルやグリース性の整髪料を使っていないときに頭皮がどのように見えるか尋ねると有用なことがある。）*Trichophyton tonsurans* は頭部白癬感染の主要な原因となる皮膚糸状菌である。診断はKOH固定した鱗屑や傷んだ毛髪の検査により推定できるが，診断のためには培養検査が推奨される。禿瘡とは皮膚糸状菌への過剰反応で起こる湿潤性膿疱性病変※6 である。この反応は炎症性であり，膿性物質の培養は通常は陰性である。

⓫ 重症の蜂窩織炎，膿痂疹，毛包炎，水痘では，ときに瘢痕や脱毛をきたす。

⓬ 原発性瘢痕性脱毛 primary cicatricial alopecia のまれな原因として，円板状エリテマトーデス，毛孔性扁平苔癬，禿髪性毛包炎，色素失調症，ケロイド性毛包炎がある。これらは小児ではまれな疾患である。

⓭ 円形脱毛症は，頭皮やそのほかの部位に起こる，辺縁明瞭で円形や楕円形の斑状脱毛を特徴とする免疫介在性疾患である。病変の皮膚表面は通常正常に見える※7。頭皮を越えて全身の脱毛があるときは，汎発性脱毛症とよばれる。眉毛や睫毛を含めた頭皮全体に脱毛がみられるときは，完全脱毛症とよばれる。

⓮ 抜毛症あるいは抜毛癖 trichotillomania は，習慣性で，ストレスや不安への反応またはOCDと関連してみられることがある。不規則な脱毛パターンと，さまざまな長さのちぎれた毛髪の存在が特徴である。両親や児はしばしばその習慣を否定する。

⓯ 毛髪のスタイリングは，結果として毛髪に対する長時間あるいは広範囲にわたる牽引力がかかることがあり，これはきつく編んだ髪やセットした髪の辺縁に沿った非瘢痕性の脱毛症の原因となり得る。膿疱や毛包炎がよくみられる。

⓰ 剥離損傷は子ども虐待の所見のことがある。

⓱「anagen」は毛髪の成長期，「telogen」は休止期のことを表す用語である。新生児期を除けば，毛髪はいつでも成長サイクルのすべての時相が存在する。休止期脱毛症 telogen effluvium では，ストレス因子（疾病や手術）が毛髪成長の正常周期を中断させ，大部分を占めている成長している毛髪※8（成長期 anagen phase）を休止（休止期 telogen phase）させる。この現象は，毛髪が成長を再開し休止期にある毛髪の大部分が押し出される3～5か月後に明らかになり，突然広範囲の毛髪を失うことになる。ほかのストレス因子としては，薬物，発熱性疾患，急激なダイエット，麻酔，出産，内分泌疾患，重度のストレスがある。

⓲ 成長期脱毛症 anagen effluvium（中毒性脱毛症）は成長期の異常な中断のた

■ 訳者注釈

※6 肉芽腫様腫瘤を呈することもある

※7 非瘢痕性脱毛，という意味

※8 正常では，毛髪の80～90%が成長期である

め，急性で重度の脱毛となる。放射線照射や化学療法によって起こるものが典型的である。

⑲ 男性型脱毛症※9では，前方の頭皮の生え際の毛髪が薄くなるのが典型的な症状の始まりである。小児期後期や思春期に起こることがあり，男性にも女性にも起こり得る※10。

⑳ 毛髪が薄くなる，あるいはなくなる栄養障害には，クワシオルコル（重度の蛋白／アミノ酸欠乏），マラスムス（重度のカロリー不足），鉄欠乏，グルテン過敏性腸症，必須脂肪酸欠乏，ビオチニダーゼ欠乏が含まれる。

■ 訳者注釈

※9 略して AGA（androgenetic baldness）

※10 女性に起こる AGA は男性に起こるものと区別するために女性男性型脱毛症 female AGA（FAGA）とよばれることがある。FAGA は生え際ではなく，頭頂部・前頭部を中心に毛髪全体が薄くなる特徴がある

参考文献

・Paller AS, Mancini AJ: Hurwitz clinical pediatric dermatology, ed 4 , Philadelphia, 2011 , Elsevier Saunders.
・Cohen BA: In Schachner LA, Hansen RC, editors: Pediatric dermatology: Expert consult, ed 4 , Philadelphia, 2011 , Elsevier Saunders.

## chapter 58 VESICLES AND BULLAE

# 水疱性発疹

小水疱 vesicle とは液体で満たされた小さな（< 0.5 cm）病変のことであり，水疱 bulla とはより大きな（> 0.5 ～ 1 cm）病変のことをいう。内容液は透明のこともあれば血性のこともある。水疱性病変 vesiculobullous lesion（疱疹 blister）は感染性と非感染性がある。非感染性病変は特発性か，あるいは外傷や摩擦によって生じる。ほとんどの水疱性病変は小児にはまれだが，慢性疱疹形成性病変を考慮する必要がある。多くは臨床的にはそれぞれを鑑別できないので，皮膚生検，免疫蛍光染色，電子顕微鏡が確定診断をするうえでしばしば必要となる。

本チャプターにおけるアルゴリズムの有用性は，広範囲の臨床的基準に基づき可能性のある診断名を分類することに限定される（病変の写真がないため）。確定診断のためには，より専門的な皮膚科学の成書を参照することがしばしば必要であろう。

**水疱性発疹**

- 病歴と身体診察
  - 生後1～2か月以内に症状あり
    - はい
      - 全身性の分布
        - 中毒性紅斑 ❶
        - 一過性新生児膿疱性黒皮症 ❷
        - 単純ヘルペスウイルス感染症（播種性）❸
        - 先天性カンジダ症 ❹
        - 先天性水痘
        - ブドウ球菌性熱傷様皮膚症候群 ❺
        - 表皮水疱症 ❻
        - 色素失調症 ❼
        - そのほかのまれな先天性水疱性皮膚症
      - 限局性の分布
        - 汗疹 ❽
        - 吸啜性水疱 ❾
        - 水疱性膿痂疹 ❿
        - 単純ヘルペスウイルス感染症（限局性）
        - リンパ管腫
        - 先天性皮膚欠損症
        - 腸性肢端皮膚炎 ⓫
    - いいえ
      - 全身性疾患あり
        - いいえ
          - 全身性の分布
            - 疥癬 ⓬
            - 水疱性膿痂疹 ❿
            - 多形紅斑 ⓭
            - 線状IgA水疱性皮膚症 ⓮
            - 表皮水疱症 ❻
            - 疱疹状皮膚炎 ⓯
            - 天疱瘡 ⓰
            - 固定薬疹
            - 肥満細胞症（水疱性色素性蕁麻疹）
            - 急性痘瘡状苔癬状粃糠疹
          - 限局性の分布
            - 水疱性膿痂疹 ❿
            - 接触性皮膚炎
            - 虫刺症
            - 熱傷
            - 摩擦
            - 単純ヘルペスウイルス感染症 ❸
            - 帯状疱疹
            - 異汗性湿疹 ⓱
            - 足白癬 ⓲
            - 疥癬 ⓬
            - 天疱瘡 ⓰
            - 表皮水疱症 ❻
            - 水疱性末梢性指炎
            - 固定薬疹
            - リンパ管腫
            - 腸性肢端皮膚炎 ⓫
            - 光線過敏反応
              - 日焼け
              - 薬物反応
              - 光線過敏に関連する遺伝子異常
              - 先天代謝異常（ポルフィリン症）
              - 光線で増悪あるいは誘発される皮膚疾患
            - 薬剤誘発性ループス
            - 糖尿病性水疱
        - はい
          - 水痘
          - 手足口病 ⓳
          - ブドウ球菌性熱傷様皮膚症候群 ❺
          - Stevens-Johnson症候群 ⓴
          - 中毒性表皮壊死症 ⓴
          - 腸性肢端皮膚炎 ⓫

Nelson Textbook of Pediatrics, 19e. Chapters 589, 646, 647, 658
ネルソン小児科学 原著 第19版．589章，646章，647章，658章
Nelsons Essentials, 6e. Chapters 195, 196

❶ 中毒性紅斑 erythema toxicum（ET）は一般的にみられ，良性の自然治癒する新生児の発疹である。小さな[※1]丘疹，小水疱，膿疱がまだらな紅斑のなかにみられ，皮疹は手掌と足底を除く皮膚表面のどこにでも出現し得る。一般的に，発症するのは生後数日以内（ときにもう少し遅い）で，生後2週間までに通常は軽快する。顕微鏡学的に調べた場合には，病変部位では毛包皮脂腺のなかに好酸球集積を認める[※2]。

❷ 一過性新生児膿疱性黒皮症 transient neonatal pustular melanosis は，良性で自然治癒するもう一つの新生児の発疹である。小さく脆弱な小水疱もしくは膿疱が出生時にみられ，皮膚表面のどこにでも[※3]出現し得る。病変はすぐに破れ，特徴的な辺縁[※4]と徐々に消褪する色素過剰斑が残る。病理検査では主に好中球がみられる。

❸ 全身性の小水疱性発疹は新生児期の単純ヘルペスウイルス（HSV）の汎発性感染により起こることがある。局所感染に関連した病変（皮膚，目，口のみも含む）は軽微なこともあるが，新生児では局在病変が脳炎や播種性病変に移行し得るため，診断が重要である。PCR 検査や培養が HSV の診断手法である。感度がそれほど高くなく，HSV と水痘を鑑別できないため，Tzanck 試験[※5]の有用性は限られている。

❹ 先天性カンジダ症は，典型的にはびまん性の丘疹と膿疱を呈し，まれに水疱を呈する。

❺ ブドウ球菌性熱傷様皮膚症候群は，びまん性の圧痛のある紅斑，弛緩性水疱，皮膚のシート状剥脱，Nikolsky 現象陽性（軽い接触で誘発される水疱形成）を特徴とする剥脱性皮膚炎である。顔面[※6]，頸部，鼠径部，腋窩がもっとも一般的な部位である。

❻ 表皮水疱症（EB）とは，先天性水疱性疾患のいくつかの分類を包括した用語である。臨床的重症度，発症年齢，皮膚裂開の程度や部位[※7]はさまざまである。水疱は自然に形成されたり，圧迫や外傷への反応として形成される。ほとんどの病型は新生児期に発症する。もっとも一般的にみられる病型〔手足に生じる単純型 EB（Weber-Cockayne 症候群）〕では思春期や若年成人期まで発症しないこともあり，これらは明らかな外傷や摩擦の後や，とくに暑い天気のときに手足に水疱形成をきたす。

❼ 色素失調症は多系統に影響を及ぼす遺伝性疾患[※8]で，主に女性に発症する。皮膚病変は生後2週間以内に出現し，赤色線条と小水疱や水疱の集簇が，体幹あるいは特徴的な線状分布を呈し四肢に出現する。通常生後4か月までに，疣状発疹期にひき続いて特徴的な色素沈着[※9]変化へと進展する。水疱形成は発熱性疾患のときに再発することがある。頭髪[※10]，眼[※11]，中枢神経[※12]，歯[※13]も侵される。

❽ 汗疹あるいはあせもは，小さく（1～2 mm）透明で発赤のない壁の薄い小水疱（水晶様汗疹）や，やや大きな（2～4 mm）小水疱や丘疹で紅斑を伴う（紅色汗疹）ものが特徴的である。厚手の衣服で覆われた部位や日焼けの部位にもっとも一般的に起こりやすい。

❾ 吸啜性水疱は，おそらく子宮内での病変部位の吸啜によってできたものである。前腕，手，指の背側（伸側）に位置することがある。

■ 訳者注釈

※1 1～2 mm 程度

※2 細菌，真菌などの病原体を認めないこと，特徴的な好酸球浸潤を認めることでほかの疾患と鑑別する

※3 手掌，足底にも

※4 破れた膿疱に襟状に小さな鱗屑が付着する

※5 小水疱底部から検体を採取してギムザ染色を行い，多核巨細胞 ballooning cell（Tzanck 細胞）を認めれば陽性

※6 とくに，口周囲に放射状に広がる皺が特徴的

※7 表皮内が裂開して水疱が形成される病型を単純型 EB，表皮と基底膜の間で裂開して水疱が形成される病型を接合部型 EB，基底膜と真皮の間で裂開して水疱が形成される病型を栄養障害型 EB とよぶ

※8 X 染色体劣性遺伝形式のため，患者のほとんどは女性

※9 渦巻状色素沈着を呈する

※10 脱毛など

※11 網膜剥離を起こしやすい

※12 精神発達遅滞など

※13 歯牙欠損，歯牙形成異常など

⑩ 水疱性膿痂疹の病変は容易に破れる弛緩性水疱で，破れた水疱の皮膚表面にびらんが残る。水疱性膿痂疹は非水疱性膿痂疹（痂皮性）に比べてまれである。新生児ではおむつの場所にもっとも起こりやすい。

⑪ 腸性肢端皮膚炎※14の皮膚病変は水疱性または乾癬状になり得る。病変は肢端，口，会陰部にみられやすい。

⑫ 小水疱は年長児よりも乳児や年少児での疥癬の一般的な症状として多い。手掌や足底，腋窩，鼠径部にみられることが多い。ひどい痒みが特徴である。

⑬ 多形紅斑（EM）※15は水疱形成性の過敏反応による皮膚症状で，古典的には標的状病変を呈する。標的状病変は，辺縁明瞭な円形あるいは卵形の，明確な「環状」―最外側の紅斑が蒼白な環を囲み，中心部に薄暗い青色／灰色あるいは水疱性病変がある―斑状病変であり，典型的には 1 ～ 3 cm の大きさである。多形紅斑では自然治癒する標的状病変が多数出現し，病変は一般的に左右対称性で，上肢に出現することが多い。1 か所の粘膜表面にも病変が限局して起こり得る※16。多くの感染性病原体が多形紅斑に関連しており，HSV がもっとも一般的※17である。

⑭ 線状 IgA 水疱性皮膚症（小児慢性水疱性皮膚症※18）は，就学前の児に発症することが多い。この疾患はさまざまな程度の掻痒を伴う，大きなソーセージ様の水疱が広範に出現するのが特徴である。鼠径部，体幹下部，臀部，下肢，足先が病変部位として一般的だが，水疱はどこにでも出現し得る。時に水疱が中心の痂疲を取り巻くように環状あるいはロゼット状に並ぶ（宝石の塊 cluster of jewels）ことがある。

⑮ 疱疹状皮膚炎では，小さな丘疹や小水疱の集簇の多発が，伸側，体幹下部，臀部に左右対称性に出現する。病変部位は非常に痒く圧痛がある。手掌や足底の出血性水疱がときにみられる。この疾患はグルテン過敏性腸症※19と関連がある。

⑯ 天疱瘡という用語は，さまざまな重症度と予後を呈する慢性水疱性疾患のいくつかの病型を包括したものである。特徴的な病変は，脆弱な水疱とそれが破裂した後にみられる浅いびらんである。小児での発症はまれであり，肢端領域に好発する乳児期発症型と，小児の外陰部にみられる型がある。尋常性天疱瘡の亜型では，有痛性の口腔内病変が皮膚病変に数週～数か月先行※20することがある。

⑰ 手や足にみられる痒みのある小水疱の反復は異汗性湿疹でみられる。時により大きな水疱性病変を呈する。手掌，足底，手指の側面，つま先がもっともよくみられる部位である。

⑱ 炎症性水疱性反応は，時に足白癬で起こることがある。

⑲ 手足口病は発熱，食思不振，咽頭痛の前駆症状と，それに続く口腔内の潰瘍性小水疱の粘膜疹が特徴的なウイルス性（コクサッキーウイルスやエンテロウイルスによるものが多い）疾患である。特徴的な卵円型小水疱性発疹は主に手や足に（ときに肘や膝，臀部に）出現し，口腔病変のあとにみられる。小水疱はほかのエンテロウイルス感染症でもみられる。

⑳ Stevens-Johnson 症候群（SJS）は，重症で致死的となる可能性がある水疱形成性過敏反応である。この疾患は標的状病変（EM よりもさらに広範に分

■ 訳者注釈

※14 腸管からの亜鉛吸収障害を原因とする常染色体劣性遺伝疾患

※15 多形滲出性紅斑と同義

※16 好発部位は口唇の赤唇縁，頬粘膜

※17 細菌ではマイコプラズマが多い

※18 さまざまな抗原に対する自己抗体による皮膚自己免疫性疾患の総称

※19 セリアック病のこと

※20 原因不明の慢性粘膜潰瘍患者では，尋常性天疱瘡を常に疑う（約半数の患者は口腔びらんのみを呈する）

布する）が特徴的で，SJS の診断には 2 か所以上の粘膜病変（口腔，眼，泌尿生殖器，食道）が必要である※21。*Mycoplasma pneumoniae* は SJS と関連のあるもっとも一般的な病原体である。いくつかの薬物も原因になると認識されており，EM よりも SJS との関連が深い。中毒性表皮壊死症※22 は SJS の重症型として定義され，発熱・倦怠感が先行し，それに続く表皮全層に及ぶ大きなシート状の剝離を伴う重症皮膚炎（水疱も含む）を呈する。通常，原因は薬物である。

参考文献


- Cohen BA: In Schachner LA, Hansen RC, editors: Pediatric dermatology, ed 4 , Philadelphia, 2011 , Elsevier Saunders.
- Paller AS, Mancini AJ: Hurwitz clinical pediatric dermatology, ed 4 , Philadelphia, 2011 , Elsevier Saunders.


■ 訳者注釈

※21 粘膜面の疼痛は強いが，中毒性表皮壊死症と異なり皮膚の圧痛はないか，あっても非常に軽い

※22 ①広範な水疱形成，皮膚の圧痛を伴う融合性紅斑，②標的状病変を伴わない，③ 24 ～ 48 時間以内に全身化する，④表皮全層の壊死があり真皮への浸潤はみられない，という特徴がある

chapter 59 FEVER AND RASH

# 発熱と発疹

発熱と発疹は，多岐にわたる疾患の経過中に出現する徴候であり，その多くは良好な経過で自然軽快するものである。まれに，これらの徴候が非常に重篤な疾患の前駆症状であることがあり，綿密な病歴聴取と身体診察によって鑑別を進めることが重要である。発熱と発疹の原因には，感染症，血管炎，過敏症疾患が含まれる。臨床検査は，問診と身体診察から推定される鑑別診断に応じて施行すべきである。多くの発疹は特定の疾患に特徴的であり（水痘），検査が不要なこともある。

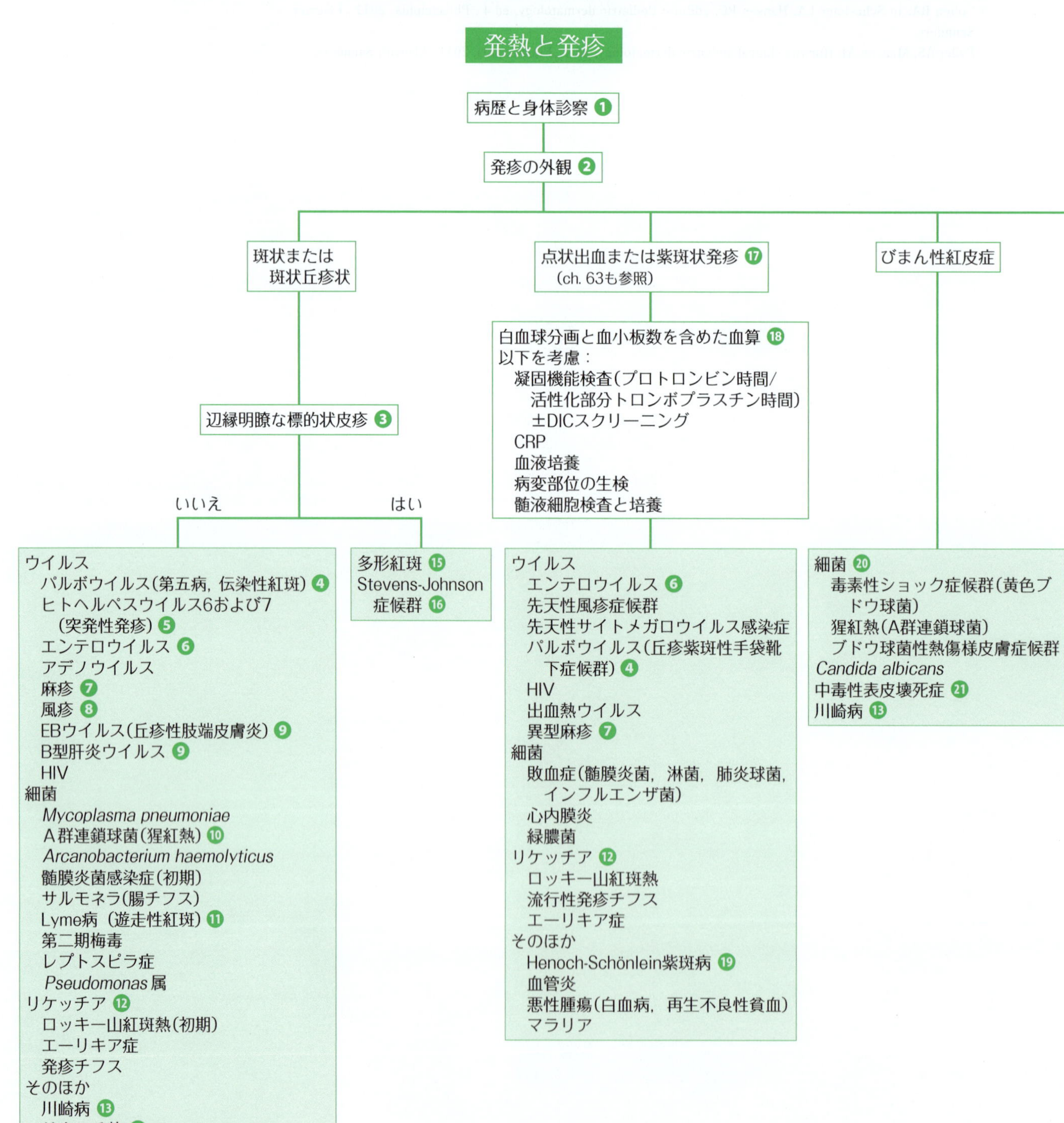

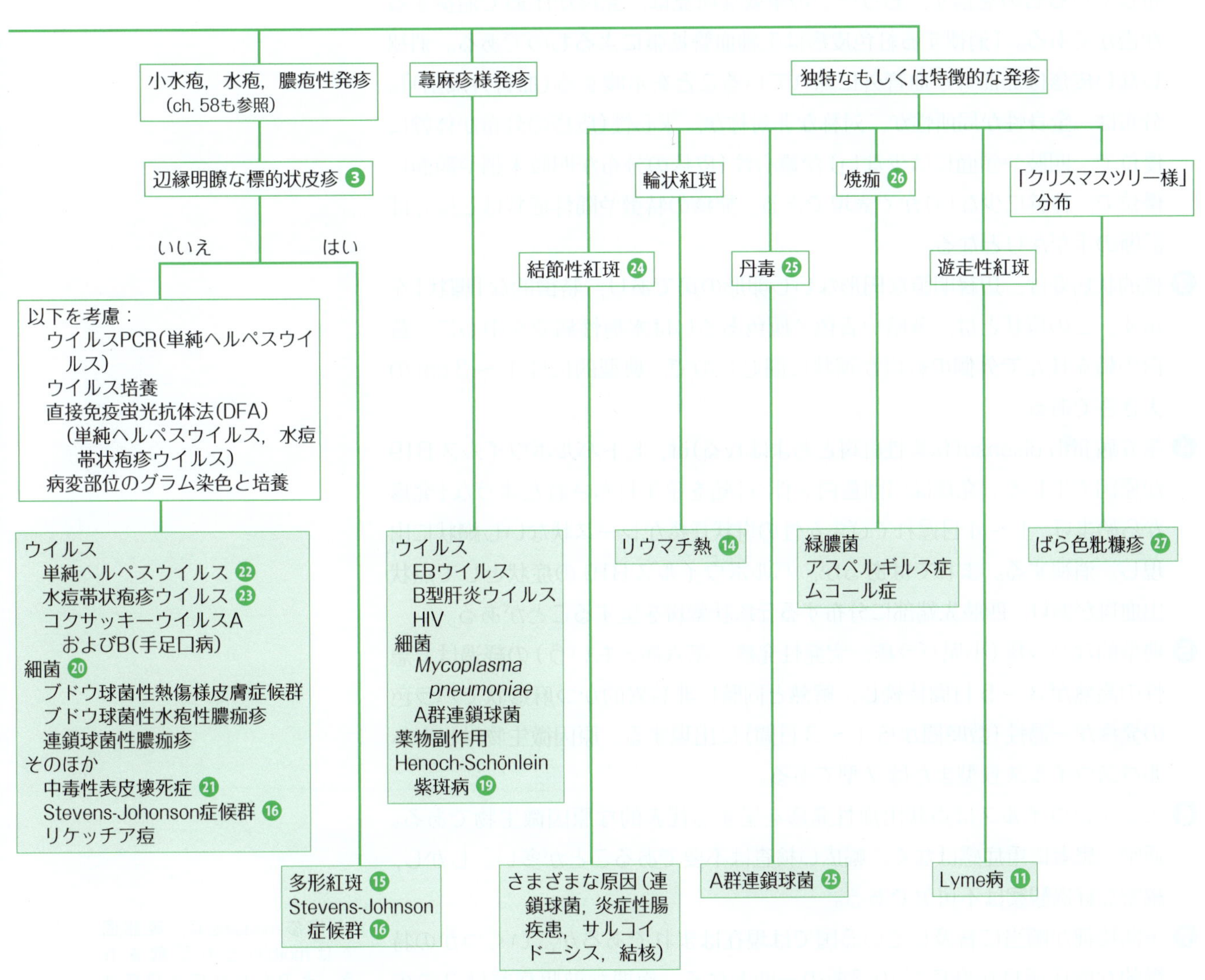


Nelson Textbook of Pediatrics, 19e. Chapters 174, 176, 657
ネルソン小児科学 原著 第19版．174章，176章，657章
Nelsons Essentials, 6e. Chapters 97, 195
Adapted from Smith S: Infections characterized by fever and rash. In Marcdante KJ, Kliegman RM, Jenson HB, Behrman RE, editors: Nelson essentials of pediatrics, ed 6, Philadelphia, 2006, Saunders Elsevier, pp 367.

■ 訳者注釈

❶ 問診では，発疹の特徴，掻痒・疼痛・圧痛の有無，発疹の出現時期と発熱との関係，発疹の広がりや性状の経過を聴取する。有症状者との接触歴，最近の渡航歴，曝露状況（ペット，野生生物，昆虫），治療薬（静脈内投与薬物使用の可能性も含む），性行動は確認すべき問診事項である。既往歴を確認し，前駆症状や随伴症状（腹痛，発疹，頭痛）の情報を得る。身体診察では，バイタルサインや発熱の程度も含め，患者の全身状態の評価を行い，疾患の重症度を見極める必要がある。発熱と発疹の患者における頻脈・頻呼吸は敗血症を疑い，とくに意識レベルの変化を伴うときには注意が必要である。低血圧への進展は敗血症性ショックを示唆している。

❷ 発疹の分布と形態，色調，また粘膜疹（粘膜表層上の発疹）の有無や特徴も記載する。「斑状」とは平坦な皮疹を指し，「丘疹状」とは隆起もしくは触知可能な皮疹を指す。「麻疹状」（通常は麻疹の発疹を表現するときに使用される）は癒合傾向のある斑状丘疹状の皮疹がびまん性もしくはシート状に分布しているものを指す。もう一つの重要な所見は，発疹が圧迫で消褪するか否かである。〔消褪する紅色皮疹は毛細血管拡張によるものである。消褪しない皮疹は赤血球が血管外に漏れていることを示唆する（血管外漏出）〕。分布は，全身性か局所性か，対称か非対称か，求心性（皮疹の分布が体幹に優位で，四肢や顔面には少ない）か遠心性（皮疹の分布が四肢末梢や顔面に優位で，体幹に少ない）かで表現できる。発疹の特徴や随伴症状はしばしば診断の手がかりとなる。

❸ 標的状病変は，辺縁明瞭な円形ないし卵形の斑であり，特徴的な「環状」を示す。この環状とは，薄暗い青色 / 灰色あるいは水疱性病変を中心に，蒼白の輪を挟んで外側の紅斑が環状に囲むもので，典型的には 1 ～ 3 cm の大きさである。

❹ 第五病 fifth disease（伝染性紅斑ともよばれる）は，ヒトパルボウイルス B19 が原因で生じる。発疹は口囲蒼白を伴う「頬を平手打ちされたような」発疹から始まり，1 ～ 4 日遅れてびまん性の斑状丘疹がレース状ないし網状に出現し，消褪する。まれではあるが，パルボウイルス B19 の症状として点状出血斑があり，四肢先端部に分布する丘疹状紫斑を呈することがある。

❺ 典型的なバラ疹（小児バラ疹，突発性発疹，第六病ともいう）の経過は，急性の高熱が 3 ～ 5 日間持続し，解熱と同時に非特異的かつ麻疹状でバラ色の発疹が一過性（数時間から 1 ～ 3 日間）に出現する。原因微生物はヒトヘルペスウイルス 6 型または 7 型である。

❻ エンテロウイルスは点状出血性発疹を呈する代表的な原因微生物である。通常，患者に重症感はなく，幅広い検査は不要であることが多い。しかし，綿密な経過観察は不可欠である。

❼ 予防接種が順当に普及している国では現在はまれであるが，いくつかの特徴的な臨床所見が麻疹※1 の診断の一助となる。重要な前駆症状は 3 つの「C」，すなわち咳嗽 cough，結膜炎 conjunctivitis，鼻感冒 coryza である※2。これらは数日間持続し，その後高熱になり，頭からつま先にかけて広がる特徴的な麻疹状発疹が出現する（後に消褪する）。発疹は四肢末端より体幹に強く，しばしば点状出血や出血を伴う。異型ないし修飾麻疹は症状が軽く，

※1 麻疹 measles は，英語圏では morbilli とも記載される。そのため麻疹状発疹は morbilliform rash と表現される

※2 この症状や症状出現期間のことを日本では「カタル症状」，「カタル期」とよぶ

部分的に防御力のある小児(胎盤通過した抗体を有する早期乳児，1 歳未満でのワクチン接種，免疫グロブリン投与後)でみられる。Koplik 斑(下顎列の臼歯の近くの頬粘膜にみられる白色ないし蒼白の点状粘膜疹)は，認められれば麻疹に特徴的な所見である。Koplik 斑は前駆症状期間に認められるが，出現時間は短い(12～24 時間)。

❽ 典型的な風疹(ドイツ麻疹 German measles)※3 の発疹は，分離したピンク色の斑状疹で，顔面から始まり，頭からつま先へと広がっていく。これらは体幹では癒合傾向を認め，四肢では癒合しない斑状疹のままの傾向がある。通常，四肢に発疹が広がる時期には，顔面の発疹は消褪している。

❾ 丘疹性肢端皮膚炎 papular acrodermatitis (Gianotti-Crosti 症候群ともよばれる)の皮疹の出かたは特徴的で，上部が平坦な 1～10 mm 大の濃色あるいは黒ずんだ丘疹が分散してみられる。発疹は顔面，臀部，四肢伸側に対称性に出現し，手掌と足底にも出現することがある。微熱を認めることもある。これらは予防接種やウイルス感染症に対して身体が認識を示した反応である。EB ウイルスが最多の原因ウイルスであり，B 型肝炎ウイルス，コクサッキー A16，サイトメガロウイルス，パラインフルエンザウイルスなども原因となる。

❿ A 群連鎖球菌(GAS)はいくつかの特徴的な皮膚所見を呈する。猩紅熱(猩紅熱様発疹症あるいは scarlet fever)では，びまん性の細かい丘疹で，「灰状」または「紙やすり状」とよばれる発疹が頸部や胸部上部を主体に出現する。発疹は，しわやひだの部分(腋窩，前肘窩，鼠径部)に出現しやすく，線状の点状出血のようにみえる(Pastia の線)。その後，とくに手掌や足で落屑を生じるが，これは治療・未治療にかかわらずみられる GAS 感染症に特徴的な所見である。

⓫ 典型的な遊走性紅斑は Lyme 病に特徴的である。マダニに咬まれた部位の赤色の斑もしくは丘疹から始まり，平均径 15 cm にまで拡大する。この紅斑は，均一な紅斑か，もしくは中心部の抜けた形態を呈する(標的状病変)。

⓬ リケッチア感染症の発疹は，疾患経過のなかでしばしば遅れて出現する。ロッキー山紅斑熱は *Rickettsia rickettsii* によって起こり，発疹の典型的な経過は，手首や足首の圧迫によって消褪する斑状疹から始まり，求心性に拡がり，手掌，足底，体幹，顔面にも認めるようになる。斑状疹の多くは点状出血斑(時に紫斑)に進展する。20 % の症例では全く発疹を認めない。エーリキア症(*Ehrlichia chaffeensis*，*Anaplasma phagocytophilum*，*Ehrlichia ewingii*)は臨床的にリケッチア感染症と類似した人獣共通感染症であるが，その発疹の進展はより非定型である。これらの疾患ではダニへの曝露の病歴が判明することもあるが，明らかでないこともある。

⓭ 川崎病の発疹は，発熱の始まりから通常 3～5 日経過して生じる※4。全身性に分布することが多く，麻疹様または猩紅熱様の発疹を呈する※5。乳幼児ではおむつ内にしか認められないこともある。

⓮ リウマチ熱の診断には，Jones 基準※6 を満たす必要がある(ch. 20 参照)。輪状紅斑は，頻度は高くないが主要症状の一つである。通常，蛇行性を示し短時間で消褪する斑状疹を呈し，中心部は蒼白である。輪状紅斑は体幹

■ 訳者注釈

※3 日本では「三日はしか」ともよばれる

※4 実際には，発熱と不定形発疹が初発症状であることも多く，経過はさまざまであると考えたほうがよい

※5 BCG を接種しない米国のテキストでは言及されないが，BCG 痕周囲の強い発赤が特徴的である

※6 最新のものは Jones 改訂基準（2015）

や四肢末梢に出現し（ただし顔面を除く），掻痒を伴わず，皮膚が温まるとより明確に認められる。

⑮ 多形紅斑（EM）は，水疱形成性の過敏反応による皮膚症状で，古典的には限局した標的状病変が出現し，通常は上肢を含めて対称性に分布する。1か所に限局した粘膜病変をきたすことがある[※7]。単純ヘルペスウイルス（HSV）が多形紅斑をひき起こすもっとも主要な原因微生物である。

⑯ Stevens-Johnson 症候群（SJS）は，重症で致死的となる可能性がある水疱形成性過敏反応である。この疾患も標的状病変（EM よりもさらに広範な分布を呈す）が特徴的で，SJS の診断には 2 か所以上の粘膜病変（口腔，眼，泌尿生殖器，食道）が必要である。SJS では発熱を伴うことが多い。*Mycoplasma pneumoniae* は SJS と関連のあるもっとも一般的な病原体である。いくつかの薬物も SJS の原因になる。

⑰ 点状出血は微小[※8]な暗い色（紅色や紫色）の病変で，圧迫で消褪しない。紫斑はより大きな暗い色（紫色や褐色）の圧迫で消褪しない病変で，隆起して触知可能[※9]なことも，そうでないこともある。小児の発熱患者で点状出血や紫斑を認める場合には，迅速かつ慎重な評価を要する。これらの所見は，とくに 2 歳未満の小児において，重篤で致死的な感染症の存在を示唆し得る。*Neisseria meningitides* による敗血症は（ほかの原因微生物と同様に）とくに念頭におく必要がある。紫斑は播種性血管内凝固（DIC），重症血小板減少症，血管炎と関連することがある。物理的要因（力強い咳嗽，嘔吐，ターニケットや血圧計のカフによる圧迫）も時に点状出血をきたす。この場合には，点状出血の部位は限局している傾向があり（圧迫部位の四肢や，咳嗽や嘔吐に伴うものでは顔面や頸部），患児には発熱がなく重篤感も認めない。

⑱ 点状出血や紫斑を呈している患者では，完全血球算定（CBC）を検査すべきである。ほかの検査は臨床所見に基づいて考慮すべきであるが，発熱と点状出血を呈している小児は急速に重篤な病態に進展する可能性があることを忘れてはならない。血小板減少は，ウイルス感染症を含めた多くの感染症の徴候としてみられる。血小板数や凝固検査が正常であっても，白血球数が 5,000 /mm$^3$ 以下または 15,000 /mm$^3$ 以上，桿状核好中球の絶対数が 1,500 /mm$^3$ 以上，髄液検査で異常所見を認める場合には，細菌もしくはリケッチア感染症のリスクが高いことが示唆される。紫斑の存在は，迅速な評価を行う明確な理由となる。発熱を伴う点状出血斑の多くは良性な所見（血小板減少と関連しない）であり，通常はエンテロウイルス感染症によるものであることも記憶しておくとよい。

⑲ Henoch-Schönlein 紫斑病[※10]の小児では，発疹は斑状または蕁麻疹状に始まることが多く，のちに隆起した点状出血または紫斑となる。発疹は臀部や下肢に優位にみられることが多い（重力依存性の分布）。ほかの臓器系統（消化管，腎臓，神経系）にも症状が現れることが診断の一助となる。

⑳ ブドウ球菌感染症の徴候は，水疱性膿痂疹（限局性皮膚感染症），ブドウ球菌性熱傷様皮膚症候群（びまん性紅斑，強い圧痛，広範囲の水疱，表在性びらんと続発する落屑）から毒素性ショック症候群（TSS）まで幅広い。TSS は重篤な全身性疾患で，日焼け様紅皮症（びまん性で，日光曝露のない部位に

■ 訳者注釈

※7 好発部位は口唇の赤唇縁，頬粘膜

※8 2 mm 以下

※9 IgA 血管炎で下腿に生じる紫斑は，典型的には触知可能な紫斑 palpable purpura である

※10 現在は IgA 血管炎が正式な病名

も出現する)，表皮内水疱形成(Nikolsky 現象)，落屑といった，幅広いさまざまな皮膚所見を呈する。連鎖球菌感染症も紅皮症や TSS と類似した徴候の原因となり得る。

㉑ 中毒性表皮壊死症※11 は SJS の重症型として定義され，発熱・倦怠感が先行し，それに続く表皮全層に及ぶ大きなシート状の剥離を伴う重症皮膚炎(水疱も含む)を呈する。通常，原因は薬物である。

㉒ 典型的な HSV の発疹は，小水疱と表皮の潰瘍の混合またはそのいずれかが紅斑上に生じる。

㉓ 水痘帯状疱疹ウイルスの初感染は水痘を呈する。掻痒感を伴う透明な内容液が充満した小水疱が，最初に頭部や顔面に出現し体幹に広がるが，四肢は強くない。発疹は 24 ～ 48 時間以内に不明瞭になり痂皮化し，さまざまな段階の発疹が同時に出現※12 する。回帰感染(帯状疱疹)はデルマトームの分布に沿って出現する。

㉔ 結節性紅斑は，四肢伸側に散在してみられる疼痛を伴う結節性病変を特徴とする過敏反応である。発熱は先行するか発疹の出現と同時に認める。原因は不詳のことが多いが，考えられる原因として感染症※13，炎症性腸疾患，結合組織病，薬物があげられる。

㉕ 丹毒は A 群連鎖球菌感染症のまれな症状である。皮膚深層の感染症で，病変部位は境界明瞭な鮮紅色を呈し，疼痛を伴う。皮膚は浸潤されているようにみえ，境界は隆起し固い。

㉖ 焼痂※14 は，緑膿菌や特定の真菌やリケッチアに起因する感染症の徴候としてまれにみられることがある。

㉗ ばら色粃糠疹において，発熱の先行はきわめてまれであるが，発疹の分布は非常に特徴的である。単一の長円形の発疹(辺縁の隆起した微小な環状発疹)が，しばしば先行することがある(ただし常にではない)。その後，小さいピンク色または茶色い楕円形の微小な発疹がびまん性に出現し広がる。発疹は時に中央がぬけてみえることがある。発疹は皮膚のしわの線上に沿って出現する傾向があり，背中の分布が「クリスマスツリー様」と表現される。

■ 訳者注釈

※11 ①広範な水疱形成，皮膚の圧痛を伴う融合性紅斑，②標的状病変を伴わない，③24 ～ 48 時間以内に全身化する，④表皮全層の壊死があり真皮への浸潤はみられない，という特徴がある

※12 新旧混在する発疹が水痘に特徴的

※13 小児でもっとも多いのは連鎖球菌感染

※14 黒く焼け焦げたような痂皮

参考文献

- Bell LM, Newland JG: Fever and rash. In Bergelson JM, Shah SS, Zaoutis TE, editors: Pediatric infectious diseases: Requisites, ed 1 , Philadelphia, 2008 , Mosby-Elsevier, pp 251 .
- Thompson ED, Herzog KD: Fever and rash. In Zaoutis LB, Chiang VW, editors: Comprehensive pediatric hospital medicine, ed 1 , Philadelphia, 2007 , Elsevier, pp 329 .

# column

## 見えるからかえって誤りやすい

Chapter 59では発熱か発疹のどちらか単独ではなく，2つの徴候が揃った場合が解説されている。そこにはなにか重要な意味(鍵)があるはずである。とにかく「不明」な発熱よりも，発疹があることが「取っ掛かり」となるので鑑別疾患をあげやすくなる。複数のスタッフで視ることができ，写真を撮って専門家にコンサルトもできるため，診断に近づくことができる。発熱に発疹があってラッキーと思うべきである(思いたい)。しかし発疹があるがゆえの難しさもあるのがリアルな臨床である。

発疹は視覚に強く訴える所見である。しかしながら，わかりやすく印象的であるからこそ認知バイアスに陥りやすいことに注意するべきである。これは経験を積んだ医師ほど陥りやすく，経験則に基づく診断戦略である「ヒューリスティック heuristic」がむしろ認知バイアスという罠に嵌る。ヒューリスティックによるバイアスには，代表性ヒューリスティック(パターン認識で間違う)と有用性ヒューリスティック(印象的すぎて間違う)の2種類があるが，発疹はどちらにも寄与する。また見た目が派手なほど「ショートカット」や「早期閉鎖」したくなるのも人情である。バイアスに陥りやすいということを自覚しながら，毎回愚直に病歴聴取をていねいに行い，体のすみずみまで診察をし，診断仮説を立てる。検査によってその後の方針が変わることが予想されるのであれば，必要に応じて検査前確率を推定し，その疾患を確定/除外するために合理的な検査を選択し，診断を進めることが必要である。見た目勝負の疾患だからこそ，見た目に騙されないように診断の基本の型を貫くことが重要なのである。

発熱と発疹の両方が主訴の症例プレゼンテーションにおいて，川崎病という診断名が出たら，毎回眉に唾を100回くらいつけながら真面目に聴くことを心掛けている(ほかの疾患でも真面目に聴いている。もちろん！)。川崎病は，「そこそこコモン」で「そこそこ緊急重症」で，そして「治療可能」である。川崎病の診断は難しい。麻疹，Stevens-Johnson症候群など致死的疾患の可能性や，治療可能な細菌感染症であるエルシニア感染症，全身性エリテマトーデスや全身型若年性特発性関節炎などの免疫介在性疾患も鑑別にあがる。また菌血症に伴う発疹では黄色ブドウ球菌，髄膜炎菌，緑膿菌など名だたる微生物による全身感染症の可能性も検討しないといけない。がしかし，川崎病という診断名にアンカリング(係留)することが心地よいのか，「ガンマ！ ガンマ!!」でしゃんしゃんと議論が終わる。危ない。川崎病は除外診断である，と思っているくらいがちょうどいい。

最後に，小児感染症医にとって発熱と発疹で一番気になる感染症は，髄膜炎菌感染症である。これは死亡率も高く，世界中で恐れられている重症細菌感染症である。海外の流行地域の集中治療室では「発熱＋おむつ内に皮疹」というキーワードでECMOを準備する病院もあるやらないやら。幸いなことにわが国ではまれな疾患であるが，わが国の小児領域からも確実に報告例は増えつつある。日ごろから発熱に発疹を見たら，発疹の見立ての前に，まずすべきはバイタルサインの測定である。

(笠井正志)

# Part 9 Hematology

# 血 液

chapter 60 LYMPHADENOPATHY

# リンパ節腫脹

リンパ節腫脹とは，腋窩や頸部リンパ節で 1 cm 以上，鼠径リンパ節で 1.5 cm 以上，滑車上リンパ節で 0.5 cm 以上※1 の，1 個またはそれ以上のリンパ節が腫大していることを指す。リンパ節腫脹の原因として，(1) 反応性リンパ節腫脹：抗原刺激に応答したリンパ節の過形成で，リンパ節の正常な機能としてもっともよくみられるもの，(2) リンパ節炎：細菌やその産生物質への炎症性応答で，発赤・熱感・圧痛を伴う，(3)リンパ節を初発とするか，または転移による悪性腫瘍，(4) まれに脂質蓄積症※2 があげられる。

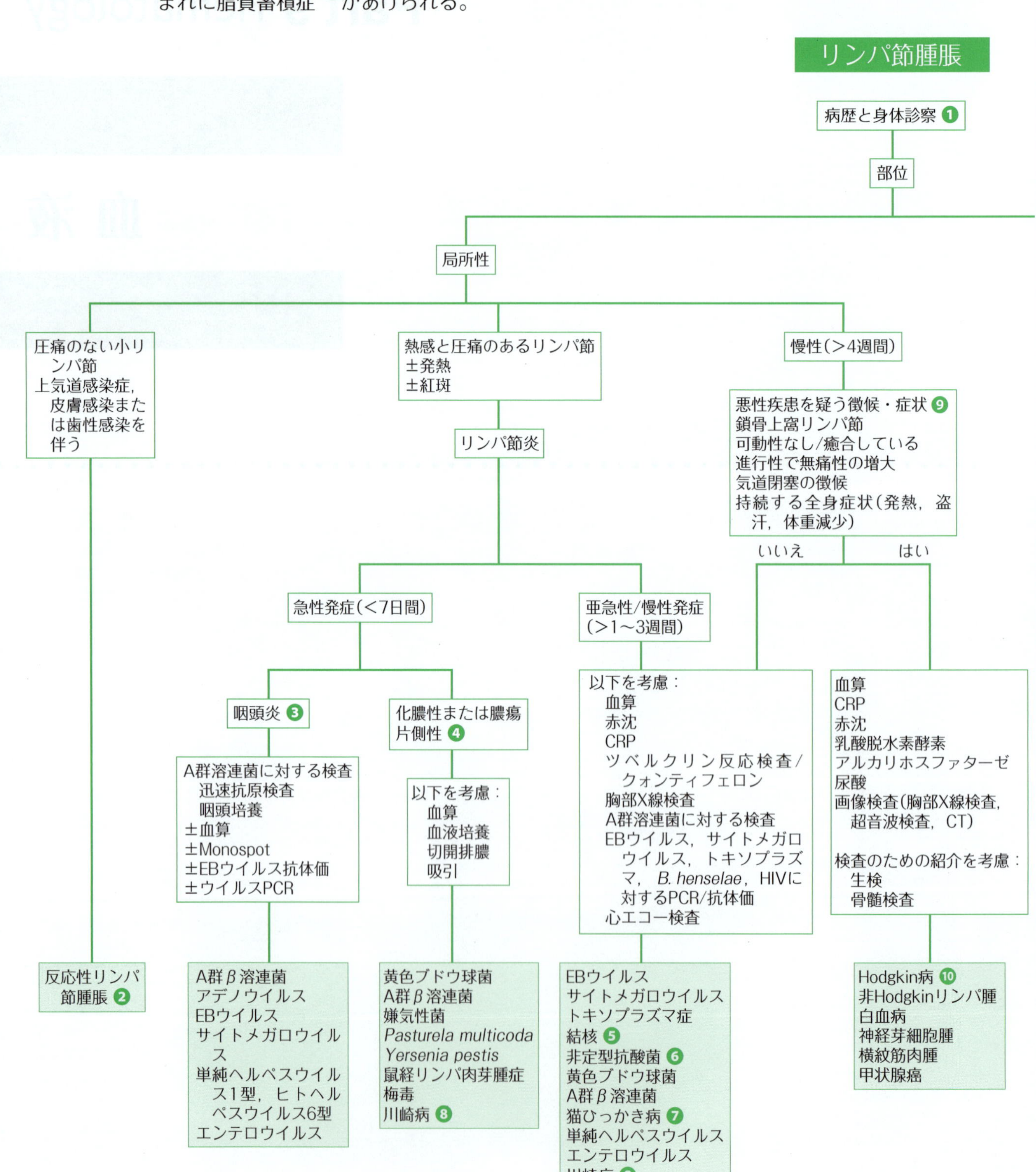

（訳者注釈）
※1 上腕骨滑車（内側上顆）の上にあるリンパ節。これを触知する場合は大きさにかかわらず有意な所見（結核，梅毒，サルコードーシスなど）と考えてよい
※2 Gaucher 病，Tay-Sachs 病，Niemann-pick 病，Fabry 病など

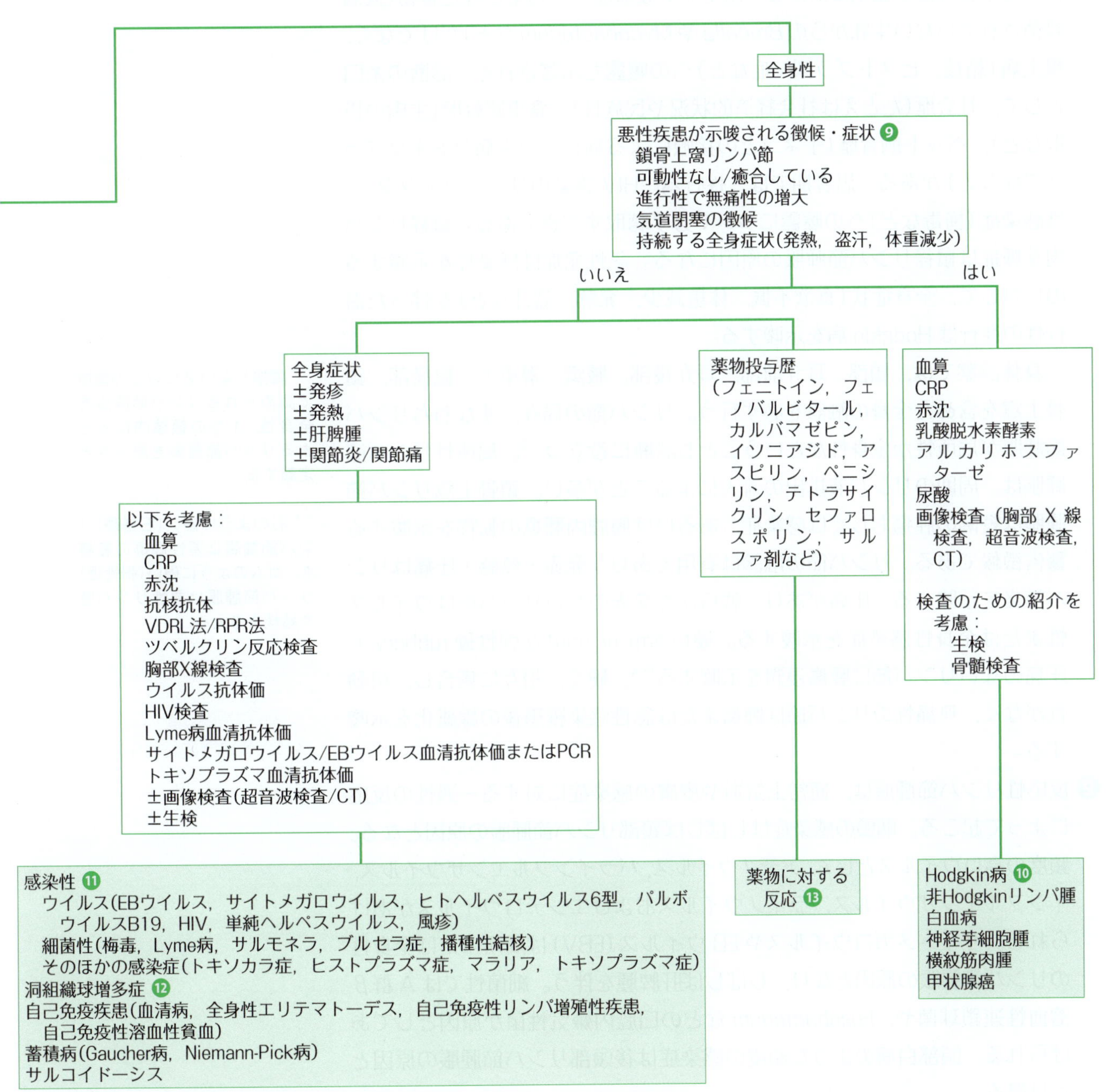


VDRL＝米国性感染症研究所 Venereal Disease Research Laboratory
RPR＝迅速血漿レアギン rapid plasma reagin

Nelson Textbook of Pediatrics, 19e. Chapters 159, 160, 195, 201, 207, 210, 244, 246, 268, 282, 490, 501, 658
ネルソン小児科学 原著 第19版．159章，160章，195章，201章，207章，210章，244章，246章，268章，282章，490章，501章，658章
Nelsons Essentials, 6e. Chapter 99

**■ 訳者注釈**

❶ 良質な病歴聴取が不可欠である。児の年齢から病因が推測できることがある。新生児のリンパ節腫脹は子宮内感染症〔サイトメガロウイルス（CMV），梅毒，トキソプラズマ，ヒト免疫不全ウイルス（HIV）〕の可能性がある。幼児のリンパ節腫脹は，局所の感染症がリンパ節に及んだものか，全身性ウイルス感染症によるものが多い。悪性腫瘍は年長児のリンパ節腫脹の原因として多くみられる。免疫不全症では児が日和見感染症や悪性腫瘍に罹患しやすくなることがある。ある種の薬物（プロカインアミド，サルファ剤，フェニトイン，テトラサイクリンなど）がリンパ節腫脹の原因になることがある。家族歴や接触歴で，HIV，梅毒，結核，A 群β溶血性連鎖球菌感染症，伝染性単核球症が鑑別にあがる。出生歴や渡航歴で，汚染された食物（低温殺菌されていない牛乳からの *Brucella* や *Mycobacterium* など）だけでなく，風土病（結核，ヒストプラズマ症など）への曝露も示唆される。診断の糸口として，社会歴（たとえば社会経済的状況や民族性），食事嗜好歴（生肉の摂取など），ペット飼育歴（子ネコとの接触による猫ひっかき病やトキソプラズマ症など）がある。思春期では，性行為，HIV 感染のリスクファクター，性感染症（梅毒など）への曝露について必ず聴取すべきである。鼠経リンパ肉芽腫症は鼠径リンパ節腫脹の原因になる。急性発症は感染症を示唆するのに対して，全身症状（食欲不振，体重減少，発熱，盗汗など）を伴った潜行性の進行は Hodgkin 病を示唆する。

身体診察では，頸部，耳介前部，耳介後部，腋窩，滑車上，鼠径部，鎖骨上窩を含めた全身の触診を必ず行う。リンパ節の局在，すなわちリンパ節腫脹が局所性か全身性かということも診断に役立つ※3。局所性リンパ節腫脹は，周囲のリンパ液排出の流入によることが多い。鎖骨上窩リンパ節腫脹は縦隔の腫瘍もしくは感染症，あるいは腹腔内腫瘍の転移を示唆する警告徴候である。リンパ節の触診は有用であり，発赤・熱感・圧痛はリンパ節炎を示唆する。圧痛があり，軟らかく発赤のないリンパ節はウイルス性または全身性感染症を示唆する。硬い firm or hard か弾性硬 rubbery で圧痛のないリンパ節は腫瘍浸潤を示唆する※4。硬く，相互に癒合し，可動性がなく，無痛性のリンパ節は腫瘍または急性感染罹患後の線維化を示唆する。

※3 隣接しない２つ以上の領域で認められるリンパ節腫脹を全身性，１つの領域内にとどまるリンパ節腫脹を局所性と定義する

※4 石のように硬い（石様硬）リンパ節腫脹は悪性腫瘍の転移を，ゴムのように硬い（弾性硬）リンパ節腫脹は悪性リンパ腫や結核を考える

❷ 反応性リンパ節腫脹は，通常上気道や皮膚の感染症に対する一過性の反応によって起こる。咽頭の感染症はしばしば頸部リンパ節腫脹の原因となる。頻度の高いウイルスとして，アデノウイルス，パラインフルエンザウイルス，インフルエンザウイルス，ライノウイルスおよびエンテロウイルスがあげられる。サイトメガロウイルスや EB ウイルス（EBV）は局所または全身性のリンパ節腫脹の原因となり，しばしば肝脾腫を伴う。細菌性では A 群β溶血性連鎖球菌や，*Fusobacterium* などの口腔内嫌気性菌が原因としてあげられる。頭部白癬のような頭皮の感染症は後頭部リンパ節腫脹の原因となり得る。

❸ 咽頭炎に頸部リンパ節炎が随伴する場合は，咽頭培養または溶連菌迅速抗原試験が A 群β溶血性連鎖球菌感染症の診断に有用である。ウイルス性では EBV，単純ヘルペスウイルスおよびエンテロウイルスが原因となる。

❹ 急性発症の片側性リンパ節炎では細菌性感染が原因のことが多く，膿瘍を形成する可能性がある。皮膚・軟部組織の細菌感染症(膿瘍，蜂窩織炎，丹毒，筋膜炎など)では，A群β溶血性連鎖球菌や黄色ブドウ球菌が一次的な原因となる。

❺ 亜急性または慢性のリンパ節炎は抗酸菌感染の可能性がある。結核は小児での発症が増加しており，一次感染巣が肺のため肺門リンパ節腫脹と関連していることが多い。ツベルクリン反応検査[※5]で陽性を示し，胸部X線検査で確定診断されることがある。リスクファクターのない4歳以上の小児[※6]では硬結が15 mm以上で陽性と判定する。結核患者との接触歴がある場合，臨床的に結核感染が疑われる場合，免疫抑制治療[※7]を受けている場合，HIVなどの免疫抑制状態の場合には，5 mm以上の硬結で陽性と判定する。播種性結核[※8]のリスク[※9]のある場合や，結核への環境曝露の可能性がある場合には10 mm以上の硬結を陽性とする。インターフェロンγ遊離試験(IGRA)[※10]は5歳以上で使用できる。

❻ 頸部リンパ節炎は主に*Mycobacterium avium-intracellulare*, *M. kansasii*, *M. scrofulaceum*, *M. marinum*などの非定型抗酸菌感染症により起こる。外科的切除または針生検によるリンパ節の抗酸染色および培養が確定診断に用いられる。ツベルクリン反応検査の硬結が5～9 mmで判定保留となる場合は非定型抗酸菌感染症を示唆する。牛乳の加熱殺菌が普及した現代では，かつて頸部リンパ節炎の原因として多かった*M. bovis*感染症はまれとなった。

❼ 猫ひっかき病はグラム陰性桿菌の*Bartonella henselae*が原因菌であり，ネコにひっかかれる，または咬まれることにより発症する[※11]。受傷部位の丘疹が拡大し，7～14日後に所属リンパ節(腋窩が多い)にリンパ節炎が起こる。そのほかの症状には微熱と倦怠感などがある。リンパ節腫脹は数週間で自然消退する。10％程度に膿瘍の排膿を認めるが，膿培養は陰性である。間接蛍光抗体法 indirect fluorescent antibody (IFA)や酵素結合免疫吸着法 enzyme-linked immunosorbent assay (ELISA)，IgM抗体による血清学的診断またはPCRが診断に有用である。必要であれば生検を行い，肉芽腫や中心性壊死，Walthin-Starry銀染色で菌体を証明することで診断を確定する。

❽ 川崎病は5日間以上続く高熱と，頸部リンパ節腫脹，口腔粘膜の発赤[※12]，眼脂を伴わない眼球結膜充血，発疹[※13]，四肢末端の変化(明らかな原因のない浮腫[※14]や落屑[※15])の5つのうちの4つを伴うことで臨床的に診断される。リンパ節は典型的には1つで大きいものを触れるが[※16]，認めないこともある。

■ 訳者注釈

[※5] 児のBCG接種歴が結果の解釈に大きく影響する。日本での判断基準はページ下の表を参照

[※6] 米国ではBCG接種は実施されていない

[※7] ステロイド，免疫抑制薬(TNFα阻害薬など)

[※8] 粟粒結核ともよばれ，血行性に散布した2つ以上の臓器に病変が生じた結核のことをいう

[※9] 悪性腫瘍，HIV感染，膠原病，糖尿病，腎不全，免疫抑制治療など

[※10] 既往のBCG接種の影響を受けずに結核感染の有無を検査できる。日本では，乳幼児においてもツベルクリン反応検査とQFT-plusもしくはT-SPOTを併用した検査が推奨されている

[※11] ネコ以外にイヌ咬傷やネズミ咬傷なども原因になる

[※12] イチゴ舌，口唇発赤・亀裂が特徴的

[※13] 不定形紅斑を呈し，BCG痕の強い発赤が特徴的

[※14] 硬性浮腫を呈し，手掌・足底の発赤を伴う

[※15] 回復期の指趾に膜様落屑がみられる

[※16] 触診では1つの大きなリンパ節だが，頸部超音波検査で複数のリンパ節がブドウの房状に集簇して一塊になっている像を確認することができる

ツベルクリン反応検査の判断基準

| | | 接触歴 | |
|---|---|---|---|
| | | なし | あり |
| BCG接種歴 | なし | 硬結15 mm以上または発赤30 mm以上 | 硬結5 mm以上または発赤10 mm以上 |
| | あり | 硬結20 mm以上または発赤40 mm以上 | 硬結15 mm以上または発赤30 mm以上 |

(日本結核病学会予防委員会，2006)

❾ 悪性新生物の警告徴候を認めた場合には，必要な評価を行うべきである。貧血や血小板減少，白血球減少症，白血球増多症，芽球の出現を血算で確認する。腫瘍量が多い場合や骨浸潤があれば，乳酸脱水素酵素，アルカリホスファターゼ，尿酸の上昇を認める。胸部X線検査では縦隔リンパ節腫大を認めることがあり，リンパ腫を疑う所見である。CT検査を考慮してもよいかもしれない。症状の進行について慎重な経過観察が行われるべきである。悪性腫瘍が疑われれば，生検や骨髄検査のためにしかるべき専門医に紹介すべきである。

❿ Hodgkin病は年長児や思春期において，圧痛のない頸部または鎖骨上窩リンパ節腫脹で発症することが多い。30％が全身症状（倦怠感，体重減少，発熱，盗汗など）を伴う。皮膚掻痒[※17]や溶血性貧血，飲酒後の胸痛[※18]が診断の糸口となる。確定診断はリンパ節生検あるいは骨髄穿刺である。非Hodgkinリンパ腫では鎖骨上窩，頸部，腋窩リンパ節腫脹がよくみられる。米国では，小児のB細胞性リンパ腫は腹腔内原発が多く，鼠径および腸骨リンパ節腫脹を伴う。急性リンパ性白血病の約半数は診断時にリンパ節腫脹を伴う。全身症状（発熱，倦怠感，体重減少，顔面蒼白，骨痛，点状紫斑，肝脾腫）が随伴することがある。血算では貧血，血小板減少，白血球増多または減少，末梢血の芽球出現を認める。急性骨髄性白血病は小児では少ないが，同様の症状で発症する。神経芽細胞腫，横紋筋肉腫，甲状腺癌といったいくつかの悪性腫瘍は局所性または全身性のリンパ節腫脹を認めることがある。

⓫ 全身性リンパ節腫脹は感染によって起こることがある。HIV感染症の児では全身症状や体重増加不良，日和見感染症を認める。EBVやCMVを含む多くのウイルスが全身性リンパ節腫脹の原因となる。スピロヘータの一種である*Treponema pallidum*による梅毒は局所性，全身性リンパ節腫脹のどちらの原因にもなる。第1期梅毒では局所性の鼠径リンパ節腫脹を認めることが多く，第2期梅毒では全身性リンパ節腫脹を認めることが多い。滑車上リンパ節腫脹も梅毒を示唆する所見である。診断は迅速血漿レアギン試験 rapid plasma reagin（RPR），性感染症研究所テスト Veneral Disease Research Laboratory（VDRL），梅毒トレポネーマ蛍光抗体吸収試験 fluorescent treponemal antibody-absorption（FTA-ABS）による血清診断である（ch. 41 参照）[※19]。*Toxoplasma gondii*はネコの寄生虫であるが，ネコの排泄物に接触したり，生肉を食べたりすることでヒトにも感染する。胎児にも感染するが，新生児ではリンパ節腫脹はまれで，年長児や思春期によくみられる。播種性結核でも全身性リンパ節腫脹や肺浸潤影，全身症状がみられることがある。HIVに感染した小児では非定型抗酸菌症が全身性リンパ節腫脹の原因となり得る。

⓬ 洞組織球増多症[※20]は巨大な頸部リンパ節腫脹，発熱，赤沈の亢進，白血球増多症，高ガンマグロブリン血症が随伴するまれな疾患である。確定診断には生検が行われ，リンパ節腫脹は自然消退する傾向がある。Rosai-Dorfman病[※21]は塊状リンパ節腫脹を伴う洞組織球増多症である。

■ 訳者注釈

※17 皮膚掻痒を呈する全身疾患として，胆汁うっ滞・慢性腎疾患・真性多血症・甲状腺機能亢進症とともにHodgkin病を鑑別にあげる

※18 飲酒後に病変部位（リンパ節）に違和感や疼痛が出現するとされているが，頻度は低い

※19 梅毒検査には，梅毒トレポネーマ〔TP〕を抗原とした検査〔TP法〕と類脂質抗原を用いたSTS〔serologic test for syphilis〕法の2種類がある。前者にFTA-ABS法，後者にVDRL法・RPR法がある

※20 非腫瘍性組織球増殖性疾患で，リンパ洞内に組織球が高度に増殖する

※21 リンパ節外の組織球堆積（骨，皮膚軟部組織，中枢神経など）を認めることがある

■ 訳者注釈

⑬ 薬物への反応がときにリンパ節腫脹の原因となる。セファロスポリンなどによる薬物性血清病や薬物そのものによって起こる。

参考文献

・Sahai S: Lymphadenopathy, Pediatr Rev 34 (5):216-27, 2013.

# chapter 61 ANEMIA

# 貧血

貧血とは，ヘモグロビン(Hb)濃度が平均の－2 SD 以下に低下した状態と定義される。Hb とヘマトクリット(Ht)の基準値は年齢と性別により変化するため，貧血の診断には年齢と性別に合わせた基準値を用いることが重要である。人種も基準値に影響し，アフリカ系アメリカ人の小児では Hb の基準値が白人およびアジア系の小児と比較すると 0.5 g/dL 程度低い。思春期の女子では同年齢の男子と比較すると Hb 値が低い。正期産児の Hb の基準値は 15 ～ 21 g/dL であり，生後 2 か月前後に 9.5 ～ 10 g/dL の生理学的最低値となる。早産児ではこの Hb 低下傾向がより顕著である。

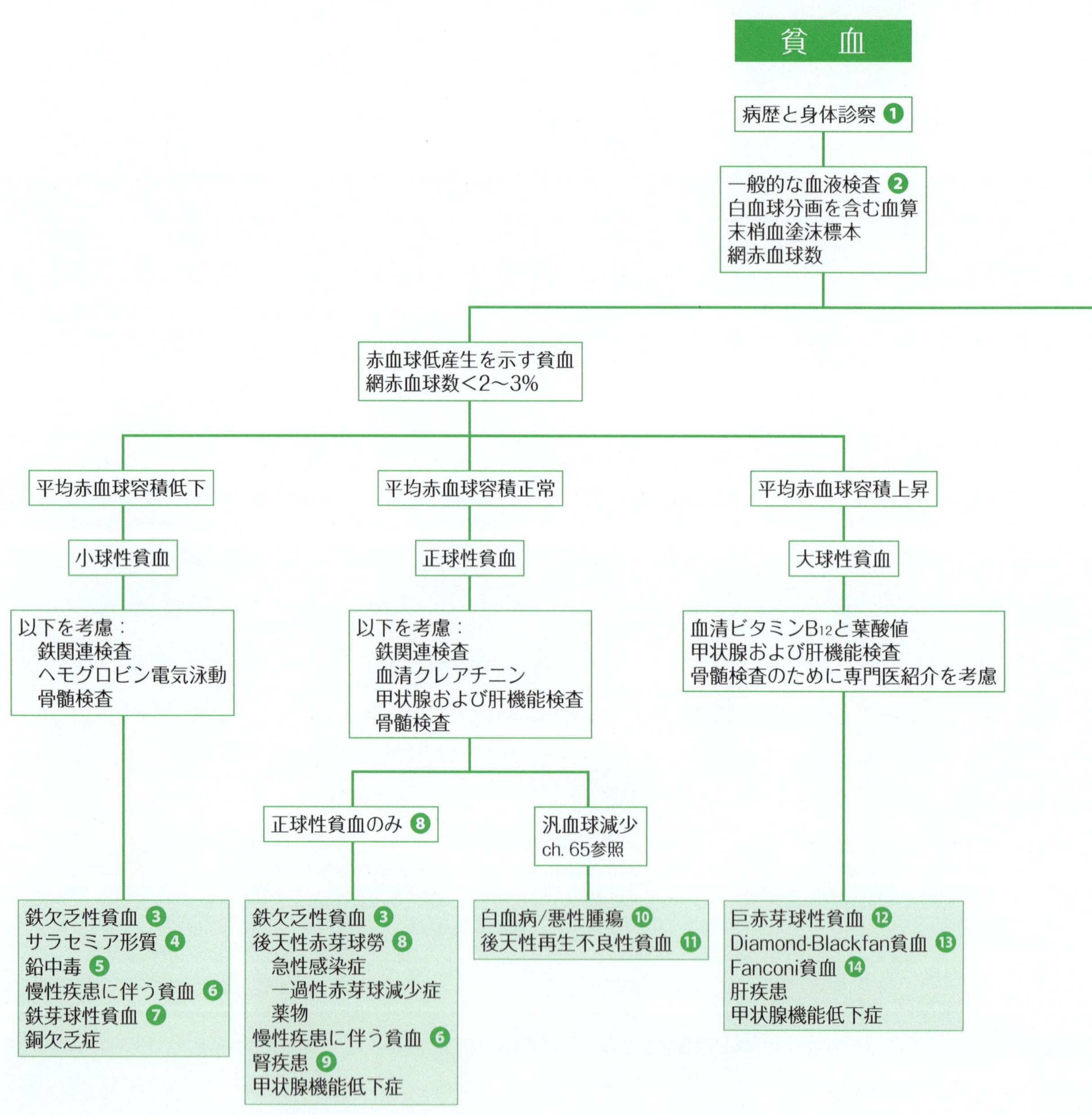

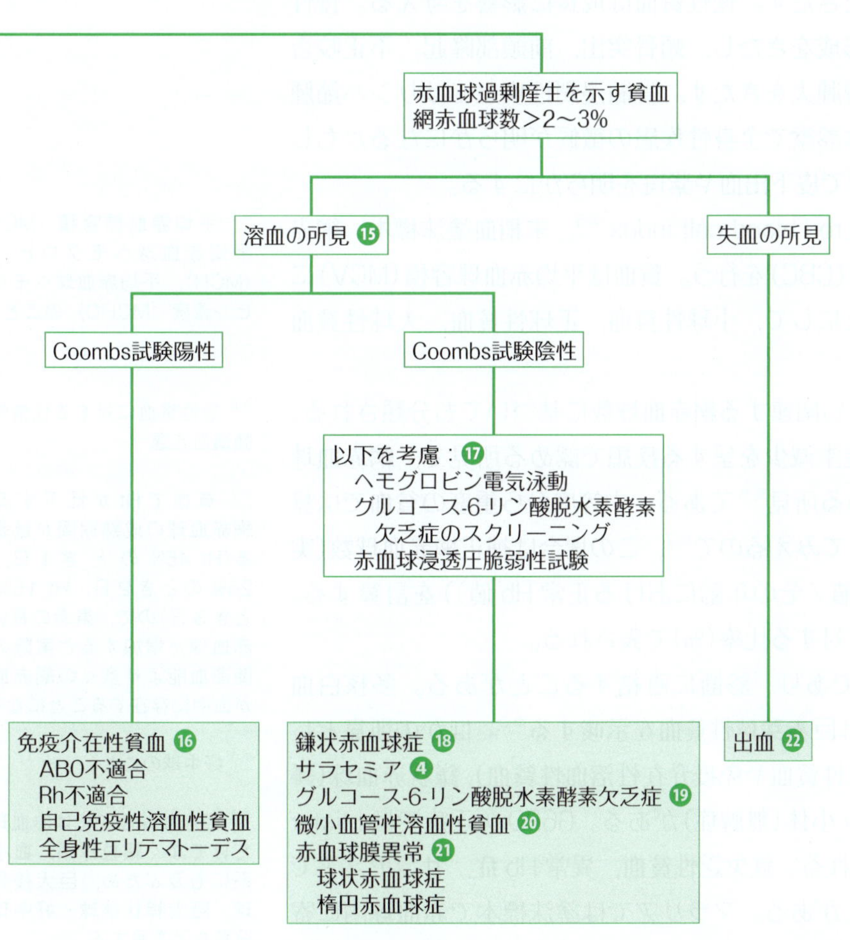


Nelson Textbook of Pediatrics, 19e. Chapters 441-459
ネルソン小児科学 原著 第19版．441～459章
Nelsons Essentials, 6e. Chapter 150

❶ 病歴では，食事からの鉄摂取についての情報を聴取する。乳児において，24 オンス※1 / 日以上の過剰な牛乳摂取および鉄含有量の少ない人工乳の摂取は貧血のリスクである。牛乳アレルギーも潜在的な消化管出血の原因となり得る。ヤギ乳摂取は葉酸欠乏と関連し，マクロビオティックな食事※2ではビタミン $B_{12}$ 欠乏をひき起こす。月経の出血量の増加や妊娠，および早産児においては鉄の必要量は増加する。炎症性腸疾患やセリアック病などに伴う吸収不良症候群により，鉄の吸収障害が起こる。異食症では鉛中毒をひき起こすことも考えられる※3。新生児期の高ビリルビン血症の病歴は，とくに貧血，脾臓摘出，胆嚢摘出の家族歴がある場合，先天性溶血性貧血を示唆することがある。アフリカ系人種では鎌状赤血球症がよくみられる。グルコース-6-リン酸脱水素酵素（G6PD）欠乏症では薬物※4が溶血発作の誘因になることがある。感染症や慢性疾患は貧血を伴うことがある。渡航歴の聴取がマラリアなどの感染症を明らかにすることもある。

一般的に，貧血は（急性でなければ）Hb 値が 7 ～ 8 g/dL 以下になるまで無症状である。臨床症状として顔面蒼白，倦怠感，易刺激性，耐運動能の低下がある。収縮期雑音を聴取することがある。重度の貧血では多呼吸，頻脈，最終的には心不全をきたす。慢性貧血は成長に影響を与える。慢性的な溶血性貧血は骨髄過形成をきたし，頬骨突出，前頭部隆起，不正咬合の原因になるとともに，脾腫大をきたす。骨髄浸潤性疾患ではリンパ節腫脹や肝脾腫をきたす。身体診察で全身性疾患の徴候が明らかになるかもしれない。皮膚の詳細な診察で皮下出血や紫斑を明らかにする。

❷ 血液検査では，赤血球指数 red blood cell index※5，末梢血塗沫標本，網赤血球数を含めた全血球計算（CBC）を行う。貧血は平均赤血球容積（MCV）による赤血球の大きさをもとにして，小球性貧血，正球性貧血，大球性貧血に分類される。

また，貧血は原因疾患とも関連する網赤血球数に基づいても分類される。網赤血球数減少は赤血球産生減少を呈する疾患で認める所見で，網赤血球数増加は溶血や失血で認める所見※6である。中等度から重度の貧血では見かけ上網赤血球数が増加してみえるので※7，この場合は補正網赤血球数（実測網赤血球数×〔実測 Hb 値 / その年齢における正常 Hb 値〕）を計算する。網赤血球数は全赤血球数に対する比率（%）で表される。

末梢血塗沫標本も重要であり，診断に直結することがある。多核白血球※8の過分葉や大赤血球は巨赤芽球性貧血を示唆する※9。ほかの所見として，球状赤血球（球状赤血球性貧血や免疫介在性溶血性貧血），鎌状赤血球（鎌状赤血球症），Howell-Jolly 小体（無脾症）がある。G6PD 欠乏症では blister cell/bite cell※10が認められる。鉄欠乏性貧血，異常 Hb 症，サラセミアでは標的赤血球を認めることがある。マラリアでは塗沫標本で赤血球内に寄生した原虫がみられることがある。鉄芽球性貧血や再生不良性貧血，悪性疾患の確定診断には必要に応じて骨髄検査を行う。

❸ 米国小児科学会では貧血のスクリーニングのために 1 歳児の Hb 濃度測定を推奨している。加えて，リスクファクター（早産児や低出生体重児，生後 4 か月を超えて母乳栄養のみの児，牛乳への早期離乳など）がある場合に

■ 訳者注釈

※1 約 700 mL

※2 玄米を中心とした穀物，野菜，豆類，海藻による食事のことを指し，動物性蛋白質を摂取しない

※3 異食症者が摂取するものは氷などとくに有害ではないと考えられるものから，ペンキのかけらや金属片など潜在的中毒物質までさまざまである

※4 抗マラリア薬，サルファ剤，解熱鎮痛薬など

※5 平均赤血球容積（MCV），平均赤血球ヘモグロビン量（MCH），平均赤血球ヘモグロビン濃度（MCHC）のこと

※6 急性貧血に対する代償性骨髄造血亢進

※7 貧血で Ht が低下すると網赤血球の成熟期間が延長する（Ht 45% のとき 1 日，Ht 25% のとき 2 日，Ht 15% のとき 3 日）ので，寿命の長い網赤血球が増加すると実際の骨髄造血能より多くの網赤血球が血中に存在することになる

※8 好中球のこと

※9 巨赤芽球性変化は赤血球系だけでなく顆粒球系，血小板系にも及ぶため，巨大後骨髄球・巨大桿状核球・好中球過分葉などを呈する

※10 不安定 Hb 症で認められる Heinz 小体が，脾臓で取り除かれることによってできる変形赤血球

は，あらゆる月齢で個別のスクリーニング検査を行うことも推奨している。

鉄欠乏は小児でもっとも多い貧血の原因である。病歴と CBC〔Hb の低下，赤血球容積粒度分布幅 red cell distribution width（RDW）[※11] の増加，MCV の低下〕で鉄欠乏性貧血が疑われれば，診断的治療としての鉄剤投与（3～6 mg/kg/ 日の経口鉄剤）を考慮する。鉄欠乏性貧血の早期では正球性貧血のことがある。鉄剤投与後 2～4 週間のうちに Hb 1 g/dL の増加があれば診断が裏づけられる。鉄欠乏のリスクが低く明確な原因のない小児において，トランスフェリン飽和度低下〔血清鉄低下，総鉄結合能（TIBC）高値〕やフェリチン低値は，鉄欠乏性貧血を示す検査結果である。

❹ サラセミアはグロビン産生に関する遺伝疾患である[※12]。βサラセミア形質 β-thalassemia trait[※13] は地中海諸国やアフリカ系人種の児にもっともよくみられる。RDW は正常で，ヘモグロビン A2 が増加する。βサラセミアメジャー（Cooley 貧血）の小児は乳児期から重度の貧血をきたし，網赤血球増加，骨髄過形成徴候を認める。βサラセミア形質の児は無症状である。αサラセミアは，無症候性キャリア，軽度の小球性貧血を呈するαサラセミア形質 α-thalassemia trait，中等度の溶血性貧血と小球性貧血・網赤血球増加・脾腫大を呈する HbH 病[※14]，生存できない[※15] αサラセミアメジャーとして発症する。HbH 病とαサラセミアメジャーはアジア系人種で発症することが多い。αサラセミアは DNA シークエンシングがほとんど行われていないため，一般的に診断は除外診断である。

❺ 鉄欠乏状態では腸管からの鉛吸収が亢進するため，小球性貧血は鉛中毒を伴うことがある。

❻ 慢性疾患による貧血は小球性または正球性で，赤沈の亢進や血清鉄の低下，TIBC の低下を伴う。フェリチンは炎症のため増加していることがある。フェリチンは急性期反応物質で，同時感染や炎症の影響を受けるため，CRP 測定を推奨する専門家もいる。慢性疾患に伴う貧血 anemia of chronic disease（ACD）は「炎症に伴う貧血 anemia of inflammation」として知られている。全身感染症（HIV や骨髄炎など），自己免疫疾患（全身性エリテマトーデス，炎症性腸疾患など），悪性腫瘍で認められる。

❼ 鉄芽球性貧血はヘム合成異常をきたすまれな疾患で，後天性もしくは遺伝性である。末梢血塗沫標本で正常赤血球と小球性低色素性の赤血球が混在しており，その結果 RDW は著しい高値となる。鉄過剰のため，血清鉄，フェリチン，鉄飽和度が増加する。

❽ 後天性赤芽球癆は，急性感染症が誘因となり，一過性の軽症貧血の原因となる。一過性赤芽球低形成のより重症な病態（骨髄無形成発作）が，伝染性紅斑（第五病）を起こすパルボウィルス B19 の感染の後に溶血性貧血を伴って起こることがある。小児一過性赤芽球減少症は一過性の赤血球産生停止をきたす疾患で，生後 6 か月～3 歳の小児に多くみられ，ウイルス感染症に続発することが多い。赤血球産生の一時的な抑制は網赤血球減少と中等度から重度の正球性貧血をきたす。Hb 値は一般的に 6～8 g/dL で，好中球減少を伴うこともあり，血小板数は正常もしくは増加する。クロラムフェニコールなどの薬物が赤血球産生障害の原因になることがある。

■ 訳者注釈

※11 鉄欠乏性貧血では赤血球の大小不同が認められるが，この大きさのばらつきを数値化したものが RDW

※12 Hb は 4 本のポリペプチド鎖（α鎖 2 本，β鎖 2 本）から構成され，α鎖の遺伝子異常で発症するのがαサラセミア，β鎖の遺伝子異常で発症するのがβサラセミア

※13 βサラセミアマイナーともいう

※14 αサラセミア中間型ともいう

※15 重篤な子宮内溶血性貧血・胎児水腫を呈し，通常は周産期死亡となる

❾ 慢性腎疾患はエリスロポエチン欠乏による貧血の原因となる。

❿ 白血病と転移性悪性腫瘍は骨髄浸潤による正球性貧血の原因となり，血小板減少と白血球の増加または減少を伴う。末梢血塗沫標本で芽球を認めることがある。

⓫ 後天性再生不良性貧血の原因は感染症罹患後（肝炎ウイルス，EB ウイルス，パルボウイルス B19 など）や薬物関連（クロラムフェニコール，抗てんかん薬，細胞傷害性薬物，サルファ剤など），中毒（ベンゼンなど），放射線曝露，特発性がある。貧血と好中球減少，血小板減少が特徴的ある。骨髄の低形成を認める。

⓬ 巨赤芽球性貧血（ビタミン $B_{12}$ や葉酸欠乏が原因で起こり，好中球過分葉を伴った大球性貧血が特徴）は小児ではきわめてまれである。厳格な菜食主義の母親に母乳で育てられた乳児ではビタミン $B_{12}$ 欠乏が起こることがある。ビタミン $B_{12}$ の吸収障害は，まれな内因子欠乏症（先天性悪性貧血など），回腸切除，炎症性疾患による吸収障害（セリアック病など）によって起こることがある。

葉酸欠乏は，小腸切除や小腸の炎症性疾患，特定の抗てんかん薬（フェニトイン，プリミドン，フェノバルビタールなど）による吸収低下が原因で起こる。また，葉酸含有量が少ないヤギ乳により栄養された乳児にもみられることがある。メトトレキサートやトリメトプリムなどの薬物にも葉酸拮抗作用がある。慢性溶血性貧血（鎌状赤血球症など）においては葉酸の必要量が増加する。

⓭ 先天性赤芽球癆（Diamond-Blackfan 貧血）は，乳児期に重度の大球性貧血と網赤血球減少で発症する。骨髄検査では赤芽球前駆細胞が消失しているが，骨髄のほかの系統は一般的に正常である。

⓮ Fanconi 貧血（FA）は主に常染色体劣性遺伝形式を示す。古典的な表現型として，汎血球減少，身体症状としての拇指や橈骨の奇形・成長障害・低身長および皮膚症状（色素沈着，カフェオレ斑，白斑など）がみられる。腎・心血管系・消化管奇形も起こる。FA のおおよそ 10% が認知発達遅滞を伴う。赤血球は，MCV 増加，胎児ヘモグロビンといった胎児期の特徴をもつ。最初に血小板減少が，続いて顆粒球減少，そして大球性貧血が出現する。ほとんどの症例で最終的に重度の再生不良性貧血へと進行する。

⓯ 溶血性疾患は，赤血球寿命の短縮と網赤血球増加が特徴である。黄疸，脾腫大，胆石を認め，明らかな家族歴，出生歴がある。血液検査では異常な細胞形態，RDW・間接ビリルビン・尿ウロビリノーゲン・乳酸脱水素酵素が増加し，血清ハプトグロビンの減少と Hb 尿を認める。

⓰ 抗グロブリン試験（Coombs 試験）陽性は免疫介在性貧血を示唆する。新生児貧血では同種免疫性溶血性貧血[※16]がもっとも多い。Rh 陰性母体には Rh 免疫グロブリンが投与されているため，Rh 不適合による溶血性貧血はまれである。Rh 不適合による溶血性貧血を発症した場合には重度の溶血が生じ，胎児水腫や重度の黄疸をきたす。児の直接 Coombs 試験が強陽性[※17]となる。ABO 不適合による溶血は母体の血液型が O 型で胎児が A 型か B 型のときに起きるが，一般的には重症とならない。後天性自己免疫性溶血性貧血は

■ 訳者注釈

※16 母体 IgG 抗体が経胎盤移行し起こる溶血性貧血

※17 母体は間接 Coombs 試験陽性

■ 訳者注釈

免疫異常の基礎疾患(HIV，リンパ腫など)やウイルスなどの急性感染症の後に起こり，薬物性(ペニシリン系・セファロスポリン系抗菌薬など)や特発性でも起こる。直接Coombs試験が陽性で，末梢血塗沫標本で球状赤血球がみられる。寒冷凝集素症は*Mycoplasma pneumoniae*やウイルスの感染後に起こることが多く，寒冷刺激曝露により溶血を起こす寒冷凝集素が増加する。また，発作性寒冷ヘモグロビン尿症や，まれであるが伝染性単核球症が寒冷刺激曝露による貧血の原因となる。

⑰ Coombs試験陰性の小児では，病歴や身体診察，CBCや末梢血塗沫標本の所見に基づいてほかの検査を考慮すべきである。Hb電気泳動，G6PDスクリーニング，赤血球浸透圧脆弱性試験などがあげられる。

⑱ 鎌状赤血球異常Hb症sickle cell hemoglobinopathiesは，中央アフリカでよくみられ，地中海諸国やアラビア人種ではあまりみられない。鎌状赤血球症ではヘモグロビンC症や$\beta$サラセミアを合併することがあるが，重症ではない。確定診断はHb電気泳動で行われる。

⑲ G6PD欠乏症は赤血球酵素異常症である。X連鎖性遺伝疾患でアフリカ，地中海諸国でもっともよくみられる。bite cellやHeinz小体とよばれる封入体を含んだ赤血球が特徴的である。感染，薬物(サルファ剤，抗マラリア薬，ニトロフラントイン，ナリジクス酸，クロラムフェニコール，メチレンブルー，ビタミンK誘導体など)，中毒(防虫剤，ビタミンC過剰摂取，ベンゼンなど)や食物(ソラマメなど)などにより，赤血球が酸化障害を受けやすくなる。

⑳ 微小血管障害性溶血性貧血は，赤血球の機械的傷害によって起こる破砕性溶血である。血小板減少症を伴うこともあり，播種性血管内凝固(DIC)，溶血性尿毒症症候群(HUS)，Kasabach-Merritt症候群(巨大血管腫でみられる消費性凝固障害)や血栓性血小板減少性紫斑病(TTP)でみられる。塗沫標本では破砕赤血球(ヘルメット状赤血球，分裂赤血球，球状赤血球，いが状赤血球など)を認める。

㉑ 遺伝性球状赤血球症と遺伝性楕円赤血球症は赤血球膜の異常による疾患である。貧血や黄疸，脾腫などの症状が現れる。確定診断は赤血球浸透圧脆弱性試験によりなされる。

㉒ 急性および亜急性の著しい出血は貧血をひき起こす。赤血球の形態やサイズは正常である。網赤血球が増加するまでには3～5日を要する。倦怠感，立ちくらみ，頻脈，呼吸困難，心不全症状をきたすような大量失血であれば，輸血が必要である。

参考文献


・Baker RD, Greer FR：Diagnosis and prevention of iron deficiency and iron-deficiency anemia in infants and young children(0-3 years of age), Pediatrics 126(5)：1040−1050, 2010.
・Janus J, Moerschel SK：Evaluation of anemia in children, Am Fam Physician 81(12)：1462−1471, 2010.

# chapter 62 BLEEDING

# 出血

出血性疾患は正常止血機能が障害されることによって起こる。止血機序を構成する要素には，血小板，抗凝固因子，凝固促進因子，血管壁の構成成分がある。止血機構の第一段階は「血小板栓」の形成で，続いて凝固経路が活性化され，フィブリン塊を形成する。

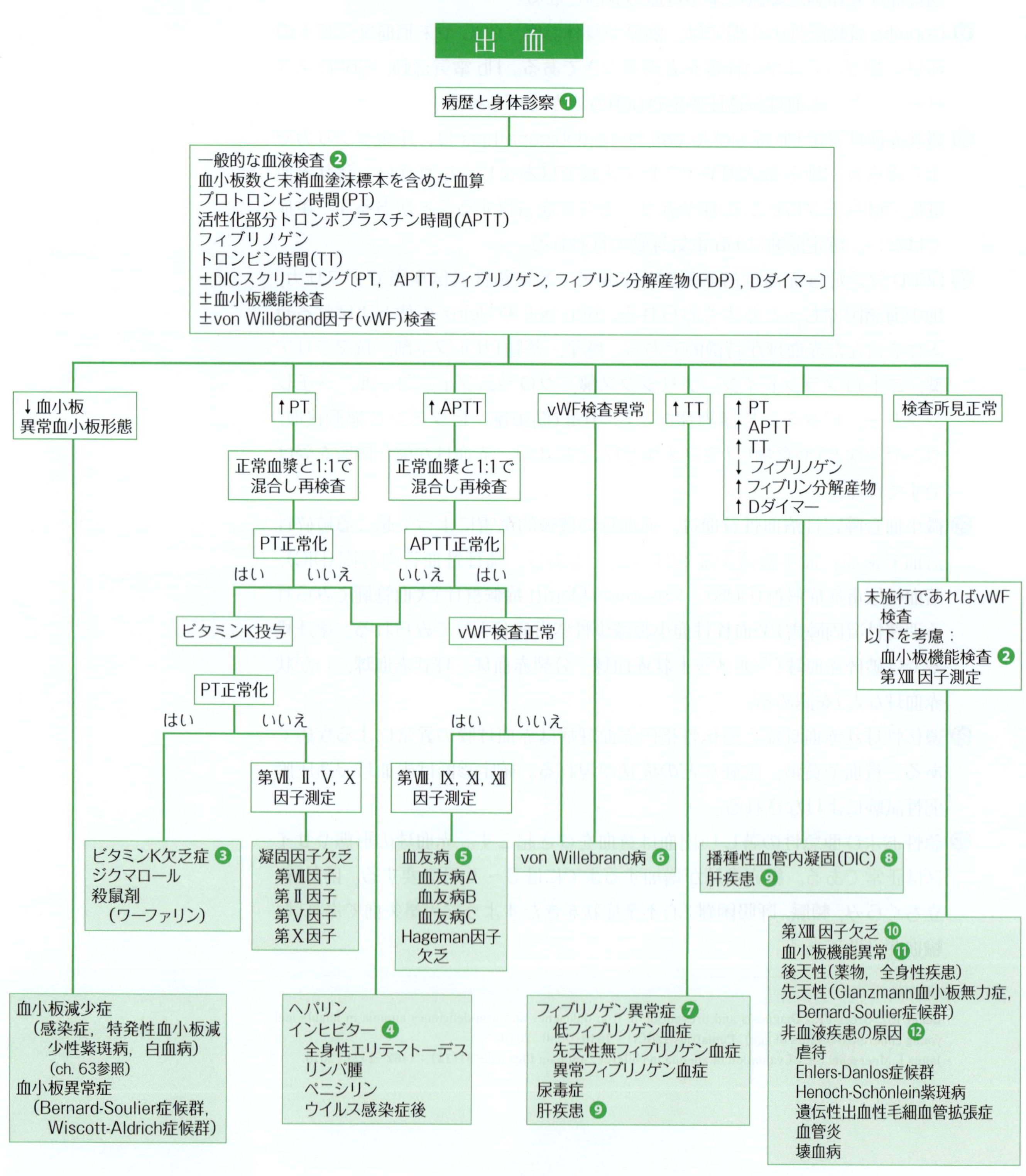


Nelson Textbook of Pediatrics, 19e. Chapters 469～471, 474～478
ネルソン小児科学 原著 第19版．469～471章，474～478章
Nelsons Essentials, 6e. Chapter 151

❶ 病歴では，年齢，出血症状発症時の程度，誘因，出血症状がすぐに発症したか遅れて発症したか，遷延したか徐々に増悪していったかなどを聴取する。出血の重症度の判定は必須で，鼻出血であれば鼻粘膜焼灼または鼻腔パッキング，あるいは輸血を要する手術が必要なのかを判断する。身体的虐待による皮下出血との鑑別が非常に重要である。周産期歴では，皮下出血や点状出血，割礼による出血，頭血腫，中枢神経や消化管の出血，説明できない貧血や黄疸，臍帯切断後の出血などを聴取する。ビタミンK投与歴や母体の薬物摂取歴も聴取する。思春期の女子では不整性器出血の既往が重要である。家族歴では，母体の分娩時の出血の既往を含め，詳細に聴取する。X連鎖性疾患（血友病など）では母方家系の男性の家族歴を，常染色体劣性遺伝疾患（第XIII因子欠乏など）では血縁者の家族歴を聴取する。アスピリンや非ステロイド性抗炎症薬（NSAIDs），抗凝固薬，抗菌薬，抗てんかん薬は出血症状と関連することがある。出血部位が原因疾患を示唆することがある。急性皮膚粘膜出血では，特発性血小板減少性紫斑病 idiopathic thrombocytopenia purpura（ITP）[※1]が示唆され，全身性の出血は播種性血管内凝固（DIC），ビタミンK欠乏症，肝疾患，尿毒症と関連している。粘膜出血，点状出血，皮下出血は，血小板や血管壁の異常，もしくはvon Willebrand病を示唆している。軟部組織や筋肉・関節への出血，手術での大量出血では凝固因子欠乏（血友病など）を疑う。身体診察におけるさまざまな所見が原因疾患の確定に有用である。心雑音は心内膜炎が示唆され，関節症は血友病が示唆される。関節弛緩はEhlers-Danlos症候群で，拇指や橈骨の異常はFanconi貧血や橈骨欠損を伴う血小板減少症 thrombocytopenia-absent radius syndrome（TAR syndrome）で認めることがある。肝脾腫は肝疾患を，リンパ節腫脹は悪性腫瘍を示唆する。血腫や点状出血，斑状出血，毛細血管拡張 telangiectasia，紫斑，創傷治癒遅延，たるんだ皮膚，静脈瘤などの皮膚所見を見逃さない[※2]。

❷ 出血性疾患の重要な評価はいくつかの特異的な臨床検査で行う。血小板数を含んだ全血球計算（CBC）で血小板減少や貧血を評価する。末梢血塗沫標本で血小板凝集による偽性血小板減少症を除外できる。血小板形態は診断に有用であり，血小板が小さい場合にはWiscott-Aldrich症候群が，巨大血小板ではBernard-Soulier症候群が示唆される。プロトロンビン時間（PT）や活性化部分トロンボプラスチン時間（APTT）は第XIII因子以外の全ての凝固因子に依存している[※3]。凝固因子欠乏やインヒビターの存在下ではPTおよびAPTTは延長する。患者血漿の一部と正常血漿を混合し，PTとAPTTが正常化すれば凝固因子欠乏であり，正常化しなければインヒビターが存在することになる。インヒビターには抗凝固薬（ヘパリンなど），凝固因子に対する自己抗体，ループスアンチコアグラントがある。フィブリノゲン機能はトロンビン時間やフィブリノゲン活性で測定する。von Willebrand病ではAPTTが延長するが，スクリーニング検査結果は正常のことがあるため，皮膚粘膜出血をきたす疾患でvon Willebrand病が疑われた場合にはvon Willebrand因子（vWF）抗原定量，vWF活性（リストセチンコファクター活性）[※4]，血漿第VIII因子活性，vWF構造（vWF多量

■ 訳者注釈

[※1] 欧米では，免疫性血小板減少性紫斑病 immune thrombocytopenic purpuraのなかの特発性病態（自己免疫疾患や薬物性など明らかな原因がないもの）に分類されている

[※2] 一般的に，直径2 mm以下を点状出血 petechiae，10～30 mmを斑状出血 ecchymosis，それ以上をびまん性出血 suggillationあるいは血腫 hematomaと表現する

[※3] すなわち，PTとAPTTが正常であっても第XIII因子欠乏症は除外できない

[※4] リストセチンで誘発されるvWFの血小板凝集能を調べる検査

体 vWF multimer）解析※5，血小板数測定を行う。もし患児が止血異常をきたす薬物を内服中であれば，その薬物を中止した後に検査・再検査を行う。出血時間により間接的に血小板数，血小板機能※6，血管壁の脆弱性を評価するが，感度が低い。血小板機能検査として PFA-100 というスクリーニング検査があるが，感度・特異度に問題がある。血小板機能異常を強く疑う場合には血小板凝集能検査※7 が必要となる。

3 ビタミンK欠乏症は，新生児，低栄養，広域スペクトラムの抗菌薬投与，胆汁うっ滞性肝疾患においてよくみられる。新生児期のビタミンK予防投与の普及によって，新生児期の出血性疾患はもはやまれである。ビタミンK欠乏では，皮膚・消化管・中枢神経など全身性出血をひき起こす。ジクマロールや殺鼠剤（スーパーワーファリン superwarfarin※8）は，ビタミンKおよびビタミンK依存性の第Ⅱ，Ⅶ，Ⅸ，Ⅹ因子に影響を与え，凝固活性を阻害する。

4 インヒビターは特定の凝固因子に直接作用するか，凝固経路に作用することで活性を弱める。特定の凝固因子に作用するインヒビターは通常第Ⅷ，Ⅸ，Ⅺ因子に作用するため，APTT は延長し，PT は正常である。ループスアンチコアグラントは直接凝固経路に作用し，PT と APTT は延長※9 するが，臨床的には出血ではなく血栓症の原因となる※10。

5 第Ⅷ因子欠乏は血友病 A，第Ⅸ因子欠乏は血友病Bまたはクリスマス病※11 とよばれる。X 連鎖性遺伝形式のため母方の男性に出血の家族歴がないかどうかを確認する。血友病Aと血友病Bでは筋肉や関節への出血や，軽い打ち身で皮下出血が起こる。第Ⅷ因子は胎盤通過性がないため新生児期から症状が出現する。第Ⅺ因子欠乏（血友病 C）は常染色体劣性遺伝形式で，血友病Aや血友病Bに比べて症状が軽微である。第Ⅻ因子（Hageman 因子）欠乏症では APTT 延長があるが，一般的に無症状である。

6 生涯にわたって続く皮膚粘膜出血症状の原因疾患でもっとも多いのが vWF 欠乏によって発症する von Willebrand 病であり，小児の約１%※12 にみられる。典型的には常染色体優性遺伝形式を示す。vWF は血小板栓形成に必要な蛋白で，第Ⅷ因子のキャリア蛋白でもある。重度の vWF 欠乏では第Ⅷ因子欠乏も認める※13。APTT と出血時間がしばしば異常を示すが，常に異常値を呈するとは限らないため，出血性疾患を評価する場合には vWF のスクリーニング検査を常に考慮する。正常血漿と患者血漿を１：１で混合すると APTT は正常化する。また，ストレス，薬物，外傷，採血困難時に vWF が増加することがある。vWF 値は血液型の影響を受け※14，年齢にも影響を受けることがある。検査結果の解釈は条件の整った検査室と血液専門医の助言を必要とする。

7 トロンビン時間は，凝固経路の最終段階でフィブリノゲンからフィブリンへの転換を評価する検査である。トロンビン時間の延長は，フィブリノゲン低値（低フィブリノゲン血症や無フィブリノゲン血症）やフィブリノゲン機能異常（異常フィブリノゲン血症），フィブリン形成の阻害因子（ヘパリンやフィブリン分解産物など）により起こる。先天性無フィブリノゲン血症はまれな疾患である。血液は凝固しないにもかかわらず自然な出血はまれで，

■ 訳者注釈

※5 血漿中には二量体から 40 を超える多量体が存在しており，高分子量（10 量体以上）多量体の減少もしくは欠損によりサブタイプ分類される

※6 血小板の粘着と凝集

※7 リストセチン，エピネフリン，コラーゲン，ADP を用いた凝集能検査

※8 抗凝固系殺鼠剤である brodifacoum など

※9 ループスアンチコアグラントはプロトロピナーゼの構成成分であるリン脂質に対する抗体（抗リン脂質抗体）であり，結果としてⅤa/Ⅹa/プロトロンビン複合体の形成を阻害し，凝固が延長する。PT は外因系活性化に大量のリン脂質を添加するためループスアンチコアグラントの影響が現れにくく，一般的には APTT の延長のみを認めることが多い

※10 ループスアンチコアグラントという名称は凝固検査における表現としては正しいが，生体内では凝固能が抑制されているわけではない

※11 第Ⅸ因子の別名がクリスマス因子

※12 日本では人口 10 万人あたり約 0.6 人との疫学データがあり，出血性疾患としては血友病の次に多い

※13 vWF が存在しないと第Ⅷ因子が血中で安定して存在できないため

※14 O 型は vWF が低下しており，vWF のクリアランスが速いことが原因とされている

外傷や手術を契機として発症する。

❽ DICは，凝固因子，抗凝固因子，血小板の全身性の消費によって起こる。重症疾患[※15]，低酸素，アシドーシス，組織壊死，血管内皮障害が誘因となり，ショックが随伴することもある。出血性DIC，血栓性DIC，あるいはその両方の病態が起こる。

❾ 肝不全は第Ⅷ因子以外の全ての凝固因子に影響を与える[※16]。DICと肝不全はPT，APTT，トロンビン時間が延長し，フィブリノゲンが低下する。DICではフィブリン分解産物が増加し，肝不全では正常または増加する[※17]。DICでは血小板が減少するが，肝不全では正常または減少する。

❿ 第ⅩⅢ因子欠乏は，新生児期の臍帯切断後の断端からの出血や，後に頭蓋内出血，消化管出血，関節内出血で発症する。凝固スクリーニング検査[※18]は正常である。

⓫ 血小板機能異常は，全身性疾患(尿毒症，肝疾患など)のみならず薬物(アスピリン, NSAIDs, アルコール, 高用量のペニシリン, バルプロ酸など)によっても起こる。重度の先天性血小板機能異常症は生後間もなく発症し，血小板数が正常であるGlanzmann血小板無力症(フィブリノゲン受容体欠損)と軽度の血小板減少を示すBernard-Soulier症候群(von Willebrand受容体欠損)が含まれる。ほかの検査が正常で，非血液学的原因(⓬参照)が見つからない場合には，より軽症な血小板機能異常を評価するために血小板凝集能検査を行うべきである。

⓬ 血液疾患以外の多くの病態で出血性疾患に似た状態となり得る。著しい皮下出血や出血[※19]があるにもかかわらず血液検査が正常であれば，身体的虐待を直ちに考慮すべきである。血管壁やその支持組織の異常では凝固異常症の場合と似た身体所見を示すが，凝固能検査は正常である。血管炎(Henoch-Schönlein紫斑病[※20])や結合組織障害(Ehlers-Danlos症候群，壊血病[※21]など)は点状出血や紫斑の原因となり得る。遺伝性出血性毛細血管拡張症[※22]は鼻出血や消化管出血をきたすことがある。

参考文献


- Journeycake JM, Buchanan GR: Coagulation disorders, Pediatr Rev 24(3)：83−91, 2003.
- Sarnaik A, Kamat D, Kannikeswaran N: Diagnosis and management of bleeding disorder in a child, Clin Pediatrics 49(5)：422−431, 2010.
- Sharathkumar AA, Pipe SW: Bleeding disorders. Pediatr Rev 29(4)：121−130, 2008.


■ 訳者注釈

※15 敗血症など

※16 第Ⅷ因子(血管内皮細胞で産生される)以外の凝固因子は肝で産生される

※17 凝固する前のフィブリノゲンの溶解を一次線溶，凝固に至ったフィブリンがプラスミンによって溶解されることを二次線溶という。FDP (fibrin/fibrinogen degradation product) 検査は一次線溶・二次線溶のどちらでも増加するのに対し，Dダイマー検査はフィブリン形成を経た後の分解産物（二次線溶）なので，Dダイマー上昇は血栓形成性疾患を示唆する

※18 PT，APTT

※19 頭蓋内出血など

※20 現在はIgA血管炎が正式な疾患名

※21 ビタミンC欠乏によるコラーゲン形成不全をきたす疾患。骨関節・血管などの脆弱性に起因する症状として，皮下出血・歯肉出血・骨幹端形成異常による関節痛などを認める

※22 別名Osler病

# chapter 63 PETECHIAE/PURPURA
# 点状出血／紫斑

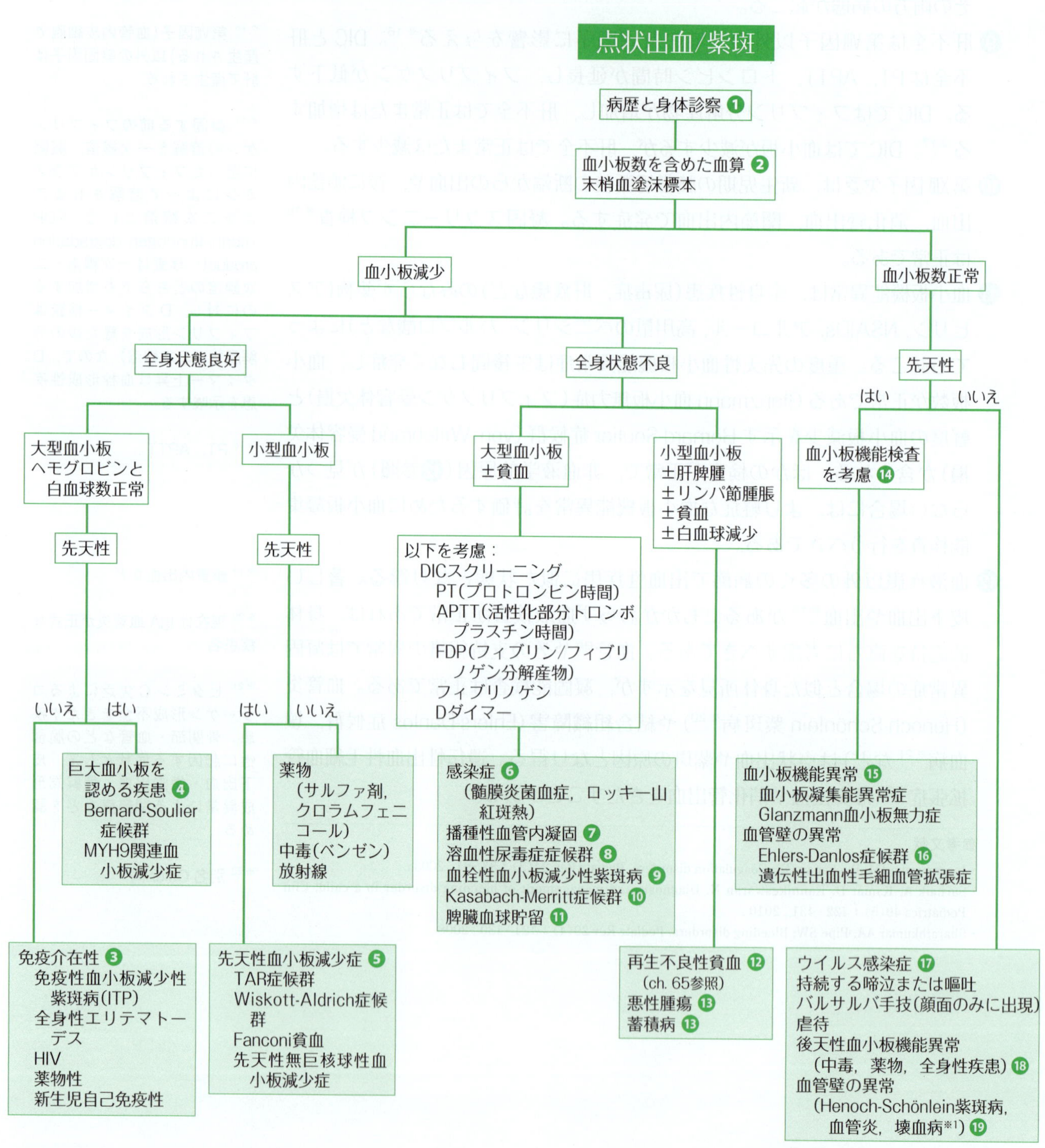


Nelson Textbook of Pediatrics, 19e. Chapters 477, 478
ネルソン小児科学 原著 第19版．477章，478章
Nelsons Essentials, 6e. Chapter 151

（訳者注釈）

※1 ビタミンC欠乏によるコラーゲン形成不全をきたす疾患。骨関節・血管などの脆弱性に起因する症状として，皮下出血・歯肉出血・骨幹端形成異常による関節痛などを認める

点状出血とは，毛細血管から皮膚への出血で生じる小さく※1平坦な赤色の病変である。紫斑は皮膚や粘膜に生じる赤色，紫色，茶色の病変で，隆起を触知※2することがある。点状出血は血小板減少により起こることが多いが，血小板機能異常や血管壁の異常でも起こり得る。全身状態が不良な児での紫斑の出現は，しばしば播種性血管内凝固（DIC）を意味する。血小板減少とは，血小板数が平均（<150,000 /mm$^3$）より2標準偏差（SD）以上減少した状態のことを指す。外傷のない状況下で血小板数>50,000 /mm$^3$であれば臨床的な出血を呈することはまれである。血小板数<20,000 /mm$^3$では自然出血が起こり得る。

（訳者注釈）※1 直径2 mm以下　※2 palpable purpuraという

❶ 外傷歴を含めた病歴を聴取する。局所性の点状出血は外傷で起こることが多く，主に顔面に出現していれば長時間の啼泣や嘔吐などで生じるため，それ以上の評価は必要としない。感染症や全身疾患の罹患の有無に加えて，鼻出血や歯肉出血，月経過多，術中出血，毒物・薬物・放射線への曝露歴などを聴取しなければならない。ウイルス感染症や，時にMMRワクチンが免疫性血小板減少性紫斑病（ITP）をひき起こすことがある。血性下痢は溶血性尿毒症症候群（HUS）を示唆することがある。原因が先天性か後天性かは症状の持続期間や程度で判断できることがある。先天異常は血小板機能異常を伴うことがあり，なんらかの家族歴を認める。リンパ節腫脹や肝脾腫は浸潤性疾患の経過のなかで認められる。全身症状（発熱，体重減少など）は悪性疾患や全身性疾患を示唆する。関節弛緩症（Ehlers-Danlos症候群）や拇指・橈骨の欠損（Fanconi貧血や橈骨欠損を伴う血小板減少症thrombocytopenia-absent radius〔TAR〕syndrome）に対する診察・検査を行う。点状出血や紫斑に加えて，血腫※3や斑状出血※4，毛細血管拡張，創傷治癒遅延，たるんだ皮膚などの皮膚所見を評価する。

❷ 全血球計算（CBC）と末梢血塗沫標本が重要である。採血管内の抗凝固剤の影響※5や血小板寒冷凝集素により形成される血小板凝集※6の鑑別を行う。血小板減少症は，産生能低下，破壊亢進，体内での分布異常※7により起こり，産生能低下では小型血小板，破壊亢進では大型血小板※8を呈するのが特徴である。血小板産生能低下は骨髄機能低下で起こり，しばしば貧血や好中球減少が随伴する。末梢血塗沫標本で破砕赤血球が観察できれば微小血管障害（DIC，HUSなど）と合致する所見である。白血球増多は敗血症を，芽球の存在は白血病を，顆粒球封入体は先天性血小板減少症を示唆する。

❸ 全身状態の良好な小児でもっともよくみられる免疫介在性血小板減少症は，ITPである。通常，血小板数<20,000 /mm$^3$となり，巨核球の増加が血小板寿命の短縮を示す。病歴聴取で先行するウイルス感染症が明らかになることがある。鼻出血や消化管出血などの粘膜出血を認める。児の症状が非典型的な場合や，肝脾腫またはリンパ節腫脹を伴う場合には骨髄検査を考慮すべきである（ch. 60参照）。思春期の，とくに女子では全身性エリテマトーデスを除外するために抗核抗体検査を考慮する。HIV感染症は初期の段階では血小板減少を呈するのみであるため，疑う場合には適切な検査を提出する。キニジン，カルバマゼピン，フェニトイン，サルファ剤，ST合剤，クロラムフェニコールなどの薬物※9も血小板減少の原因となることがある。

■ 訳者注釈

※3 斑状出血より大きな紫斑のことを指し，びまん性出血ともいう

※4 直径10～30 mm

※5 EDTAの存在下で血小板表面抗原が変化し免疫グロブリンが反応して血小板凝集を生じることがある

※6 偽性血小板減少症

※7 脾機能亢進，巨大血管腫内の血小板貯留（Kasabach-Merritt症候群）など

※8 正常血小板（2 μm）の大きさの2倍程度（4 μm）のものを大型血小板，赤血球大（8 μm）以上のものを巨大血小板とする

※9 ヘパリン起因性血小板減少症heparin induced thrombocytopenia（HIT）も忘れてはならない

❹ Bernard-Soulier 症候群は常染色体劣性遺伝形式で，巨大血小板を伴った血小板減少を特徴とする重度の血小板機能異常である。MYH9 関連血小板減少症は常染色体優性遺伝形式の先天性血小板減少症候群の一つで，大型血小板と随伴する感音性難聴や，腎および眼の異常を特徴※10 とする。

❺ 小型血小板を伴う血小板減少症（産生能低下）は先天異常症候群に関連する。TAR 症候群は重度の血小板減少症と橈骨や拇指の欠損，腎奇形・心奇形を合併する。この疾患は遺伝疾患※11 であり，新生児期から発症する。Fanconi 貧血でも同様の特徴がみられ，3～4 歳ごろから発症する。Wiskott-Aldrich 症候群は X 連鎖劣性遺伝形式で，湿疹※12 や血小板減少，出血，免疫異常による頻回の感染症罹患を認める。先天性無巨核球性血小板減少症は生後 1 週間から発症する。

❻ 発熱と点状出血 / 紫斑の合併は重篤な細菌感染症の可能性を常に念頭におくべきであり，とくに *Neisseria meningitides* ※13 の感染症を疑う。そのほかの細菌やリケッチアの重症感染症でも同様の皮疹が出現することがある（ch. 59 参照）。血小板減少を合併する場合としない場合とがある。

❼ DIC は全身性の凝固因子，抗凝固因子，血小板の消費亢進をきたす。多くは重篤な疾患，低酸素症，アシドーシス，組織壊死，血管内皮傷害が誘因になり，ショックを伴うこともある。DIC では，出血性 DIC※14 / 血栓性 DIC のどちらの病態も起こし得るし，双方が合併していることもある。フィブリノゲンは減少する。フィブリン分解産物（FDPs）※15 や D ダイマーの増加がみられる。PT と APTT はともに延長する。

❽ HUS は感染性下痢症（*Escherichia coli* 0157：H7）によりひき起こされることが多い。溶血性貧血，血小板減少，急性腎傷害を呈する。

❾ 血栓性血小板減少性紫斑病（TTP）は血小板減少と微小血管障害性溶血性貧血を伴い，HUS と似た病像を呈する。思春期や成人で発症することが多い。

❿ Kasabach-Merritt 症候群は，体幹や四肢，腹腔内臓器にできた巨大海綿状血管腫の血管床に血小板が貯留することにより生じる。末梢血塗沫標本で血小板減少と破砕赤血球がみられるが，骨髄検査での巨核球数は正常である。

⓫ 脾臓にて血小板が破壊されるため，巨大な脾腫大の患者では血小板減少がおきる。白血球減少や貧血も合併することがある。血小板減少の評価として，脾腫大の原因の鑑別が重要となる（ch. 28 参照）。

⓬ 先天性や後天性の再生不良性貧血では，小型血小板を伴う血小板減少，白血球減少，貧血をきたす（ch. 65 参照）。

⓭ 腫瘍細胞や蓄積病による骨髄浸潤では血小板産生が阻害される。悪性疾患には急性リンパ芽球性白血病，悪性リンパ腫，ヒスチオサイトーシス X※16，転移性腫瘍（神経芽腫など）が含まれる。そのほか所見として末梢血塗抹標本での異常に加え，リンパ節腫脹，肝脾腫，腫瘤形成がみられる。診断には骨髄検査を要する。

⓮ 血小板機能検査には，血小板機能異常の初期スクリーニングとして PFA-100 が存在するが，感度や特異度に問題がある。もし血小板機能異常を強く疑えば，血小板凝集能検査※17 が必要となる。出血時間は間接的な血小板

■ 訳者注釈

※10 ほかに顆粒球封入体を認める

※11 常染色体劣性遺伝形式

※12 難治性湿疹を呈する

※13 劇症型髄膜炎菌感染症に合併し，急性副腎不全と全身性紫斑（電撃性紫斑）を呈する症候群を Waterhouse-Friderischen 症候群とよぶが，ほかの細菌（インフルエンザ菌，肺炎球菌，連鎖球菌など）による重症感染症でも同様の経過をたどることがある

※14 線溶亢進型 DIC

※15 正確には，フィブリン / フィブリノゲン分解産物。凝固する前のフィブリノゲンの溶解を一次線溶，凝固に至ったフィブリンがプラスミンによって溶解されることを二次線溶という。FDP 検査は一次線溶・二次線溶どちらでも増加するのに対し，D ダイマー検査はフィブリン形成を経た後の分解産物（二次線溶）なので，D ダイマー上昇は血栓形成性疾患を示唆する

※16 かつては，Letterer-Siwe 病・Hand-Schuller-Christian 病・好酸球性肉芽腫症の 3 病名をまとめてヒスチオサイトーシス X とよんでいたが，そのヒスチオサイト（組織球）がランゲルハンス細胞であることがわかったため，1987 年にランゲルハンス細胞組織球症の病名が確立した

※17 リストセチン，エピネフリン，コラーゲン，ADP を用いた凝集能検査

数と血小板機能および血管壁の脆弱性を評価する方法であるが感度が低い。

⑮ 先天性血小板機能異常にはGlanzmann血小板無力症（フィブリノーゲン受容体欠損）が含まれる。それほど重度ではない血小板機能異常は症状が軽微なことがあり，血小板凝集能検査が必要な場合がある。

⑯ Ehlers-Danlos症候群では関節弛緩，皮膚の過伸展性，創傷治癒遅延が特徴で，しばしば斑状出血がみられ，点状出血を認めることもある。

⑰ 多くのウイルス感染症で点状出血を認めることがある。エンテロウイルスがもっとも一般的で，風疹，麻疹，水痘，EBウイルス，サイトメガロウイルス，単純ヘルペスウイルス，HIVでも認められる。

⑱ 後天性の血小板機能異常は，全身性疾患（尿毒症，肝疾患など）だけでなく，薬物性（アスピリン，非ステロイド性抗炎症薬，アルコール，大量のペニシリン系抗菌薬，バルプロ酸など）により二次的に起こることがある。

⑲ 血管炎性疾患は皮膚・粘膜の出血や臓器症状をひき起こす。凝固検査は通常は正常である。Henoch-Schönlein紫斑病※18で認める症状として，臀部や下肢にみられる点状出血と触知可能な紫斑，関節炎，腹痛，糸球体腎炎※19がある。

参考文献

・Consolini DM: Thrombocytopenia in infants and children. Pediatr Rev 32 (4):135 –151 , 2011 .

■ 訳者注釈

※18 現在はIgA血管炎が正式な疾患名

※19 紫斑病性腎炎はIgA血管炎発症後2か月以内に90%が発症し，6か月以降に発症することはまれ

chapter 64 NEUTROPENIA

# 好中球減少

好中球減少とは，末梢血中の好中球絶対数の減少を意味する。年齢や人種によって差がある。白人では，好中球絶対数(ANC＝分葉核好中球数＋桿状核好中球数)の正常下限は生後2週から1歳の乳児で1,000/μL，1歳以上の小児で1,500/μLである。黒人では白人と比して約200～600/μL下限値が低い。好中球減少の重症度から化膿性感染症の罹患しやすさが予測できる。好中球数1,000～1,500/μLを軽度好中球減少，500～1,000/μLを中等度好中球減少，500/μL未満を重度好中球減少と定義する。

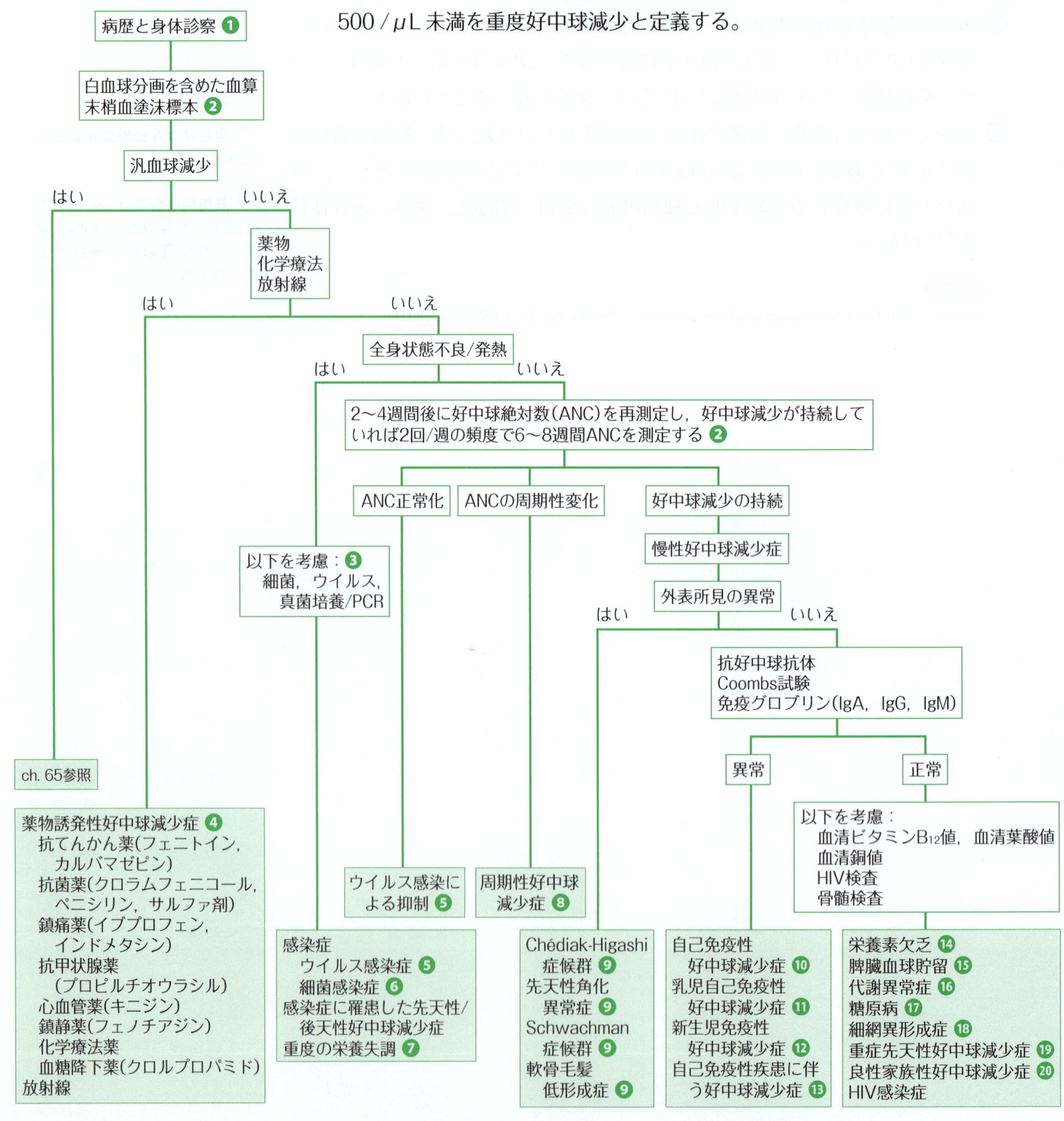


Nelson Textbook of Pediatrics, 19e. Chapters 81, 118, 125
ネルソン小児科学 原著 第19版. 81章，118章，125章
Nelsons Essentials, 6e. Chapter 74

❶ 病歴では最近の感染症罹患，頻回の感染症罹患の有無，口腔内潰瘍，薬物曝露について聴取する。感染症の罹患を示唆する発熱があったかどうかも聴取しなければならない。感染症は好中球減少の原因になることもあれば，好中球減少に続発して起こることもある。好中球減少の期間と重症度は感染症罹患のリスクを決定するために重要となる。好中球＜500 / μL の重度好中球減少では，口内炎・歯肉炎・歯周炎といった口腔内感染症だけでなく，蜂窩織炎・膿瘍（肛門周囲を含む），癰（よう）[※1]，肺炎，敗血症など化膿性感染症の罹患リスクが非常に高い。家族歴では，家族性の好中球減少症，頻回の感染症罹患歴について詳細に聴取する。低身長・骨格異常・白皮症の家族歴からは好中球減少が随伴する先天性疾患が示唆される。隠れた感染症がないかどうか，身体のあらゆる部分の診察を注意深く行うことが重要である。好中球減少により，発赤や熱感といった一般的な感染症の徴候が認められないこともある。貧血を示唆する顔面蒼白，血小板減少を示唆する点状出血，リンパ節腫脹，肝脾腫などの診断につながる所見がないかどうかを評価しなければならない。

❷ 好中球減少が原因で起こる重症感染症がどのようなものであれ，2回 / 週の好中球絶対数測定を6～8週間行って，周期性好中球減少症と慢性好中球減少症を除外する必要がある。網赤血球数，血小板数，そのほかの白血球数も周期性となることがある。

❸ 発熱と好中球減少のある患者で，とくに全身状態が不良の場合には，血液・尿・感染が疑われるすべての部位・臓器の培養を提出しなければならない。抗体反応や迅速抗原検査，PCR 法も有用である。化学療法を行っている患者では中心静脈カテーテルからの血液培養も採取するべきである[※2]。この場合，真菌だけでなく，好気性細菌および嫌気性細菌の培養も行う。慢性的な感染巣があれば抗酸菌培養と嫌気性培養の提出が推奨される。下痢があれば，細菌・ウイルス・寄生虫に対する便培養を行う。*Clostridium difficile* 毒素による下痢の可能性も考慮する。特殊な状況下での検査，たとえば皮膚に水疱性病変を認めた場合のヘルペスウイルス培養・PCR 検査や，呼吸器症状のある児において呼吸器感染症ウイルスの PCR 検査を考慮する。発熱を伴う軽度の好中球減少の児で，全身の評価からウイルス感染症が考えられ，既往に頻回の感染症罹患歴がなければ，それ以上の評価は行わなくてよい。

❹ 化学療法薬を含めたさまざまな薬物が好中球減少の原因となる。アルゴリズム内にその一部をあげた。一般的に，好中球のみが特異的影響をうけるので，そのほかの細胞系統は影響を受けない。

❺ 一過性好中球減少でもっとも多い原因はウイルス感染症である。しばしば好中球減少を起こすウイルスには，A 型・B 型肝炎ウイルス，RS ウイルス，A 型・B 型インフルエンザウイルス，麻疹，風疹，水痘などがある。伝染性単核球症の初期でも起こり得る。HIV 感染症でも白血球減少がみられることがあるが，これはウイルスそのものか抗ウイルス薬が原因と考えられる。

❻ チフスやパラチフス，結核，ブルセラ症[※3]，野兎病[※4]，リケッチア感染症により好中球減少が起こることがある。免疫不全症では，*Staphylococcus*

■ 訳者注釈

※1 化膿性毛嚢炎

※2 血液培養は最低でも末梢静脈から2セット。中心静脈カテーテルが留置されている場合は，そのルーメン（ダブルルーメンカテーテルだと各ルーメンから）と末梢静脈からの採血でもよい

※3 ブルセラ（*Brucella*）属の細菌に感染して起こる人獣共通感染症

※4 野兎病菌 *Francisella tularensis* を原因とする人獣共通感染症。ヒトやノウサギ（野兎），プレーリードッグ，野生齧歯類などに感染する

*aureus*，coagulase-negative staphylococci，*E.coli* や *Klebsiella pneumoniae* を含むグラム陰性菌が培養されることが多い。カンジダが培養されることもある。

⑦ 神経性食思不振症やマラスムス※5などの重度の栄養不良状態も好中球減少の原因となる。

⑧ 周期性好中球減少症は，好中球数が周期的に変動する先天性疾患である。およそ 21 日周期で最低値を示し，しばしば ANC は 200 / μL 未満を示す。好中球減少期には，発熱，口腔内潰瘍，歯肉炎，歯周炎，リンパ節腫脹を伴う咽頭炎などが起こることがある。乳様突起炎や肺炎のようなより重症な感染症に罹患することもある。

⑨ 先天性好中球減少症には体表奇形を伴う疾患が含まれる。Chédiak-Higashi 症候群※6は眼皮膚白皮症が特徴的である。好中球減少だけでなく，残存した好中球の機能不全により感染症の罹患リスクが上昇する。先天性角化異常症は爪形成異常，白板症※7，皮膚の網状色素沈着の症状を呈する。Schwachman 症候群は低身長症，成長障害，骨格異常，下痢・体重減少・成長障害の原因となる膵外分泌機能不全を伴う。軟骨毛髪低形成症は，好中球減少，四肢短縮を伴った低身長症と細い毛髪を特徴とする。

⑩ 自己免疫性好中球減少症は，そのほかの自己免疫疾患（全身性エリテマトーデス，自己免疫性溶血性貧血，免疫性血小板減少症など）と関連していることがある。また感染症（伝染性単核球症，HIV など），悪性腫瘍（白血病，悪性リンパ腫など），薬物と関連していることもある。抗好中球抗体が検査で証明されることがあり，Coombs 試験で溶血性疾患との関連が明らかになることもある。

⑪ 乳児自己免疫性好中球減少症 autoimmune neutropenia of infancy は生後 5 ～ 15 か月に発症することが多い。好中球減少は重度で一般的に ANC < 500 / μL となるものの，総白血球数は正常なことが多い。診断には抗好中球抗体の検出が必要で，この検査により骨髄検査の実施を避けることができるが，抗好中球抗体を検出するためには複数の検査※8が必要となることがある。

⑫ 新生児免疫性好中球減少症 immune neonatal neutropenia の病態は Rh 不適合溶血性貧血と類似している。胎児好中球抗原に母体が感作されることにより起こる。好中球減少は数週間持続し，6 か月間にわたることもある。母体および新生児の血清中に抗好中球抗体を認める。母体が自己免疫性好中球減少症の場合も児に同様の病態を呈し得る。

⑬ 好中球減少症は，X 連鎖無ガンマグロブリン血症，高 IgM 症候群，軟骨毛髪低形成症，HIV 感染症などの免疫不全症と関連していることがある。

⑭ ビタミン $B_{12}$，葉酸，銅などの栄養素欠乏が好中球減少と関連していることがある。

⑮ 二次性に脾腫大をきたす好中球の細網内皮系内分布の増加は好中球減少をひき起こし，門脈圧亢進症，脾臓疾患，脾臓過形成の原因となる。

⑯ 高グリシン血症，イソ吉草酸血症，プロピオン酸血症，メチルマロン酸血症，高チロシン血症などの多くの代謝異常症が好中球減少と関連している。

■ 訳者注釈

※5 栄養障害にはマラスムス型とクワシオルコル型の２つがある。マラスムス型はエネルギー欠乏が主体の病態（同時に蛋白質摂取量も減少）で，クワシオルコル型は蛋白質欠乏が主体の病態（エネルギー摂取は比較的保たれる）を示す

※6 細胞内蛋白輸送にかかわる遺伝子異常によりひき起こされる先天性免疫不全症。皮膚・毛髪・眼における部分的白子症，細菌に対する易感染性，血小板機能異常による出血傾向を呈する

※7 粘膜（主に口腔内）・粘膜皮膚移行部（主に口唇）に生じる白色平滑な斑面で，臨床的には前がん病変として扱われることがある

※8 これまでに複数の好中球特異抗原が同定されている

■ 訳者注釈

⑰ 糖原病Ⅰb型で好中球減少を伴うことがある。好中球減少に加え，肝腫大，低血糖，乳酸・コレステロール・中性脂肪・尿酸の上昇を認める。

⑱ 先天性好中球減少症としてはほかに細網系異形成があげられ，好中球減少とリンパ球減少を特徴とする疾患である。扁桃，リンパ節，パイエル板，リンパ濾胞などのリンパ組織が欠如している。

⑲ 重症先天性好中球減少症では ANC<200 / μL を呈する。幼少期より皮膚，口腔内，肛門直腸の重症化膿性感染症を反復する。常染色体優性および劣性遺伝形式(Kostmann 病)がある。

⑳ 良性家族性好中球減少症は，好中球減少の程度が軽度で，感染症のリスクは増加しない。

参考文献


・Segel GB, Halterman JS: Neutropenia in pediatric practice, Pediatr Rev 29 :12 –24 , 2008 .
・Walkovich K, Boxer LA: How to approach neutropenia in childhood, Pediatr Rev 34 :173 –184 , 2013 .

# chapter 65 PANCYTOPENIA

# 汎血球減少

汎血球減少は，骨髄における赤血球・白血球・血小板の産生能が低下することにより起こる。臨床的には，貧血・易出血・感染に対する免疫能低下が問題になる。好中球絶対数(ANC)＜500/μL，血小板数＜20,000/μL，補正網赤血球数※1＜1%，の3項目のうち2項目を満たすとき重症再生不良性貧血と診断し，有核細胞数が正常の25%未満の骨髄低形成を示す。軽症，中等症の再生不良性貧血(すなわち形成不良性貧血)では顆粒球，血小板，赤血球の軽度から中等度の減少があり，骨髄は正形成から過形成である。

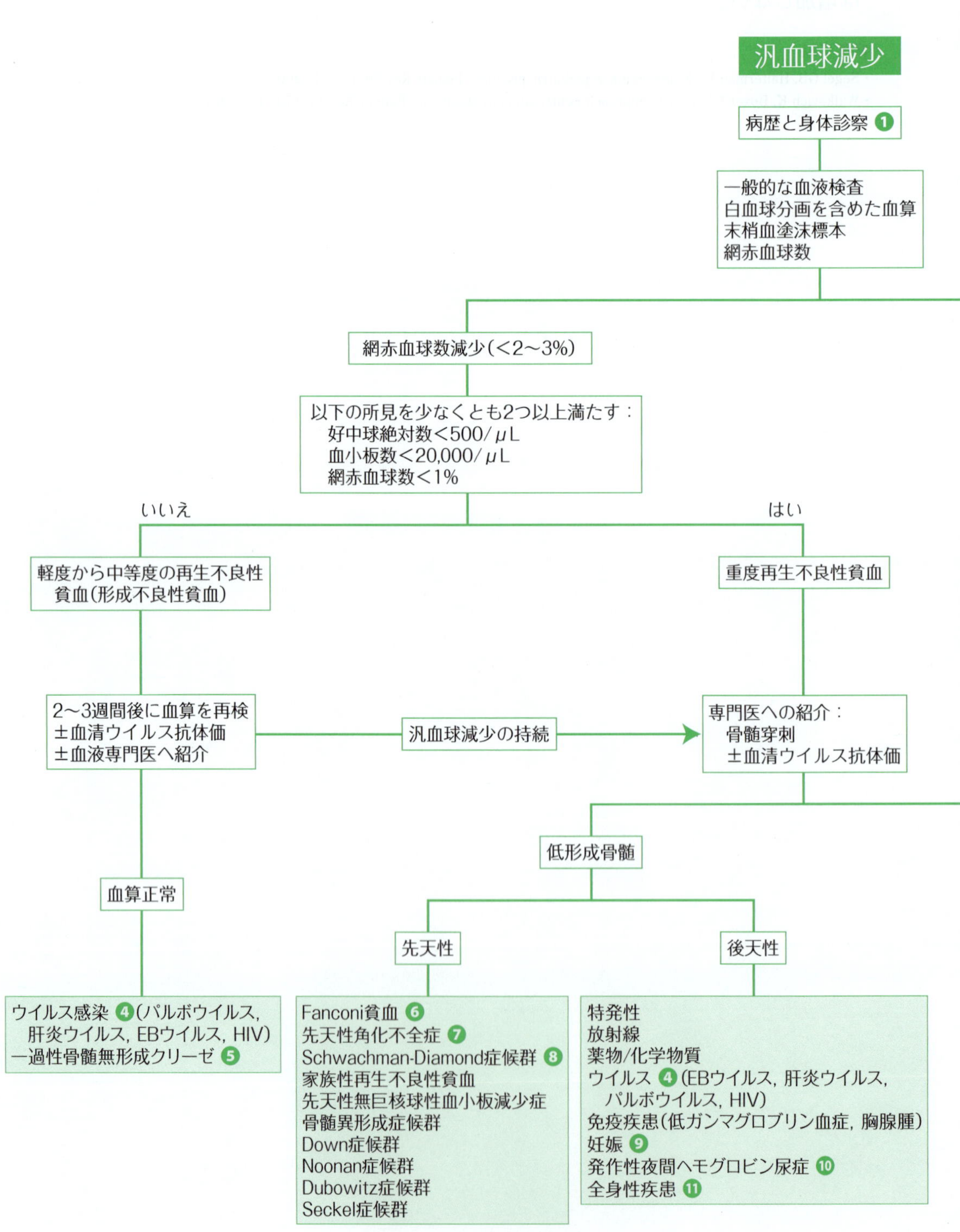

(訳者注釈)
※1 補正網赤血球数＝実測網赤血球数×（実測 Hb 値 / その年齢における正常 Hb 値）

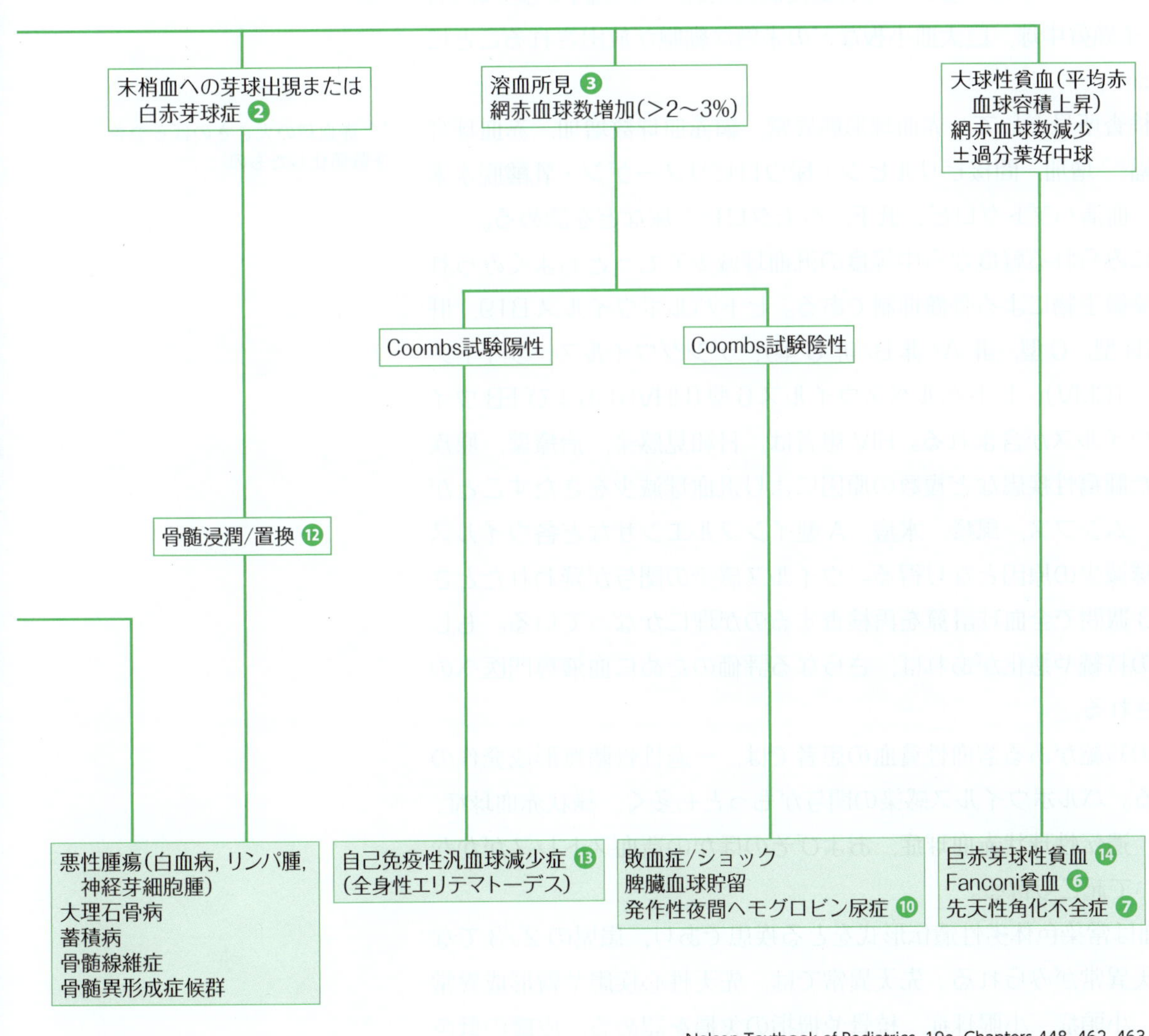


Nelson Textbook of Pediatrics, 19e. Chapters 448, 462, 463
ネルソン小児科学 原著 第19版．448章，462章，463章
Nelsons Essentials, 6e. Chapter 150

❶ 病歴は，骨髄抑制を起こす可能性のある薬物に曝露していないかどうかを含めて聴取する。放射線や化学療法薬(6-メルカプトプリン，メトトレキサート，ナイトロジェンマスタード※2 など)がそれに含まれる。また，クロラムフェニコール，サルファ剤，フェニルブタゾン※3，抗てんかん薬などの薬物も原因となる。

ベンゼンやそのほかの芳香族炭化水素などの化学物質や毒物は，殺虫剤や除草剤に含まれている。ウイルス感染症として典型的な病歴や身体所見を認めるかどうか検討する。感染症罹患頻度の増加は免疫不全症の可能性を示唆する。先天異常・再生不良性貧血・白血病の家族歴は，先天性再生不良性貧血に関連する症候群を示唆する。身体診察から血球減少の症状が得られることがあり，貧血の所見として頻脈や蒼白※4，血小板減少の所見として外出血・皮下出血・鼻出血・点状出血・斑状出血，好中球減少の所見として口腔内潰瘍や発熱がある。Fanconi 貧血やそのほかの疾患(Down 症候群など)を示す先天異常がないかどうか診察を行う。

❷ 末梢血塗沫標本にて芽球が認められる場合，白血病が示唆されるので骨髄検査目的に専門医に紹介する必要がある。白赤芽球症(骨髄癆性貧血 myelophthisic anemia)は一般的には骨髄浸潤性疾患※5 が原因で赤芽球(有核赤血球)，未熟好中球，巨大血小板などの未熟な細胞が放出されることによって生じる。

❸ 溶血を示す検査所見として，赤血球形態異常，網赤血球数増加，赤血球容積粒度分布幅※6 増加，間接ビリルビン・尿ウロビリノーゲン・乳酸脱水素酵素の増加，血清ハプトグロビン低下，ヘモグロビン尿などを認める。

❹ 健康な患者にみられる軽度から中等度の汎血球減少でもっともよくみられる原因は感染微生物による骨髄抑制である。ヒトパルボウイルス B19，肝炎ウイルス(B 型，C 型，非 A/ 非 B/ 非 C 型)，デングウイルス，サイトメガロウイルス(CMV)，ヒトヘルペスウイルス 6 型(HHV6)および EB ウイルスなどのウイルスが含まれる。HIV 患者は，日和見感染，治療薬，原疾患に関連した腫瘍性疾患など複数の原因により汎血球減少をきたすことがある。麻疹，ムンプス，風疹，水痘，A 型インフルエンザなど各ウイルス性疾患は血球減少の原因となり得る。ウイルス感染の関与が疑われたときには，2～3 週間で全血球計算を再検査するのが理にかなっている。もし汎血球減少の持続や悪化があれば，さらなる評価のために血液専門医への紹介が推奨される。

❺ 赤血球寿命の短縮がある溶血性貧血の患者では，一過性骨髄無形成発作の危険性がある。パルボウイルス感染の関与がもっとも多く，鎌状赤血球症，サラセミア，遺伝性球状赤血球症，およびそのほかの造血ストレスがかかる疾患において起こり得る。

❻ Fanconi 貧血は常染色体劣性遺伝形式をとる疾患であり，患児の 2/3 でなんらかの先天異常がみられる。先天異常では，先天性心疾患や腎形成異常だけでなく，小頭症，小眼球症，橈骨や拇指の欠損を認める。皮膚の低色素症や低身長がみられることもある。

❼ 先天性角化不全症は，汎血球減少を伴うまれな外胚葉形成不全症である。

■ 訳者注釈

※2 アルキル化剤として最初に開発された抗腫瘍薬であるが，最近は化学兵器のびらん剤としてのほうが有名

※3 非ステロイド性抗炎症薬の一種

※4 顔面，眼瞼結膜，手掌など

※5 転移性癌細胞，骨髄線維症をはじめとする骨髄増殖性疾患など

※6 赤血球の大きさのばらつきを数値化したもの

皮膚色素沈着，爪の萎縮，粘膜白板症などの皮膚粘膜異常を認める。

❽ Schwachman-Diamond症候群は好中球減少症と膵外分泌機能異常（吸収不良，脂肪便，成長障害など）を特徴とする。50％が再生不良性貧血を発症する。

❾ 妊娠に再生不良性貧血を伴うことがあり，エストロゲンが関与していると考えられる。

❿ 発作性夜間ヘモグロビン尿症[※7]は，静脈血栓症だけでなく血管内溶血とヘモグロビン尿症を特徴とする。再生不良性貧血と強い関連を認める。

⓫ 全身性疾患が汎血球減少と関連していることがある。全身性エリテマトーデス，代謝異常症，ブルセラ症，サルコイドーシス，結核などが含まれる。

⓬ 悪性腫瘍細胞や非造血細胞による骨髄の置換が汎血球減少の原因となることがある。白血病，悪性リンパ腫，神経芽細胞腫の骨髄転移などがそれに含まれる。大理石骨病[※8]では骨髄腔の狭小化を呈する。骨髄線維症での機序も同様である。骨髄異形成症候群は小児での発症はまれだが，Down症候群，Kostmann症候群，Noonan症候群，Fanconi貧血，8トリソミーモザイク，神経線維腫症，Schwachman-Diamond症候群で発症リスクが上昇する。

⓭ 自己免疫性汎血球減少症ではCoombs（直接抗グロブリン）試験は通常陽性となる。この結果が自己免疫性溶血性貧血では溶血の証拠となる。自己免疫性溶血性貧血と免疫性血小板減少性紫斑病（ITP）を合併するものをEvans症候群とよぶ。Evans症候群は自己免疫性好中球減少症を伴うことがある。全身性エリテマトーデスなどの全身性疾患を合併することもある。

⓮ 巨赤芽球性貧血（ビタミン$B_{12}$や葉酸の欠乏による異常過分葉好中球を伴う大型赤血球）は小児ではまれである。とくに，長期間にわたる重度の欠乏症の場合には，好中球減少と血小板減少を認めることがある。

ビタミン$B_{12}$欠乏は，完全菜食主義の母親からの母乳栄養児，まれな内因子欠乏（先天性悪性貧血など），小腸切除，炎症性疾患（セリアック病など）による吸収不良において認められる。

葉酸欠乏は，小腸の切除や炎症性疾患による吸収障害，ある種の抗てんかん薬（フェニトイン，ピリミドン，フェノバルビタールなど）が原因で起こることがある。また，葉酸欠乏は葉酸の含有量が少ないヤギ乳で栄養された乳児にもみられることがある。メトトレキサートやトリメトプリムなどの薬物には葉酸拮抗作用がある。慢性溶血性貧血（鎌状赤血球症など）においては葉酸の必要量が増加することがある。

■ 訳者注釈

※7 病名の由来である夜間早朝のヘモグロビン尿は約50％の症例でしか観察されない。主病態は，遺伝子異常に起因する補体活性亢進によってひき起こされる血管内溶血

※8 破骨細胞の機能不全による骨吸収障害により，骨硬化像を呈する疾患。過剰な未熟骨が骨髄腔狭小化をきたす

参考文献

・Sills RH, Deters A: Pancytopenia. In Sills RH, editor: Practical Algorithms in Pediatric Hematology and Oncology, Basel, Switzerland, 2003, Karger, pp 12–13.

chapter 66 EOSINOPHILIA

# 好酸球増多

好酸球増多は一般的に抗原曝露に関連して起こるが，因果関係がはっきりしないことも多い。通常，好酸球絶対数の正常値は 450 / μL 未満である。好酸球増多は，軽度（500 ～ 1,500 / μL），中等度（1,500 ～ 5,000 / μL），重度（> 5,000 / μL）に分類する。

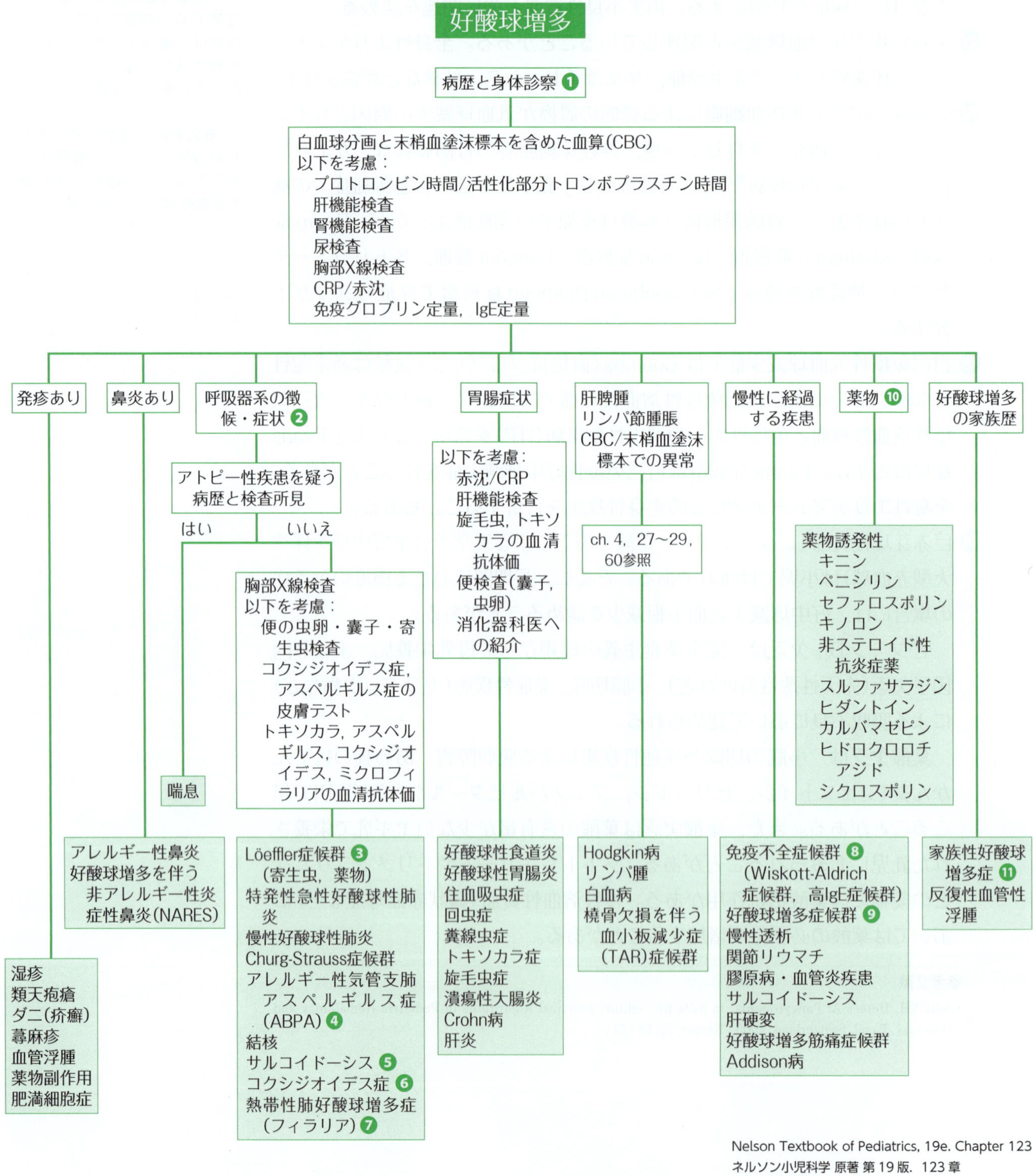


Nelson Textbook of Pediatrics, 19e. Chapter 123
ネルソン小児科学 原著 第19版．123 章
Nelsons Essentials, 6e. Chapters 77, 93

❶ 病歴では，過敏反応をひき起こす可能性のある薬物への曝露について聴取する。多くの発疹が好酸球増多を伴うが，この好酸球増多は感染症でもアレルギー反応でも起こり得る。(とくに熱帯地域への) 渡航歴が寄生虫感染症の診断に有用なことがある。ネコやイヌとの接触歴も寄生虫感染症に関与していることがある。呼吸器系の徴候や症状(呼気性喘鳴，咳嗽，断続性水泡音 rales，低音性呼気性喘鳴 rhonchi など) は気管支喘息やアレルギー性鼻炎を示唆する。アトピー性疾患の可能性が低い場合は，好酸球増多をきたすほかの原因についてていねいに検索する必要がある。体重減少，下痢，体重増加不良などの消化器系の徴候や症状は，寄生虫感染症もしくは好酸球増多を伴う慢性消化器系疾患[※1]を示唆する。好酸球増多を呈する患者においては，処方薬や栄養補助食品について詳細な病歴を聴取しなければならない。多くの慢性疾患だけでなく，血液腫瘍疾患でも好酸球増多を伴うことがある。アトピー疾患(気管支喘息，アレルギー性鼻炎，アトピー性皮膚炎など) の家族歴を聴取する。好酸球増多は家族性の場合がある。好酸球増多症は多くの病態と関連しているので，アルゴリズムでは小児でみられる一般的な原因に焦点を絞っている。

❷ 呼吸器症状を認めるが臨床的に気管支喘息が疑えない場合，好酸球増多を伴う肺疾患を検索する目的で胸部 X 線検査を実施する。とくにネコやイヌなどのペットと接触があった小児では，トキソカラの血清抗体価検査を考慮する。便中の嚢子や虫卵の検査で寄生虫感染症が判明することがある。アスペルギルス症とコクシジオイデス症の血清抗体価検査と皮膚テストは特殊な場合に考慮することがある。

❸ Löeffler 症候群[※2]は，寄生虫や薬物などの抗原に対する一過性のアレルギー反応である。急性発症の咳嗽，呼吸困難，胸膜炎などの呼吸器症状に加え，粟粒結核に似た肺浸潤影の所見を特徴とし，通常は発熱をきたさない。好酸球数分画は 70 %程度の高値となることがある。Löeffler 症候群の原因となるもっとも一般的な寄生虫は，トキソカラ (イヌ回虫 *T. canis*，ネコ回虫 *T. cati*)，ヒト回虫 *Ascaris lumbricoides*，ヒト糞線虫 *Strongyloides stercoralis*，鉤虫である。単包条虫 *Echinococcus granulosus*[※3]は，肺の包虫嚢胞により呼吸困難，咳嗽，血痰などの症状をきたすことがある。Löeffler 症候群の原因となり得る薬物には，アスピリン，ペニシリン，サルファ剤，イミプラミンがある。

❹ アレルギー性気管支肺アスペルギルス症 (ABPA) は反復する気管支攣縮，一過性の肺浸潤影，気管支拡張症を特徴とする，アスペルギルスに対する過敏反応である。慢性呼吸器疾患 (気管支喘息，嚢胞性線維症など) に罹患している小児に発症する。アスペルギルス抗原に対する抗体検査だけでなく，皮膚テスト[※4]も診断の一助となる。

❺ サルコイドーシスは慢性肉芽腫性疾患で，多臓器にわたる症状を呈するが，初発症状は肺に出現することが多い。肺病変としては，肺実質の浸潤影，粟粒結節[※5]，肺門部と傍気管部のリンパ節腫脹を認める。呼吸機能検査では拘束型パターンを示す。

❻ コクシジオイデス症は *Coccidioides immitis* が原因で起こる，カリフォル

■ 訳者注釈

※1 好酸球性食道炎，好酸球性胃腸炎など

※2 レフレル，と読む。別名，単純性肺好酸球増多症 simple pulmonary eosinophilia

※3 エキノコックス症は，キタキツネ・タヌキ・イヌなどの糞便に混入したエキノコックスの卵胞が経口感染することで発症する人畜共通感染症であり，単包条虫による単包性エキノコックス症と多包条虫による多包性エキノコックス症がある

※4 皮膚プリックテストによる即時型皮膚反応

※5 肺野のびまん性小結節像で，粟粒結核に類似する像を呈することがある

ニア州(サンホアキン・バレー[※6])，アリゾナ州中部・南部，テキサス州南西部[※7]の風土病である[※8]。ヒトが初感染として発症する。症状として，発熱・発疹・咳嗽・胸痛・食思不振・倦怠感，時に血痰を認めるが，大半は無症状である。聴診所見は正常のことが多いが，胸部X線検査では肺硬化像や胸水などの有意な異常所見を認めることがある。肺硬化像部位の病変が進展して空洞が形成されることがある。コクシジオイデス症の診断には皮膚テストや血清学的診断が用いられる。皮膚テストが陰性でもコクシジオイデス感染症は否定できない。皮膚テストでは最近の感染か過去の感染かを鑑別することはできない。

7. 熱帯性肺好酸球増多症 tropical pulmonary eosinophilia は，リンパ節と肺のフィラリア感染症が原因である。徴候・症状として，咳嗽・呼吸困難・発熱・体重減少・全身疲労を呈し，胸部聴診所見で断続性水泡音や低調性連続性雑音を認めることがある。胸部X線検査にて肺血管陰影の増強，散在性の肺透過性低下，びまん性粒状陰影を認める。肝脾腫と全身性リンパ節腫脹を呈することがある。検査所見では好酸球増多(＞2,000/μL)，血清 IgE 値の上昇，抗フィラリア抗体高値を認める。
8. 多くの免疫不全症候群で好酸球増多を認める。Wiskott-Aldrich 症候群は湿疹・血小板減少・易感染性を呈するX連鎖劣性遺伝疾患である。高 IgE 症候群は皮膚，肺，関節にブドウ球菌性膿瘍を反復することを特徴[※9]とする疾患である。
9. 好酸球増多症候群[※10]は，持続する好酸球過剰産生と臓器浸潤(心臓，皮膚，肝臓，脾臓，消化管，脳，肺)による症状を特徴とするまれな疾患である。大部分は特発性であるが，最近の進歩により病因が判明[※11]するようになってきている。
10. 薬物はしばしば好酸球増多の原因となる。無症状のこともあるが，特定の臓器に浸潤することもある。無症状の好酸球増多ではキニン，ペニシリン，セファロスポリン，キノロンが原因となることがある。非ステロイド性抗炎症薬とニトロフラントイン[※12]では肺浸潤をきたす好酸球増多を起こすことがある。セファロスポリンは間質性腎炎と好酸球増多の原因となることがある。好酸球増多と全身症状を伴う薬物過敏反応 drug reaction with eosinophilia and systemic symptoms (DRESS 症候群)[※13]はさまざまな薬物(カルバマゼピン，ヒドロクロロチアジド，シクロスポリンなど)で起こり得る。
11. 家族性好酸球増多症 familial eosinophilia は通常良性で関連する症状もない。反復性血管性浮腫 episodic angioedema は好酸球増多を伴う家族性疾患であり，反復する発熱，蕁麻疹，血管性浮腫が特徴である。

参考文献

・Nutman TB：Evaluation and differential diagnosis of marked, persistent eosinophilia, Immunol Allergy Clin North Am 27(3)：529–549, 2007.

■ 訳者注釈

※6 カリフォルニア州南部の平原

※7 いわゆる，半乾燥地帯

※8 コクシジオイデス属は地球上でもっとも病原性の強い真菌とされている。日本国内での生息および感染例は報告されておらず，米国やメキシコなど流行地域への渡航歴が重要である。渓谷熱(valley fever)，砂漠リウマチ(desert rheumatism)，砂漠熱(desert fever)ともよばれる

※9 ほかに，新生児期から発症するアトピー性皮膚炎も特徴的

※10 持続する好酸球数増多(≧1,500/μL)があり，好酸球数増多をきたす疾患〔アレルギー，寄生虫感染症，感染性疾患，肺疾患，膠原病性血管炎，悪性腫瘍(T細胞リンパ腫など)〕が除外されたもの

※11 遺伝子異常が特定されるものがある

※12 日本で未承認の抗菌薬

※13 以前は DRESS 症候群とよばれていたが，最近では薬剤性過敏症症候群 drug-induced hypersensitivity syndrome (DIHS)の名称が一般的

# Part 10 Endocrine System

# 内分泌系

# chapter 67 SHORT STATURE

# 低身長

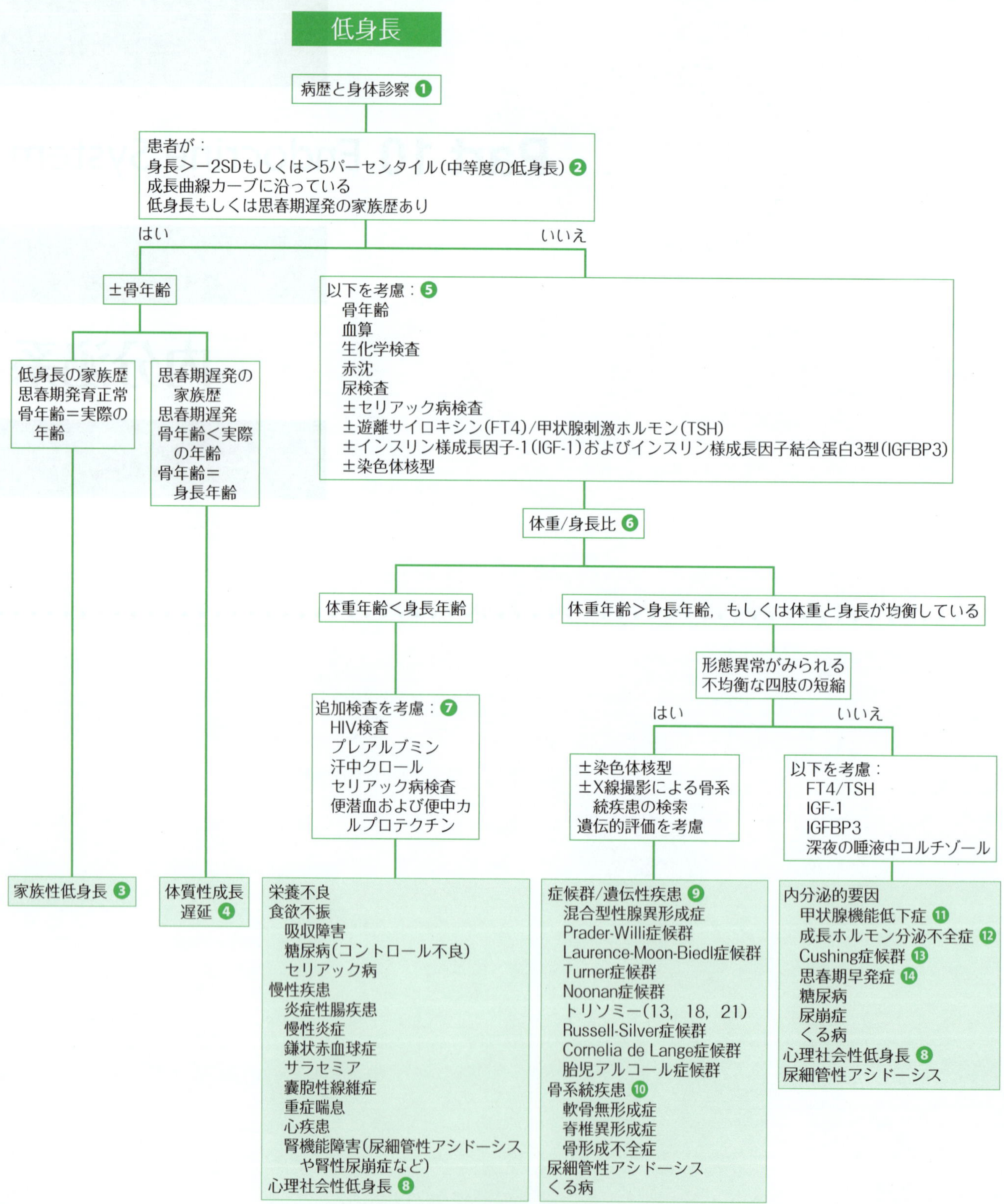


Nelson Textbook of Pediatrics, 19e. Chapters 13, 48, 76, 330, 529, 551, 556, 559, 580, 685
ネルソン小児科学 原著 第19版．13章，48章，76章，330章，529章，551章，556章，559章，580章，685章
Nelsons Essentials, 6e. Chapter 173

低身長は身長が年齢平均の身長より2～2.5標準偏差(SD)以下と定義される。しかしながら，身長の絶対値にかかわらず成長速度の低下が非常に重要である。病的でない(体質性もしくは家族性)低身長と病的な低身長を鑑別することが重要である。低身長はまた体重増加不良と関連する成長障害(FTT)とも区別されなければならない。われわれの文化は男性の身長を重視するため，男児は女児よりこの訴えで受診することが多い。両親の身長や成長パターン，思春期の状態，民族的要因，栄養状態，慢性疾患，精神的心理的要因など多くの要因が身長に影響し得る。さまざまな理由(染色体異常や症候群，感染，母体のアルコール摂取)により出生体重が著しく軽い児や在胎週数に比して小さい児(SGA)は低身長となりやすい。

❶ 病歴および身体診察によって明らかな奇形や症候群，低身長を伴うほかの疾患を除外すべきである。出生歴には身長と体重，周産期の問題はもとより出生前の曝露および疾病も含むべきである。遷延する黄疸，低血糖，小さい陰茎は成長ホルモン(GH)の欠乏を示唆し，四肢の浮腫はTurner症候群を示唆する。

成長曲線の注意深い分析は必須である。成長速度と成長パターンが記録されていなければならない。体重身長比率は低身長の原因確定に有用である。目標身長mid-parental hightを決定する。男児であればmid-parental height＝[(母親の身長＋13 cm)＋父親の身長]/2である。女児であればmid-parental height＝[(父親の身長－13 cm)＋母親の身長]/2である。そのうえで身長範囲height rangeを計算する。mid-parental heightの8.5cm下方もしくは上方がその児の3パーセンタイル，もしくは97パーセンタイルとなる。上半身/下半身upper to lower body segment(U/L) ratio[※1]の比率により低身長が均衡型(体幹と下肢の双方が影響を受ける)か不均衡型か鑑別できる。U/L ratioは脊椎異常を伴う骨形成異常[※2]で低下し，長管骨異常を伴う骨形成異常[※3]や思春期早発症で上昇する。

低身長児でも成長曲線に沿っている場合は家族性もしくは体質性の遅延である。成長曲線からの進行性の逸脱は先天異常(Turner症候群，GH分泌不全)を示唆する。発達遅滞はPrader-Willi症候群などの症候群に関連する。年齢あたりの身長と比較して体重が少ない場合には低栄養や慢性疾患を示唆する。中枢神経悪性腫瘍に対する頭蓋内照射はGH分泌不全を示唆する。正中欠失midline defectsは下垂体機能低下症に関連する。

❷ 低身長や思春期遅延の家族歴があり，成長曲線に沿っている児は臨床的な経過をフォローするだけでよい。

❸ 家族性低身長の場合は成長曲線の下部に沿うが正常の成長曲線と並行しており，成長速度は正常で，正常な思春期の発育をする。これらの児では内分泌的異常や全身性の疾患はなく低身長の家族歴がある。骨年齢の測定が考慮されることもあるが，測定値は正常である。成人期の最終身長は低い

■ 訳者注釈

※1 上半身upper body segmentは頭頂部～恥骨結合まで，下半身lower body segmentは恥骨結合～足底までの実測値

※2 Hurler症候群，Morquio症候群など

※3 軟骨異栄養症，軟骨無形成症など

が両親の身長に基づいた目標範囲内にある。成長曲線からの逸脱があればさらなる評価が必要である。

❹ 体質性の成長と思春期の遅延は，男子でより多く認められ，概ね正常である。思春期発育遅延，骨年齢の遅延，成長スパートの遅延があるが成人における身長は正常となる。骨年齢は通常身長年齢と相関する。思春期遅発の家族歴もしばしば認められる（通常は父親）。検査所見は正常である。これらの児を軽度の GH 分泌不全や慢性疾患，中枢性性腺機能低下症と鑑別することは困難である。

❺ 児の成長速度が減速していたり著明な低身長（≦ 2 SD）の場合，さらなる臨床的評価が行われるべきである。X 線撮影による骨年齢評価（BA）は骨の成熟度を評価するために行われる。慢性疾患の存在は血算，赤沈，生化学検査，尿検査の値により推測される。甲状腺機能低下症は遊離サイロキシン（FT4），甲状腺刺激ホルモン（TSH）濃度によって診断可能である。女児における原因不明の低身長で Turner 症候群が疑われる場合は染色体の検査が必要となる。GH 欠損はインスリン様成長因子 -1（IGF-1）やインスリン様成長因子結合蛋白 3 型（IGFBP3）によってスクリーニング可能であるが，最終的な診断は薬物刺激による GH の反応試験が必要である。内分泌科医によるさらなる評価を要する。

❻ 筆者らは小児の低身長の鑑別を行うために体重 / 身長比を用いることを提案する。これは不正確な方法であり，分類のための正式な方法ではない。特異的検査は病歴聴取と身体所見に基づいて行われるべきである。しかしながら一般的に年齢あたりの身長に比して年齢あたりの体重が少ない場合は慢性疾患や栄養不良が示唆され，逆に年齢あたりの体重が年齢あたりの身長よりも大きい場合は内分泌的異常や遺伝学的異常，症候群が示唆される。

❼ 年齢あたりの身長に比して体重が不均衡に少ない場合は栄養不良，吸収不良，特異的な栄養障害（くる病など）かもしれない。慢性疾患も原因となり得る。検査によるスクリーニング（赤沈，血算，尿検査，生化学検査）は診断の方向性を示す可能性がある。尿細管性アシドーシスは成長障害と低身長をきたし得るが，生化学検査における血清重炭酸※4 低値が診断の手がかりになることがある。追加評価によってアニオンギャップ正常の代謝性アシドーシスが明らかとなる（ch. 82 参照）。原因不明の場合，セリアック病を除外するための検査（組織トランスグルタミナーゼ※5，抗グリアジン抗体※5，IgA など）を追加し，必要に応じて HIV の検索も考慮される。新生児スクリーニングの結果が入手できなければ嚢胞性線維症の検査※6 も考慮される。

❽ 愛情遮断 emotional deprivation は成長を遅滞させ，下垂体機能低下症とよく似た状態となる。この状態は心理社会性低身長とよばれる。機序はよくわかっていないが，このような児は IGF-1 低値を伴う機能的下垂体機能低下症をきたし得る。成長速度はゆっくりであり，骨年齢は実年齢よりも若い。児は低身長を呈し，体重は身長と均衡しているか身長よりも少ない。思春期は正常か早熟となる。慎重な経過観察によって母児関係や家族関係の障害が判明することがある。劣悪な環境因子が除去されると児は正常に発育する。

■ 訳者注釈

※4 欧米では生化学スクリーニング検査の項目として「総 $CO_2$」を測定している。総 $CO_2$ = $HCO_3^-$ + $H_2CO_3$ であり，$H_2CO_3$ は $HCO_3^-$ の約 1/20 であることから，総 $CO_2$ ≒ $HCO_3^-$ として差し支えない。つまり，血液ガス分析を提出していなくても酸塩基平衡スクリーニングが可能

※5 いずれも商業ベースでは検査できない

※6 日本の新生児スクリーニングには含まれていない

■ 訳者注釈

⑨ 遺伝性症候群や染色体異常は低身長と関連する。児に特定の症候群の特徴が現われているときは，染色体核型を検査すべきである。包括的検査は必要なく，遺伝子検査は特異的なものに限って行うべきである。Turner 症候群，45,X/46,XY 混合性性腺異形成症，Down 症候群やそのほかの常染色体トリソミーなど比較的頻度の高い症候群もこれに含まれる。しばしば低身長が唯一の症状であることから，女児の低身長では Turner 症候群が常に考慮されるべきである。混合性性腺異形成症では思春期発育が遅延もしくは欠失し，骨年齢は実際の年齢よりわずかに遅延する。Prader-Willi 症候群や Laurence-Moon-Biedl 症候群は性腺低形成や肥満，精神発達遅滞を伴い得る。

⑩ 骨異形成症は骨格異形成症 skeletal dysplasia と骨軟骨異形成症 osteochondrodysplasia を含む。これらは低身長および体格の不均衡（おもに四肢短縮や短い胴体）を呈する。遺伝相談が有用である。

⑪ 甲状腺機能低下症は先天性，後天性ともにあり得る。成長速度は遅く骨年齢は実年齢よりも遅延している。Turner 症候群，Down 症候群，Klinefelter 症候群，糖尿病の児もまた自己免疫性甲状腺機能低下症のリスクがある。FT4 は低下し，TSH は後天性甲状腺機能低下症では上昇する。TSH と FT4 の低値は視床下部 / 下垂体機能欠損を示唆する。

⑫ GH 分泌不全は先天性，後天性ともにあり得る。孤発性 GH 分泌不全や汎下垂体機能低下症もある。先天性分泌不全には，特発性，正中欠失（中隔視神経形成異常症，口蓋裂，単一中切歯など）を伴うもの，遺伝性がある。出生時，児はわずかに小柄で（ほとんどは胎生週数相当），低血糖，黄疸，小陰茎を伴い，新生児期以降の身長の伸びは遅い。後天性 GH 分泌不全は中枢神経の損傷，感染，放射線照射，腫瘍によることがある。骨年齢は遅延し，IGF-1 と IGFBP3 濃度はしばしば低値である。濃度は年齢，思春期，栄養に影響される。さらなる評価のためには内分泌科医にコンサルテーションのうえ，GH 分泌刺激試験やそのほかの下垂体ホルモン欠損（TSH，副腎皮質刺激ホルモン，プロラクチン，ゴナドトロピン欠損，尿崩症）の評価が必要になることがしばしばある。Laron 型低身長症は，GH 濃度の上昇および IGF-1 と IGFBP3 の低値を伴う終末臓器の GH 抵抗性を呈する。

⑬ Cushing 症候群はコルチコステロイドの過剰な濃度によるものであり，原因は外因性（高用量の経口もしくは局所ステロイド）の場合も，下垂体腫瘍や異所性産生による過剰な副腎皮質刺激ホルモンの産生による内因性の場合もある。児は肥満，多血症，満月様顔貌，野牛肩様脂肪沈着，皮膚線状，にきび（ざ瘡），高血圧を呈する。副腎皮質刺激ホルモンの過剰があれば異常色素沈着をきたす。著明な男性化は副腎腫瘍を示唆する。成長速度は遅く，骨年齢は実年齢と比較すると遅れる。

⑭ 思春期早発症は成長の早期加速が特徴的で，骨年齢の進行を伴う。これにより骨端線の早期閉鎖が起こり，成長が停止して低身長に至る（ch. 69, 70 参照）。

参考文献

・Rose SR, Vogiatzi MG, Copeland KC：A general pediatric approach to evaluating a short child, Pediatr Rev 26:410-420, 2005.

Part 10 Endocrine System 内分泌系

chapter 68 PUBERTAL DELAY

# 思春期遅発

思春期遅発は 13 歳までの女児もしくは 14 歳までの男児における二次性徴(女児における乳房の発育，男児における睾丸の成長)の欠如と定義される。視床下部-下垂体-性腺系の異常に関連している。恥毛および腋毛の発育は副腎におけるアンドロゲンによるものであり，思春期遅発の児にも存在する。女児における性的成熟を伴う原発性無月経に関しては ch. 39 を参照。

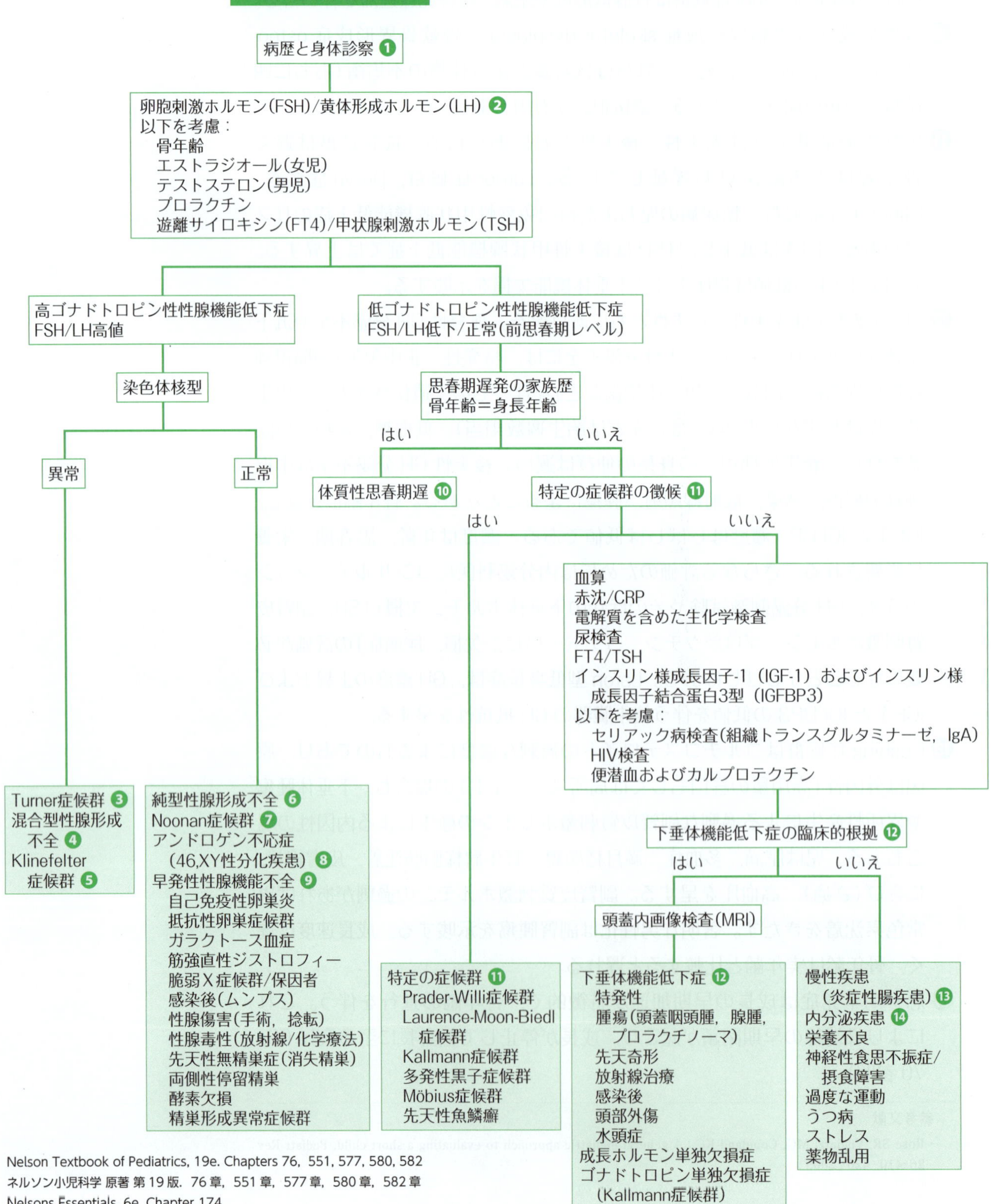


Nelson Textbook of Pediatrics, 19e. Chapters 76, 551, 577, 580, 582
ネルソン小児科学 原著 第 19 版．76 章，551 章，577 章，580 章，582 章
Nelsons Essentials, 6e. Chapter 174

■ 訳者注釈

❶ 病歴には感染症，慢性疾患，内分泌疾患，外傷，化学療法，放射線照射，中枢神経疾患および症候群などを含める。成長パターンと成長速度を評価すべきである。重度の成長障害は GH 分泌不全を示唆する(ch. 67 参照)。家族の身長歴も聴取すべきである。思春期の開始，初経，女性親族の妊孕性などの病歴から思春期遅発症，アンドロゲン不応症，先天性副腎過形成などの家族性疾患も示唆される。性腺腫瘍，自己免疫性内分泌疾患，先天代謝異常，脆弱 X 症候群などの病歴も重要である。

　注意深い身長，体重，両腕を横に広げた幅 arm span の計測，BMI も必要である。成長パターン(速度)や性成熟度(Tanner 分類)も評価すべきである。身体均衡性も有用であり，GH 分泌不全では身長年齢は体重年齢よりも低い。類宦官性体型(腕の長さ＞身長，長い脚)は性腺機能低下でみられる。アンドロゲンは陰茎の発育や精巣容積，恥毛の増加，変声，身長の増加や筋肉容量の増加，頭髪の生え際後退，体臭の変化に影響を与える。女児では過剰なアンドロゲンはざ瘡や多毛，陰核肥大などをひき起こす。エストロゲンは腟の角化や分泌物，乳房発育，子宮サイズの増大，乳房発育開始から 2 ～ 2.5 年後の初経発来などに作用する。顔面の正中欠損の同定や嗅覚の検査(Kallmann 症候群でみられる嗅覚の低下，消失)，視力も含めた注意深い中枢神経系の検索が有用である。女性化乳房や乳汁漏出の有無を記載する。皮膚診察としてカフェオレ斑(神経線維腫症)，なめし皮様(副腎不全)，魚鱗癬(先天性魚鱗癬，Kallmann 症候群)などがある。初期検査の段階で特定の症候群の徴候が確認されることがある(Turner 症候群，脆弱 X 症候群，Prader-Willi 症候群など)。

❷ 血清 FSH(卵胞刺激ホルモン)と LH(黄体形成ホルモン)濃度によって思春期遅発症を低ゴナドトロピン性性腺機能低下症(FSH/LH 低値)と高ゴナドトロピン性性腺機能低下症(FSH/LH 高値)に分類することができる。骨年齢の評価，エストラジオールやテストステロン濃度，プロラクチンや甲状腺機能検査も考慮される。

❸ 性腺発育不全症候群(Turner 症候群など)の特徴として低身長，色素性母斑，高口蓋，毛髪線低位，盾状胸，眼瞼下垂，皮膚弛緩症，翼状頸，第四中節骨短縮，外反肘，心雑音，爪の変形，耳介変形などがある。先天性リンパ浮腫の病歴もあり得る。染色体核型は 45,X がもっとも多いが，10 代になるまで診断されない者のなかには，身体所見に乏しかったり，モザイク(45,X/46,XX)であったりする者もある。

❹ 混合型性腺形成不全は新生児の判別不明性器の原因としてよくみられる。染色体核型はモザイク(45,X/46,XY)を呈することが多い。表現型はしばしば女性であり，Turner 症候群の要素を併せもつ。患者のなかには男性化徴候を認めない者もある一方で，思春期前の陰核肥大と思春期での男性化をきたす者もある。

❺ Klinefelter 症候群は精巣機能不全の原因のなかではもっとも多く，染色体核型は 47,XXY で，モザイクは 20 %にみられる。患者は通常高身長で痩せており，精巣は小さく，軽度の精神遅滞を認め，女性化乳房を呈することもある。

■ 訳者注釈

⑥ 純型性腺形成不全では，染色体核型XXもしくはXYを含む変異型で，正常身長と線状性腺を伴う。XY性腺形成不全（Swyer症候群）では，幼少期の表現型は女性型であるが，思春期に乳房発育や初経発来がみられない。

⑦ Noonan症候群はTurner症候群とよく似た要素をもつが，染色体核型は正常である。

⑧ アンドロゲン不応症の遺伝学的男性（すなわち46,XY性分化疾患，精巣性女性化症）の表現型は女性であり，原発性無月経，乳房発育，恥毛の欠如を伴う。アンドロゲン抵抗性の程度には多くのバリエーションがある。LHは通常上昇するが，FSHは精巣からのエストロゲンによる抑制により正常なこともある。

⑨ 原発性卵巣機能不全の原因に自己免疫性卵巣炎があり，自己免疫性内分泌疾患（甲状腺炎，Addison病，糖尿病）に関連し，抗卵巣抗体でスクリーニングできる。抵抗性※1卵巣症候群はFSHもしくはLH受容体の欠損による。早発性性腺機能不全はガラクトース血症や筋強直性ジストロフィー，脆弱X症候群関連疾患に合併することがある。無精巣症は精巣の欠損であり，両側停留精巣と鑑別を要する。外性器が正常な男児において精巣が触知されなければ停留精巣である。精巣は通常下降していないか後退しているが，まれに検索を行っても精巣がみつからないことがある。この症候群は「消失精巣」，先天性無精巣症や精巣退縮症候群として知られている。停留精巣において，Leydig細胞の機能障害によって上昇したFSHとLHによりテストステロン値が正常なことがある。放射線照射や化学療法も性腺傷害をひき起こす。17α-水酸化酵素欠損症や17-ケトステロイド還元酵素欠損などの酵素欠損では，高血圧，副腎不全，アンドロゲンおよびエストロゲン欠乏をひき起こす。精巣機能不全に関与する環境因子としては，内分泌撹乱物質として作用する環境性化学物質（ビスフェノールA，フタル酸エステルなど），殺虫剤，植物エストロゲン，そのほかの化学物質などがある。しかしながら，関連が示唆されてはいるものの，因果関係が証明されているわけではない。

⑩ 体質性思春期遅発は思春期遅発の原因でもっとも多く，とくに男児において受診理由になりやすい。思春期遅発の家族歴があり，成長速度が一定で，検査所見は正常である。通常骨年齢は身長年齢に一致し，身長年齢は実年齢より低い。

⑪ 特異的な徴候は特定の症候群を示唆し得る。Prader-Willi症候群では肥満，過食症，低身長，軽度の精神遅滞がみられる。性腺機能低下症は視床下部性である。Laurence-Moon-Biedl症候群は軽度の精神遅滞，網膜色素変性症，合指症，多指症，肥満を伴う。思春期遅発はゴナドトロピン放出ホルモン（GnRH）の欠乏によるものであり，FSHとLHの低下をもたらす。Kallmann症候群（GnRH欠乏）は正中欠損（口唇口蓋裂），先天性難聴，弱い嗅覚，ときに魚鱗癬を伴う。多発性黒子症候群は心奇形，尿路奇形，低身長，難聴を伴う。性腺機能障害を伴うほかの症候群にはMöbius症候群や先天性魚鱗癬がある。

⑫ 下垂体機能低下症を示唆する臨床徴候として，成長障害，嗅覚異常，顔面

※1 ゴナドトロピン抵抗性という意味

正中欠損，視覚異常，乳汁漏出/高プロラクチン血症がある。複数の刺激ホルモン分泌不全を伴う下垂体機能低下症は通常特発性である。しかしながら，腫瘍や外傷，先天奇形(中隔視神経形成異常)，浸潤性疾患(結核，サルコイドーシス，ヒスチオサイトーシスX[※2])や頭蓋照射が原因のこともあり得る。中枢神経画像検査(MRI)はこれらを除外するために考慮されるべきである。成長ホルモン単独欠損症は通常思春期遅発症を伴う。ゴナドトロピン単独欠損症は多くの遺伝学的異常を伴い，嗅覚消失/低下を伴う一群(Kallmann症候群)が含まれる。

⑬ 全身性疾患はGnRHが抑制されることで成長および思春期発育の両方に影響をおよぼす。栄養不良，腎不全，炎症性腸疾患，セリアック病，反復感染，鎌状赤血球症，悪性腫瘍などの慢性疾患も原因となり得る。

⑭ 内分泌疾患には甲状腺機能低下症，尿崩症，Cushing病，Addison病，糖尿病がある。遷延性甲状腺機能低下症では，甲状腺機能が低下しているにもかかわらずFSHとLHが上昇することがある。高プロラクチン血症は女児で多い。これは原発性(特発性，下垂体腺腫)や下垂体茎断裂または甲状腺機能低下症からの二次的なものがある。患児の50％に乳汁漏出がみられる。

■ 訳者注釈

※2 現在はランゲルハンス細胞組織球症とよばれている

参考文献


- Emans SJ: Delayed puberty. In Emans SJ, Laufer MR, editors: Pediatric and adolescent gynecology, ed 6, Philadelphia, 2012, Lippincott Williams & Wilkins, Chapter 8.
- Kaplowitz PB: Delayed puberty, Pediatr Rev 31:189-195, 2010.

chapter 69 PRECOCIOUS PUBERTY IN THE MALE

# 男児における思春期早発

男児における思春期早発は 9 歳以前における二次性徴の発来と定義される。男性の性的特徴を伴う同性性成熟は正常な男性性ステロイド分泌の結果起こる。女性の性的特徴(女性化乳房など)を伴う異性性成熟は女性性ステロイドによる。早発恥毛は恥毛や腋毛のみが発育した状態である。

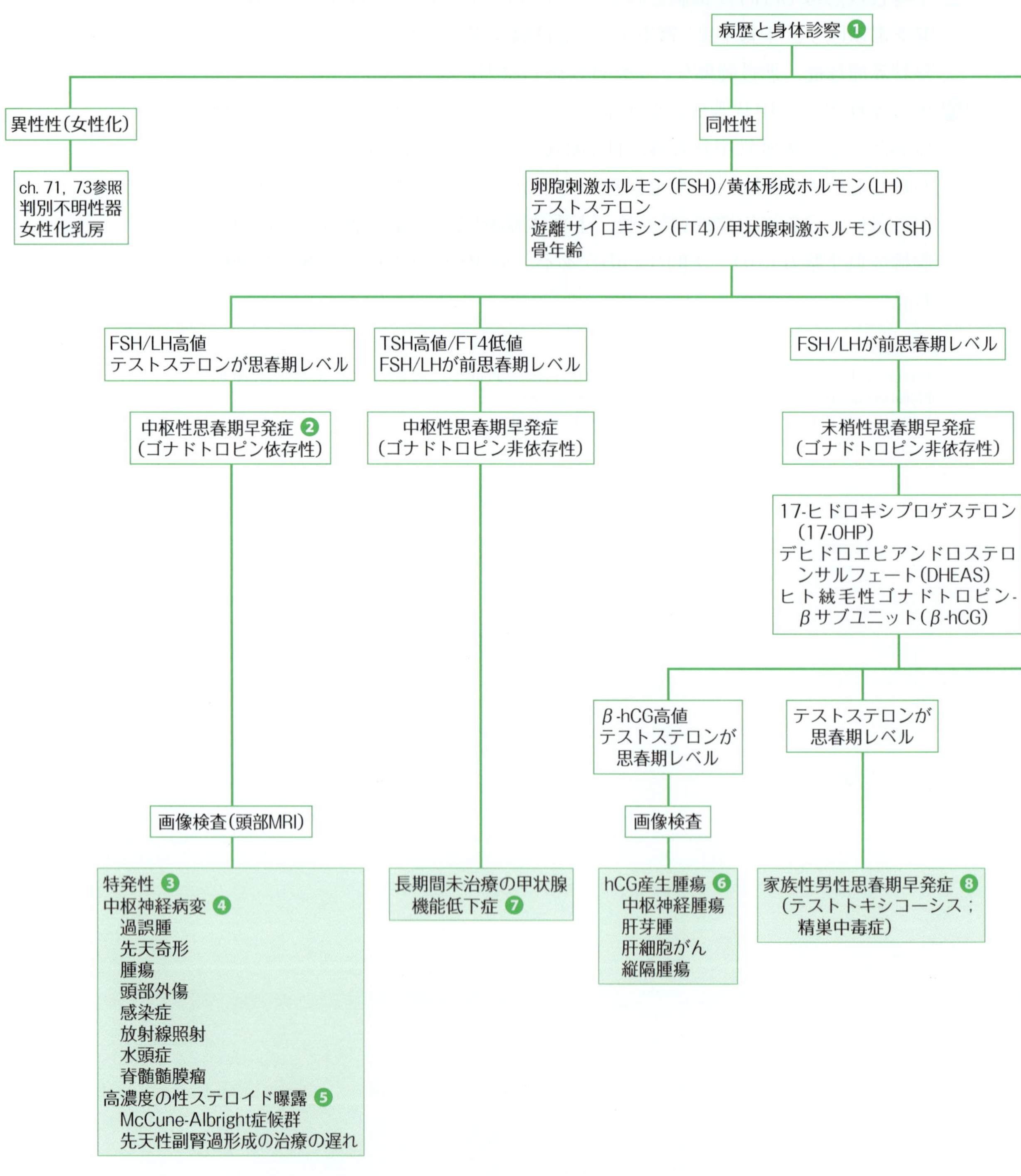

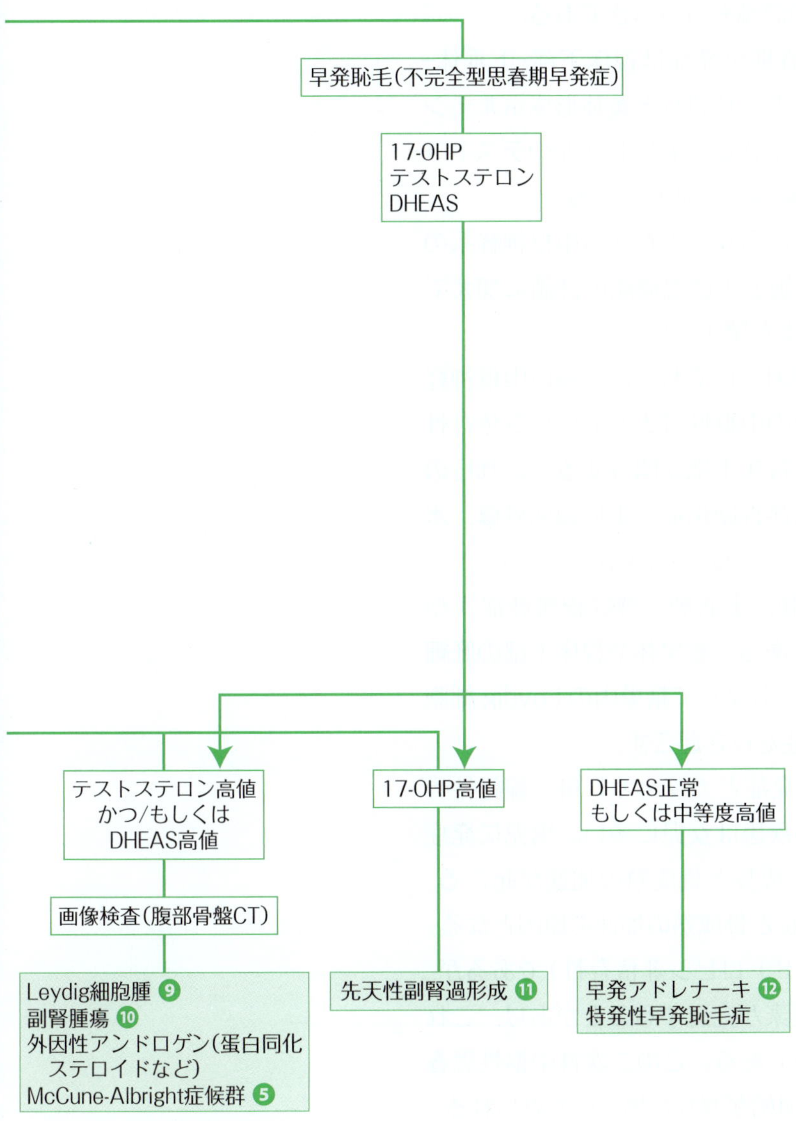


Nelson Textbook of Pediatrics, 19e. Chapters 556, 578
ネルソン小児科学 原著 第19版. 556章, 578章
Nelsons Essentials, 6e. Chapter 174

❶ 成長パターンや二次性徴の経時的発達，外因性性ステロイド(クリーム，ローション，食肉[※1]，蛋白同化ステロイド[※2]など)への曝露の病歴，判別不明性器や思春期早発の家族歴は有用である。中枢神経疾患や頭部外傷，放射線照射の病歴は中枢性の原因を示唆する。行動や感情の変化，頭痛，視野の障害などの症状があればさらなる精査を要する。カフェオレ斑などの皮膚病変は神経線維腫症やMcCune-Albright症候群を示唆する。

男児において，精巣肥大は思春期の最初の徴候である。生殖器の検査として，陰茎の長さと直径，精巣容積があり，これは精巣容積測定器orchidometerによって測定される。思春期の精巣は容積8 mL以上もしくは長径2.5 cm以上である。Sexual Maturity Rating (SMR) もしくは恥毛のTanner分類，女性化乳房の場合には乳房の評価も行うべきである。

❷ 中枢性もしくはゴナドトロピン依存性思春期早発症は視床下部–下垂体–性腺系の早期活性化による。卵胞刺激ホルモン (FSH) と黄体形成ホルモン (LH) は上昇し，成長の加速，精巣の増大，および思春期レベルのテストステロン値を伴う。骨年齢は身長年齢と実年齢よりも進んでいる。

❸ 男児における思春期早発は特発性のこともあるが，潜在する中枢神経系の異常は75 %にも達するため，神経学的評価および視機能の評価に加えて頭部画像評価が必要であり，MRIによる検索が望ましい。

❹ 視床下部過誤腫は中枢性思春期早発症の原因としてもっとも多い中枢神経病変であり，発作を伴うことがある。ほかの中枢性ゴナドトロピン依存性思春期早発症をきたす中枢神経病変もまた視床下部が関与する。これらの疾患には脳炎後後遺症や結核性髄膜炎，結節性硬化症，重症頭部外傷，水頭症(脊髄髄膜瘤を伴うものと伴わないものがある)が含まれる。

思春期早発症をきたす腫瘍には星細胞腫，上衣腫，神経線維腫症1型 (NF-1) に伴う視神経膠腫などの視索腫瘍がある。松果体や視床下部の胚細胞腫瘍はヒト絨毛性ゴナドトロピン(hCG)を分泌して精巣内のLeydig細胞のLH受容体を刺激し，中枢性思春期早発症をひき起こす。

❺ McCune-Albright症候群は末梢性思春期早発症とカフェオレ斑，線維性骨異形成症をきたすまれな疾患である。この疾患は女児に多い。男児に発症するとアンドロゲンの過剰産生が起こり，成長と骨成熟の加速が起こる。高濃度の性ステロイドへの持続的曝露は成長と骨成熟の加速の原因となる。

思春期早発症は典型的には末梢性(ゴナドトロピン非依存性)であるが，二次性中枢性(ゴナドトロピン依存性)の要素が亢進することがあり，これも性ステロイドへの持続的曝露によるものである。この二次性中枢性思春期早発症は先天性副腎過形成(CAH)の治療開始が遅れた場合にもみられる。

❻ FSHとLH濃度が前思春期レベルであるにもかかわらず，テストステロン濃度が思春期レベルまで上昇しているなら，$\beta$-hCG濃度を検査すべきである。このホルモンはLHのように働き，精巣を刺激してテストステロンを分泌させる。$\beta$-hCG産生腫瘍は肝細胞がん，肝芽腫，奇形腫および絨毛上皮腫である。

❼ 甲状腺機能低下症が長期間未治療で経過すると思春期早発症をきたし，この場合骨年齢は遅延する。甲状腺刺激ホルモン (TSH) 濃度は上昇し，プロ

■ 訳者注釈

※1 肥育ホルモンを使用した食肉のことと思われる

※2 いわゆる筋肉増強剤

ラクチン濃度も軽度上昇する。血清 FSH は低値であり LH は検出感度以下であるが，上昇した TSH は FSH 受容体を刺激する（LH 効果とは無関係）。中枢性思春期早発症と違い，精巣の肥大はテストステロンの増加なしに起こる。よって，甲状腺機能低下症に伴う思春期早発症は中枢性思春期早発症の不完全型のようにみえる。

❽ 常染色体優性家族性男性思春期早発症（精巣中毒症 testotoxicosis）では β-hCG 濃度は正常でテストステロンが上昇する。未熟な Leydig 細胞の成熟によるテストステロンの自律的な産生があり，2～3 歳で思春期徴候が発現し，精巣も肥大する。

❾ テストステロン濃度の上昇は，とくに片側性の精巣肥大がある場合 Leydig 細胞腺腫を示唆する。

❿ もう一つのアンドロゲン産生源は副腎腫瘍である。デヒドロエピアンドロステロンサルフェート（DHEAS）が 700 μg/dL 以上もしくはテストステロンが 200 ng/dL 以上のとき，副腎腫瘍の検索のための画像検査の適応となる。副腎腫瘍はまたデヒドロエピアンドロステロン（DHEA）とアンドロステンジオンの上昇を伴う。テストステロンは腫瘍での産生や末梢組織における変換[※3]によっても上昇しうる。

⓫ CAH は早朝における 17-ヒドロキシプロゲステロン濃度でスクリーニングできる。200 ng/dL 以下が正常であり，800 ng/dL 以上であれば 21-水酸化酵素欠損症の典型的パターンである。3β-ヒドロキシステロイド脱水素酵素欠損でも早発恥毛を認めることがある。

⓬ 副腎アンドロゲンの早期増加を伴う場合，早発恥毛の原因としてもっとも多いのは早発アドレナーキである。テストステロンとゴナドトロピン濃度は前思春期レベルであり，DHEAS は中等度上昇し，ステージ 2 度程度の恥毛発達である。17-ヒドロキシプロゲステロン濃度測定は遅発型 CAH を否定するために考慮される。DHEAS かテストステロンが著明に上昇していれば精巣腫瘍や副腎腫瘍を除外するために画像検査が必要となる。早発アドレナーキのフォローアップは 3 か月おきくらいが適切である。骨年齢は通常実年齢と一致する。もし進行が認められれば追加検査の適応となる。特発性早発恥毛は恥毛の毛嚢のアンドロゲンに対する過剰な感受性が原因であり，アンドロゲン濃度は正常である。

■ 訳者注釈

[※3] アンドロステンジオンは性ホルモンの前駆体であり，末梢組織でテストステロン（男性），エストロゲン（女性）に変換される

参考文献


- Muir A: Precocious puberty, Pediatr Rev 27 :373 –382 , 2006 .
- Root AW: Precocious puberty, Pediatr Rev 21 :10 –19 , 2000 .

chapter 70 PRECOCIOUS PUBERTY IN THE FEMALE

# 女児における思春期早発

女児における思春期早発は８歳までにおける二次性徴の発来と定義される。思春期発現の下限は黒人で６歳，白人で７歳である。同性性成熟は正常な女性性ステロイドの分泌の結果起こる。異性性成熟は男性性ステロイドによる。早発恥毛は恥毛や腋毛のみが発育した状態である。早発乳房は乳房のみの早期発育でほかの性成熟徴候を伴わないものである。

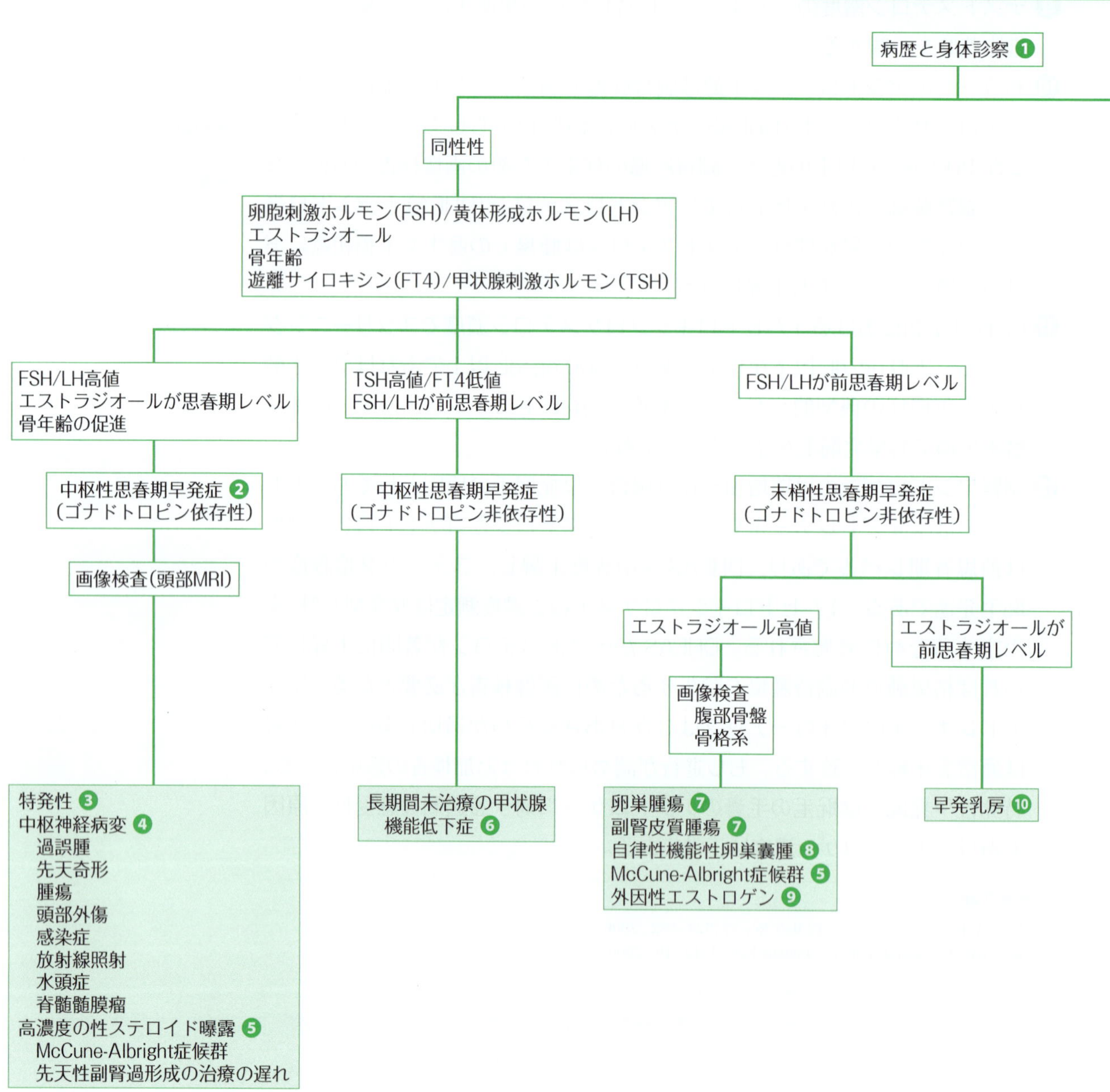

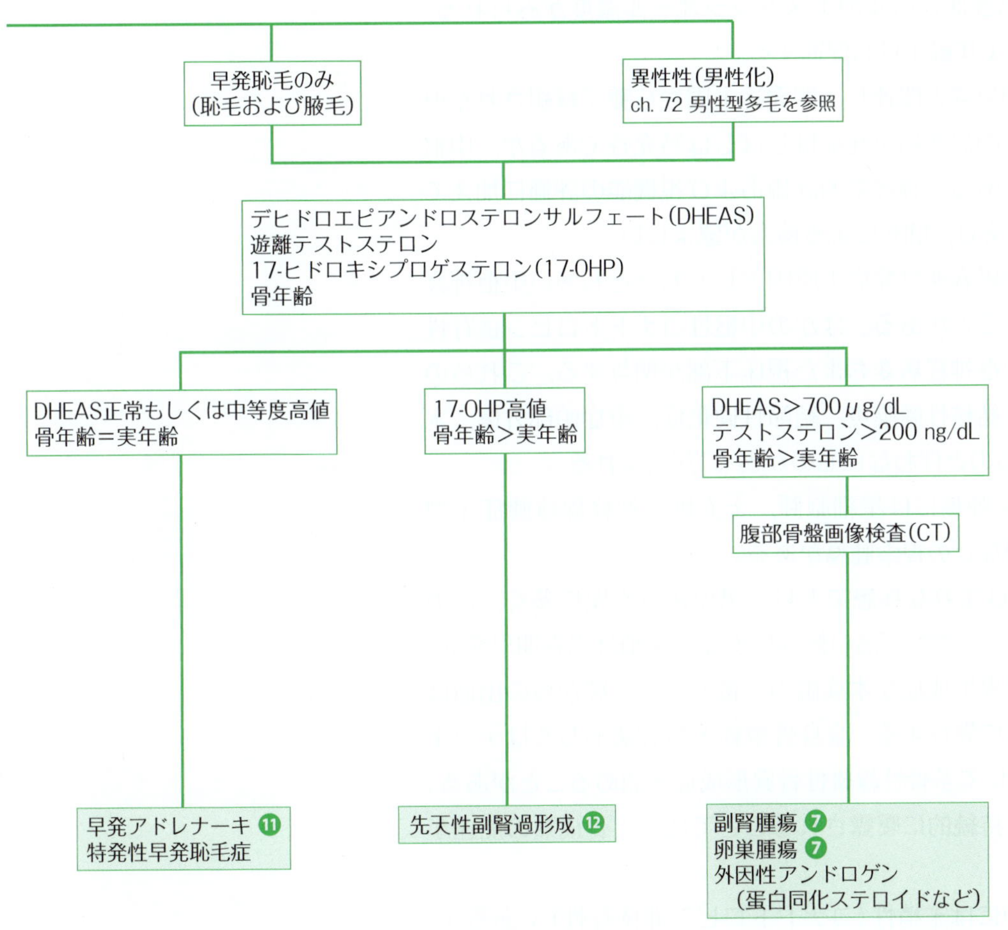


Nelson Textbook of Pediatrics, 19e. Chapters 556, 581
ネルソン小児科学 原著 第19版. 556章, 581章
Nelsons Essentials, 6e. Chapter 174

❶ 成長パターン，二次性徴の経時的発達，外因性性ステロイドへの曝露（クリーム，ローション，食肉※1，蛋白同化ステロイド※2 など），判別不明性器，思春期早発症の家族歴などの病歴は有用である。行動や感情の変容，頭部外傷，水頭症，頭痛，視覚の異常などの中枢神経疾患の徴候も評価する。カフェオレ斑などの皮膚病変は McCune-Albright 症候群を示唆する。腟の粘膜変化，小陰唇の肥大，恥毛や乳房の Tanner 分類も評価すべきである。直腸腹部診察によって卵巣および腹部腫瘤が検索できる。多毛症，陰核肥大，野太い声，ざ瘡，筋肉の発達は男性化を示唆する。

❷ 中枢性もしくはゴナドトロピン依存性思春期早発症は，正常な生理的思春期発達の促進によって起こる。卵胞刺激ホルモン（FSH）と黄体形成ホルモン（LH）は上昇し，成長の加速，乳房発育，小陰唇の肥大，卵巣と子宮の肥大を伴う腟粘膜変化，思春期レベルのエストラジオール濃度がみられる。骨年齢は身長年齢および実年齢よりも促進する。

❸ 小児肥満は女児の思春期早発と関連し，開発途上国から養子縁組された児で気づかれていた。女児の思春期早発症はしばしば特発性であるが，中枢神経病変を考慮すべきである。神経学的評価および視機能の評価に加えて頭部の画像検査は必須であり，MRI による検索が望ましい。

❹ 視床下部過誤腫は中枢性思春期早発症の原因としてもっとも多い中枢神経病変であり，発作を伴うことがある。ほかの中枢性ゴナドトロピン依存性思春期早発症をきたす中枢神経病変もまた視床下部が関与する。これらの疾患には脳炎後後遺症，結核性髄膜炎，結節性硬化症，重症頭部外傷，水頭症（脊髄髄膜瘤を伴うものと伴わないものがある）が含まれる。

思春期早発症をきたす腫瘍には星細胞腫，上衣腫，神経線維腫症 1 型（NF-1）に伴う視神経膠腫などの視索腫瘍がある。

❺ McCune-Albright 症候群はまれな疾患であり，男児より女児に多く，この疾患の女児ではエストロゲン濃度が高い傾向にある。末梢性思春期早発症，カフェオレ斑，線維性骨異形成症が本疾患の三徴である。腟からの出血はしばしば著明な乳房発育に先行する。全身骨単純 X 線撮影もしくはテクネチウム骨シンチグラフィにて多骨性線維性骨異形成症を認めることがある。高濃度の性ステロイドに持続的に曝露されることで成長と骨成熟の加速が起こる。

思春期早発症は典型的には末梢性（ゴナドトロピン非依存性）であるが，二次性中枢性（ゴナドトロピン依存性）の要素が亢進することがあり，これも性ステロイドへの持続的曝露によるものである。この二次性中枢性思春期早発症は先天性副腎過形成（CAH）の治療開始が遅れた場合にもみられる。

❻ 甲状腺機能低下症が長期間未治療で経過すると思春期早発症をきたし，この場合骨年齢は遅延する。甲状腺刺激ホルモン（TSH）濃度は上昇し，プロラクチン濃度も軽度上昇する。血清 FSH は低値であり LH は検出感度以下であるが，上昇した TSH は FSH 受容体を刺激する（LH 効果とは無関係）。女児は早期の乳房発育をきたし，乳汁漏出や反復する月経出血をきたす。甲状腺機能低下症に伴う思春期早発症は中枢性思春期早発症の不完全型の

■ 訳者注釈

※1 肥育ホルモンを使用した食肉のことと思われる

※2 いわゆる筋肉増強剤

ようにみえる。

❼ FSHとLH濃度が前思春期レベルで，エストラジオール濃度が思春期レベルまで上昇している場合，エストロゲン産生性の卵巣腫瘍や副腎皮質腫瘍の除外のために腹部骨盤画像検査を考慮すべきである。思春期早発症をきたすもっとも多い卵巣腫瘍は顆粒膜細胞腫である。

❽ 自律性機能性卵巣嚢腫はエストロゲン産生腫瘍のなかでもっとも頻度が高い。血清エストラジオール濃度は嚢胞の大きさに伴い変動する。これらは早発乳房をきたす。

❾ 外因性のエストロゲンの原因としては，経口避妊薬やエストロゲン含有強壮剤，ローション，クリームがある。食肉への混入も報告されている。

❿ 良性早発乳房は片側性もしくは両側性の乳房肥大であり，通常は2歳以前に始まり6か月～6年で軽快する。そのほかのエストロゲン化徴候はみられない。血清エストロゲン値は正常から軽度上昇する。早発乳房に対する臨床検査の適応は通常なく，思春期早発症への進展や男性化徴候の出現を認めないか臨床的フォローアップを行うことが適切である。肥大乳房の消退および再発は自律性卵巣嚢腫※3を示唆する。3歳以上の児に発症した場合は迅速な精査が必要である。

⓫ 早発アドレナーキは孤発性の思春期早発症のなかでもっとも多く，副腎性アンドロゲンの増加を伴う。骨年齢に加えて，17-ヒドロキシプロゲステロン濃度の測定は21-水酸化酵素欠損による軽症CAHの検索に有用である。早発アドレナーキでの骨年齢は通常実年齢に一致する。エストラジオールとゴナドトロピン濃度は前思春期レベルであり，デヒドロエピアンドロステロンサルフェート（DHEAS）は中等度上昇する（ステージ2相当の恥毛）。早発アドレナーキの女児はアンドロゲン過剰症と多嚢胞性卵巣症候群のリスクファクターである。特発性早発恥毛は恥毛の毛嚢のアンドロゲンに対する過剰な感受性によるものである。

　骨年齢の促進もしくは男性化徴候を認める場合，さらなる精査が必要である。

⓬ 男性化徴候を認める場合，アンドロゲン産生性の副腎腫瘍もしくは卵巣腫瘍，CAH，とくに女性アスリートでは外因性アンドロゲン曝露の検索が必要である。CAHは早朝の17-ヒドロキシプロゲステロン濃度によってスクリーニングされる。濃度が200 ng/dL以下は正常であり，800 ng/dL以上であればCAHのなかでもっとも多い21-水酸化酵素欠損症と診断できる。骨年齢は実年齢より進んでいる。3$\beta$-ヒドロキシステロイド脱水素酵素欠損でも早発恥毛を認める。

⓭ DHEASが700 $\mu$g/dL以上，もしくはテストステロンが200 ng/dL以上の場合，副腎腫瘍もしくは卵巣腫瘍検索のための画像検査を行ったほうがよい。骨年齢は通常実年齢よりも進んでいる。

■ 訳者注釈

※3 自律性機能性卵巣ともよばれる

参考文献


・Muir A: Precocious puberty, Pediatr Rev 27 :373 -382 , 2006 .
・Root AW: Precocious puberty, Pediatr Rev 21 :10 -19 , 2000 .

chapter 71 ATYPICAL OR AMBIGUOUS GENITALIA

# 非定型もしくは判別不明性器

乳児における判別不明性器の評価は慎重を要するため，遺伝科医，内分泌科医，泌尿器科医が協力して行うべきである。両側性停留精巣，不完全な陰嚢癒合を伴う片側性停留精巣，冠状溝下尿道下裂，陰唇癒合，陰核肥大は，判別不明性器として迅速に評価するべきである。出生前の染色体核型と性器の外観の不一致や，先天性副腎過形成(CAH)の家族歴がある場合は評価を考慮すべきである。

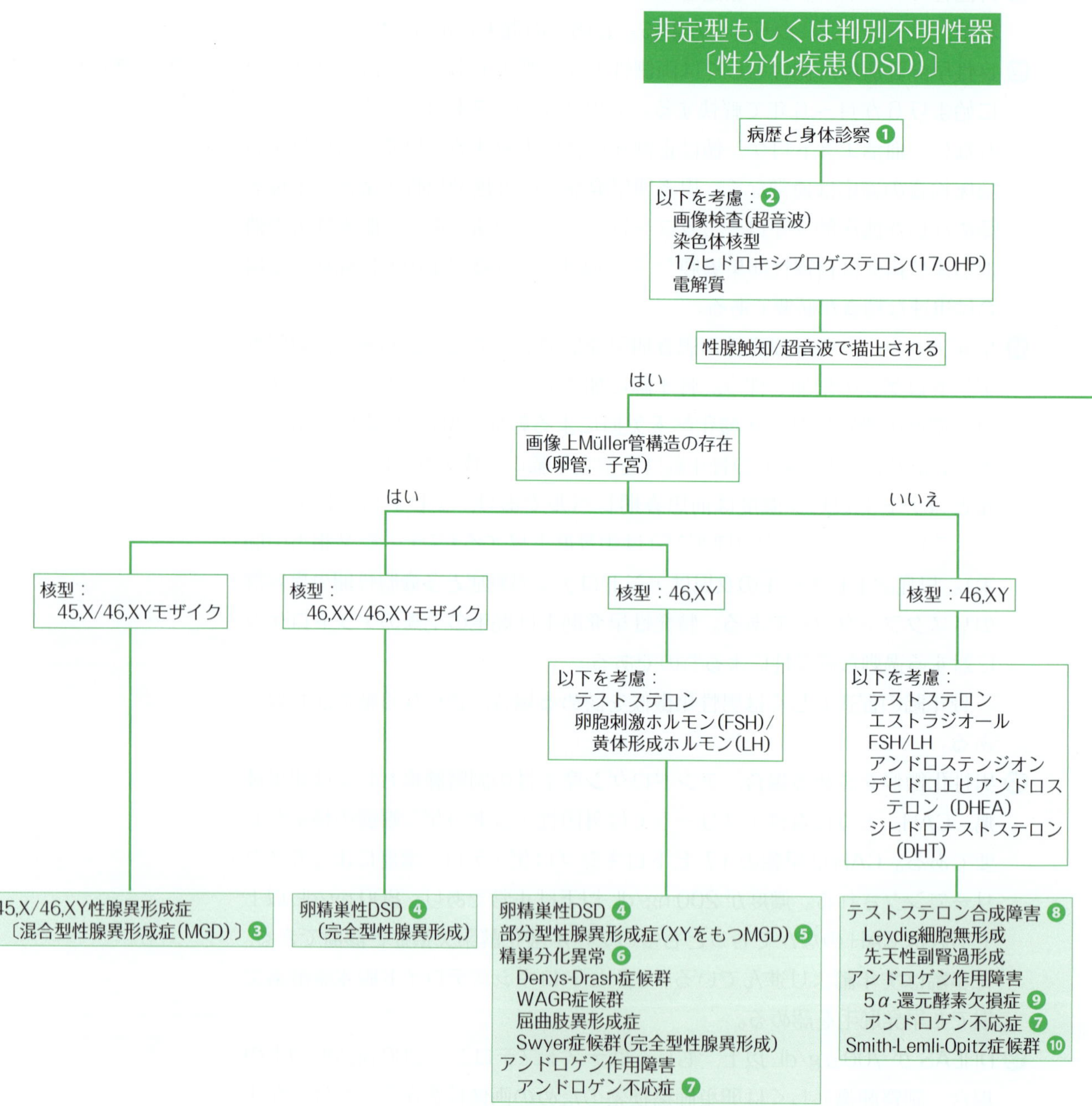

近年では「染色体，生殖腺，もしくは解剖学的に性が先天的に非定型的である状態」をまとめて**性分化疾患 disorders of sexual development (DSD)** という言葉で表現することが合意[※1]された。このような児では判別不明もしくは非定型な性器を伴う場合がある。

(訳者註釈)

※1 過去には半陰陽，雌雄同体などの用語があてられていたが，2006年の性分化異常症に関する国際会議で disorders of sexual development (DSD) を使用することが提唱され，2009年日本小児内分泌学会において日本語訳が「性分化疾患」に統一された

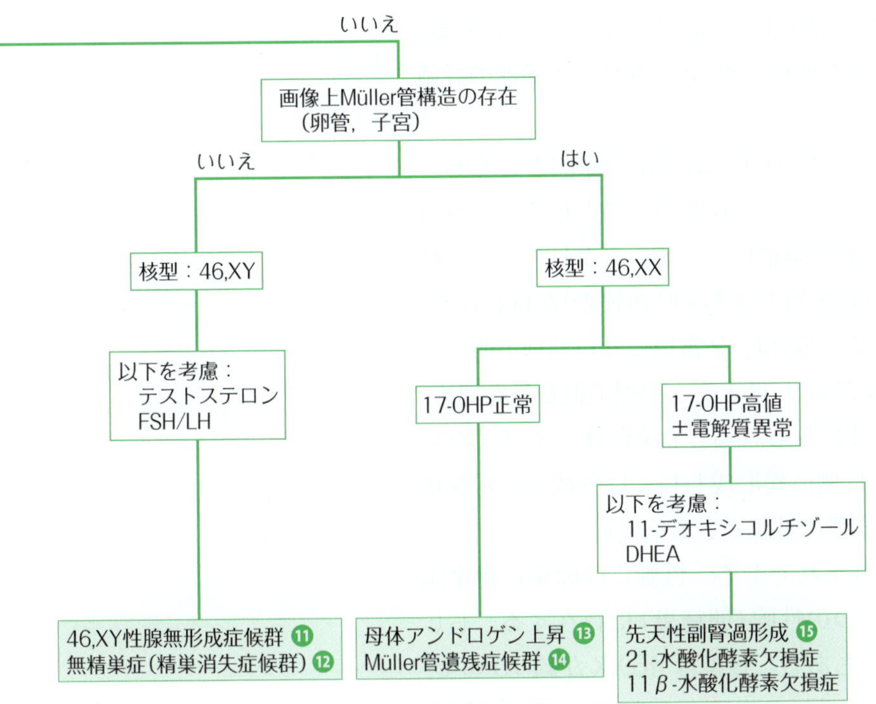


Nelson Textbook of Pediatrics, 19e. Chapters 338, 538, 539, 569, 570, 582
ネルソン小児科学 原著 第19版．338章，538章，539章，569章，570章，582章
Nelsons Essentials, 6e. Chapter 177

■ 訳者注釈

※2 尿路性器造影

❶ 病歴としては，陰嚢に色素沈着の亢進やひだのある男児，嘔吐や脱水による新生児死亡（CAH），無月経や不妊の女性親族（46,XY DSD），そのほか非定型な性的発達の家族歴にとくに注意する。母親の薬物曝露（ホルモン製剤，スピロノラクトン，環境ホルモン），男性化，CAH についても聴取すべきである。嘔吐，脱水，発育不全も CAH を示唆する。

診断に繋がる可能性のある先天奇形症候群に特徴的な所見を身体診察に含める。高血圧，乳輪や陰唇陰嚢の過度な色素沈着，脱水，体重増加不良は CAH をうかがわせる所見である。性器の診察も注意深く行うことが重要で，陰核や陰茎の測定も行う（正期産児で，伸展させた陰茎の長さ＜2.5 cm，または陰核＞1 cm は異常である）。尿道の位置，つまり会陰部か陰茎部かを確認する。陰唇陰嚢癒合の有無や，陰嚢や鼠径輪に性腺（ほとんどの場合は精巣）が触れるかも評価すべきである。直腸診も行い子宮の存在を評価する。子宮頸を触れることもある。そのほかの症候群に特徴的な所見にも注意を払うようにする。

❷ 判別不明性器を認める児に対しては，最初の評価として 17-ヒドロキシプロゲステロン（17-OHP），電解質，画像検査，染色体核型決定を行うべきである。画像検査は，超音波検査（骨盤内臓器，腎臓，副腎）に加えて，排尿時膀胱尿道造影や逆行性ジェニトログラフィ[※2] retrograde genitography を行ってもよい。さらなる評価に骨盤部 CT や MRI が必要なこともある。内視鏡検査，試験開腹手術，性腺生検も卵精巣性 DSD を伴う生殖器の評価を確実に行うためは必要になるであろう。

21-水酸化酵素欠損による CAH は女児の外性器異常の原因としてもっとも多い。近年では，出生児のスクリーニング検査の一つとしてアメリカ合衆国の全州や多くの国で 17-OHP 値を測定している。スクリーニング検査で陽性であった児には，追加検査（電解質や 17-OHP 再検査）が行われる。

❸ 45,X/46,XY 性腺異形成（混合型性腺異形成）は，2 番目に多い判別不明性器の原因である。広範囲で多様な表現型があり，ほとんどの児で低身長を認め，Turnur 症候群の特徴的な所見が 1/3 にみられる。Y 染色体のモザイク型では，通常，片側に索状性腺，もう片側に異形成もしくは外観は正常な精巣を認める。Müller 管や Wolff 管は同側の性腺とともに発達する。

❹ 卵精巣性 DSD（完全型性腺異形成）はまれである。性腺には卵巣と精巣両方の組織が含まれており，ともに一つの性腺（卵精巣）に存在する，もしくは一方が精巣で他方が卵巣の場合もある。核型は 46,XX が約 70 %で，46,XX/46,XY モザイク型が 20 %，卵精巣のある人の 10 %以下が 46,XY である。

❺ 部分型性腺異形成での核型は 46,XY であり，混合性性腺異形成の一形態である。

❻ 46,XX DSD は精巣の分化異常が原因であることがある。内外性器とも女性の者もいれば，判別不明性器の者もいる。

精巣の分化異常を認める症候群には以下のものがある。Denys-Drash 症候群では判別不明性器や両側の Wilms 腫瘍を伴う腎症を呈する。Müller 管を認めることも多い。WAGR 症候群では，Wilms 腫瘍，無虹彩症 aniridia,

■ 訳者注釈

泌尿生殖器奇形 GU malformation，精神発達遅滞 mental retardation を認め，11p13 染色体欠失がある。この症候群の男児には非定型な性器を認める。屈曲肢異形成症は，四肢短縮型骨系統疾患の一形態である。性腺は精巣と卵巣両方の要素をもつこともある。XY 完全型性腺異形成（Swyer 症候群）では，患者の身長は正常で，表現型は女性〔内性器（子宮，卵管，膣）を含めて〕で，索状性腺を認める。思春期遅発症を伴い，高ゴナドトロピン性原発性無月経を呈する（ch. 39，68 参照）。

❼ そのほかの 46,XY DSD の原因としては，アンドロゲンの作用障害が含まれる。アンドロゲン抵抗性症候群（精巣性女性化）では，アンドロゲン受容体に異常がある。精巣は存在するがしばしば腹腔内にあり，テストステロン値や LH 値は上昇し，外性器は女性型でも膣は盲端で子宮はなく，1/3 の患者で卵管残遺物がみられる。思春期に診断されることが多く，女性表現型では無月経を呈する。

❽ 精巣ホルモン合成障害は，不十分な男性化を伴う 46,XY 男性の原因となる。以前は男性仮性半陰陽とよばれていた。Leydig 細胞無形成の男児では，表現型は通常女性であり，軽度の男性化を伴う。精巣，精巣上体，精管は存在し，子宮，卵管はない。テストステロン値は低く，LH 値は上昇する。

46,XY 男性における CAH では以下の酵素の欠損が原因であることがある。リポイド副腎過形成は CAH のなかでも重症であり，塩類喪失型の副腎不全（低ナトリウム血症や高カリウム血症）を呈する。遺伝子的男性では Müller 管構造はない。3$\beta$-ヒドロキシステロイド脱水素酵素欠損症では，男性でも女性でも判別不明性器となり，塩類喪失症状もきたしうる。デヒドロエピアンドロステロン（DHEA）は上昇し，アンドロステンジオン，テストステロン，エストラジオールは低下する。17-水酸化酵素/17，20-リアーゼ欠損症では，男性では判別不明性器をきたし，高血圧，低カリウム血症を伴い，血清アンドロゲンは低値である。17-ケトステロイドリダクターゼ欠損では，Müller 管はなく浅い膣が存在する。

❾ 5$\alpha$-還元酵素欠損症では，胎児が男性化するのに必要であるテストステロンからジヒドロテストステロン（DHT）への変換が不十分である。その結果，児は出生時に小陰茎/判別不明性器，尿道下裂，二分陰嚢，時に陰嚢/陰唇精巣を認める。高いテストステロン/DHT 比が診断的である。

❿ Smith-Lemli-Opitz 症候群（SLOS）は常染色体劣性遺伝疾患で，男児では成長障害，小頭症，眼瞼下垂，合指症，精神遅滞，判別不明性器が特徴的である。Müller 管由来の臓器は存在しない。

⓫ XY 性腺無形成症候群（胎生期精巣退縮症候群）では，性器の外観は女性型か非定型（判別不明）である。Müller 管構造は欠如している。胎生 8～12 週の間に精巣が退縮すると考えられている。

⓬ 無精巣症（精巣消失症候群）は，停留精巣を伴う 46,XY 男性表現型にみられる精巣退縮現象の一つである。性分化の時期には胎児の精巣機能は活性があるが，以降（通常 20 週以降）退縮すると考えられている。精巣捻転が原因の場合もある。テストステロン値は低下し，ゴナドトロピン値は上昇する。妊娠 8 週以前に退縮が起こった場合は Swyer 症候群となり，女性型の生殖

■ 訳者注釈

器が発達する。

⑬ 母体のアンドロゲン上昇は，母体の薬物やホルモン製剤の摂取または男性化副腎腫瘍や卵巣腫瘍が原因の場合，もしくは特発性の場合がある。男性化の程度は胎児が曝露する時期による。

⑭ Müller管遺残症候群は，停留精巣をもつ男性表現型にみられることがある。停留精巣の手術中にMüller管構造が見つかることがある。

⑮ CAHはもっとも頻度の高い46,XX DSDであり，通常21-水酸化酵素欠損が原因で，17-OHPや副腎性アンドロゲン(デヒドロエピアンドロステロン，アンドロステンジオン，アンドロステンジオール)が上昇する。重症型は，塩類喪失(低ナトリウム血症，高カリウム血症，アシドーシス)，嘔吐，脱水，循環虚脱として発症する。正常な卵巣やMüller管構造は存在する。外性器は子宮内で曝露された時間により変化し，完全な陰唇陰嚢癒合から陰核肥大までさまざまである。11β-水酸化酵素欠損症では11-デオキシコルチゾールとデオキシコルチコステロン値が上昇し，乳児期に高血圧を認める。

参考文献

・Lee PA, Houk CP, Ahmed SF, Hughes LA: International Consensus Conference on Intersex organized by the Lawson Wilkins Pediatric Endocrine Society and the European Society for Paediatric Endocrinology. Consensus Statement on Management of Intersex Disorders. International Consensus Conference on Intersex, Pediatrics 118 :e488 –500 , 2006 .
・Emans SJH, Laufer MR: Ambiguous genitalia in the newborn and disorders of sex development. In Emans SJ, Laufer MR, editors: Emans, Laufer, Goldstein's pediatric & adolescent gynecology, ed 6 , Philadelphia, 2012 , Lippincott Williams & Wilkins.

chapter 72 HIRSUTISM

# 男性型多毛

男性型多毛とは，女性や小児での成人男性型の過剰な体毛の発育を意味する。多くの場合，アンドロゲン過剰が原因である。男性型多毛とは，硬毛（粗雑で成人のタイプ）の濃度が増加したものであり，多毛 hypertrichosis とは区別して考えなければならない。多毛は軟毛(思春期前にみられるうぶ毛など）の増加であり，薬物，悪性疾患，食欲不振と関連することが多い。男性型多毛は男性化

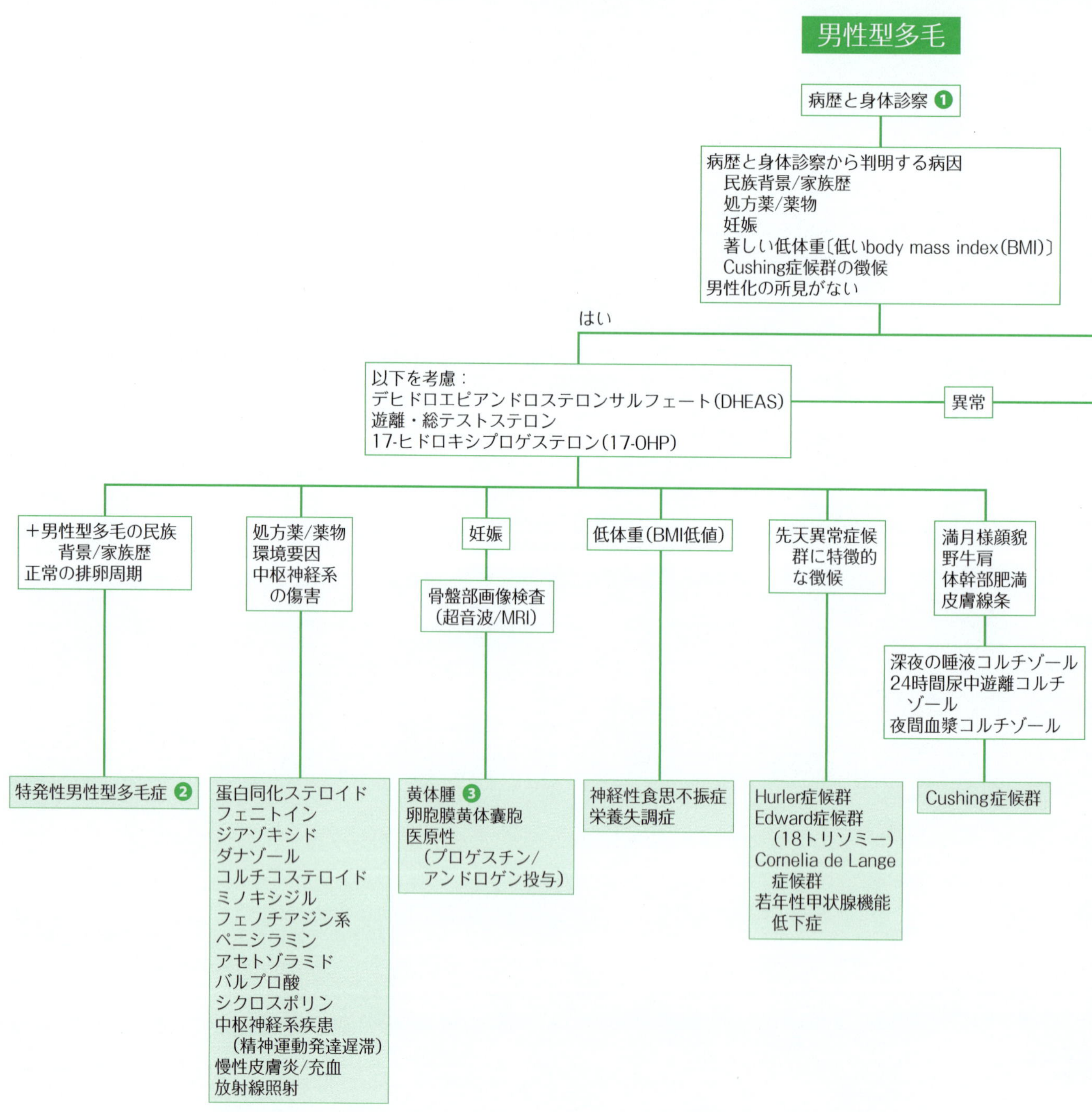

virilization(masculinization)とも区別しなければならず，男性化では女児での筋肉量の増加，声の変化，陰核肥大の所見を示す。性毛は性ステロイドホルモンに反応して成長し，顔面や下腹部，前大腿部，胸部，乳房，恥骨部，腋窩に生える。アンドロゲン，とくにテストステロンが性毛の成長を刺激するが，エストロゲンは逆の効果をもつ。そのほかのホルモン(サイロキシン，プロラクチンなど)も体毛の成長に影響する。

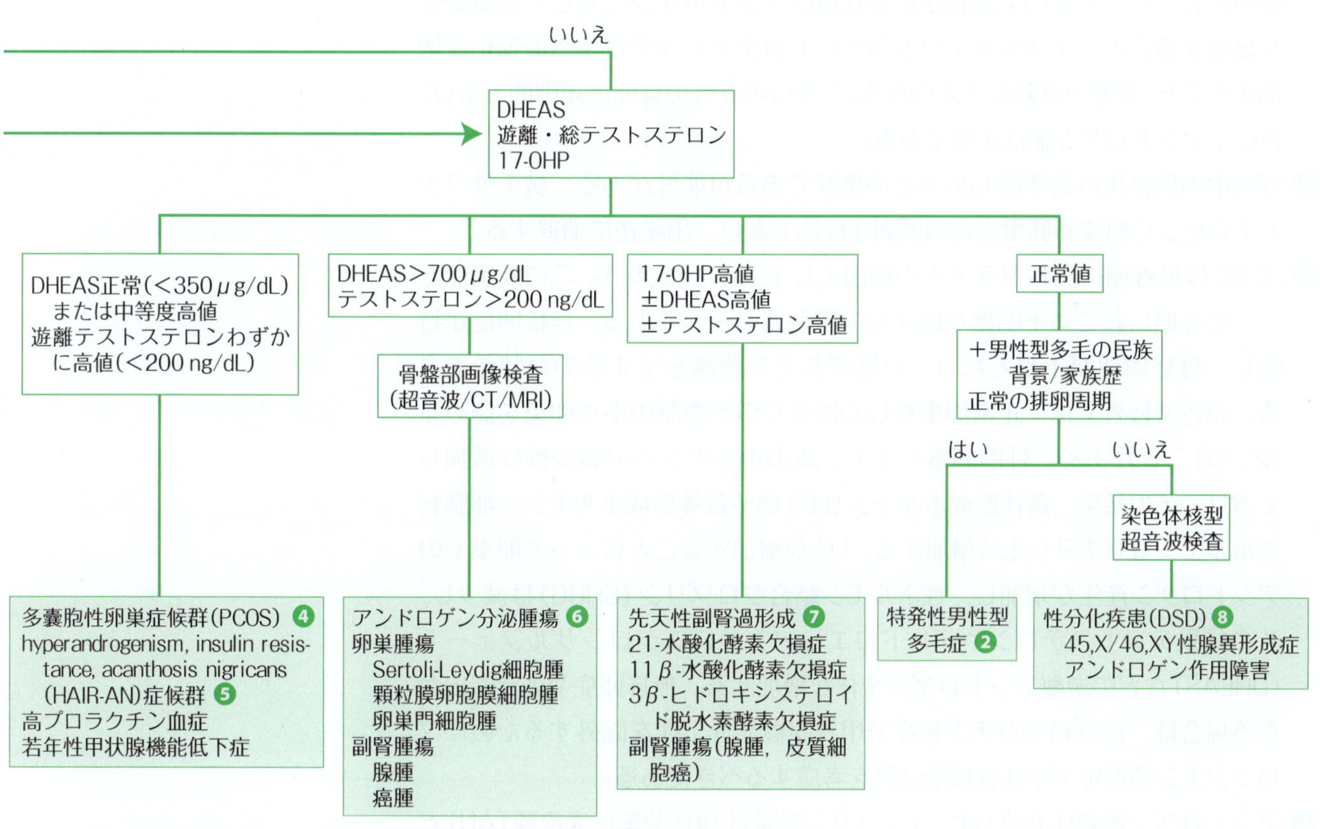


Nelson Textbook of Pediatrics, 19e. Chapters 546, 570, 582, 654
ネルソン小児科学 原著 第19版．546章，570章，582章，654章

■ 訳者注釈

❶ アンドロゲン分泌が増加することによって，通常，男性型多毛やざ瘡が現れ皮膚が油っぽくなる。極端な例では男性化が起こり，男性型の脱毛形態や陰核肥大，低い声，筋肉量の増加，男性体型を伴う。症状発症の年齢やその進行速度によって男性型多毛症の病因が推測できる。男性化の急速な発症は腫瘍を示唆している可能性がある。早期発症の男性型多毛は先天性副腎過形成（CAH）にみられることが多い。無月経，乳汁漏出は高プロラクチン血症の可能性がある。頭部外傷や脳症などの中枢神経系にかかわる既往歴は詳しく聴取するべきである。時には原因が薬物のこともあるので病歴を見直す必要がある。家族歴では，男性型多毛，多嚢胞性卵巣症候群（PCOS），CAH，糖尿病，高インスリン血症，不妊などが重要である。注意深く身体診察を行い，男性化の程度や，甲状腺肥大，腹部や骨盤部腫瘤，皮膚変化（黒色表皮腫や慢性の落屑を伴うような皮膚炎）の検索も行う。POCS の特徴としては，男性型多毛，肥満，希発月経があげられる。皮膚線条や野牛肩は Cushing 症候群を示唆することがある。

❷ 特発性もしくは家族性男性型多毛症は特定の地域，民族，家族にみられる。原因としては，皮膚の毛器官が正常な量のアンドロゲンに対しても感受性が増加すること，テストステロンのジヒドロテストステロンへの転化が増加すること，毛嚢の過剰が考えられる。これらの女性の排卵は規則的であり，月経やアンドロゲン値は正常である。

❸ 妊娠中の男性化は黄体腫 luteoma の徴候である可能性がある。絨毛性ゴナドトロピンに対する卵巣皮質の過剰な反応であり，出産後に消退する。

❹ PCOS は思春期の男性型多毛症の原因としてもっとも多い。この疾患はとくに思春期に起こる不明確な臨床的疾患領域の一つである。無排卵症が持続し，月経周期が不整となり，男性型多毛や肥満を呈するのが特徴である。超音波検査では，正常卵巣もしくは多くの小嚢胞のある卵巣を認める（25％）ことがある。性腺刺激ホルモン放出ホルモンへの感受性は増加しており，その結果，黄体形成ホルモン（LH）値や黄体形成ホルモン／卵胞刺激ホルモン（LH/FSH）比は増加する。LH が増加することによって卵巣でのアンドロゲン産生が増加し，性ホルモン結合グロブリン（SHBG）は減少し，その結果テストステロンやデヒドロエピアンドロステロンサルフェート（DHEAS）などの遊離アンドロゲン全体が増加する。無排卵症や乳汁漏出がある場合は，高プロラクチン血症や甲状腺機能低下症を除外するためにプロラクチン値測定や甲状腺機能試験を考慮するべきである。

❺ アンドロゲン過剰症（HA）は，インスリン抵抗性（IR）や黒色表皮腫（AN）と関連することが多く，HAIR-AN 症候群として知られている。この症候群の機序は不明であるが，インスリン受容体に異常がある。よって，持続する無排卵症や男性型肥満症，黒色表皮腫のある女性では高インスリン血症に対する検査を考慮する必要がある。

❻ DHEAS が 700 μg/dL 以上に上昇したり（副腎腫瘍を示唆），テストステロン値が 200 ng/dL 以上に上昇したり（卵巣腫瘍），男性化が急速に発症したりする場合は，副腎腫瘍や卵巣腫瘍の検索ために画像検査を行うべきである。

■ 訳者注釈

⑦ 遅発性副腎過形成は早朝の 17-ヒドロキシプロゲステロン値によってスクリーニングする。200 ng/dL 以下は正常だが，800 ng/dL 以上の場合は CAH のなかでもっとも多い型である 21-水酸化酵素欠損症の診断となる。DHEAS やテストステロン値も上昇する。200 ng/dL 以上の場合は，3$\beta$-ヒドロキシステロイド脱水素酵素欠損症や 11$\beta$-水酸化酵素欠損症を調べるために ACTH 負荷試験を行う必要がある。

⑧ 判別不明性器の病歴があれば，不完全型アンドロゲン不応症や混合型性腺異形成症の有無を確認するために染色体核型検査を考慮する。Y 染色体モザイクのある 45,X/46,XY 性腺異形成症の女性や，アンドロゲンの作用障害（部分型アンドロゲン不応症，5$\alpha$-還元酵素欠損症）のある表現型が女性の男性は，思春期にアンドロゲン刺激の徴候が目立つ可能性がある。腹腔内の性腺（精巣や異形成性腺）の有無を確認するために超音波検査を要することがある（ch. 71 参照）。

参考文献

・Emans SJH, Laufer MR: Androgen abnormalities in the adolescent girl. In Emans SJ, Laufer MR, editors: Emans, Laufer, Goldstein's pediatric & adolescent gynecology, ed 6 , Philadelphia, 2012 , Lippincott Williams & Wilkins.

chapter 73 GYNECOMASTIA

# 女性化乳房

女性化乳房とはエストロゲンに対してアンドロゲンの比率が減少することで男性の乳腺組織が増大することである。乳腺組織の発達をテストステロンは弱く阻害し，エストロゲンは強く刺激する。男性ではエストロゲンは通常末梢組織でアンドロゲンが芳香族化されることによって産生される。乳腺組織が 4 cm 以上に腫大すると肉眼的女性化乳房となる。女性の中期や後期の乳房発育と同様

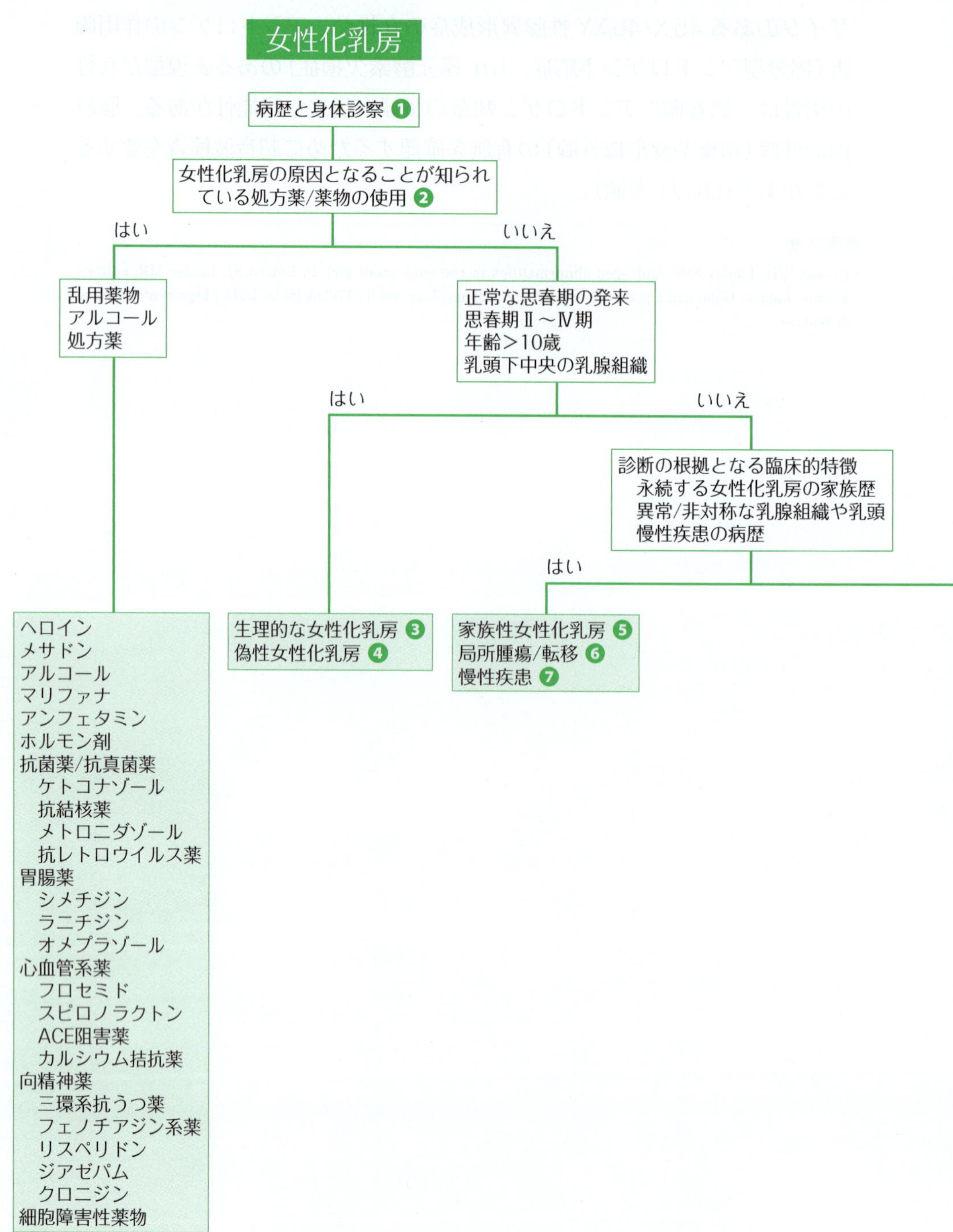

であり，自然に消退することはあまりない。乳房は非対称であることが多いが，乳腺組織の硬化や乳頭位置の非対称などは評価しなければならない。肥満男児の脂肪組織である脂肪性乳房 lipomastia は偽性女性化乳房の原因となることがある。

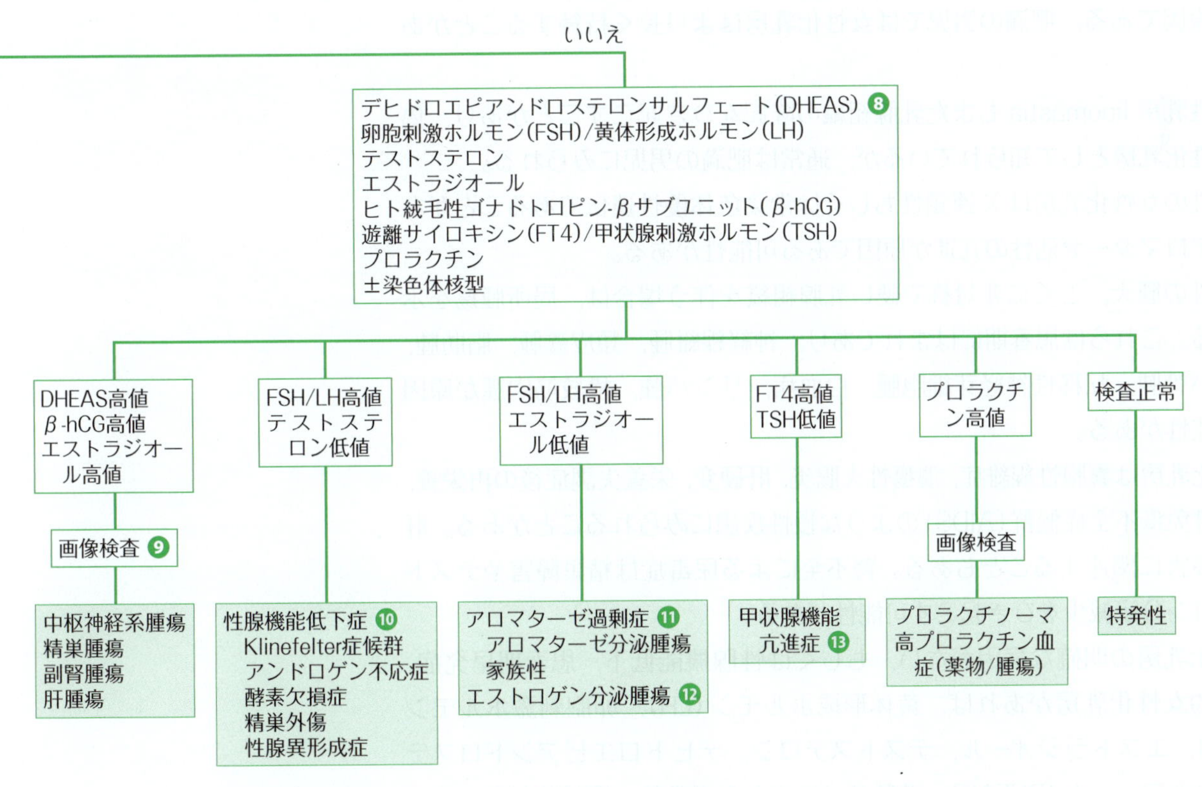


Nelson Textbook of Pediatrics, 19e. Chapter 579
ネルソン小児科学 原著 第19版．579章

■ 訳者注釈

❶ 病歴としては，内分泌疾患や腎不全，肝疾患，栄養失調症などの全身疾患や慢性疾患に加えて，永続する女性化乳房の家族歴がないかも聴取するべきである。薬物使用歴や内服歴としては，ホルモン含有のローション，クリーム，食物，そのほかの製品の摂取も含めて注意深く聴取する。過剰なアルコールの摂取および違法薬物（マリファナなど）に関しても詳しく問診して調べる。ほかの思春期の変化が起こる前や 10 歳以前に女性化乳房が発症したり，思春期早発症または遅発症，肉眼的女性化乳房を伴ったりする場合はさらなる評価が必要となる。

身体診察では，乳房の評価として乳腺組織の径や硬さ，乳頭の位置を含め注意深く診察する。思春期のステージや精巣の大きさの評価も重要である。

❷ 女性化乳房をひき起こす処方薬や薬物としてはホルモン製剤も重要で，食肉や牛乳，ローション，オイルに含まれているエストロゲンや，芳香族化されてエストロゲンになるアンドロゲン，精巣からエストラジオールの分泌を増加させるヒト絨毛性性腺刺激ホルモン（hCG）などがある。

❸ 思春期の生理的な女性化乳房は青年期によくみられる。10 ～ 16 歳の男児の 60 %に起こり，通常は自然に消退する（2 年以内に 75 %）。乳腺組織は径 4 cm 以下であり，女性の乳房発育と似ている。思春期の発育徴候は，通常は女性化乳房より少なくとも 6 か月先立って発来する。思春期は Tanner Ⅱ度とⅢ度の間である。肥満は女性化乳房を伴うことが多く，通常脂肪組織由来のアンドロゲンからエストロゲンへの芳香族化が亢進することが原因である。肥満の男児では女性化乳房はより長く持続することがある。

❹ 脂肪性乳房 lipomastia もまた乳腺組織の隆起をひき起こすことがあり，偽性女性化乳房として知られているが，通常は肥満の男児にみられる。

❺ 家族性の女性化乳房は X 連鎖性もしくは常染色体優性遺伝であることがあり，アロマターゼ活性の亢進が原因である可能性がある。

❻ 片側性の腫大，とくに非対称で硬い乳腺組織を伴う場合は，局所腫瘍を示唆する。これらは思春期にはまれであり，神経線維腫，類皮嚢腫，脂肪腫，リンパ管腫，転移性神経芽細胞腫，白血病，リンパ腫，横紋筋肉腫が原因の可能性がある。

❼ 女性化乳房は嚢胞性線維症，潰瘍性大腸炎，肝硬変，栄養失調症後の再栄養，後天性免疫不全症候群（AIDS）のような慢性疾患にみられることがある。肝機能障害に関連することもある。腎不全による尿毒症は精巣障害やテストステロン分泌減少をひき起こす可能性がある。

❽ 女性化乳房の明確な病因がない，もしくは性腺機能低下，思春期早発症，肉眼的女性化乳房があれば，黄体形成ホルモン（LH），卵胞刺激ホルモン（FSH），エストラジオール，テストステロン，デヒドロエピアンドロステロンサルフェート（DHEAS），遊離サイロキシン（FT4），甲状腺刺激ホルモン（TSH），ヒト絨毛性ゴナドトロピン（hCG）値を確認するべきである。精巣の長径＜ 3 cm，容積＜ 8 mL，もしくは判別不明性器の病歴があれば，染色体核型を調べるべきである。

■ 訳者注釈

❾ DHEASが上昇していれば，副腎腫瘍を検索するための画像検査が必要となる。エストラジオール値が上昇していればホルモン産生腫瘍の検索のために肝臓，副腎，精巣の超音波検査が必要になることがある。副腎腫瘍は通常アンドロステンジオンをエストラジオールに変換することで女性化をひき起こす。脳，胸部，腹部，精巣のMRI検査は，思春期早発症の原因となり得るβ-hCG分泌腫瘍の評価のために考慮するべきである。そのほかのホルモン産生腫瘍としては，LH分泌下垂体腫瘍やプロラクチノーマなどがあり，それらは乳汁漏出をきたすが通常は女性化乳房の原因とはならない。乳汁漏出を認める場合は，プロラクチン値を測定するべきである。出生時の判別不明性器や高ゴナドトロピン性性腺機能低下症（精巣容積<8 mL，FSH高値，LH高値）の病歴があれば，染色体核型も検討する。

❿ 性腺機能低下症では，女性化乳房はアドレナーキ adrenarche の発現中に副腎アンドロゲンがエストロゲンに芳香族化することにより起こる。Klinefelter症候群（47,XXY）は，思春期遅発や女性化乳房，小さい精巣で気づかれることが多く，患者のテストステロン値は低下している。アンドロゲン不応症（XY）では，終末器官でのテストステロンへの抵抗性をもつ。両者ともLeydig細胞活性は保持されており，LH値が上昇するとエストラジオールが分泌される反応を示す。精巣炎，化学療法，放射線，胎児期精巣退縮症候群による先天性無精巣症などが原因で精巣の障害が起こり，思春期に女性化乳房として発症したり気づかれたりすることがある。中枢神経系損傷（対麻痺）は精巣機能低下を呈し，女性化乳房をきたすことがある。17α-水酸化酵素，17/20-デスモラーゼ，17-ケトステロイド還元酵素などの酵素欠損はテストステロンの合成を低下させる原因となる。これらの欠損のある患者も出生時より判別不明性器を呈する。女性化乳房は性腺異形成症にもみられることがある。

⓫ 副腎や精巣，肝細胞の腫瘍はアロマターゼを産生することがあり，エストラジオールを増加させる。家族性の女性化乳房は常染色体優性遺伝であり，アロマターゼ活性の亢進が原因である可能性がある。

⓬ エストロゲン分泌腫瘍は女性化乳房の原因としてはまれである。輪状細管を伴う性索腫瘍 sex cord tumors with annular tubules（SCTAT）は，Peutz-Jeghers症候群の患者に発生することがある。これらは多発性でエストラジオールを分泌する。

⓭ 女性化乳房は甲状腺中毒症の患者の1/3にみられる。主にアンドロステンジオンが増加することが原因であり，アンドロステンジオンはエストラジオールへと芳香族化される。甲状腺機能亢進症も結合型アンドロゲンが増加し遊離テストステロンが減少することでアンドロゲン・エストロゲン比を変化させる。

参考文献


- Diamantopoulos SY: Gynecomastia and premature thelarche: A guide for practitioners, Pediatr Rev 28:57-68, 2007.

# chapter 74 OBESITY

# 肥満

小児の肥満が増加している。肥満指数 body mass index (BMI) を使用し定義することが一般的で，体脂肪を直接測定したものの代用とされている。BMI＝体重 kg/(身長 m)$^2$。2 歳以上の小児では BMI が 95 パーセンタイル以上であれば肥満の基準を満たし，BMI が 85～95 パーセンタイルであれば超過体重 overweight の範囲である。成人では BMI 30 以上が肥満であり，25～30 の間が超過体重である。このような小児は成人になってからの肥満の高リスクであり，糖尿病，高血圧，粥状硬化のリスクが増えることにも関係する。

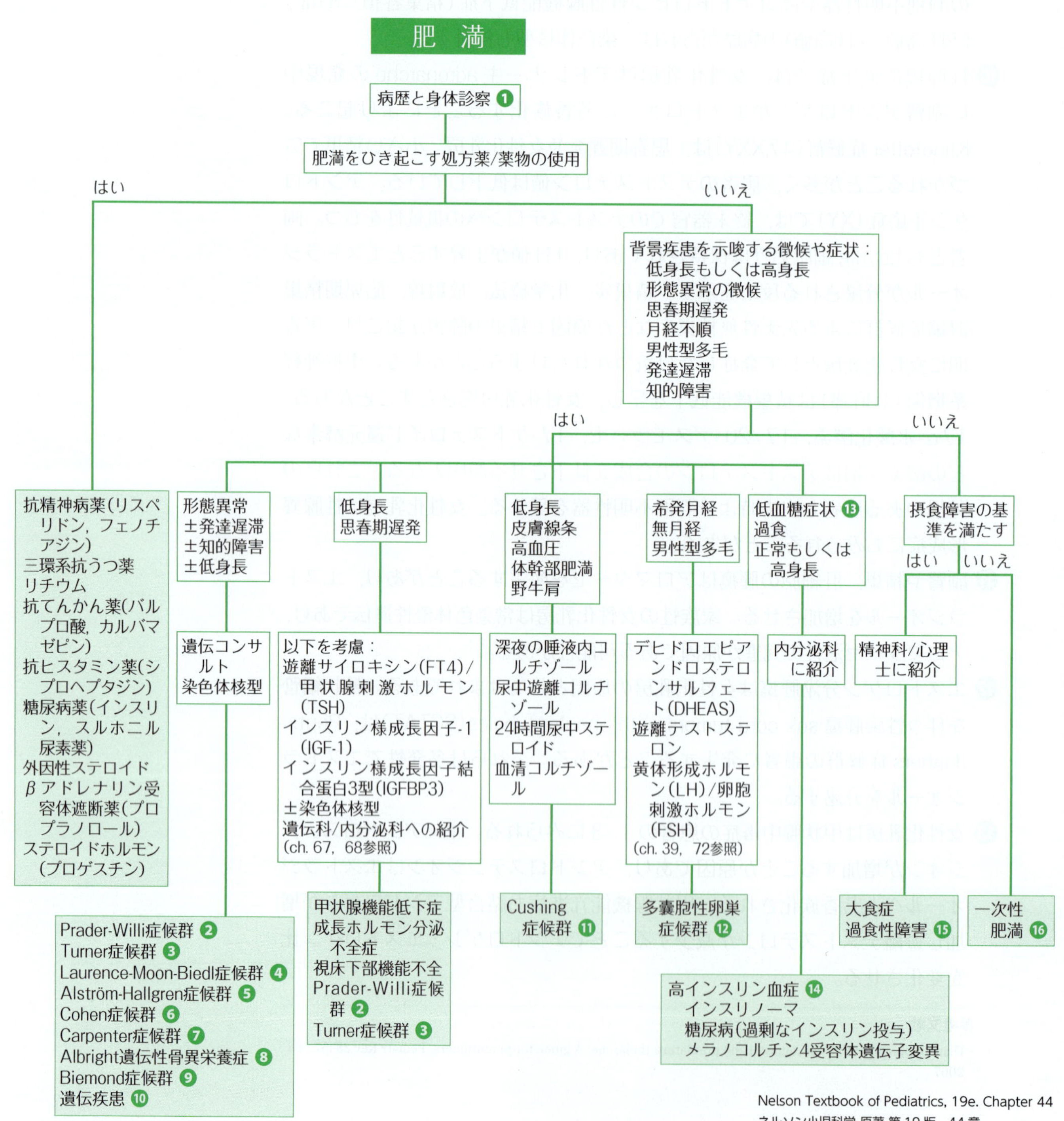


Nelson Textbook of Pediatrics, 19e. Chapter 44
ネルソン小児科学 原著 第 19 版．44 章
Nelsons Essentials, 6e. Chapter 29

❶ 小児では肥満に関連し得る疾患はどんなものでも注意深く評価しなければならない。そのような疾患はまれであり，通常は特有の徴候や症状を伴う。特定の薬物は肥満と関連するため，服薬歴を聴取すべきである。頭痛，視覚変化，中枢神経系の損傷や感染の病歴があれば視床下部の病因を示唆している可能性がある。低身長や性発育遅延を呈することが多い。女児では，男性型多毛，無月経，希発月経が原疾患を示唆することがある。Cushing症候群では，ざ瘡や多毛に加えて，皮膚線条，野牛肩，体幹部肥満がみられる。症候群に関連する形態異常の徴候にも注意を払うべきである。このような症候群の徴候として発達遅滞がよくみられる。高インスリン血症は身長の伸びが過剰で過食のある患者では考慮すべきである。黒色表皮腫は肥満の小児にしばしばみられ，インスリン抵抗性と強く関連する。甲状腺腫があれば甲状腺疾患の徴候である。大きな骨格をもつ大きくがっしりした小児と肥満の小児を区別することは重要である[※1]。

❷ Prader-Willi症候群では一過性新生児筋緊張低下，発達遅滞，知的障害がみられる。低ゴナドトロピン性性腺機能低下症と随伴する低身長がある。乳児期には哺乳障害が起こることがあるが，小児期や思春期には極度の過食を呈することがある。手や足は小さく，しばしば斜視も伴う。FISH法で15q11の微細欠失が70％の症例に存在する。

❸ Turner症候群は低身長の女性，とくに思春期遅発や無月経がある場合は疑うべきである。この症候群の特徴は翼状頸，皮髪境界線低位，小顎症，突出した耳，内眼角贅皮，高口蓋，乳頭間距離拡大を伴う広い胸，外反肘，極端な凸状の指爪を呈する。診断は染色体検査によってなされる。

❹ Laurence-Moon-Biedl（Bardet-Biedl）症候群では体幹部肥満や網膜ジストロフィー／進行性の視覚障害を伴う網膜色素変性症が特徴的である。そのほかの特徴としては，知的障害，指の形態異常（多指症，合指症），性腺発育不全，腎症が含まれる。

❺ Alström-Hallgren症候群は神経性難聴，糖尿病，失明を伴う網膜変性，白内障，男児では小さな精巣を伴う。

❻ Cohen症候群では，体幹部肥満，筋緊張低下，筋力低下，軽度の知的障害が特徴である。特有の頭蓋顔面の特徴としては，高い鼻梁，小上顎，眼瞼裂斜下，高口蓋，短い人中，斜視，小下顎，開いた口，突出した上顎切歯がある。加えて，幅の狭い手と足，短い中手骨と中足骨，猿線，過伸展する関節，腰椎前彎，軽度の脊柱側彎が存在することが多い。

❼ Carpenter症候群は，頭蓋骨早期癒合症を伴う短頭症，外側に変位した内眼角と明らかな眼球突出，平坦な鼻梁，耳介低位，顎後退，高口蓋が特徴である。四肢は短指症，合指症，多指症を示すことがある。知的障害を呈する。

❽ Albright遺伝性骨異栄養症（偽性副甲状腺機能低下症1型）は，低カルシウム血症と低リン血症に加え，低身長，丸顔，短い中手骨と中足骨，精神遅滞，白内障，きめの粗い皮膚，もろい髪や爪などで発症する。

❾ Biemond症候群は認知障害，虹彩欠損，性腺機能低下，多指症を呈する。

❿ 肥満をひき起こすことが知られている遺伝子変異としては，*FTO*（fat mass and obesity：脂肪量肥満関連遺伝子）や*INSIG2*（insulin-induced gene 2：

■ 訳者注釈

※1 超過体重 overweight は「単に体重が重い，太り過ぎ」の意味だが，肥満 obesity は「体脂肪が過剰に蓄積した病的な状態」を指す。とくに欧米では両者のもつ意味が大きく異なる

■ 訳者注釈

インスリン誘導遺伝子2)変異，レプチンまたはレプチン受容体欠損，プロオピオメラノコルチン欠損などがある。

⑪ Cushing症候群は体幹部肥満が特徴的であり，副腎皮質から産生される高いコルチゾール値に起因する高血圧を伴う。そのほかの特徴としては，「満月様顔貌」，多血症，男性型多毛，野牛肩，皮膚線条がある。長期のコルチコトロピンやコルチコステロイドの外的投与によって同様の特徴がひき起こされることがあり，「Cushing様」の外観といわれる。女児においては，男性型多毛，ざ瘡，低い声，陰核肥大など，男性化の徴候を認めることがある。目立った男性化があれば一定期間成長は正常もしくは促進されるが，それ以外では成長障害が起こる。思春期遅発，無月経，初経後の女児の希発月経などが起こることがある。検査所見では夜間のコルチゾール値が上昇し(夜間のコルチゾール値が減少する正常の日内変動が消失する)，遊離コルチゾールや17-ヒドロキシコルチコステロイドの尿中への排泄が増加する。

⑫ 古典的な多嚢胞性卵巣症候群は，肥満，男性型多毛，二次性の無月経が特徴的で，両側の腫大した多嚢胞性卵巣を伴う。検査所見はさまざまで，総テストステロン値は通常正常だが，血清遊離テストステロン値はしばしば上昇し，性ホルモン結合グロブリン値は減少する。LHのFSHに対する比は増加することが多い。デヒドロエピアンドロステロンサルフェート(DHEAS)値は正常もしくは軽度上昇する。アンドロゲン過剰症はしばしばインスリン抵抗性や黒色表皮腫を伴う。高インスリン血症の検査(空腹時血中インスリンやグルコース)は，遷延する無排卵期，男性型肥満，黒色表皮腫のある女性では考慮してもよい。

⑬ 低血糖症状は，とくに血糖値が急速に低下した場合には，自律神経系の活性化が原因で，発汗，頻脈，蒼白，振戦，脱力，空腹感，嘔気，嘔吐を呈することがある。血糖値が緩徐に低下する場合や遷延する低血糖では，頭痛，錯乱，視力障害などの症状を呈する。乳児の低血糖症状はわかり難いことが多く，チアノーゼ，無呼吸，低体温，筋緊張低下，経口摂取不良，傾眠，発作などを示す。年長児では，問題行動，注意力障害，食欲亢進，発作をひき起こす可能性がある。

⑭ 高インスリン血症は，インスリン分泌性膵腫瘍，膵臓β細胞の過分泌，下垂体病変などが原因である可能性がある。過食と線形成長の促進を伴う高インスリン血症がある。糖尿病患者の過量なインスリンによっても起こることがある。メラノコルチン4受容体遺伝子変異は，重度で早期に発症する肥満の遺伝的原因としてもっともよく知られている。

⑮ 摂食障害は女性や白人に多くみられる。ほとんどの患者は思春期に最初の症状が現れる。神経性大食症 bulimia nervosa や過食性障害 binge-eating disorder は体重増加が特徴的で，神経性無食欲症 anorexia nervosa とは対象的である。過食性障害では「ゆがんだ」ボディイメージ※2がしばしば存在する。患者は一人で食事をする傾向があり，過食の後に罪悪感や嫌悪感を感じる。神経性大食症では，過食の後，無理な嘔吐，運動，絶食，緩下薬の使用など，代償行動をとることが特徴的である。

※2 自己身体像

⑯ ほとんどの症例で，肥満は脂肪組織として蓄えられるエネルギーの正のバランスの結果である。正のバランスと関連する因子は，高エネルギー食の過剰摂取，不十分な運動，座位の生活，低い代謝率，睡眠不足などがある。一次性肥満では，併存疾患をスクリーニングすることが必要である。スクリーニング検査には，糖尿病や糖尿病前症の検査のために空腹時血糖やHbA1c，脂肪肝の検査として血清ALT，高脂血症の検査として脂質プロフィール※3を含めるとよい。ビタミンD不足は肥満と関連することが多く※4，ビタミンD測定を行うのもよいだろう。

■ 訳者注釈

※3 一般的には，総コレステロール，HDLコレステロール，LDLコレステロール，トリグリセリドのことを指す

※4 ビタミンDは脂溶性であり，体脂肪中に吸収されるため

参考文献

・American Academy of Pediatrics Committee on Adolescence: Identifying and treating eating disorders, Pediatrics 111 :204 −211 , 2003 .

# chapter 75 POLYURIA
# 多尿

多尿は，通常 2 L/$m^2$ / 日以上の過剰な尿量のことであり，口渇や飲水（多飲症）の亢進と関連し，夜尿症や遺尿症を伴うことが多い。尿量は増加せずに排尿頻度が増加する状態（尿路感染症，尿意切迫症候群など）である可能性もある。病歴のみで真の多尿を鑑別することは難しいことが多いためアルゴリズムを用いる。

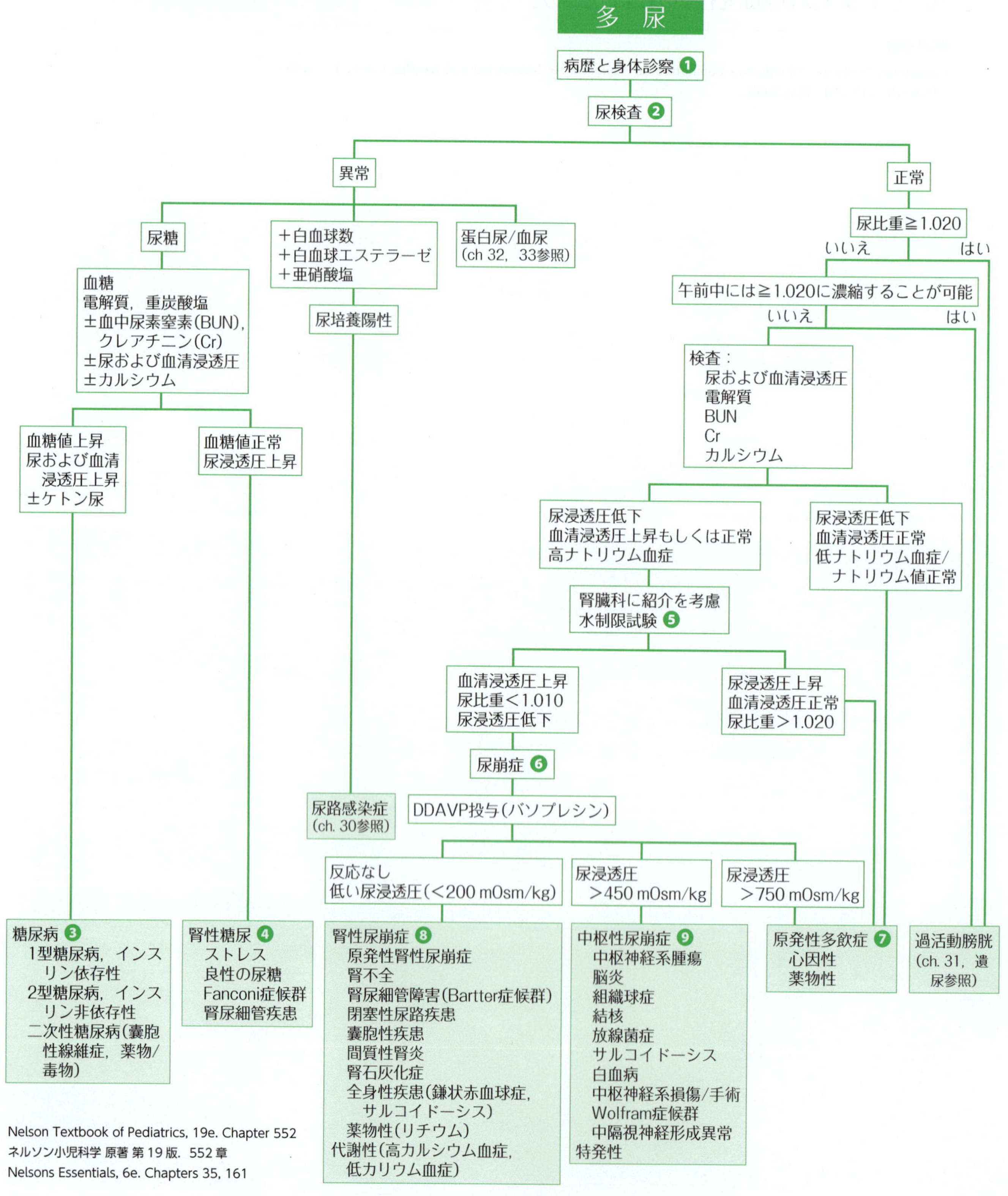


Nelson Textbook of Pediatrics, 19e. Chapter 552
ネルソン小児科学 原著 第 19 版．552 章
Nelsons Essentials, 6e. Chapters 35, 161

■ 訳者注釈

❶ 病歴では過食，多飲，体重減少についても聴取する。それらがあれば糖尿病(DM)を示唆している可能性があり，児はカンジダ感染や化膿性の皮膚感染を起こしやすくなる。処方薬や重金属，毒物は腎障害の原因となり，グルコースの再吸収を減少させる。マンニトール，グリセロール，尿素，放射性造影剤などの浸透圧利尿をひき起こす物質の摂取には注意すべきである。

水分摂取のパターンを評価することが重要である。心因性多尿の小児はしばしば日中により多く水分摂取をする。尿崩症(DI)による多尿の乳児では発育不全や重度の脱水の既往があることが多い。高体温や易刺激性，嘔吐，便秘を認めることもある。大泉門陥凹，皮膚ツルゴールの低下，低血圧を伴う重度の脱水を呈することもある。中枢性DIの小児は発汗がなく食欲不振を呈することもある。中枢神経系病変からの二次的なDIでは，関連する視覚変化，性早熟，成長障害，低身長がみられることがある。中枢性DIの原因となり得るため頭蓋内手術や脳損傷の病歴についても問診することが重要である。尿線の減弱は閉塞性尿路疾患を示唆することがある。

❷ 尿検査では亜硝酸塩，白血球エステラーゼ，白血球数，しばしば細菌の存在により尿路感染症が示唆される(ch. 30参照)。尿糖の存在はケトーシスの有無にかかわらずDMを示唆し，蛋白尿や血尿は腎疾患の徴候のことがある(ch. 32，33参照)。尿比重※1が1.020以上の場合，尿崩症である可能性が低い。包括的評価のために尿浸透圧と血清浸透圧検査が必要となることがある。

❸ DMでは尿糖や高血糖が特徴的であり，血清・尿浸透圧の上昇を伴う。多尿は浸透圧利尿によってひき起こされる。1型，すなわちインスリン依存性DMは小児で多い。病初期には嘔吐，脱水，多尿を認めることがある。病期が進むとKussmaul呼吸，重度の腹痛，最終的には昏睡になり得る中枢神経系の変化をきたすことがある。尿糖や高血糖に加えて，ケトン尿，ケトン血症，代謝性アシドーシスを呈する。2型，すなわちインスリン非依存性DMは成人で多いが，とくに肥満や家族歴のある年長児や思春期の児にみられることもある。ケトーシスはまれである。経口ブドウ糖負荷試験やHbA1cによって2型DMの診断を確定することができる。二次性糖尿病は囊胞性線維症および薬物・毒物(殺鼠剤Vacor※2など)の摂取時にみられることがある。Prader-Willi症候群などの特定の遺伝子疾患もDMを合併することがある。自己免疫疾患(橋本甲状腺炎，多腺性内分泌症候群など)も1型DMを伴うことがある。

❹ 腎性糖尿は先天性の場合と，腎臓での糖の再吸収※3が障害されるFanconi症候群やそのほかの腎尿細管疾患に伴う場合がある。Fanconi症候群は，多発性骨髄腫，処方薬，重金属に起因することがある。一過性尿糖は，軽度の高血糖の有無にかかわらずストレスが多いときに起こることもある。この所見はインスリン分泌能低下を示唆している可能性もあるため，患者を注意深くフォローし，DMの診断のためにブドウ糖負荷試験を必要とすることもある。

❺ 水制限試験は通常，腎臓病専門医に紹介したのちに行われる。DIと心因性多飲との鑑別に有用である。

※1 随時尿で1.010～1.030であり，<1.010を低比重尿，>1.030を高比重尿とする

※2 ピリミニルまたはピリヌロンのこと。殺鼠剤として使用される。Vacorは商品名

※3 腎尿細管でのグルコース再吸収能は約350 mg/分であり，グルコース排出閾値（血糖値160 mg/dL）を規定している

■ 訳者注釈

※4 DIの場合，通常は尿浸透圧< 150 mOsm/kgとなる

※5 患者が飲水することによってDIによる自由水排出を代償できれば，脱水にならず血清浸透圧も正常に保たれる

❻ DIは低い尿比重(通常1.005)，低い尿浸透圧※4，脱水がないとき※5は血清浸透圧が正常であることが特徴的である。飲水の制限や禁止をすると，(血清浸透圧だけでなく)血清ナトリウム値が上昇し，その一方で患者は尿の濃縮ができない状態が持続する。血清に対する尿浸透圧の比は1.0より低い。この試験は管理された環境で行われるべきであり，体重が3％以上減少したら中断すべきである。

❼ 原発性多飲症は飲水の増加が原因である。強迫的な飲水により，バソプレシン分泌が抑制され，多量の低浸透圧尿が生じる。多尿は夜間には睡眠中に多飲が止まることで減少する。多飲は精神疾患の患者でみられることもあるが，その病因はよくわかっておらず，特定の処方薬が関連している可能性がある。フェノチアジン系が口渇感をひき起こし，飲水増加の原因となることがある。

❽ 腎性DIでは抗利尿ホルモンに腎臓が反応しない。原発性DI(X連鎖劣性遺伝)では，通常は男児に多尿，多飲，高ナトリウム血症性脱水として現れる。続発性DIは腎不全，尿細管障害，閉塞性尿路疾患などの腎髄質の濃縮勾配の欠如をひき起こす疾患でみられる。鎌状赤血球症のような疾患は腎障害の原因となるが，等張尿(尿比重1.010)のこともしばしばある。薬物(リチウムなど)や代謝疾患(低カリウム血症，高カルシウム血症など)は尿細管での抗利尿ホルモンの作用を減弱させ，DIをひき起こす。

❾ 脳下垂体領域に影響する病変はどのようなものでも中枢性DIの原因となり得る。これらの疾患としては，鞍上部や視交叉の腫瘍(頭蓋咽頭腫，視神経膠腫，胚細胞腫など)がある。感染(脳炎)や浸潤性疾患(白血病，サルコイドーシス，結核，組織球症，放線菌症など)もまた原因になり得る。Wolfram症候群はインスリン依存性DM，DI，視神経萎縮症，難聴，神経因性膀胱を合併する。画像検査(CT/MRI)は脳腫瘍，外傷，浸潤性疾患を除外するために施行を検討してもよい。随伴する症状として成長障害や低身長がある場合は下垂体や甲状腺機能検査を行う。ラジオイムノアッセイによるバソプレシン測定が実施可能であり，低値は中枢性DIを示唆する。

参考文献

・Saborio P, Tipton GA, Chan JCM: Diabetes insipidus, Pediatr Rev 21 :122 –129 , 2000 .

# Part 11 General

# 総合

Part 11 General 総合

## chapter 76 FEVER WITHOUT A SOURCE

# 熱源不明の発熱

もっとも一般的な発熱の定義は，直腸温で 38 ℃（100.4 ℉）以上である。熱源不明の発熱（FWS）と局所症状を伴わない発熱 fever without localizing signs（FWLS）とは，それまで健康であった小児に急性に発症した 1 週間未満の発熱で，詳細な病歴聴取と身体診察を行っても発熱の原因が明らかにならないようなものである。

インフルエンザ菌 b 型（Hib）ワクチンや肺炎球菌ワクチンが開発される以前は，乳幼児の発熱に対する診療ガイドライン（Boston クライテリア，Rochester クライテリア，Philadelphia クライテ

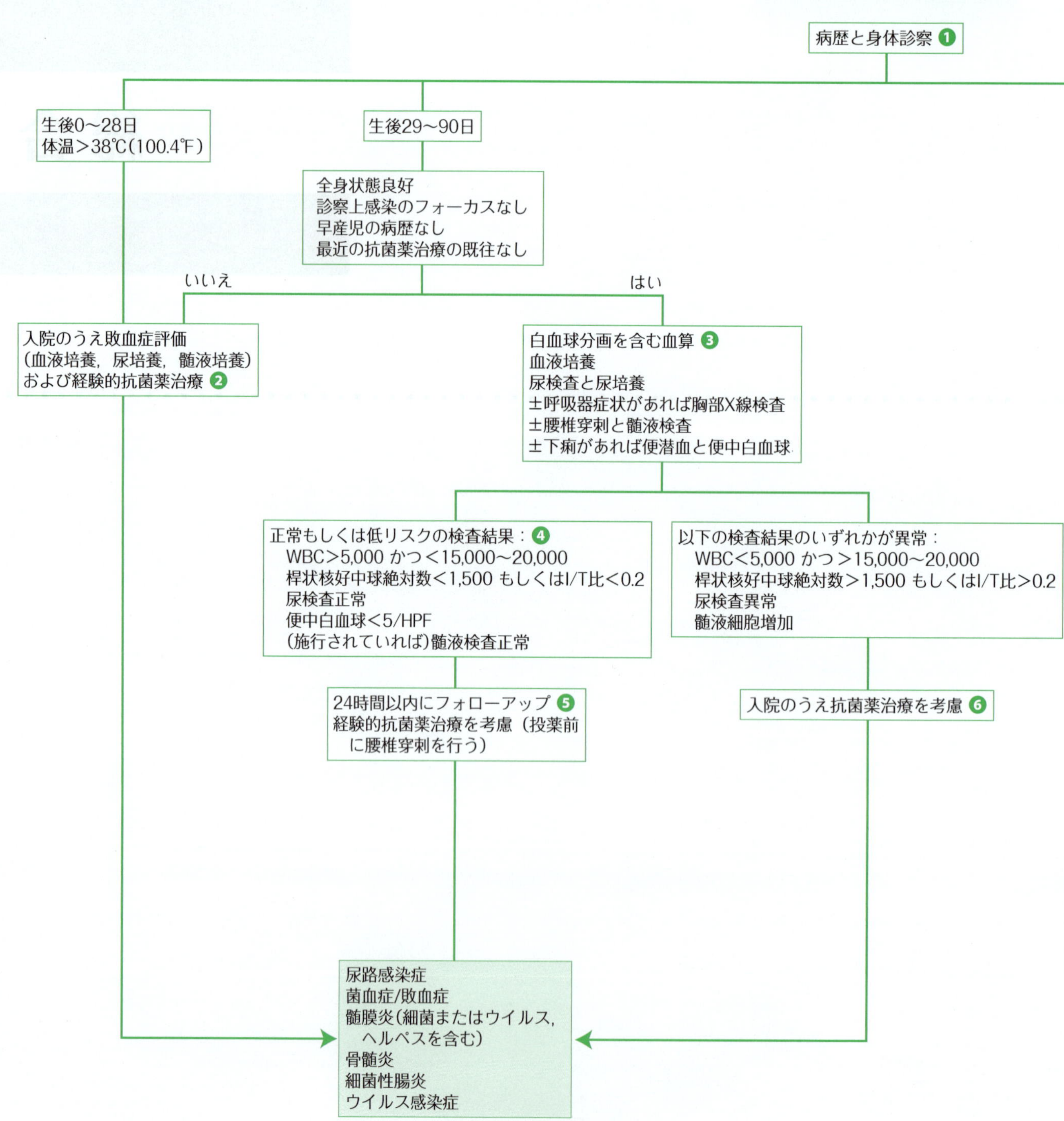

リア)は，菌血症のリスクのある小児を同定し，重症細菌感染症(SBI)(髄膜炎，敗血症，骨髄炎，化膿性関節炎，尿路感染症，肺炎，細菌性腸炎)のリスクを減らすことを目的としていた。ワクチンが広く普及した今日では，一見元気そうな小児におけるoccult bacteremiaの危険性は著しく減少し，このようなガイドラインの有用性は低くなってきている。しかしながら，生後3か月未満，とくに生後28日未満の小児に対する発熱マネジメント※1に関しては強いコンセンサスがある。全身状態が不良な小児に関しても同様にコンセンサスが存在しており，明らかに具合が悪いもしくはtoxic appearance※2を呈する小児は，さらなる評価や治療のために，年齢やワクチン接種歴に関係なく入院とすべきである。

(訳者注釈)
※1 入院加療を要する　※2 あえて日本語にするなら「中毒様の見た目」。重症感が強く，易刺激性，反応性低下，傾眠傾向，不機嫌，チアノーゼ，皮膚色不良，哺乳・食欲低下，脱水などを呈する状態である

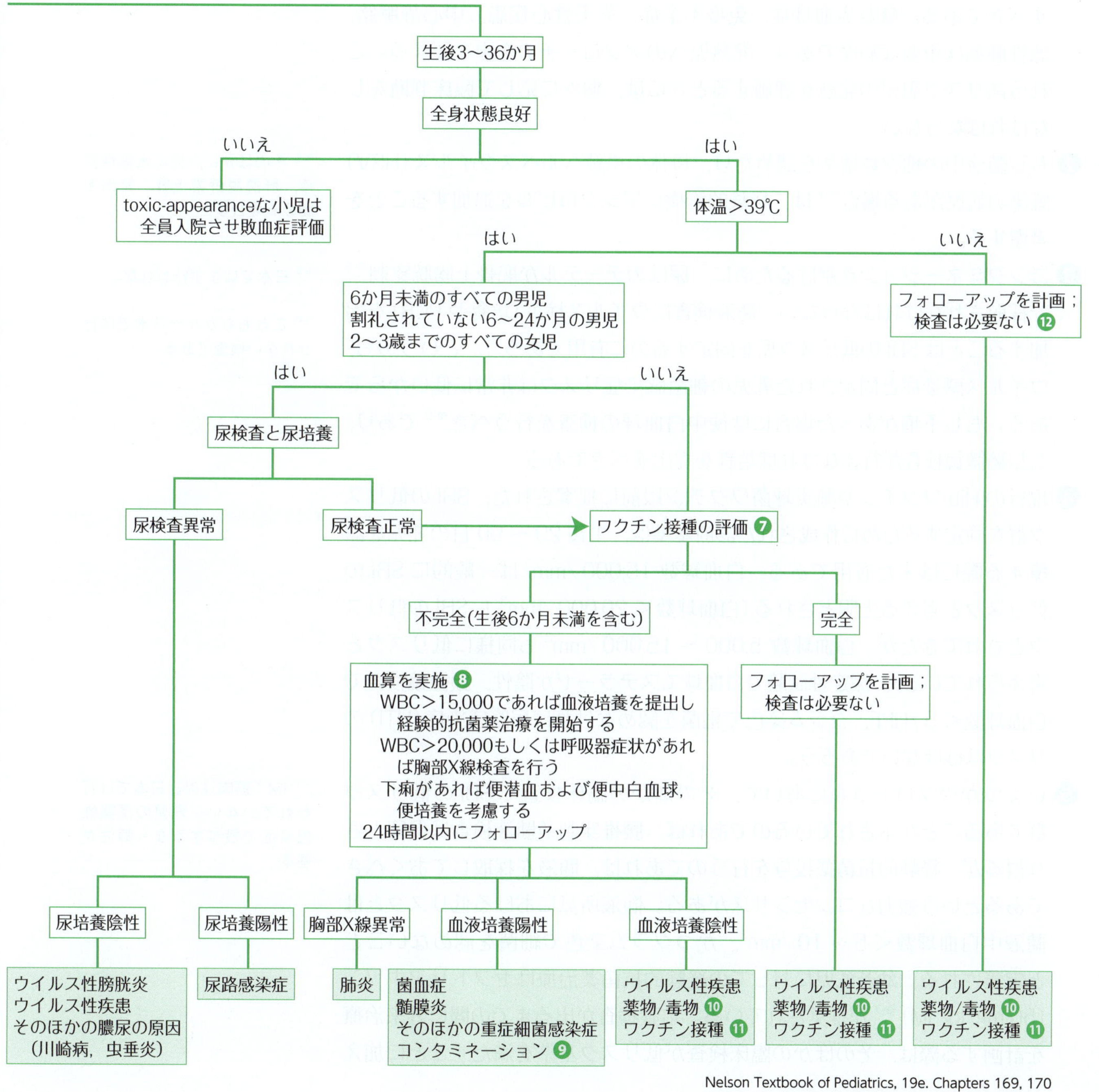


Nelson Textbook of Pediatrics, 19e. Chapters 169, 170
ネルソン小児科学 原著 第19版．169章，170章
Nelsons Essentials, 6e. Chapter 96

■ 訳者注釈

※3 受診時に解熱していたとしても，自宅での検温が信頼できると判断した場合は発熱した患者として対応する，という意味

❶ 深部体温の測定には直腸温がもっとも適しており，生後3か月未満の乳児を評価するときには直腸温を測定することが推奨され，腋窩温や鼓膜温の測定は推奨されない。自宅で信頼のできる保護者が乳児の発熱を記録した場合※3には，医療従事者によって発熱が記録されたときと同じように診療しなければならない。体温上昇における厚着の意義は議論の分かれるところで，生まれたばかりの乳児では厚着と高温環境により直腸温よりも皮膚温が上昇するとされるが，発熱の域にまで達することはないであろう。いくつかの研究によると衣服を脱がして15～30分後に測定して平温であれば発熱はないとみなせるとされ，またほかの研究では発熱（とくに＞38.5℃）の理由を厚着としてはならないとしている。

破水時間と母体感染（B群連鎖球菌，性感染症）の有無を含めた出生歴は，とくに出生したばかりの乳児において有用である。発熱や同様の症状の人が周囲にいたか，なんらかの薬物の使用（抗菌薬，解熱薬など）もまた聴取すべきである。鎌状赤血球症，免疫不全症，先天性心疾患，中心静脈路，悪性腫瘍は重要な病歴であり，発熱児へのアプローチの変更を要する。これら高リスク患児の発熱を評価するときには，個々に応じて臨床判断をしなければならない。

※4 そのほかに，児に水疱性発疹，肝逸脱酵素上昇，発作を認める場合など

❷ もし髄液中の細胞数増多を認めたり，母体の単純ヘルペスウイルス（HSV）感染の病歴がある場合※4は，経験的治療にアシクロビルを追加することを考慮する。

※5 日本ではまず行われない

※6 これもなかなか日本では行われない検査である

❸ コンタミネーションを避けるために，尿はカテーテルか恥骨上膀胱穿刺※5で採取されなければならない。髄液検査にウイルス検査（培養やPCR）を追加することはSBIの低リスク児を同定するのに有用であろう。というのも，ウイルス感染症と同定された乳児の細菌感染症リスクは非常に低いからである。もし下痢があった場合には便中白血球の検査を行うべき※6であり，もし顕微鏡検査が行えなければ培養を提出すべきである。

❹ 現行のHibワクチンや肺炎球菌ワクチン以前に提案された，SBIの低リスク群を同定するために作成された診断基準は，生後29～90日の乳児を診療する際には未だ有用である。白血球数15,000 /$mm^3$は一般的にSBIの低リスクと考える上限とされる（白血球数＜20,000 /$mm^3$もSBIの低リスクとされてきたが，白血球数5,000～15,000 /$mm^3$も同様に低リスクと考えられている）。尿定性試験で白血球エステラーゼが陰性，顕微鏡検査で白血球数＜5 /HPF，グラム染色で細菌を認めなければ尿路感染症（UTI）のリスクはほぼないであろう。

※7 IM：筋肉注射。日本では行われていない。乳児の侵襲性感染症で投与するなら静注が基本

❺ いくつかのプロトコルにおいて，そのほかの臨床検査でSBIの低リスク群であることが示されているのであれば，腰椎穿刺や髄液検査は保留とされ得るが，経験的抗菌薬投与を行うのであれば，髄液を採取しておくべきであるという強力なコンセンサスがある。髄液所見における低リスクとは髄液中白血球数＜5～10 /$mm^3$，かつグラム染色で細菌を認めないことと定義される。幼若乳児に対しての経験的抗菌薬治療はセフトリアキソン（50 mg/kg IM）※7が推奨されている。培養検査が出るまでの間に外来治療を計画する際は，そのほかの臨床検査が低リスク基準を満たすことに加え

て，24 時間以内のフォローアップを確約しなければならない。児の臨床症状が悪化したように思われるときの緊急フォローアップの重要性を両親に指導すべきである。

❻ 全身状態が良好な乳児では，尿検査が異常であっても血液検査に異常がない（好中球絶対数と桿状核好中球数が正常）ときには，UTI 疑いとして抗菌薬で安全に外来治療が可能である。UTI 疑いの小児で，重症である，もしくは嘔吐しているような場合には静注抗菌薬で入院治療するべきである。生後 2 か月を過ぎれば，UTI 疑い症例への経口投与は経静脈投与と同等の効果があることが示されている。

❼ 肺炎球菌結合型ワクチン（PCV7 もしくは PCV13）を初期 3 回，インフルエンザ菌 b 型結合型ワクチンの初期（製品によって 2 ～ 3 回）をすべて接種した小児では，完全に免疫がついたと考えられる。肺炎球菌ワクチンは生後 6 か月まで完遂できない[※8]ので，生後 6 か月未満のすべての乳児の免疫は不完全であると考えなければならない。

❽ ワクチンによる免疫が不完全な小児の発熱を評価するためのガイドラインでは，occult bacteremia のリスクを評価する基準を使用するか，もしくは臨床判断で評価するように推奨されている。これらの小児のマネジメントを決定するときには，両親によるフォローアップの信頼性を常に考慮しなければならない。

❾ 肺炎球菌以外の病原体が血液培養で陽性になった場合には，コンタミネーションの可能性を注意深く考慮すべきである。髄膜炎菌，Hib，黄色ブドウ球菌はおそらく原因菌であり，これらの小児は（もしまだ入院していなければ）入院のうえ，すべての敗血症評価 full sepsis evaluation および治療を行わなければならない。そのほかの細菌では原因菌である場合も，そうでない場合もある[※9]ので，もしコンタミネーションが疑われ[※10]，かつ児の全身状態が良好であれば，外来経過観察を継続することが妥当であろう。

❿ 発熱の原因が薬物であることは小児ではまれである。症状は薬物を投与して数日以内に出現し得るが，より遷延しない限りは発熱の原因が薬物であるとは通常は考えない。抗てんかん薬，アロプリノール（またはほかの化学療法薬），ニトロフラントイン（またはほかの抗菌薬），抗コリン作用のある薬剤（アトロピンや抗ヒスタミン薬），交感神経賦活作用のある薬物（コカインやアンフェタミン）は発熱の原因となるもっとも一般的な薬物で，さまざまな機序で発熱の原因となる（過敏性のこともあるが，それだけではない）。ほかの症状が伴うことも伴わないこともある。

⓫ ワクチンに対する反応が発熱の原因になることがある。ジフテリア・破傷風・無細胞百日咳（DTaP）ワクチン[※11]の接種後には軽度から中等症の発熱が起こり得る。以前に使用されていた DTP 全細胞精製ワクチン接種後に時おり極度の高熱（> 40.5 ℃）を認めていたが，現在使用されている無細胞精製ワクチン接種後にそのような発熱をきたすことは非常にまれである。麻疹・ムンプス・風疹（MMR）ワクチン接種後 5 ～ 12 日以内に，約 5 ～ 15 % で発熱を認めるとされ，MMR と水痘ワクチン（MMRV）を同時接種した場合には約 22 % で発熱を認める。

■ 訳者注釈

[※8] 日本では生後 2−3−4 か月の 4 週間ごとの接種が推奨されているが，米国では 2−4−6 か月の 8 週間ごとの接種が推奨されているため

[※9] ただし，グラム陰性菌は真の原因菌である可能性が高い

[※10] コアグラーゼ陰性ブドウ球菌，*Bacillus* 属が 1 セットのみから検出された場合など。ただし，免疫不全者，先天性心疾患患者，中心静脈カテーテル挿入中の患者，新生児では臨床所見と併せて真の原因菌と判断することもある

[※11] 肺炎球菌ワクチンでも多い

■ 訳者注釈

⑫ 生後3か月以上の小児における39℃未満の発熱の原因は，ほとんどがウイルス感染症である。全身状態が良好な生後3～36か月の小児では検査を行わず慎重に経過観察を行うことも妥当であるが，その時には信頼できるフォローアップ手段（電話，移動など）があることが前提である。両親に対しては，発熱が2～3日以上持続した場合は再来院するよう，指示を徹底しなければならない。

FWSの多くはある感染症の前駆期にあり，最初の発熱が出現してから数時間～数日後にその特徴的な症状・徴候が出現する。ロッキー山紅斑熱，レプトスピラ症，麻疹などいくつかの疾患では最長で3日間ほど発熱が先行し，そのあとにほかの特徴的な症状が出現する。突発性発疹，ウイルス性肝炎，伝染性単核球症，チフス，腸チフス，川崎病などの疾患では，発熱から特徴的な所見が出現するまでにより長い日数がかかることがある。


参考文献

- American Academy of Pediatrics: In Pickering LK, editor: Red book: 2012 report of the Committee on Infectious Diseases, ed 29 , Elk Grove Village, Ill, 2012 , AAP.
- Baraff LJ, Bass JW, et al: Practice guidelines for the management of infants and children 0 to 36 months of age with fever without source, Pediatrics 92 : 1 , 1993 .
- Cheng TL, Partridge JC: Effect of bundling and high environmental temperature on neonatal body temperature, Pediatrics 92 :238 , 1993 .
- Grover G, Berkowitz CD, Thompson M, et al: The effects of bundling on infant temperature, Pediatrics 945 :669 , 1994 .
- Schnadower D, Kuppermann N, Macias CG, et al; American Academy of Pediatrics Pediatric Emergency Medicine Collaborative Research Committee: Febrile infants with urinary tract infections at very low risk for adverse events and bacteremia, Pediatrics 126 :1074 , 2010 .
- Subcommittee on Urinary Tract Infection, Steering Committee on Quality Improvement and Management: Urinary tract infection: Clinical practice guideline for the diagnosis and management of the initial UTI in febrile infants and children 2 to 24 months, Pediatrics 128 :595 , 2011 .

# column

## やはりバイタルと詳細観察は重要

乳幼児の熱源不明発熱のマネジメントで肝要なのは，重症細菌感染症，すなわち治療可能な感染症を見逃さないことである。

熱源不明発熱のマネジメントを生後日数や月数（0日～28日，29日～90日，3か月～36か月）で画一的に分けることは，あくまで「相対的」なものである。生後28日と生後29日に本質的な差はないが，生後28日未満と生後29日～90日を比較すれば，低年齢の方がより熱源不明の割合や重症細菌感染症の頻度は高い。とはいえ生後14日までと生後15～28日は？　生後29日～60日と60日～90日では？　などと区切りだせばきりがない。「区切り」の主意は，0～28日までは母体情報，とくにB群連鎖球菌，単純ヘルペスウイルス，クラミジアなどの周産期感染症に関する問診（すなわち母親に母親自身のことを聴く）と対応，29～90日はとくにインフルエンザ菌b型（Hib），肺炎球菌に対する児の免疫は不十分として敗血症・髄膜炎を見逃さないこと，90日以降はとくに尿路感染症を見逃さないこと，である。

本チャプターのアルゴリズムでは驚くべきことにバイタルサインが考慮されていない。本チャプターのアルゴリズムだけではなく，米国のクライテリア（Rochester Criteria，Philadelphia Criteria，Boston Criteriaなど）にもバイタルサインの記載がない。SIRS（Systemic Inflammatory Response Syndrome）の基準にある心拍数や呼吸数は，重症細菌感染症の早期察知・介入ためにも必須の項目である。異常所見があればただちにスクリーニングや介入を開始すべきである。バイタルサインはバイタル（vital）である。発熱があってもなくても，必ず測定するべき項目である。

表に示す急性疾患観察尺度（AIOS）は，McCarthyらによって1982年（！）に提唱されたスコアリングモデルで，① 啼泣の質，② 親への反応，③ 状態の変化，④ 皮膚色，⑤ 水分補給，⑥ 周囲への応答，の6つの観察項目に対して，正常1点，中等度障害3点，重度障害5点を各項目スコアする。重篤な疾患の可能性は，合計スコアが10以下では2.7％で，16以上の場合は92.3％とされる。「見逃さない」という視点で臨床的に重要なのは，5点の重度障害が1つでもあるかないかである。1つでもあれば絶対精査が必要となる。同じ10点以上でも，5点が1つもない10点よりも，1つでも5点が含まれる10点のほうが，スピード感をもって対応すべきである。AIOSは，対象が2歳未満，Hib・肺炎球菌ワクチン時代以前に開発されたモデルであることには留意すべきであるが，「観察」を重視しているという点においては，とかくデータ中心になりがちな小児急性期診療において，重要な示唆を与えてくれる。

ことほどさように，発熱診療はバイタルサインを含む観察が肝要（バイタル）である。

（笠井正志）

表　AIOS：Acute Illness Observation Score

| 観察項目 | 正常（1） | 中等度障害（3） | 重度障害（5） |
|---|---|---|---|
| 啼泣の質 | 強く，声調は正常 | すすり泣く | 弱い，甲高い |
| 親への反応 | すぐに泣き止む | 泣いたり泣かなかったりする | 泣き続ける，ほとんど反応しない |
| 状態の変化 | 覚醒，または刺激ですぐに覚醒 | 閉眼しているがすぐに覚醒，長く刺激すると起きる | 覚醒しない |
| 皮膚色 | ピンク色 | 手足が蒼白 | 蒼白，大理石紋様 |
| 水分補給 | 皮膚，眼，口は湿潤 | 口が若干乾燥 | 目と口が乾燥，ツルゴール低下 |
| 周囲への応答 | 笑顔をみせる | わずかに笑顔をみせる | 笑顔をみせない，無表情 |

Part 11 General 総合

# chapter 77 FEVER OF UNKNOWN ORIGIN
# 不明熱

不明熱(FUO)の最初の定義は，研究データを比較するためのデータベースを作るために成人患者を対象として 1961 年に提案されたが，小児の定義については(研究および臨床の両側面で)あまりコンセンサスが得られていない。もっともよく利用されている小児科領域のFUOの定義は＞38.3℃(101 ℉)の発熱が 8 日もしくはそれ以上持続し，病歴と身体診察，基本的な検査を含む初期評価

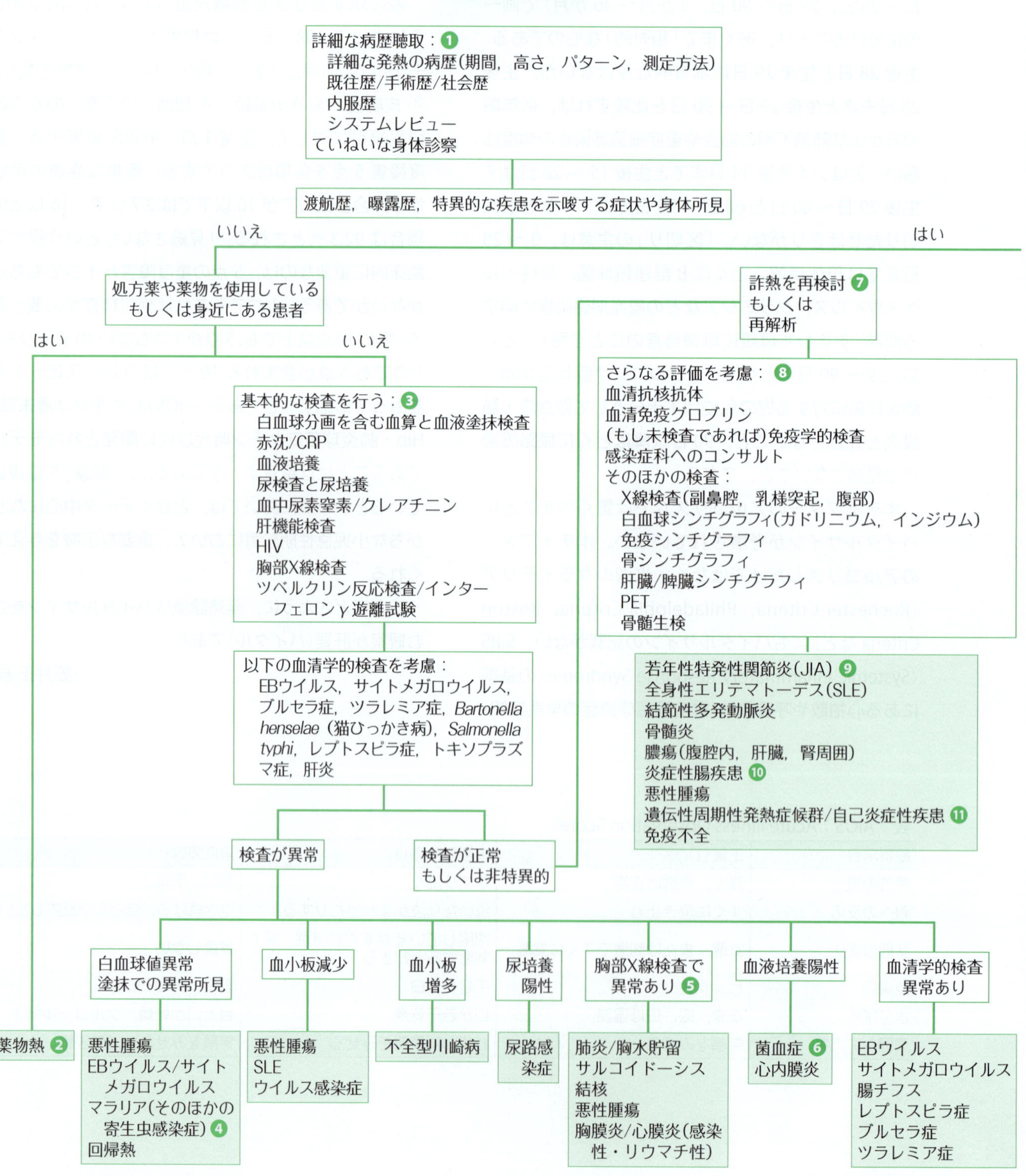

(入院もしくは外来精査)で熱源を推定することができないこととされる。ごくまれな疾患が小児におけるFUOの原因になることはあり得るが，一般的な疾患の非典型的な症状であることが圧倒的に多い。小児のFUOでは感染症が最多の原因であり，その次に結合組織疾患，腫瘍性疾患が続く。診断のつかないFUOの予後はさまざまである。FUOでは，基本的な検査では診断がつかない多くが最終的には診断がつくが，少なくとも10～20％の症例では診断がつかないままである。一般的に成人のFUOと比較して小児のFUOの予後はよい。

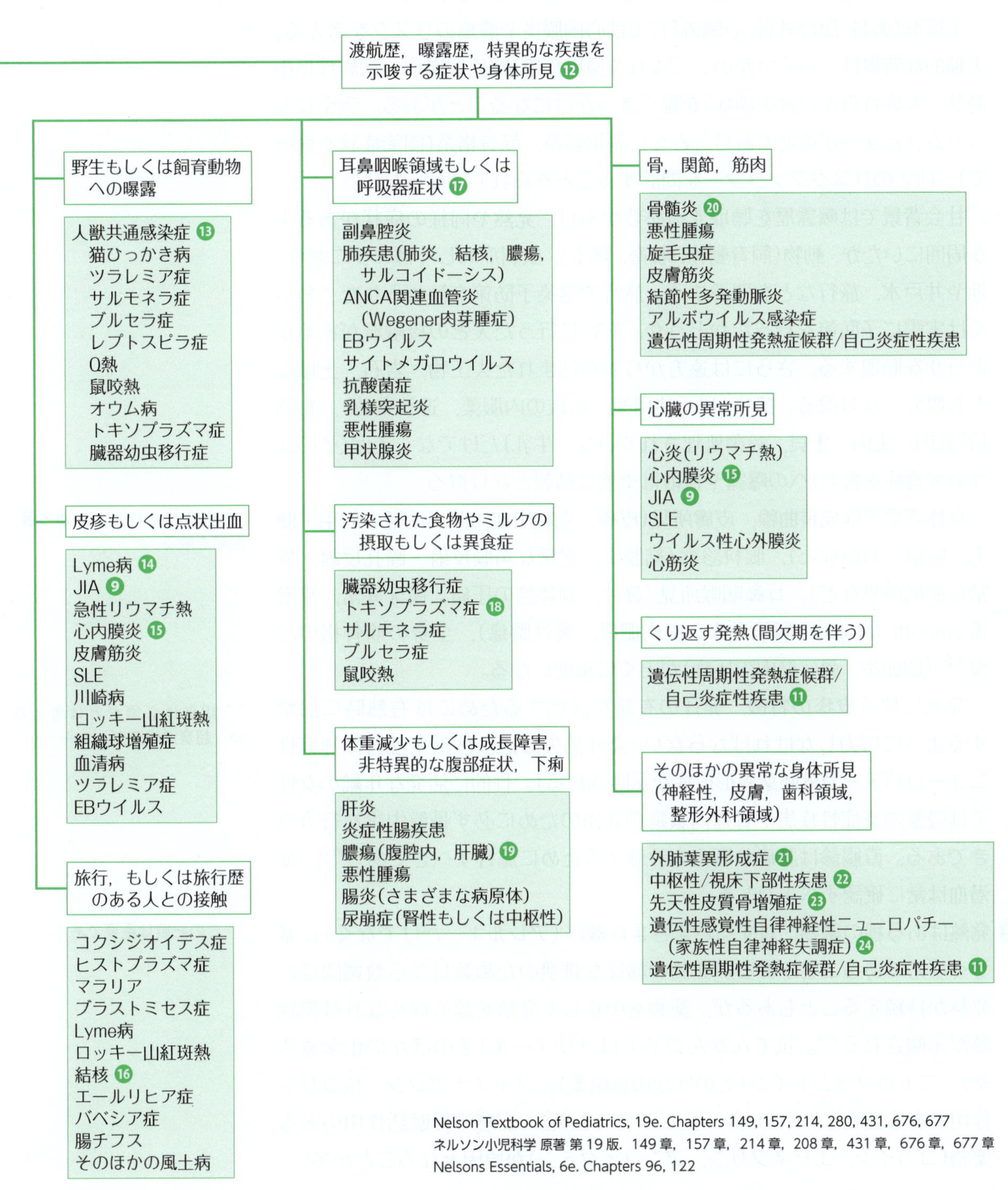


Nelson Textbook of Pediatrics, 19e. Chapters 149, 157, 214, 280, 431, 676, 677
ネルソン小児科学 原著 第19版．149章，157章，214章，208章，431章，676章，677章
Nelsons Essentials, 6e. Chapters 96, 122

■ 訳者注釈

※1 詐熱など

※2 全身のありとあらゆる骨，関節を触る

※3 訳者は必須だとは考えない。超音波検査がベター

※4 この記載は重要である

❶ 不明熱の評価は個々の症例に応じて行うべきであり，年齢，特徴的な症状を伝える能力，背景にある基礎疾患や曝露歴を考慮すべきである。病歴がFUOの評価において必要不可欠な要素であることは間違いない。家族に発熱の経時記録をつけてもらうことは有用である。熱型には間欠熱（少なくとも1日1回は平熱に下がる），弛張熱（日内変動を認めるが決して平熱には戻らない），稽留熱（わずかに変動を示す）があるが，これらの分類は解熱薬の使用によって曖昧になる。回帰熱（発熱は1日以上平熱に戻り，再度発熱する）はいくつかの疾患（マラリア，Lyme病）に特徴的であるが，回帰熱が6か月以上続くときには，代謝疾患，中枢神経障害による体温調節障害，もしくは免疫不全（とくに周期性好中球減少症のような周期性の疾患）を疑う。人為的な発熱※1の可能性も常に考慮しなければならない。

手術歴（歯科，腹部外科，心臓外科）では心内膜炎や膿瘍のリスクを考える。人種的な背景は，いくつかのごくまれな原因疾患（腎性尿崩症，家族性地中海熱，家族性自律神経失調症）を疑うきっかけになることがある。完全なシステムレビューが重要であり，とくに消化器系，筋骨格系（関節症状を含めて），HIVのリスクファクターを問診することを忘れてはならない。

社会背景では曝露歴を聴取する必要があり，発熱や同様の症状がある人が周囲にいたか，動物（飼育動物，牧畜，野生），虫刺症もしくはマダニ刺症，池や井戸水，旅行などを問診する。旅行で感染予防策を勧められた／もしくは実際に予防策を行ったかどうか，旅行に行った人との接触歴があるかどうかを聴取する。さらには遠方からもち込まれた人工物，岩石，土壌なども媒介となり得る。薬物（局所使用薬，家族の内服薬，違法薬物），食物（狩猟肉，生肉，生貝，殺菌処理されていない牛乳）だけでなく土泥（そのほかの異食症を含む）への曝露や摂取は重要な情報となり得る。

身体診察では成長曲線，皮膚所見（皮疹，点状出血，薄い毛髪・眉毛・睫毛，咬傷・刺傷など），眼科診察（結膜炎，異常な角膜反射・瞳孔反射，異常な眼底所見など），耳鼻咽喉所見（鼻汁，副鼻腔の圧痛，歯牙異常，平滑舌 smooth tongue，咽頭発赤，歯肉肥厚，歯性膿瘍），全身の筋骨格の診察※2（関節炎，骨・筋肉の圧痛）がとくに重要になる。

発熱に伴う皮疹の特徴，発汗の有無を評価するためには有熱時に診察するように努力しなければならない（発汗消失は遺伝性感覚性自律神経性ニューロパチーや外胚葉異形成症が示唆される）。性的に活発な年齢の女性では骨盤内炎症性疾患や骨盤内膿瘍の評価のために必ず骨盤内診を行うべきである。直腸診は膿瘍や腫瘍を評価するために施行すべきであり※3，便潜血は常に確認すべきである。

❷ 発熱はある種の薬物に対するさまざまな機序（アレルギーだけでなく）に基づく反応であることがある。薬物の緩徐な排泄のため数日から数週間ほど発熱が持続することもあるが，薬物を中止して発熱を認めなくなれば薬物熱が示唆される※4。抗てんかん薬やアロプリノール（そのほかの化学療法薬），ニトロフラントイン（そのほかの抗菌薬），フェノチアジン，抗コリン作用のある薬物（アトロピン，抗ヒスタミン薬），交感神経賦活作用のある薬物（コカイン，エピネフリン，アンフェタミン）が原因となることが多い。

❸ 評価を急ぐべきかどうかは児の重篤さによって決まる。通常はFUOの評価に入院は必要ない。しかしながら，入院にはすべての面で綿密に経過観察し，フォローが可能であるという利点があるのは確かである。血液培養は嫌気性菌感染症を疑わない限りは好気ボトル[※5]を提出すべきである。菌血症を伴う心内膜炎や骨髄炎，深部膿瘍[※6]の診断のために血液培養がくり返し必要になることもある。特殊な感染症（野兎病，レプトスピラ症，エルシニア症）が疑われた場合には特別な培地が必要になることがあり，いくつかの病原体では診断のために血清学的検査やPCRが推奨されることもある。FUOの初期評価において胸部X線検査は広く推奨されているが，副鼻腔，乳様突起，消化管のX線撮影は臨床像に基づいて選択的に行うべきである。通常はツベルクリン反応（PPD）を用いた結核皮膚試験が勧められる。血算や赤沈，CRPといった炎症マーカーはよく異常値を示すが非特異的である。異常な白血球値（白血球数＞10,000 /$mm^3$，絶対好中球数＜500 /$mm^3$）は細菌感染症を示唆するが，EBウイルス感染症では異型リンパ球が特徴的である。赤沈が100 mm/時を超えている場合には悪性腫瘍や自己免疫疾患，川崎病，結核，血管炎などを考慮しなければならない。それより低値であった場合には非特異的な炎症マーカーにしかならないが，疾患の経過を観察するためには有用かもしれず，さらに正常値であった場合には人為的な発熱がより疑わしくなる。CRPは同様に非特異的なマーカーであるが，赤沈と比較してより速く正常化する。

❹ マラリアは，感染者（たとえば流行地に渡航歴のある人物）からほかの人へと蚊によって媒介され伝播することがある。またマラリアは汚染された注射器や血液からも伝播し得る。旅行中に抗マラリア薬を適切に服用していた場合には，数か月にわたって症状が出現しないこともある。病原体は血液塗抹標本で同定できる。トリパノソーマ症やバベシア症も血液塗抹標本で同定できる寄生虫である。通常は脾腫を認め，回帰熱型が特徴的である。

❺ 胸部X線像で両側肺門リンパ節腫脹を認めた場合にはサルコイドーシス，結核，悪性腫瘍がより疑わしい。

❻ FUOでは，通常菌血症の同定によってより特異的な感染源が明らかになる。たとえば緑色連鎖球菌はしばしば感染性心内膜炎の原因となり，また黄色ブドウ球菌やA群連鎖球菌，肺炎球菌，キンゲラ属は骨・関節の感染症と関連する。

❼ 人為的な発熱の可能性を考慮する必要があり，意図的なもの（養育者によって捏造された疾患 caregiver-fabricated illness，以前は代理 Munchausen症候群として知られていた）と意図的ではないもの（体温測定前に体温計や皮膚，粘膜を不適切に温めてしまうなど）に分類できる。発熱に日内変動を全く認めない場合や，発熱時に血管収縮，発汗，頻呼吸，頻脈を伴わないような場合には人為的な発熱を疑うべきである。

❽ 初期評価で原因が特定できなかった場合には，最初に行った検査の結果や，追加病歴，新たに出現した身体所見などが今後の方針を決めるのに有用である。抗核抗体は全身性エリテマトーデス（SLE）では陽性になるが，全身型若年性特発性関節炎（JIA）では概ね陰性である。リウマチ性疾患のない小

■ 訳者注釈

※5 1 mL以上

※6 これらでは3セット以上必要

児の30％で抗核抗体が陽性になることに注意すべきであり，SLEが疑われた場合にはより特異的な免疫学的検査（抗dsDNA抗体や抗Smith抗体）を行うべきである（SLEの家族歴がある場合には必ず検査を行う）。全身型JIAやある種の免疫不全症，HIV感染症では免疫グロブリン値が高値を示すことがある。さらなる画像検索によって腫瘍や膿瘍が同定されるかもしれないが，コストやリスク，予測される診断的意義について考慮しなければならない。さらには，わずかな異常値や非特異的な結果に基づいて不確実な追加検査を行うという悪循環に陥るのを避けるために，評価のこの段階でさらなる画像検索やより専門的な検査を施行する前に，感染症専門医へのコンサルテーションを考慮すべきである[※7]。

❾ 経過観察の期間を延長してより多くの特徴的な症状が出現した後に，初めてJIAの診断がつくのが一般的である。全身型は間欠熱を伴うFUOとして受診することがもっとも多く，関節炎の存在は確定診断に必要だが数か月は症状が出現しないこともある。経過観察期間を延長しても血清学的検査が陰性のままのこともある。特徴的なサーモンピンク疹は発熱に伴ってよく出現する。眼科医による細隙灯検査でブドウ膜炎が明らかになることがある。

❿ 炎症性腸疾患における発熱は成人よりも小児において頻度が高い。遷延するFUOでは仮に消化器症状がなくても（とくに体重減少や成長障害がある，もしくは貧血や赤沈の亢進，便潜血などを認める場合には）検査を考慮すべきである。

⓫ 地中海沿岸の人種（アルメニア人，アラブ人，セファルディ系ユダヤ人Sephardic Jews[※8]）であれば，周期的な発熱と腹痛が特徴である家族性地中海熱が遺伝している可能性がある。アルスター・スコッツUlster Scots[※9]であれば腎性尿崩症のリスクが高いかもしれず，ユダヤ系であれば家族性自律神経失調症が遺伝しているかもしれないし，アジア人（とくに女性）であれば菊池－藤本病（亜急性壊死性リンパ節炎[※10]）のリスクが高い。ほかにいくつか遺伝性（通常は常染色体優性）自己炎症性疾患[※11]が存在するが，発熱に加えてさまざまな随伴症状とともに発症する。

⓬ このアルゴリズムには，特定の病歴や身体所見から疑われる鑑別疾患を記載してある。家族も患児も診断に寄与することがらを思い出すことがよくあるため，病歴はくり返し聴取することが重要である。身体所見も徐々に出現してくることが多い。

⓭ サルモネラによる食品汚染はこの数十年で増加してきているが，それは食品の大量生産に関連する過程や，食用動物への抗菌薬使用が原因であろう。サルモネラは食品や，家庭内の飼育動物を含む動物（ネコ，イヌ，爬虫類，齧歯類，両生類など）を介して伝播する。腸炎は*Salmonella typhi*の主要な症状であるが，非チフス性サルモネラ菌では消化管感染症と同様に腸管外感染症も発症し得る。症状はしばしば非特異的であるため，血液培養と便培養，もしくは血清学的検査[※12]をくり返すことが診断につながる。

レプトスピラ症はもっとも一般的な人獣共通感染症の一つであり，しばしば二相性の経過を示す。感染した動物や，その動物の尿に汚染された土

■ 訳者注釈

※7 ややこしい熱，それが感染症科医へのコンサルテーション基準である

※8 スペイン・ポルトガル・北アフリカ家系であるユダヤ人

※9 アルスター地方から移民してきたスコットランド人

※10 最近では組織球性壊死性リンパ節炎とよばれることが多い

※11 家族性地中海熱のほかに，高IgD症候群，クリオピン関連周期熱症候群，TNF受容体関連周期性症候群などがある

※12 日本では，抗体価検査はコマーシャルベースでは行われていないと思われる

壌や水への接触によっても伝播し，ネズミがヒトへの感染源としては最多であるが，ほかにもたくさんの家畜や野生動物が媒介生物になり得る。都市部・郊外を問わずより多くの症例を認めるようになっており，職業上の曝露は必ずしも関連しない。

ブルセラ症は先進国では一般的ではないが，低温滅菌されていない日常製品（とくにヤギのチーズ）への曝露はリスクファクターである。症状は非特異的であるが古典的三徴である発熱，関節病変，肝脾腫は通常ほとんどの症例に認める。リスやウサギの肉の摂取は野兎病（*Francisella tularensis*）のリスクファクターであり，発熱とリンパ節病変（潰瘍を含む）はさまざまな症状のなかでもっとも一般的である。局所的なリンパ節炎は猫ひっかき病（*Bartonella henselae*）でもっともよく認められる症状であり，子ネコによるひっかき傷がより感染を伝播しやすい。

⑭ Lyme 病（*Borrelia burgdorferi* による感染症）は特徴的な遊走性紅斑が出現した後に診断されることが多い（初発の症状もまたより進行が遅く，非特異的な症状しか伴わない）。回帰熱は Lyme 病に特徴的な熱型である。感染したダニによる咬傷から伝播するが，ダニそのものはオジロジカに付着しており，米国における流行地域は北東部と中西部[※13]である。二段階の血清学的検査〔enzyme-linked immunosorbent assay（ELISA）で陽性，もしくははっきりとしない結果であった場合にはひき続きウエスタンブロット法による確定検査〕が診断のために推奨されている。

⑮ 細菌性心内膜炎の初期症状は激烈なこともあれば潜在的なこともあり，また既往に心疾患のある小児はよりリスクが高い。新規のもしくは以前とは異なる心雑音，脾腫大，点状出血は一般的な身体所見である。無治療の症例で晩期に認める所見には Osler 結節や Janeway 病変，爪床の線状出血などがある。血液培養（好気培養，嫌気培養ともに採取）をくり返し行っても陰性のことがあり，心臓超音波検査は初期には陰性の可能性がある。

⑯ 小児では肺結核が FUO の原因になることは少なく，肺外結核（播種性感染[※14]，肝病変，腹膜，心膜，泌尿生殖器）が原因になりやすい。結核患者との接触を疑う病歴があれば結核の可能性を積極的に疑う必要があり，胸部 X 線検査や皮膚試験，血液検査が陰性もしくは決定的でなければ，肝臓や骨髄などのさらなる検索を開始すべきである。播種性感染のある小児の 50 % までが最初は PPD に反応を示さない[※15]とされる。播種性感染ではまた，インターフェロンγ遊離試験も陰性になることがある。

⑰ 遷延する上気道もしくは下気道症状を訴える場合には，症状の重症度にかかわらず，血算や胸部 X 線検査，副鼻腔の CT もしくは X 線検査を施行するべきである。EB ウイルスとサイトメガロウイルスはともに単核球症様の症状をきたし，リンパ節腫脹と咽頭炎を伴う。また非結核性抗酸菌症はリンパ節炎の原因となり得る。

⑱ トキソプラズマ症（*Toxoplasma gondii* 原虫による感染症）は，オーシストに汚染された調理不足の肉を摂取することで（もしくは感染したネコが排泄するオーシストに汚染されたものを摂取することで）感染することがもっとも多い。通常，頸部および鎖骨上リンパ節腫脹を認める。

■ 訳者注釈

※13 日本では本州中部以北から北海道で報告されている

※14 粟粒結核ともよばれる

※15 BCG の接種を受けている児ではなおさら判断が難しい。感染症専門医に相談のこと

⑲ 腹部手術の既往は腹腔内膿瘍のリスクファクターである。肝膿瘍は免疫抑制者でよく認められるが，時おり免疫正常者でも発症する。肝腫大や右季肋部痛は慎重な診察で通常は明らかになるが，血液培養や肝機能検査はしばしば正常である。診断には画像検査が必要となる。

⑳ 必ずとはいえないが，骨髄炎は身体診察からの所見によって臨床的に明らかになることがある。四肢以外の感染（骨盤や椎体）は，とくに年少児において FUO の原因となる傾向がある。さらに精密な画像検査（骨シンチグラフィ，MRI）は診断に寄与する可能性がもっとも高い。

㉑ 温暖な環境でくり返す発熱を呈し，有熱時に発汗がないときには外胚葉異形成症（もしくは人為的な発熱）を疑う。外胚葉異形成症では歯牙欠損や薄い毛髪を認める。

㉒ 重篤な脳の損傷は体温調節障害の原因になることがある。神経学的に正常な小児が中枢神経障害によって発熱をきたすことはまれである。

㉓ 乳児性皮質骨増殖症（Caffey 病）は，顔面や顎の軟部組織の腫脹，長管骨・扁平骨の皮質の肥厚，障害された骨付近の圧痛をみたときに疑われる。症状は生後 1 年以内で明らかになり，発熱が持続することが一般的である。

㉔ 遺伝性感覚性自律神経性ニューロパチー（家族性自律神経失調症）では，低体温や著明な発熱を認める。過剰な発汗や痛覚の消失，失調，進行する脊柱側彎症も特徴的である。

参考文献


・Lorin MI, Feigin RD: Fever without localizing signs and fever of unknown origin. In Cherry JD, Harrison G, Kaplan S, et al, editors: Textbook of pediatric infectious diseases, ed 6 , Philadelphia, 2013 , Elsevier Saunders, pp 837 .

・Long SS, Edwards KM: Prolonged, recurrent, and periodic fever syndromes. In Long SS, Pickering LK, Prober CG, editors: Principles and practice of pediatric infectious diseases, ed 4 , Philadelphia, 2012 , Elsevier Saunders, pp 117 .


■ 訳者注釈

## column

### CRP はセーフティネットか

不明熱の定義,「38.3 ℃(101 °F)の発熱が 8 日もしくはそれ以上持続し，病歴と身体所見，基本的な検査を含む初期評価(入院もしくは外来精査)で熱源を推定することができないこと」とされる。さて，8 日間以上発熱しているとわが国では複数回(ひょっとしたら 8 回) CRP (C-Reactive Protein) が検査されているであろう。わが国で愛用されている CRP であるが，本チャプターでの CRP の扱いは「非特異的なマーカー」，「赤沈と比較してより速く正常化する」，という程度である。私見であるが，筆者は「CRP は日本ではコストパフォーマンスに優れたセーフティネット的マーカー」と考えて，もちろん日常的に検査している。とくに重症患者は，周術期，さまざまな基礎疾患を有する，中心静脈ラインや挿管チューブや尿道カテーテルなどの存在，鎮痛薬筋弛緩，ナースによるハードな「クーリング」などにより，体温を含むバイタルサインの評価が難しい。もちろん熟練者には見える！　が，初心者が CRP の上昇を治療対象ではなく「調査対象」として重症患者の感染症管理に使うのは，ありだと思う。

CRP は「セーフティネット」である。薬物熱, 膠原病, 結晶誘発関節炎など，感染症以外でも CRP は上昇する。「鑑別しなさいよ」と神様が語りかけている。CRP すらピクリとも動かない感染症はあまりない。あるとすれば，慢性に経過する感染症，すなわち心内膜炎，慢性骨髄炎，結核など，赤沈を測りたくなる疾患がこれにあたる。逆にいうと「今日明日で勝負は決まらない疾患 (決めなくても良い疾患)」ともいえる。前チャプターの「熱源不明の発熱 fever without localizing signs (FWLS)」はマネジメント，本チャプターの「不明熱 fever of unknown origin (FUO)」は診断が重視されるため，FWSL 診療と FUO 診療は根本的に異なる。わが国の小児科医は FUO 診療の教育をまともに受けておらず不慣れなため，慣れている FWLS 診療と同じことをしてしまう傾向がある。そこで一番問題になるのが「治療」を行ってしまう，もしくは行ってしまった治療(抗菌薬，ステロイド！)の中止をためらうことである。くり返すが FUO を考えた場合に重要なことは，治療ではなく診断である。現場的には，本チャプターを参考に詳細な病歴聴取と身体診察に加えて，「検体保存 (血清など)」をしつつ，感染症科，免疫科やリウマチ科に紹介するタイミングを見計らうことが重要である。

わが国の小児領域においてさらに問題になっているのは，「FUO」より「不明 CRP 高値」ではないだろうか。CRP を利用すること自体なんの問題もないが，それに振り回されるのは問題である。CRP はセーフティ「ネット」であるが，その「ネット (網)」にはまり込んで抜けられず，もがいている若手医師をよく見かける。そこから抜け出すには，電子カルテの前でデータ解釈をするだけではなく，患児の元に何度も足を運び，受け持ちのナースや家族から何度でも話を聞き，患児を診察することである。それしかない。検査の前には結果を予測し，結果が予想と外れているときは再評価，すなわち「現場に戻ること」が重要である。

CRP はよい道具である。道具に使われずにいかに使いこなすかが，医師の役目である。CRP の値で抗菌薬を選ぶ，という時代は終わった。

(笠井正志)

chapter 78 RECURRENT INFECTIONS

# くり返す感染症

くり返す感染症はよくある主訴であるが，免疫システムの異常が原因であることはめったにない。ほとんどのくり返す感染症は，ほかにはとくに異常のない小児における良性の上気道感染，呼吸器アレルギー，もしくは単一の遷延している感染症などで説明がつくことが多い。原発性免疫不全症はまれであり，感染症や薬物，低栄養，蛋白喪失による二次性の免疫不全症がより一般的である。

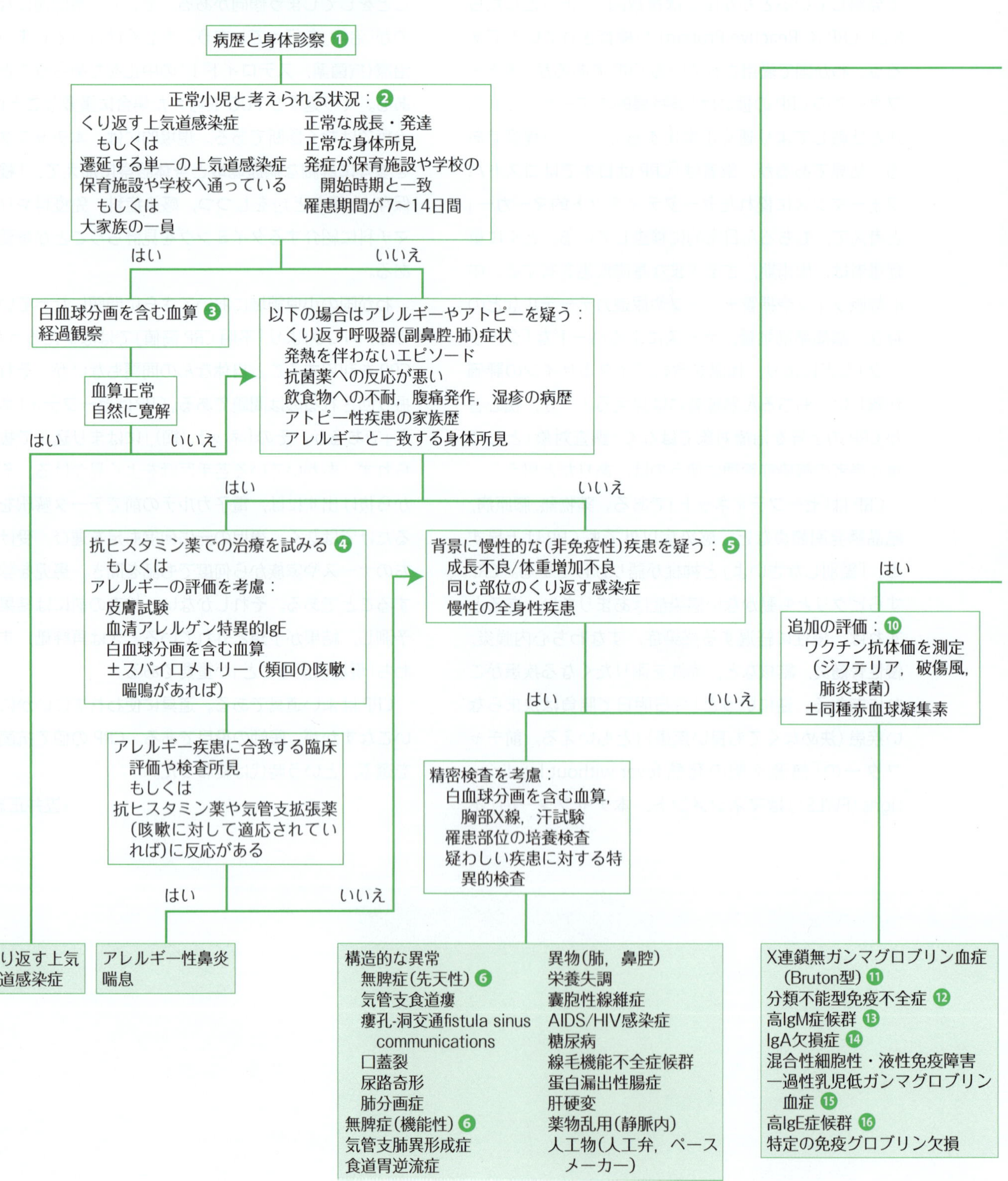

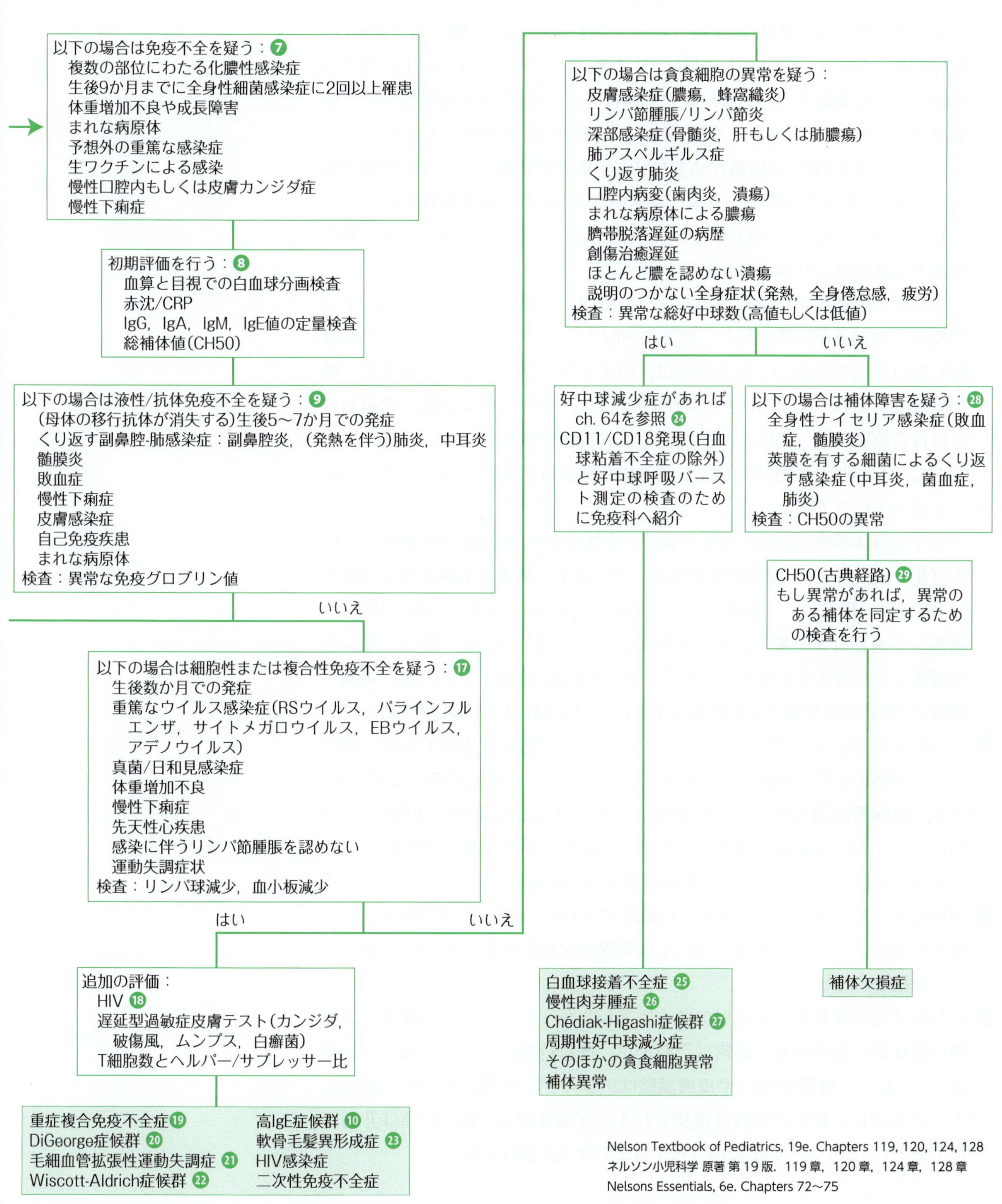


Nelson Textbook of Pediatrics, 19e. Chapters 119, 120, 124, 128
ネルソン小児科学 原著 第19版．119章，120章，124章，128章
Nelsons Essentials, 6e. Chapters 72〜75

■ 訳者注釈

※1 日本では実施されていない(2018年2月現在)

❶ 病歴・身体診察により得られた情報から，おそらく健康，おそらくアレルギー性，慢性疾患，おそらく免疫不全と分類することができる。重症複合免疫不全症(SCID)のスクリーニング検査※1をしている州も増加してきており，新生児スクリーニング検査の結果を確認すべきである。

くり返す感染症の頻度やその経過についての詳細な病歴を聴取する。高熱と膿性分泌物は細菌感染症を示唆し，これらの症例では免疫不全がより疑わしくなる。単一臓器のくり返す症状はアレルギーか，もしくは局所の構造的な問題(解剖的学的な閉塞，異物)が疑われる。

乳児期早期では母体感染(単純ヘルペスウイルス, HIV)，臍帯脱落遅延(白血球接着不全症を示唆する)，HIVのリスクファクターを含め出生に関する病歴を綿密に聴取する。もし早産児であれば合併症(気管支肺異形成症，輸血歴)を検索すべきである。また，慢性の内科的疾患，医療器具(カテーテル，シャント，人工器官)の留置が必要な状況，皮膚や粘膜のバリアを障害するような状況(先天性皮膚洞，熱傷，手術創など)などの有無を検索しなければならない。いくつかの自己免疫疾患(内分泌，リウマチ関連)には原発性免疫不全症が含まれることがある。

家族歴では免疫不全症に重点をおいて聴取するだけでなく，アレルギー性疾患，原因不明の乳児死亡，家族のHIVリスクファクターについても聴取しなければならない。社会背景は，HIVリスクファクターに加えて，環境にある刺激物(タバコやそのほかの煙など)，動物，化学物質，学校もしくは保育施設に通っているかどうかについて問診すべきである。旅行歴や，新たなアレルゲンや感染源に児を曝露させ得る日常生活でのルーチンの変化を検索すべきである。

完全な身体診察は必要不可欠である。慢性疾患の所見(肺の異常所見，ばち状指，成長障害)，皮膚の異常所見，アレルギー素因を示唆するような所見(鼻尖部の横すじ，下眼瞼のくま allergic shiners，後咽頭の敷石状変化，腫脹して蒼白な鼻粘膜)はすべて慎重に診察しなければならない。リンパ節腫脹が慢性疾患を示唆する一方で，リンパ組織(扁桃，リンパ節，胸部X線像での胸腺)の欠如は先天性免疫不全(リンパ球系)を疑う所見である。

❷ くり返す感染症を訴えて受診する小児の大半は正常な健康児であり，頻回に上気道感染症をくり返しているだけにすぎない。大家族で暮らしている，あるいは保育施設に通っている小児は3～5歳になるまでに年間6～10回ほどウイルス感染症に罹患し，たいていは上気道感染症や消化器感染症である。必要であったとしても普通は最小限の検査で十分である。

❸ 血算によって予期せぬ悪性疾患や白血球異常(数，形態)がみつかることは滅多にない。さらなる検査については特異的な検査結果に基づいて検討しなければならない。

❹ くり返す気道症状を呈する児の多くはアレルギーを有するが，通常その診断は臨床的に行われる。通常は不要だが，抗原特異的な免疫グロブリン検査(アレルゲン特異的IgE)や皮膚試験はアレルゲンを特定するのに感度がもっともよい。ほかの検査は推奨されず，好酸球増多や総IgE値は非特異的である(アレルギーの小児のうち半数までがIgE値は正常)。

■ 訳者注釈

❺ くり返す感染症で受診する一部の小児は，背景に非免疫的な慢性の問題を抱えている。構造的もしくは解剖学的な異常（口蓋裂，先天性心疾患，肺分画症など）はくり返す局所感染症のリスクファクターになる。低栄養，慢性疾患，蛋白漏出性腸症は免疫機能に影響を与える。成長は状況によって正常であることもそうでないこともある。身体所見としては呼吸器診察での異常所見，ばち状指，腹部膨満，肝脾腫，筋萎縮，蒼白などがみられる。補体系の異常を含めた免疫系の二次性障害のなかには，HIV 感染症，脾機能低下症，悪性腫瘍，免疫抑制（化学療法や臓器移植による），さまざまな原因による好中球減少などによってひき起こされるものがある。

❻ 先天性無脾症は先天性心疾患と関連した症候群の一部として認めることがあり，機能的な無脾症は鎌状赤血球症で生じる。末梢血塗抹標本でHowell-Jolly 小体や，凹みや穴のある赤血球を認める場合には脾機能低下が疑わしい。無脾症の児では肺炎球菌やインフルエンザ菌だけでなく，サルモネラ菌，黄色ブドウ球菌，グラム陰性腸内細菌，髄膜炎菌への感染のリスクがとくに高い。外科的な脾臓摘出術を受けた児もまた重篤な細菌感染症のリスクが高いが，オプソニン効果をもつ抗体がそれ以前に産生されており，感染のリスクはわずかに低いかもしれない。

❼ くり返す感染症で受診する児のうちごく少数が背景に免疫不全症をもつとされるが，真の有病率を評価することは難しい。くり返す肺炎はよくある主訴であるが，免疫抑制にある児では異なる部位に，異なる重症度の感染症をくり返すのが一般的である。概して抗体や補体，貪食細胞に異常のある児では莢膜を有する細菌への感染をくり返すが，成長発達には異常を認めないことがある。幼少期からの体重増加不良，日和見感染症，一般的なウイルスによる重篤な感染症はＴ細胞の異常がより疑わしい。

❽ 免疫不全症が疑われたときには，目視での白血球分画検査を含めた血算，CRP，場合によっては赤沈と免疫グロブリン定量の検査が現実的な初期評価であり，これらの検査結果が今後の検査を絞り込むのに有用である。年齢に応じた血算値を考慮することが重要である。赤沈が正常であれば慢性的な細菌もしくは真菌感染症の可能性は低くなる。臨床像や基本的な検査で免疫異常が疑われたときには免疫科への緊急コンサルトを考慮しなければならない。担当医は，検査のアーチファクトの可能性と，すべての血液検体を採取し終えるまで免疫グロブリン静注療法を行わないことが重要であると認識する必要がある。

❾ Ｂ細胞や抗体産生の異常があるときは，母体からの移行抗体価が減少する生後５～７か月以降に感染症をくり返すようになる。感染は莢膜を有する細菌（肺炎球菌，インフルエンザ菌ｂ型，Ａ群連鎖球菌）によって起こることが多く，真菌感染症やウイルス感染症は比較的少ないとされるが，重篤なエンテロウイルス感染症（脳炎）をきたすことがある。Ｂ細胞に異常がある児の臨床的特徴として，Ｘ連鎖無ガンマグロブリン血症やＸ連鎖高 IgM 症候群では扁桃やリンパ節の萎縮や欠如を，逆に分類不能型免疫不全症 common variable immunodeficiency（CVID）※2 や常染色体劣性遺伝高 IgM 症候群では腫大したリンパ節や脾腫大を認める。皮膚の異常所見（眉の消失，

※2 症例数が多く（common），多彩な症状を呈し（variable），分類不能な疾患という意味での名称

薄毛，重篤な湿疹，生後４か月以降の難治性カンジダ症，点状出血，白斑，再発する疣贅，重篤な軟属腫）もまた抗体産生異常を疑うきっかけになるかもしれない。呼吸器診察における異常所見は肺炎や気管支拡張症（慢性呼吸器感染症を示唆する）が疑われ，ばち状指を認めることもある。

⑩ ワクチン抗原に対する抗体価を測定することで蛋白に対する反応（破傷風-ジフテリア）や多糖体に対する反応（肺炎球菌）を評価できることがある。抗体価が低いときにはくり返しワクチンを接種することや抗体価を追跡測定することが一般的には推奨されている。年齢に応じて反応パターンを解釈する必要がある（2歳未満では多糖体への反応がよくない）。全体的な免疫不全症は蛋白にも多糖体にも反応がないときに疑われ，多糖体にのみ反応が乏しいときは，より軽症な選択的欠損（IgG サブクラス）が示唆される。同種赤血球凝集素（赤血球抗原に対する抗体）は多糖体に対する自然抗体であり，同種赤血球凝集素がないことは抗体が産生できないということを意味するが，1～2歳までは同種赤血球凝集素が存在していないこともあり信頼できない（また血液型がAB型であればそもそも抗体が存在しない）。抗体価を評価するときに一つ注意すべきことは，蛋白喪失（腸症やネフローゼ）やステロイド使用によって抗体産生能が正常であるにもかかわらずIgGが低値になり得ることである。

⑪ X連鎖無ガンマグロブリン血症（Bruton型無ガンマグロブリン血症）はX連鎖劣性遺伝の重篤な低または無ガンマグロブリン血症のことである。患児は通常生後6か月ごろにくり返す感染症（中耳炎，副鼻腔炎，肺炎，髄膜炎）を主訴に受診する。時により長期間（2歳ごろまで）無症状のこともある。身体所見上，児はリンパ組織の著明な低形成を呈する。

⑫ CVIDは重篤な低ガンマグロブリン血症が特徴的な疾患群である。下痢や蛋白喪失性腸症，体重増加不良などを伴う熱帯性下痢様症候群 sprue-like syndrome のような症状を伴うことがよくある。慢性的な呼吸器感染がもっとも多い徴候であり，ジアルジア症もよくみられる。患児ではIgG，IgM，IgAは低値であるが，B細胞数は正常か増加する。

⑬ 高IgM症候群は遺伝学的，臨床的に相異なるいくつかの疾患を包含し，B細胞によるIgMからほかのクラスの抗体（IgG，IgA，IgE）へのクラススイッチが障害されることが特徴である。ほとんどの場合，IgG，IgAの低値あるいは欠如と，IgMの正常もしくは高値が特徴である。

⑭ IgA欠損症はもっとも頻度の高い原発性免疫不全症である。患児は無症状か，もしくは上気道感染症，消化器感染症，泌尿生殖器系の感染症をくり返し，自己免疫疾患（セリアック病，全身性エリテマトーデス）を伴うことがある。4タイプのIgGサブクラス欠損症[※3]があるが，特定の欠損がもたらす臨床的意義は不明であり，サブクラスの測定はルーチンでは推奨されない。通常，総IgG値は正常である。

⑮ 生後4～9か月にさまざまな程度の生理的低ガンマグロブリン血症を認めることはよくある。もし遷延したり重症化した場合は，くり返すウイルス感染症や化膿性感染症を呈することがある。B細胞やT細胞の数が正常で，免疫グロブリン値が生後12～36か月まで低値であるにもかかわらず，ワ

■ 訳者注釈

※3 IgG2欠損症で肺炎球菌，インフルエンザ菌による反復性気道感染症（中耳炎を含む）を呈することがある

クチンには正常な反応を示す。

⑯ 高 IgE 症候群では，乳児期より特徴的な顔貌，くり返す冷膿瘍 cold abscess（炎症反応を呈さない），肺炎，皮膚感染症を認める。IgE 値は異常に高く，T 細胞や貪食能もまた障害されている。

⑰ B 細胞の機能は T 細胞の機能にも影響を与えるため，ある程度の B 細胞の機能障害には T 細胞異常が必ず伴う。典型的な日和見感染をきたす病原体（ウイルス，真菌，原虫），もしくはより感染力の弱い病原体が感染症の原因となり，典型的には生後数か月以内に発症する。T 細胞機能異常を疑うそのほかの徴候としては，皮膚所見（髪・爪・汗の欠如，新生児発疹，重篤なおむつ皮膚炎，口腔内カンジダ症，湿疹，血管拡張症，点状出血），感染に伴うリンパ節腫脹の消失，生ワクチンに対する重篤な反応（感染）が含まれる。DiGeorge 症候群ではテタニーや特異的な顔貌を認めることがある。

⑱ 原発性 T 細胞機能障害と診断する前に，HIV 感染を除外しなければならない。

⑲ SCID 症候群は，B 細胞と T 細胞の重篤な機能異常を伴う疾患群である。胸腺の発達障害のため，胸腺は小さく，T 細胞は認めないかもしくは低値で，また出生時からのリンパ球減少（5 歳未満で＜2,500/$mm^3$）を認める。成長は始めのうちは正常であるが，生後数か月での発症以降は衰弱するようになるのが典型で，くり返す肺炎や中耳炎，体重増加不良，慢性下痢，重篤なカンジダ症（そのほかの日和見感染症）がよくみられる。感染してもリンパ節腫脹を**伴わない**ことが特徴的である。新生児スクリーニング検査に SCID 検査を加える州が増えてきており，診断され早期に治療[※4]を受けた乳児では合併症や死亡率が減少しているようである。

⑳ 鰓嚢の発達異常（胸腺低形成をきたす）が DiGeorge 症候群[※5]の原因である。副甲状腺，顔面，耳，大動脈弓，心臓も障害される。通常，生後すぐに先天性心疾患によって診断される。免疫不全は胸腺の機能不全によるものである。総リンパ球数はきわめて低値から正常値まで幅広いが，通常 T 細胞数は低値である。免疫グロブリン値は正常かもしれないが，抗原に対する抗体反応は異常である。

㉑ 毛細血管拡張性運動失調症 ataxia telangiectasia は常染色体劣性遺伝で，免疫不全，神経障害，内分泌異常，眼・皮膚の毛細血管拡張，反復する副鼻腔・肺感染症，高頻度の悪性腫瘍が特徴である。初発症状は通常 3～6 歳ごろに始まる運動失調である。さまざまな程度の B 細胞および T 細胞異常が生じ，IgA 欠損がもっともよくみられる免疫不全であるが，通常 IgE も低値である。

㉒ Wiskott-Aldrich 症候群は X 連鎖劣性遺伝で，リンパ球，血小板，貪食細胞の異常を特徴とする。重篤な湿疹，出血（血小板減少による），莢膜を有する細菌や日和見感染病原体によるくり返す感染症を認める。免疫グロブリンの値はさまざまである。通常 IgG はやや低値か正常で，IgA と IgE は高値，IgM は低値を示す。いくつかの抗原には異常な応答をするが，多糖体抗原（肺炎球菌ワクチンやインフルエンザ菌 b 型ワクチン）には反応を示さない。T 細胞値と helper/suppressor 比[※6]は正常であるが，その機能は障害されている。

■ 訳者注釈

※4 造血幹細胞移植

※5 染色体 22q11.2 微細欠失が原因で，先天性心血管系異常，胸腺低形成による細胞性免疫不全，副甲状腺低形成による低カルシウム血症，特徴的な顔貌異常を呈する

※6 T リンパ球サブセットのこと。T4/T8 比，CD4/CD8 比と同義である。

㉓ 軟骨毛髪異形成症（四肢短縮型低身長症）は，筋骨格系の異常と薄く色素のない毛髪を伴う常染色体劣性遺伝の免疫不全症である。B細胞とT細胞の両方に機能障害があり，免疫不全は経時的に増悪する。

㉔ 好中球減少へのアプローチは産生，破壊，好中球の機能について考える必要がある。特異的な検査によって運動と遊走，接着，殺菌作用，好中球二次顆粒の欠損などが明らかになる。

㉕ 白血球接着不全症は好中球増多を伴うが，炎症反応は障害されていることが特徴である。これらの疾患では黄色ブドウ球菌，腸内グラム陰性細菌や日和見感染病原体に感染しやすくなる。遊走と貪食能が障害されており，感染を起こしても典型的な炎症所見（発赤，熱感，腫脹）を認めない。新生児期に臍帯脱落遅延※7をよく認める。

㉖ 慢性肉芽腫症は，好中球の殺菌能に障害のあるまれな疾患である。酸化機能の障害※8によりカタラーゼ陽性菌（黄色ブドウ球菌，セラチア）を貪食することはできるが殺菌することができない。くり返す肺炎，皮膚感染症，骨髄炎，リンパ節炎がもっとも頻繁に起こる症状であり，通常は敗血症より局所感染症を起こす。肉芽腫は，ときに閉塞性の合併症※9を伴い増大することがある。発症は乳児期早期か，もしくは青年期まで遅れることもある。

㉗ Chédiak-Higashi症候群は，部分的な白皮症，好中球減少，複数の組織における異常な巨大化顆粒球が特徴である。好中球の脱顆粒が障害されることにより，通常，皮膚，呼吸器，粘膜の感染症をくり返す。出血時間の延長がよくみられる。メラノサイト内の巨大メラノソームの存在により診断が確定できる。さらに，進行する神経症状と致命的な組織球増殖症を呈するようになる。コントロール血清中での分析では好中球遊走能は異常を示す。

㉘ 補体系はほかの免疫システムと協調して機能することで感染源に対する免疫応答を強化する。ナイセリア属（*N. meningitides*, *N. gonorrhea*）による全身性感染症をみたときには補体系の評価を行わなければならない。CH50の検査で古典経路のスクリーニングを行う。二次性の補体障害は自己免疫疾患によくみられる。

㉙ 補体カスケードの全要素において先天性障害が報告されており，C1エステラーゼインヒビター欠損は遺伝性血管性浮腫と関連している。補体検査で正確な検査結果を得るには適切な検体の取り扱いが重要である。

■ 訳者注釈

※7 一般に，生後2週間の時点で臍帯脱落を認めない場合に脱落遅延を疑い，生後3週間で脱落していない場合を異常とする

※8 NADPHオキシダーゼ欠損により食細胞の活性酸素産生障害をきたす

※9 消化管通過障害や，肝・腎など実質臓器の圧迫をきたす

参考文献


・Ballow M: Approach to the patient with recurrent infections, Clin Rev Allergy Immunol 34 :129 –140 , 2008 .
・Bonilla FA, Bernstein IL, Khan DA, et al: Practice parameter for the diagnosis and management of primary immunodeficiency, Ann Allergy Asthma Immunol 94 :S1 –S63 , 2005 .
・Immune Deficiency Foundation: Diagnostic and clinical care guidelines for primary immunodeficiency diseases, ed 2 , Towson, Md, 2009 , IDF.
・Slatter M, Cant AJ, Arkwright PD, et al: Clinical features that identify children with primary immunodeficiency diseases, Pediatrics 127 :810 , 2011 .

## column

### くり返す感染症？　くり返す発熱？

くり返す「感染症」なのか，それともくり返す「発熱」（反復性発熱 recurrent fever）なのか，オーバーラップするが厳密には違いがある。本チャプターでは，不明熱（FUO）寄りなのがくり返す発熱，免疫不全の患者に発生する感染症を，くり返す感染症としているようである。免疫不全の患者に発生する感染症については本チャプターにきわめて詳しく書かれており，実臨床では専門医にコンサルトすることになる。そのため本コラムでは，よりコモンであるくり返す「発熱」にフォーカスする。そもそもくり返す「感染症」とあるからには，くり返す発熱の重要な鑑別疾患である，自己炎症性疾患，腫瘍，リウマチ性疾患およびその類縁疾患が除外されている。それでいいのか。実臨床で重要なのは，くり返す「発熱」へのアプローチではないだろうか。

そもそも「くり返す」の定義はなんであろうか。本チャプターにも，もともとの『ネルソン小児科学（原著19版）』にも記載がない。文献によると，「反復性発熱（recurrent fever）は6カ月に3回以上の発熱を呈し，おのおのの発熱期間は少なくとも1週間以上離れていると定義する」〔大石：小児感染免疫 20(3), 2008〕とある。また成人では「少なくとも2回以上の発熱エピソードがあり，無症状の期間が2週間以上あるもの　」〔Knockaert DC, et al：Medicine (Baltimore) 72, 1993〕とある。

反復性発熱は**無症状の期間**がある点がポイントである。もちろん反復性発熱で原因が不明であればFUOともいえるので，FUOに含まれることもある。よってFUOには「発熱が持続するFUO」と「くり返す原因不明の発熱」の2種類があるといえる。臨床的に決定的に異なるのは，後者の方が診断されにくいことである。理由は，①くり返しに気付かない（患者も医師も），②無熱期間に受診しても所見がない，③ドクターショッピングになりがち，があげられる。②で来院した場合は，「次回は熱が出ているときに受診」を薦めるべきである。

一般小児外来において，くり返す感染症の原因として，免疫不全に出会うことはまずない。一般病院に入院する症例でもめったにない。本文にもあるように，くり返す感染症（発熱でも）の原因は，ほとんどウイルス感染症のくり返しである。ヒトは，乳幼児期に30回，学童期に30回，成人してから100回，いわゆる「風邪」をひくといわれている。「風邪が風邪で終わっている限り（重症化してない限り）免疫機能に問題なし」とは，筆者の師友である児玉和彦先生の言葉である。また，くり返す（重症細菌）感染症でよくあるのは，感染症の治療不全である。外来では，とくに尿路奇形を伴う尿路感染症で発熱をくり返し，経口抗菌薬でいったん解熱してもすぐに発熱をくり返すパターンがある。また入院では，骨髄炎や心内膜炎の抗菌薬投与量が少ないことや治療期間不十分による治療失敗からのくり返す発熱もある。これらは初期にはフォーカスがはっきりしない感染症である。そのため，感染臓器や病原微生物が特定されないまま，抗菌薬が「なんとなく」使われることによって，より一層わからなくなる。これらによる感染症を疑った場合は，状態が許せば抗菌薬を投与せず数日経過観察し，あらためて培養検査を行うことも考慮するべきである。

くり返す発熱に，恐いからという理由で抗菌薬を使うとさらなる恐怖がくり返される。

（笠井正志）

chapter 79 IRRITABLE INFANT (Fussy or Excessively Crying Infant)

# 過敏な乳児(不機嫌な，あるいは過度に啼泣する乳児)

〔背景：医学教育の現場では，これまでずっと「過敏な乳児 irritable infant」を重篤な，あるいは生命に関わる状態(髄膜炎など)の評価を要する乳児のことである，と教えてきた。現在の文献では，それほど重篤ではない臨床的状況をあまり重症なニュアンスを込めずに表現するために，「不機嫌な fussy」とか「過度に啼泣する excessively crying」などの用語を用いている。〕

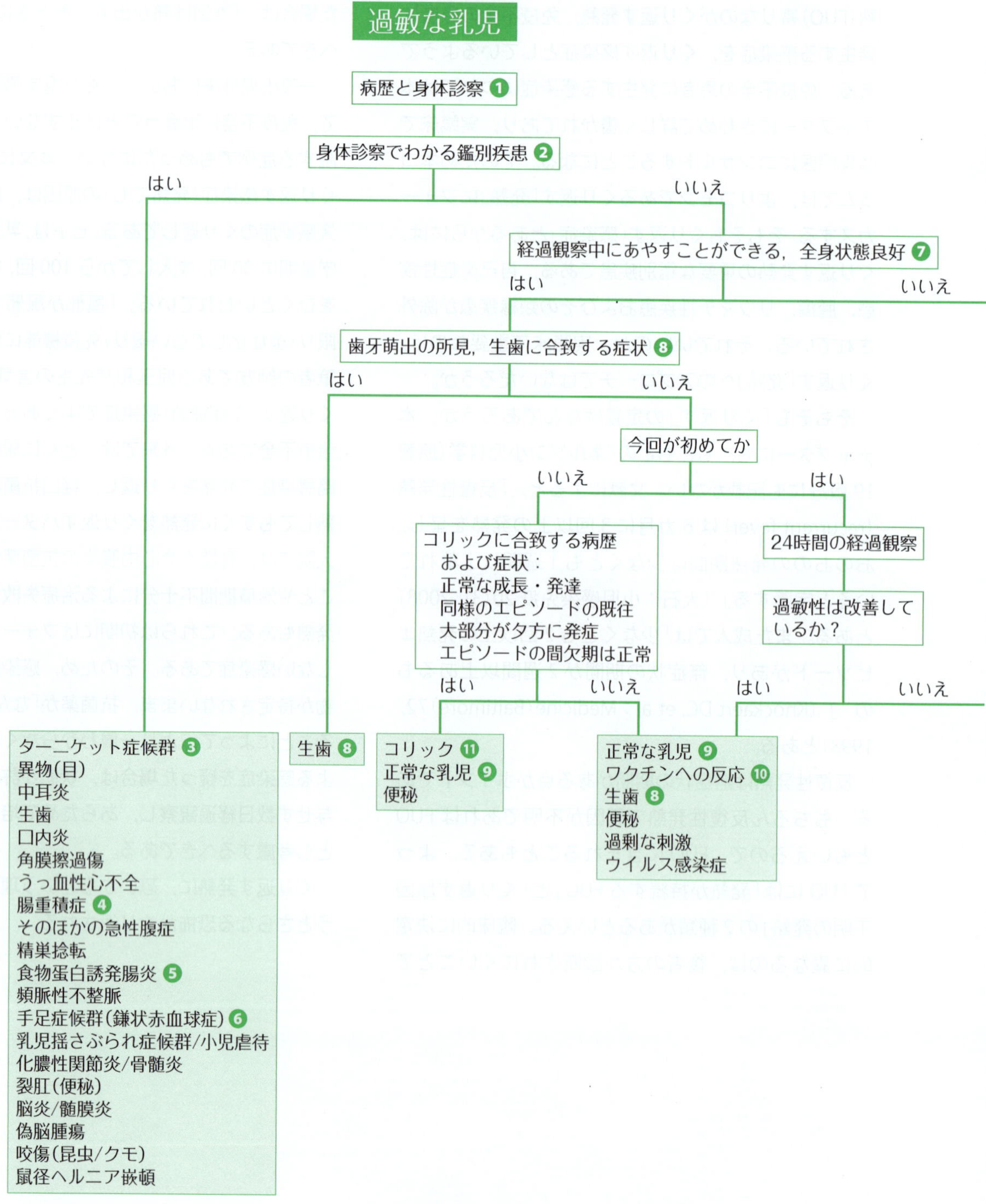

明らかな理由もなく乳児が過度に啼泣する，または不機嫌な状態になると両親は常に心配する。このような訴えの児はほとんどの場合，医学的に正常，もしくは重篤な疾患ではないことが多いが，ごく少数ながら(5 %)重篤な医学的問題が隠れていたりする。このような乳児のなかから重篤な，あるいは生命を脅かすような疾患を見つけ出すことは臨床医にとって容易ではない。このアルゴリズムにはしばしば見逃されることのある一般的な疾患が記載されているが，それでも全てを完全に網羅していると考えてはならない(発熱や呼吸窮迫，そのほかの有意な症状はそれぞれの臨床像に照らして評価・対応がなされる)。

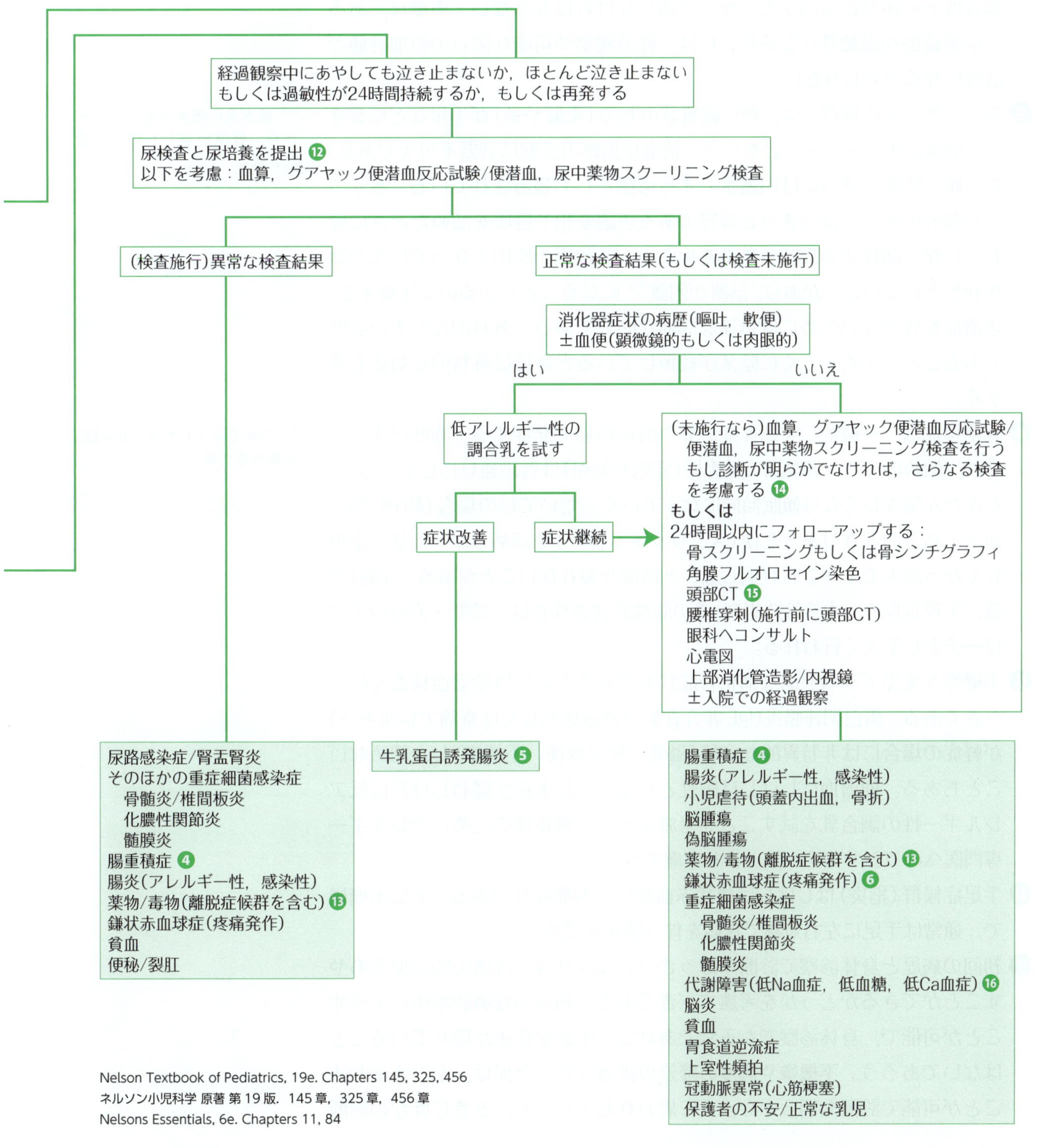


Nelson Textbook of Pediatrics, 19e. Chapters 145, 325, 456
ネルソン小児科学 原著 第19版．145章，325章，456章
Nelsons Essentials, 6e. Chapters 11, 84

❶ 完全な[※1]病歴・身体診察で多くの啼泣は診断がつくだろう。病歴聴取では発熱の経過，出生歴（新生児スクリーニング検査結果を含む），既往歴，完全なシステムレビュー，さらには社会背景，発達，授乳に関する病歴を含めなければならない。身体診察では脱衣をさせてくまなく所見をとることが必要不可欠であり，とくに耳鼻咽喉，眼，皮膚，筋骨格系の診察は注意深く行わなければならない（筋骨格系の診察では長管骨の触診と指趾の慎重な診察を忘れないようにする）。成長曲線を記録する。病歴・身体所見に基づいて臨床検査，画像検査などが適応になることもあるが，病歴・身体所見に基づかない検査は診断に寄与することがほぼないことに注意する。

❷ わずかな，あるいは軽度の身体所見（擦過傷や虫刺され，口内炎）を認めた場合はその所見が原因かどうかを判断しなければならない。重度な，あるいは継続的な過敏性がある場合には，経過観察や可能な限りの追加評価が必要になるかもしれない。

❸ ターニケット症候群とは，細い繊維状のもの（毛髪や糸）が手足などに巻きつき血流障害を起こすことをいう。慎重な指趾の診察は必要不可欠である。指，趾，陰茎やさらには口蓋垂ですら患部として報告されている。巻きついた部分の遠位にはっきりと境界のある色調変化や腫脹を認めたときに疑わしいが，随伴する浮腫や色調変化によって絞扼の原因となっている物体が判然としないことがあり，診断が困難[※2]になることがあるので注意する。後遺症を残さないためには迅速な診断が必要である。外科的な介入が必要であることも多く，とくに陰茎が絞扼しているときには外科的な対応を要する。

❹ 腸重積症は，一般的に突然発症の発作的な疝痛で発症する。嘔吐がよくみられ，始めのうち，間欠期には患児（乳児や幼児）は普段通りにしているが，だんだん弱々しくなり傾眠傾向になっていく。たいていの場合（約 60 %），血液と粘液の混ざりあった便（スグリジャム様[※3]）を認めるが，症状が出現してから最大で 1～2 日経過しないと血便が現れないことがある。注腸（空気，生理食塩液，水溶性造影剤）後の腹部超音波検査は，診断・治療のアプローチとしてよく行われる。

❺ 不機嫌な乳児で非特異的な消化管症状を認めるときには便潜血検査を行うべきである。蛋白関連腸炎（IgE 非介在型の過敏症もしくは食物アレルギー）が軽症の場合には非特異的な症状（溢乳，軽い軟便，不機嫌）しか認めないこともある。便潜血はしばしば陽性となる。もし本症が疑わしければ低アレルギー性の調合乳を試すことを考慮する。長期管理のためにアレルギー専門医へのコンサルテーションも考慮する。

❻ 手足症候群（指炎）はしばしば鎌状赤血球症の初発症状である。児は不機嫌で，通常は手足に左右対称で疼痛を伴う腫脹を認める。

❼ 初回の病歴と身体診察で診断がはっきりしなければ，評価の間に児をあやすことができるかどうかを考慮すべきである。初回の経過観察中にあやすことが可能で，身体診察でも正常であれば，重篤な疾患が隠れていることはないであろう。不機嫌や過度の啼泣の評価を行った児は，たとえあやすことが可能で診断も明らかなように思われたとしても，ときにほかの診断

■ 訳者注釈

※1 頭の先から爪の先まで，という意味

※2 暗赤色の腫脹を呈することから，蜂窩織炎としばしば誤診される

※3 日本では「イチゴジャム様」と表現される

■ 訳者注釈

や確定診断が初診時から1～2日後に明らかになってくることもあるので，24時間以内にフォローアップを行うことが推奨されている。加えて，注意すべき症状・徴候，および早めに再診すべき理由について，両親に十分に説明をしなければならない。

❽ 特定の年齢(たいてい生後6か月ごろに歯が萌出する)において，歯が萌出している所見，唾液の増加，冷たいものを噛むと落ち着くなどを認めた場合は生歯である。

❾ 経験の少ない，もしくはストレス下にある両親は，普通の啼泣であっても過度の啼泣と捉えることがある。通常，啼泣の頻度は出生後から生後6週ごろにかけて増加し，平均して1日あたり最大2.5～3時間に達する。啼泣は15～23時に集中する。啼泣の時間には個人差が大きいことが知られている。啼泣の長さよりも啼泣パターンの急な変化により注意を要する。

❿ 軽度の不機嫌は小児期のワクチン接種に伴うことがあり，接種部位の局所的なひりひりする痛みが一般的には原因として考えられている。ワクチン接種ではひどく不機嫌になることはまれであり，その場合にはほかの原因を考慮すべきである。

⓫ コリックとは，通常，それ以外にはとくに問題のない児が，決まった時間(ふつうは夕方[※4])に3時間以上連続して1週間に3日以上，過度の啼泣や不機嫌のエピソードをくり返すことと定義されている。普通は生後3週ごろに始まり，生後3～4か月ごろには軽快することが典型的である。両親に知識を与え安心させることが必要かつ重要[※5]である。

※4 日本では日中ではなく夜になって泣きだすことが多い(いわゆる夜泣き)

※5 泣きやまない乳児は身体的虐待を受けるリスクが高いとされている。コリックに対して落ち着いて対応できるよう両親に説明することが重要

⓬ 尿検査と尿培養はもっとも診断に寄与し得る検査である。ほかの検査は病歴や身体所見で示唆されない限り診断的意義はほとんどない。

⓭ 薬物離脱症候群は薬物乱用者の母親から生まれた児で生じることがある。離脱症状では不機嫌，嘔吐，下痢，筋緊張亢進，食欲不振，睡眠障害などを呈する。離脱は生後1週目に発症するが，母親がメサドンを使用していた場合には発症が生後2～3週まで遅れることがある。新生児期以降になると，母乳栄養児では母体内の薬物(鼻閉に対する薬，カフェイン，ニコチン，コカイン)が乳児に移行することで不機嫌や過敏性を呈することがある。環境中の毒物(一酸化炭素など)がまれに非特異的な不機嫌さの原因になることもある。

⓮ 追加の検査を行うかどうかは，24時間以内にフォローアップと再評価を行うリスクとベネフィットを比較して考慮すべきである。持続する，もしくは著しい原因不明の不機嫌があったとしても，経過観察や追加の評価のために入院が必要になることはめったにない。

⓯ 頭部CTでは頭蓋内出血[※6](虐待が疑わしい場合)やそのほかの頭蓋内圧亢進の原因が診断できる。ひどい不機嫌やあやすこともできないほどのときには髄膜炎を考慮する必要がある。また発熱を認めない髄膜炎もある。これらの児に腰椎穿刺を行う前には，頭蓋内圧亢進を除外するために頭部CTを施行するようにする。

※6 とくに，乳児に急性硬膜下出血を認めた場合は身体的虐待 abusive head trauma を疑う

⓰ アシドーシスや高ナトリウム血症，低カルシウム血症，低血糖はまれであるが，過敏性の重篤な原因である。不機嫌以外に嘔吐，神経学的所見，

■ 訳者注釈

体重増加不良，原因不明の新生児死亡を含めた家族歴を認めた場合には先天代謝異常症を考慮しなければならない。

### 参考文献


- Freedman SB, Al-Harthy N, Thull-Freedman J: The crying infant: Diagnostic testing and frequen-cy of serious underlying disease, Pediatrics 123 :841 –848 , 2009 .
- Herman M, Le A: The crying infant, Emerg Med Clin North Am 25 :1137 –1159 , 2007 .
- Pawel BB, Henretig FM: Crying and colic in early infancy. In Fleisher G, Ludwig S, editors: Textbook of pediatric emergency medicine, ed 6 , Philadelphia, 2010 , Lippincott Williams & Wilkins, pp 203 –205 .

Part 11 General 総合

chapter 80 FAILURE TO THRIVE

# 体重増加不良

体重増加不良（FTT）は乳幼児の不適切なカロリー摂取による成長不良の状態をいう。FTT に明確な定義はないが，問題に対しては統一されたアプローチが推奨されている。器質的 FTT と非器質的 FTT に原因を分類することはなくなり，最近ではほとんどの FTT は生物学的要因と環境的要因とがしばしば複雑に重なりあうことによって生じる不適切な栄養が原因であると認識されている。潜在する重篤な器質的疾患が原因となることは滅多にない。多岐にわたる FTT の側面を広く考慮しな

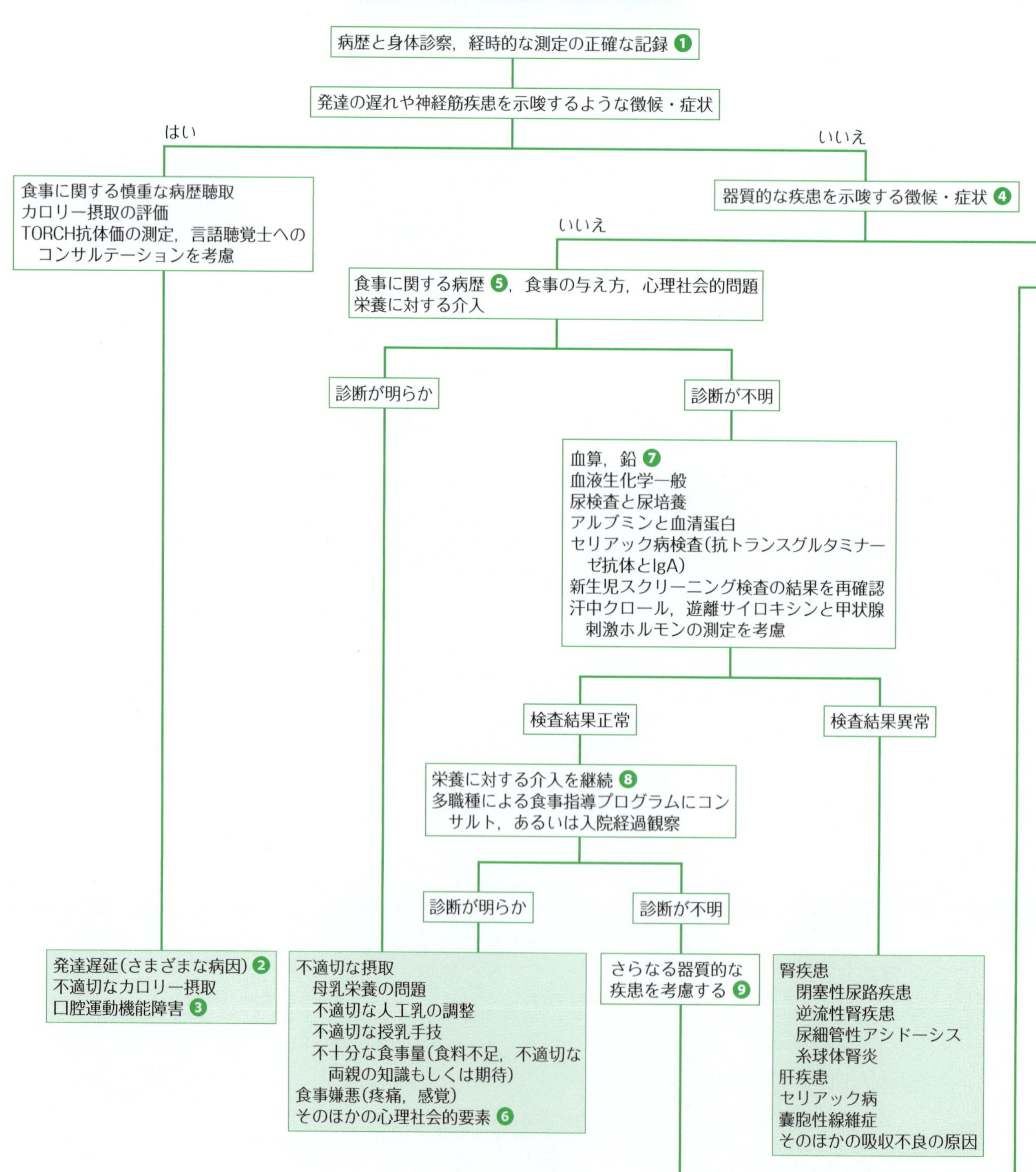

ければならないため，FTT に対してただ単に器質的な原因を除外しようとすることは一般的にはコストのかかる（かつ誤診につながる）アプローチ法である。

FTT の定義には期待される水準通りに成長できないことを含み，たとえば体重増加曲線で２つの大きなパーセンタイル曲線をまたぐ成長速度の減速，体重増加曲線で３パーセンタイルラインを下回る（定義上は対象集団の３％が FTT に含まれる），その年齢の理想体重の 80％を下回る，体重身長比が下から３～５パーセンタイル以内に入るときに FTT と評価する。低栄養のときには身長・頭囲より先に体重が減少するのが一般的であるが，低栄養が長引くと体重身長比は（成長の直線的な上昇に影響を与えたのち）正常化するかもしれない。正常の成長の範囲（体質的な成長遅延，超早産の影響による低身長）なのか，FTT なのかを見分ける明確な定義はないが，FTT であれば介入が必要となり，また身体的成長だけでなく発達や行動の発達にも影響を与えるため，臨床医にとっては臨床力を問われることになる。

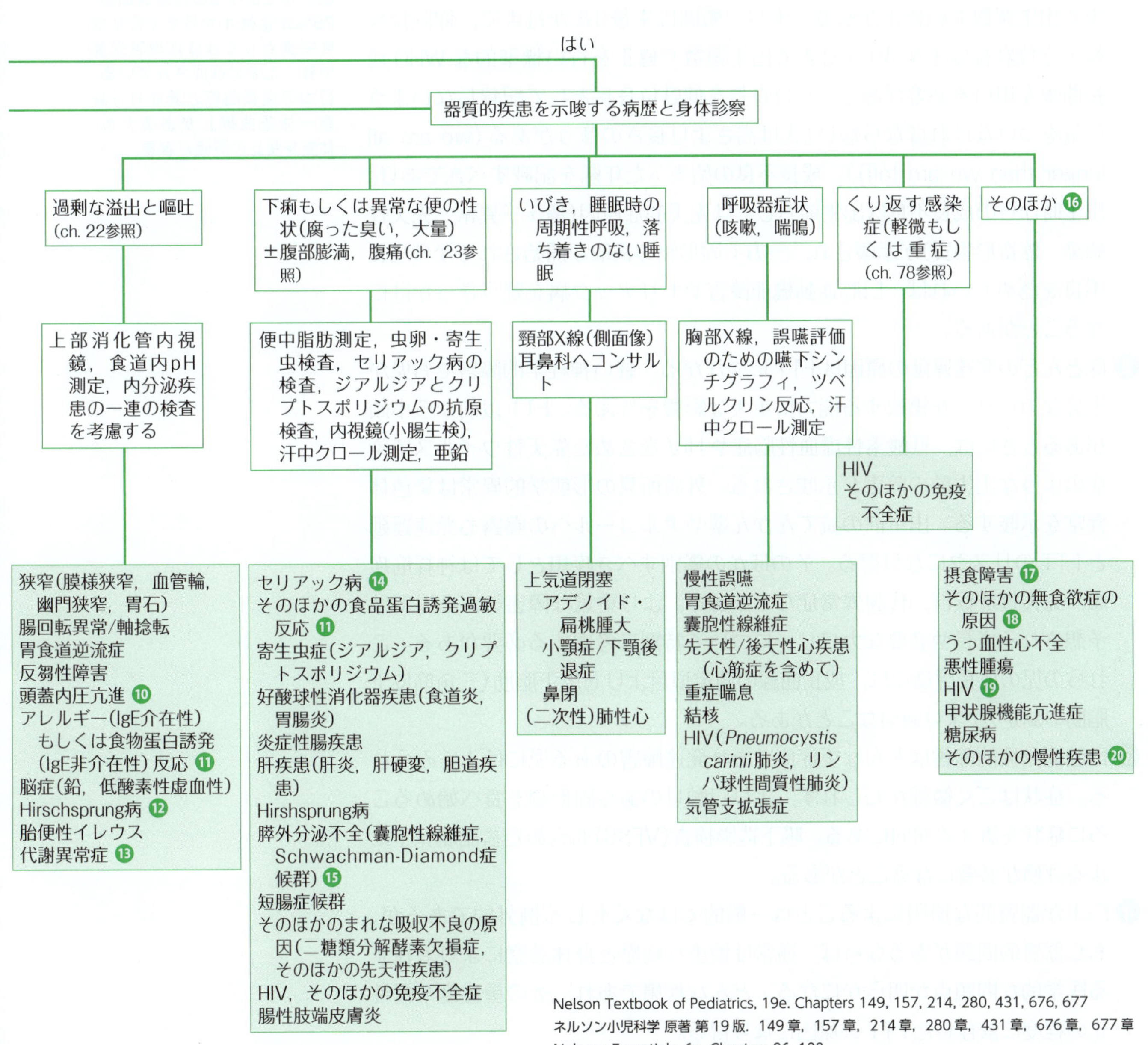


Nelson Textbook of Pediatrics, 19e. Chapters 149, 157, 214, 280, 431, 676, 677
ネルソン小児科学 原著 第19版．149章，157章，214章，280章，431章，676章，677章
Nelsons Essentials, 6e. Chapters 96, 122

❶ 慎重に，批判しない態度で両親と児の関係を観察することが重要である。児を育てるのがどれほど難しいと感じているか，児の問題に対してどのような印象を抱いているか，両親の関係性や責任の共有ができているか，などといった繊細な質問をしなければならない※1。産後うつは愛情形成に影響を与え，授乳に関しても負の要素となり，またネグレクトのリスクが増す。不適切な食事摂取によるFTT※2は両親の経済的要因によることがある。

完全なシステムレビューを含む系統的な病歴聴取と全身の身体診察を行う。とくにHIVのリスクファクター，および開発途上国への渡航歴を聴取する。成長パターンの家族歴(低身長，体質的な成長遅延)も役に立つことがある。

連続的に身長，体重，頭囲を計測し正確にプロットすることはFTTの評価において必要不可欠である。世界保健機関(WHO)の成長曲線(2歳未満用)※3は低体重児の下限が表示されており，米国疾病予防管理センター(CDC)の成長曲線より好まれる。早産児用の成長曲線も使用可能であるが，生後1～2か月以降(早産児用の成長曲線以降)は，体重は生後24か月まで出生週数での修正が必要であり，頭囲は生後18か月まで，仰臥位身長・立位身長は生後40か月まで出生週数で修正を行い標準的なWHO成長曲線を用いる必要がある。立位身長を仰臥位身長として記録しないように気をつけなければならない〔人は高さより長さのほうがある(we are all longer than we are tall)〕。成長不良の始まった年齢を記載すべきであり，出生時からの成長不良は出生前もしくは先天的な原因(遺伝子異常，先天性感染，催奇形物質)が示唆され，一方で固形物の摂取が開始されてから成長不良を認めていれば，口腔運動機能障害やセリアック病を疑うきっかけになることがある。

❷ ほとんどの発達遅延の原因はFTTにつながる。軽い神経学的障害でも児が十分なカロリーを摂取する能力に重大な影響を与える。FTT以前から小頭があるときには，低酸素性虚血性脳症やHIVを含めた先天性ウイルス感染症のような出生前の障害が示唆される。外表所見の形態学的異常は染色体異常を示唆する。出生前の抗てんかん薬やアルコールへの曝露も発達遅延とFTTのリスクになり得る。そのほかの鑑別すべき疾患としては神経筋疾患，先天性症候群，代謝異常症などがある。より重篤な障害のある児では予想される成長や必要なカロリーについて特別に考慮する必要がある。これらの児の成長評価には，成長曲線の測定項目よりも皮下脂肪(三角筋皮下脂肪の測定)がより適切なことがある。

❸ 口腔運動機能障害はどんな重症度であれ発達障害のある児によくみられる。症状はごく微細かもしれず，より口触りのある固形物を食べ始めるころに症状を訴える傾向にある。嚥下造影検査(VFSS)も含めた言語聴覚士による評価が必要になることがある。

❹ FTTが器質的な原因によることは一般的ではなくむしろ例外的であるが，もし器質的問題があるならば，通常は慎重な病歴と身体診察により潜在する医学的な問題点が明らかになる。どんな疾患であれ，その重症度や慢性化の程度に依存したFTTの原因になり得る。

■ 訳者注釈

※1 FFTの評価を単に器質的疾患の除外と捉えず，心理社会的問題の側面を十分検討することが必要，という意味。日本でも今後，貧困や社会的孤立など小児の成育環境の悪化とFTTとの関連がより顕在化してくるものと思われる

※2 thriveとは繁栄する・健康に育つという意味の古語。「体重増加不良」がpoor weight gainではなくいまだにfailure to thriveと表記されることに，単に器質的疾患を除外することが問題の本質ではないことがうかがえる

※3 世界6か国（米国，ブラジル，ノルウェー，ガーナ，インド，オマーン）のデータを用いて作成され，2006年に発表された世界標準の成長曲線。75%が生後4か月まで完全母乳栄養もしくはほぼ母乳栄養で育った児で作成されている。日本の成長曲線と異なり「身長－体重曲線」があるため，体重身長比の評価が容易

❺ 栄養法や食事に関連した入念な問診には食事内容（食事の種類，量，調理の方法）だけでなく，児に食事を与えやすいかどうかまで含めなければならず，食事嫌悪 food aversion，両親の不安，食事の指示や適切な栄養に関する誤解は全て，不適切なカロリー摂取の原因となる。両親に24時間の食事内容を思い起こしてもらうことや，食事を2～3日間記録してもらうことはしばしば有用である。水，牛乳，ジュースなどの摂取量を確認しなければならない。家庭での人工乳の調整や代替品，授乳の進め具合や食事時間などを聴取しなければならない。たとえば家族全員が揃って食事を取っているか，食事中に気が散るような物がないかなどを問診する。栄養への介入は評価を始めた段階から開始する。栄養に関する教育やカウンセリングは理想としては栄養士とともに行うべきである。

❻ そのほかの不適切なカロリー摂取の原因となり得る心理社会的要素には，家族の精神疾患※4，薬物乱用，そのほか家族の混沌とした状況（ホームレス，家庭内暴力，失業）などが含まれる。ネグレクトは両親が児の気質を扱い難いと感じたり，授乳の際に反応が乏しいと感じるときに起こり得る。

❼ FTTに対する理想的なスクリーニング検査は存在しない。理想としては疑われた疾患に対して検査を考慮すべきであるが，疑わしい臨床診断が全くないときのためにアルゴリズムにはある一定の選択肢を記載した。新生児スクリーニングを再評価し，囊胞性線維症や先天性甲状腺機能低下症の検査結果を確認する。ほとんどの新生児スクリーニングでは免疫反応性トリプシノーゲンの計測と限定的なDNA検査を組み合わせて囊胞性線維症を診断するが，結果が異常であった場合には汗試験で確定診断を行うことが推奨されている。この方法は感度が約95％である。

❽ 入念な病歴と身体診察，基本的な検査で評価を行っても原因がわからず，栄養的な介入をしても全く改善が認められなければ，（可能なら）より集学的な多部門にわたるチームによる介入が理想的である。心理療法士，栄養士，社会福祉士，言語聴覚士，臨床心理士，発達の専門家は皆，FTTの原因がなんであれ児のマネージメントにおいて重要な役割を果たしてくれるが，そのような包括的なチームはほとんどの地域でいまだ存在しない。入院の適応は，虐待，ネグレクトが疑われ患者の安全確保が必要な場合，低栄養がひどく再栄養症候群 refeeding syndrome の危険がある場合，外来での評価や介入ではFTTの改善を認めず集中的な検査が必要な場合に考慮される。（支払いなどの問題により）入院が短期間になること，入院環境によってさまざまに変化が生じることから，入院によってもたらされる効果には限界がある。長期間にわたる外来管理と自宅での療養がよりよい選択肢である。

❾ 多職種による介入と経過観察を行っても成長の改善を認めない，もしくは原因が推測できないときは，とくに軽微な症状を呈するような疾患を中心にさらに器質的な原因を検討しなければならない。吸収不良症候群は明らかな下痢を呈さないことがあるため吸収不良症候群を評価することは妥当である。また胃食道逆流症も明らかな溢乳や嘔吐を伴わないことがあるので注意しなければならない。

■ 訳者注釈

※4 うつ病，精神遅滞など

⑩ さまざまな原因（虐待による頭部外傷を含めて）による脳圧亢進が体重増加不良の原因の可能性があるため，もし嘔吐の病歴がある児に消化器系の異常が同定できなければ中枢神経系の画像評価も考慮されるべきである。

⑪ 食物蛋白誘発症候群（腸炎，直腸結腸炎，腸症）はIgE非介在性アレルギー反応であり，軽症から重症までさまざまな重症度の，通常乳児期に発症する嘔吐または/および下痢の症状を呈する。

⑫ Hirschsprung病の児は，胎便排泄遅延やDown症候群，Hirschsprung病の家族歴などの病歴があるかもしれない。たいていの症例は腹部膨満，嘔吐，便秘などの症状で生後数日以内に診断がつく。ときに年長児がFTT，腹部膨満，便秘などを呈して受診することもある。間欠的な下痢を認めることは少ない。直腸診で便をふれず，直腸診後すぐに排便・排ガスを認めることもHirschsprung病を示唆する所見である。直腸粘膜生検によって神経節細胞の欠如を証明することが診断には必要である。

⑬ 新生児期の先天代謝異常症は通常重篤で生命を脅かすものである。出生直後から異常を示す児は少なく，しばしば生後数時間から数日で急速に悪化する。症状や徴候は非特異的で，たとえば嘔吐，傾眠，哺乳不良，けいれんや昏睡を認める。これらの乳児はしばしば敗血症のような症状を呈することがある。身体所見はとくに異常がないこともあるが，中枢神経，肝腫大，時には特徴的な体臭といった診断に有用な所見を認めることがある。

先天代謝異常症は積極的に疑うことが必要であり，血縁者に患者がいる，および/あるいは新生児期死亡の家族歴があればより疑わしくなる。代謝異常の検査のためには疑わしい症状が出現している間に血液と尿の検体を採取[※5]すべきである。血液検査には血算，電解質（アニオンギャップの計算），動脈血液ガス分析，血糖，アンモニア，乳酸，カルニチン，アシルカルニチン，血清アミノ酸分析を含めるべきである[※6]。尿ではケトン体，還元物質，有機酸，カルニチンの検査を提出する。とくに年長児で腹痛を訴えているようなときにはアミラーゼ，リパーゼの検査を考慮しなければならない。

多くの先天代謝異常症において軽症なことが実際にあり，その際には症状は緩徐に進行する。説明のつかない精神発達遅滞や発作，異様な体臭（とくに急性疾患罹患中に気づかれるような場合）の病歴や，内分泌疾患や原因不明の新生児死亡の家族歴があれば先天代謝異常症を疑うべきである。また，原因不明の嘔吐，アシドーシス，知的退行，昏睡などの重篤な状態の間欠的なエピソードを認める患児もいる。

⑭ セリアック病は食物蛋白誘発腸症のなかでもっとも頻度が高い。グルテン含有食品（小麦，ライ麦，大麦，そのほかの穀物）を食べ始めてから2年以内に腸管症状（下痢，膨満，FTT，不機嫌，食欲低下）を呈するのが一般的である。抗組織トランスグルタミナーゼ抗体（anti-tTG）検査がたいていの施設でスクリーニング検査として好まれているが，抗筋内膜抗体（EMA）もよい代替検査である。ただし2歳未満のセリアック病の10％でanti-tTGが陰性なことがあるので注意が必要である。セリアック病ではIgA欠乏をよく認めるため，血清の総IgAを測定することも推奨され，もしIgA欠乏

■ 訳者注釈

※5 この検体のことをcritical sampleといい，確定診断のためにきわめて重要。ろ紙血・血清・尿を採取し保存する

※6 血清ケトン体分画，血清遊離脂肪酸も必要

■ 訳者注釈

があれば，血清検査や腸管生検の追加が診断のためには必要になることもある。

⑮ 嚢胞性線維症では出生時の胎便性イレウスや，後に脂肪便，FTT，咳嗽などを呈する。すべての症例で膵外分泌不全をきたすわけではなく，膵臓機能不全のある児では新生児期を過ぎないと吸収不良が明らかにならないことがある。Schwachman 症候群は膵外分泌不全と慢性的な好中球減少が特徴的である。

⑯ これ以上にないほど徹底的に力をつくし，完璧な評価を行ってもFTT の原因を特定できないことがある。関与を続けること，時間をかけてくり返し評価をすることが診断の鍵となる。

⑰ 思春期では，随伴する訴えにかかわらず，摂食障害を必ず慎重に考慮しなければならない。

⑱ ほかに明らかな疾患がないときには医原性の食思不振(薬物療法，まずい治療食)やうつ病を考慮すべきである。

⑲ HIV はリンパ節腫脹と発達遅延を伴うFTT のみが唯一の症状であることがあるため，HIV のリスクファクターを問診することが重要である。随伴する感染症は常に存在するとは限らない。

⑳ ほとんど全ての慢性疾患は摂取量不足，必要量の増加，極端な過敏性から二次的にFTT をきたすことがある。

参考文献


・Gahagan S: Failure to thrive: A consequence of undernutrition, Pediatr Rev 27 :e1 , 2006 .
・Jaffe AC: Failure to thrive: Current clinical concepts, Pediatr Rev 32 :100 , 2011 .
・Schwartz D: Failure to thrive: An old nemesis in the new millennium, Pediatr Rev 21 :257 , 2000 .

chapter 81 SLEEP DISTURBANCES

# 睡眠障害

睡眠に関連する問題と睡眠障害は，両親がよく抱く悩みである。これらは，睡眠異常 dyssomnia (睡眠量や就寝・覚醒時間の障害)，睡眠時随伴症 parasomnia(悪夢や夜驚症など睡眠中の異常行動)，そして身体的もしくは精神的なほかの状況によって生じる睡眠の乱れに分類される。新生児，乳児，小児それぞれの睡眠サイクルの成熟度合を理解することが重要となる。乳児は，生後1年は何度も夜間に覚醒するが，常に啼泣するとは限らない。新生児はあまりはっきりと形成されていない

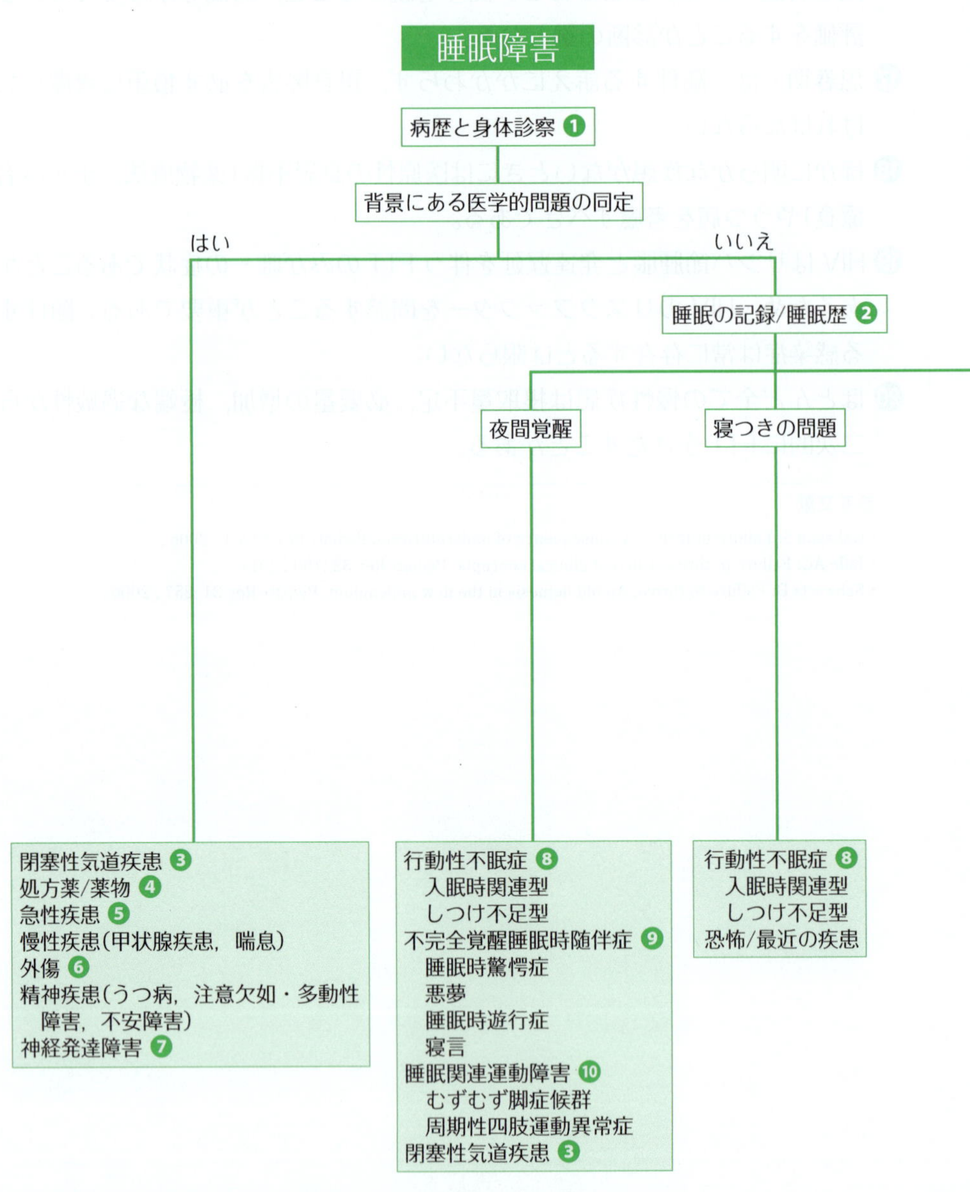

睡眠サイクルをもち，平均で1日あたり16.5時間ほど睡眠をとる。生後3〜4か月になると睡眠と覚醒のサイクルがよりはっきりするようになり，夜間の睡眠の割合が増加してくるが，個人差は大きい。睡眠障害を評価するときには，両親の不適切な期待，過剰な不安やストレス，および睡眠障害を助長するような両親の行動がないかどうかを確認することが重要である。

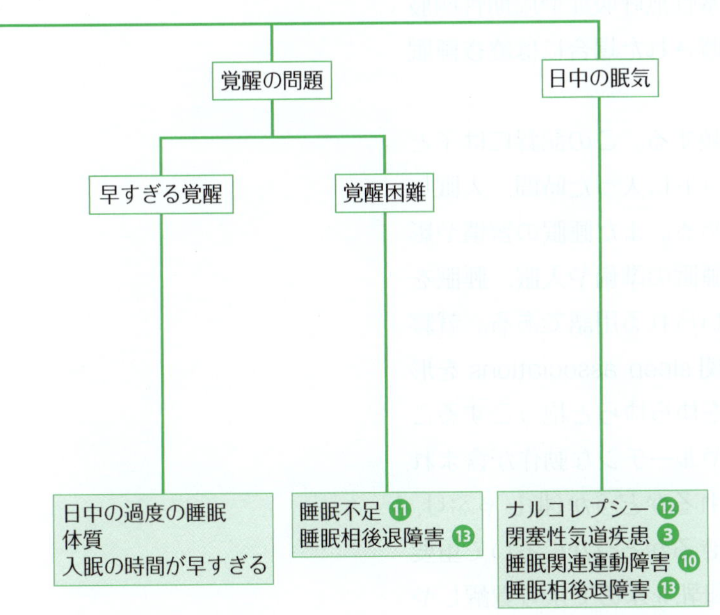


Nelson Textbook of Pediatrics, 19e. Chapter 17
ネルソン小児科学 原著 第19版. 17章
Nelsons Essentials, 6e. Chapter 15

■ 訳者注釈

❶ まずはじめに，病歴や身体診察によって睡眠障害の背景に器質的な原因が潜んでいないかどうかをはっきりさせなければならない。これらは疾患や外傷により睡眠が急に変化した場合にはより容易である。薬物や処方薬に関連する病歴にはカフェイン含有飲料や感冒薬などの市販薬を含める。母親の行動やアタッチメントと同様に，精神的なストレスも睡眠に関連する問題において重要である。新生児仮死や早産などの周産期歴は，より長い覚醒時間と関連している。発達遅滞や自閉症のある児には睡眠障害があることが一般的である。睡眠環境(室温，音，部屋のなかにテレビがあるかどうか)も評価すべきである。

睡眠障害のスクリーニングにはBEARSというツールが有用である。BEARSには5つの睡眠に関する要素が含まれており，それぞれBedtime problems(睡眠時間の問題)，Excessive daytime sleepiness(日中の過剰な眠気)，Awakenings during the night(夜間の覚醒)，Regularity and duration of sleep(睡眠の規則性や持続時間)，Snoring(いびき)の頭文字である。

いびきは閉塞性睡眠時無呼吸を示唆するが，そのほかにもむせびやあえぎといった症状も含まれる。反復する蹴るような動きを病歴として聴取できれば周期性四肢運動異常症かもしれない。閉塞性無呼吸症や周期性四肢運動異常症，日中の過度の眠気などが病歴で示唆された場合には終夜睡眠検査の適応になることがある。

❷ 可能であれば両親に睡眠の記録をつけるよう依頼する。この記録には子どもが朝に起床した時間，昼寝の時間と長さ，ベッドに入った時間，入眠した時間，夜間に覚醒した時間，両親の対応を含める。また睡眠の習慣や影響を調査することも重要である。睡眠衛生とは睡眠の準備や入眠，睡眠を継続するために必要な習慣を表現するために用いられる用語である。就寝前に子どもを寝かしつけるための習慣は睡眠連関 sleep associations を形成し，その習慣にはたとえば物語や歌，子どもをゆらゆらと抱っこすること，子どもをあやす動作など入眠のための儀式やルーチンな動作が含まれる。子どもの気質そのものや自分自身をなだめられるかどうか(指しゃぶり，移行対象など)が，入眠しそのまま睡眠を継続できるかどうかにおいて重要となる。食事習慣も重要である。母乳栄養児は母乳を求めてより覚醒しやすくなる。添い寝については議論がある。添い寝が一般的な国では睡眠障害との関連はないように思われるが，米国における研究では睡眠障害との関連が示唆されている。乳幼児期における添い寝は危険であり，添い寝は乳幼児突然死症候群(SIDS)や，そのほかの睡眠と関連する乳児死亡の原因との関係が指摘されてきた。添い寝が両親の考え方によるものなのか，それとも睡眠障害への対応なのかについて一度考慮しなければならない。

❸ 閉塞性睡眠時無呼吸はくり返す上気道閉塞のエピソードによるものであり，低酸素血症と高二酸化炭素血症を伴う。無呼吸を伴ういびきや口呼吸を認めることがある。しばしば扁桃やアデノイドによる上気道閉塞により生じる。睡眠時無呼吸は肥満や頭蓋顔面異常(小顎症，Pierre-Robin 症候群)に伴う。睡眠時無呼吸は日中の睡眠過多や問題行動につながる。夜間のポリソムノグラム(睡眠検査)は閉塞性睡眠時無呼吸の診断に有用である。

❹ 刺激性のある薬物やカフェイン含有製品により睡眠に関連する問題が生じることが知られている。また，副腎皮質ホルモンも睡眠を障害することがある。抗ヒスタミン薬や抗てんかん薬などは日中の過度の睡眠の原因になることがある。

❺ 睡眠に関連する問題は急性中耳炎，上気道炎，尿路感染症などの急性疾患によるものかもしれない。ほかに考え得る原因のなかには生歯，食物アレルギー，アトピー性疾患，胃食道逆流，おむつ皮膚炎などがある。

❻ 角膜擦過傷，潜在性骨折，また小児虐待に起因する外傷の有無を検討する必要がある。

❼ 神経発達障害のある児は不顕性ないし夜間の発作を起こし，睡眠障害の原因になり得る。失明，認知障害，自閉症スペクトラム障害，いくつかの染色体異常に起因する症候群(脆弱X症候群)では睡眠障害をしばしば認める。

❽ 小児の行動性不眠症には，入眠時関連型としつけ不足型がある。入眠時関連型は，寝入るために抱っこ，歌，遊び，授乳などの動作が必要であり，自分自身の気分を落ち着かせる手段を獲得できない児のことを指す。いくつかの睡眠と関連する動作(読み聞かせなど)は，児を寝かしつけるために役に立つが，その一方でほかの動作(抱っこなど)は，もし児が目を覚まし再び寝入るために同じ動作をくり返し必要とする傾向にあれば問題となるだろう。“Trained night feeder[※1]”は夜間の授乳を長期間必要とする赤ちゃんのことである。生後６か月以降は，ほとんどの夜間授乳は獲得された行動と考えられている。生後６か月～３歳の児のうち約５％に夜間授乳を認める。“Trained night feeder”は再入眠の際に飲食を必要とするため，ある種の入眠時関連型不眠症と考えられる。

その場で動かなくなったり，ベッドに入るのを嫌がったりして睡眠前に抵抗することは，就学前の児や年長児にはよくみられる行動である。就寝時間を決めたり就寝時のルールを守らせることが困難な両親をもつ児によくみられる。児の気質が重要であり，強い自律欲求や注意を引くような行動などはより状況を複雑にする。生後６～９か月以降，対象の永続性などの発達上の能力を獲得すると問題になってきがちで，結果として引き離されることが不安になり，またつかまり立ちをすることができるようになると，それらを駆使して児はベッドに行くことになんとか抵抗しようとすることがある。急性疾患の罹患中は寝苦しくなることがあり，回復した後もそれがしばらくの間続くことがある。

❾ 睡眠時随伴症や覚醒障害には睡眠時驚愕症[※2]や悪夢だけでなく睡眠時遊行症[※3]，寝言も含まれる。睡眠時驚愕症は，夜の早い時間帯で，深いノンレム睡眠から部分的に覚醒しているときに生じるとされる。児は泣き叫び，不穏の様子を呈することもあり，その時は見当識がなく，混乱して，両親の存在にも気づいていないようにみえることもある。児を覚醒させることは難しく，覚醒してもそのできごとを覚えていないことがよくある[※4]。睡眠時驚愕症は２～６歳児にもっともよく起こるとされる。悪夢は通常，夜の遅い時間帯でレム睡眠中に起こる。児は夢のことを鮮明に覚えており動揺して目覚めるが，両親がなだめることは可能である。悪夢の好発年齢は

■ 訳者注釈

※1 「おっぱいがないと寝ない赤ちゃん」のこと

※2 夜驚症ともいう

※3 夢遊病ともいう

※4 ノンレム睡眠障害（睡眠時驚愕症，睡眠時遊行症）は「覚えていない」ことが特徴で，逆にレム睡眠障害（悪夢）は「覚えている」ことが特徴

3～5歳であるとされるが，どの年齢でも生じることがあり，おそらくは言語習得以前の児にも起こっていると思われる。睡眠時遊行症は，睡眠時驚愕症と同様にノンレム睡眠時に起こる。好発年齢は4～8歳である。この疾患においては児の安全確保がもっとも重要となる。寝言は睡眠サイクルには関連性がなく，睡眠時驚愕症や悪夢に関連して発生しているのでなければ臨床的に問題はない。

⑩ むずむず脚症候群（RLS）は下肢の不快な感覚で，脚を動かしたくなる強い衝動を伴う疾患である。RLSは臨床的診断であり，患者はこれらの症状の自覚がある。周期性四肢運動異常症（PLMD）では周期的[※5]に反復する四肢の動きが頻回に起こる。この動きは通常睡眠中に起こり，下腿に症状が出現し，母趾を伸展させ足関節を背屈させる動作がみられる。患者はこれらの動きを自覚していない。診断は終夜睡眠ポリグラフ検査によって行われる。RLSもPLMDも血清中の鉄欠乏と関連することがある。

⑪ 朝に覚醒することが難しい児はしばしば睡眠不足を抱えている。思春期によくみられ，活動性が上がり活動時間がより必要となることが原因となる。この時期には睡眠の生理的必要量の増加もしばしば認める。

⑫ ナルコレプシーはまれな疾患であり，日中の耐えがたい眠気が特徴的である。またカタプレキシー（意識減衰を伴わない筋緊張低下）を伴うことがあるが，幻覚や睡眠麻痺はまれである。幼児にはまれであるが，ナルコレプシーと診断された成人の25％は思春期の発症である。確定診断には睡眠ポリグラフ検査を行うために専門施設への紹介が必要になる。

⑬ 睡眠相後退障害は概日リズム[※6]の障害によるものであり，思春期によくみられる。入眠の時間が遅くなり，それに伴って覚醒の時間が遅れるようになる。そのため通常の学校や仕事の時間に適応することが難しくなる。

■ 訳者注釈

※5 典型的には20～40秒間隔で生じる

※6 サーカディアンリズムのこと

参考文献


- AAP Task Force on Sudden Infant Death Syndrome: SIDS and other sleep-related infant deaths: Expansion of recommendations for a safe infant sleeping environment, Pediatrics 128 :e1341 –e1367 , 2011 .
- Bhargave S: Diagnosis and management of common sleep problems in children, Pediatr Rev 32 :91 –99 , 2011 .
- Owens JA, Dalzell J: Use of the ‘BEARS’ sleep screening tool in a pediatric residents’ continuity clinic: A pilot study, Sleep Med 6 :63 –69 , 2005 .

# Part 12 Fluids and Electrolytes

# 水・電解質

# chapter 82 ACIDEMIA
# アシデミア

血液ガス分析で pH < 7.35 の状態をアシデミア(酸血症)という。体液の過剰な酸性化(アシドーシス)※1 には，急性と慢性，一次性酸塩基平衡障害としての代謝性障害(血漿重炭酸イオン濃度〔$HCO_3^-$〕の低下)と呼吸性障害(二酸化炭素分圧 $PCO_2$ の上昇)の病態がある。アシドーシスは混合性酸塩基平衡障害の一部として起こることがある※2。

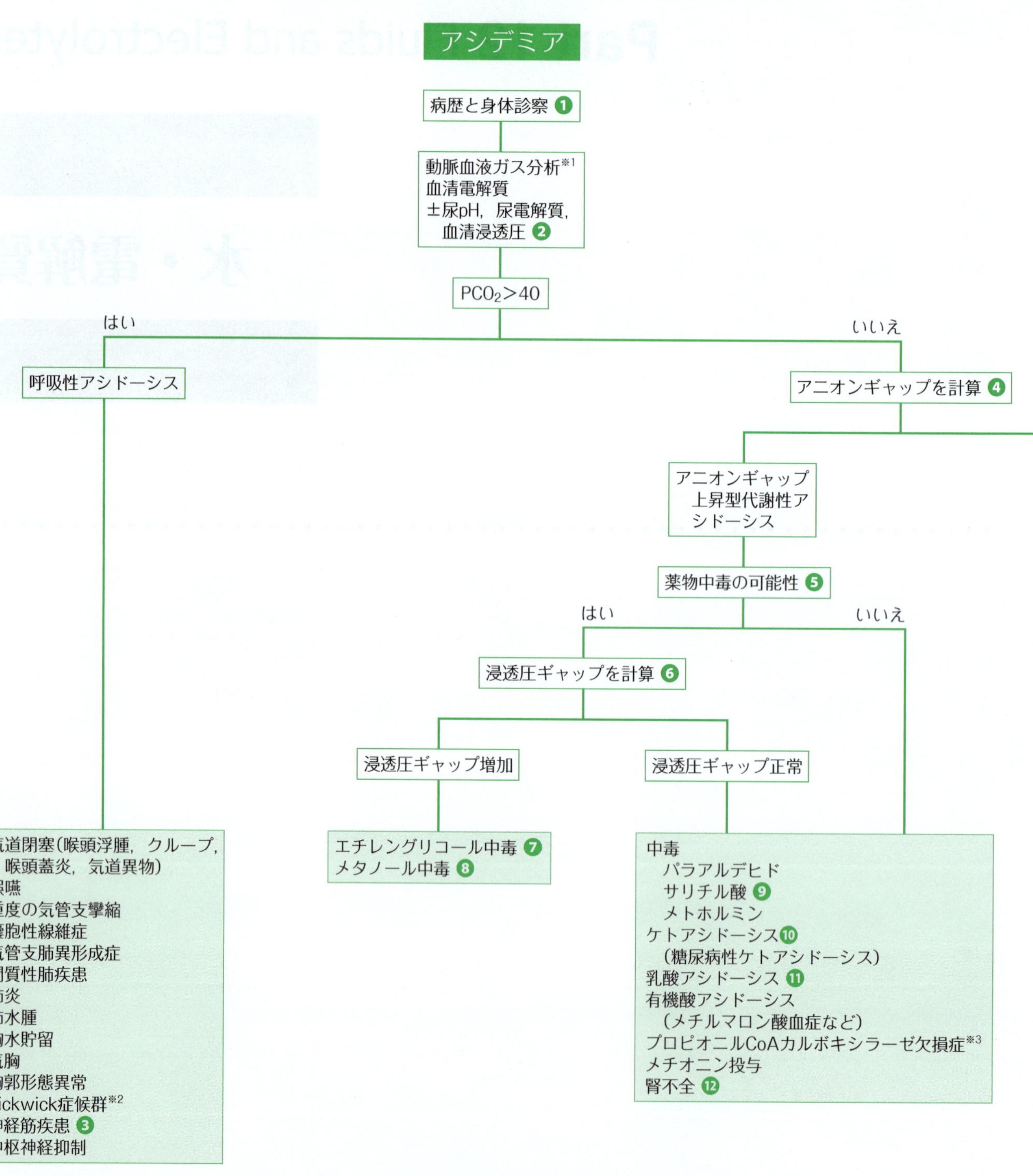


(訳者注釈) ※1 静脈血でよい　※2 肥満低換気症候群　※3 プロピオン酸血症を呈する

(訳者注釈)

※1 血液が実際に酸性の状態であることをアシデミア，血液を酸性にするような病的な過程（$HCO_3^-$の低下，$PCO_2$の上昇）をアシドーシスとよび，区別して使用する

※2 アシドーシスが単独で存在すればアシデミアになるが，アシドーシスとアルカローシスが併存することがあるため，pHが正常だからといってアシデミアがないとは限らないことに注意が必要

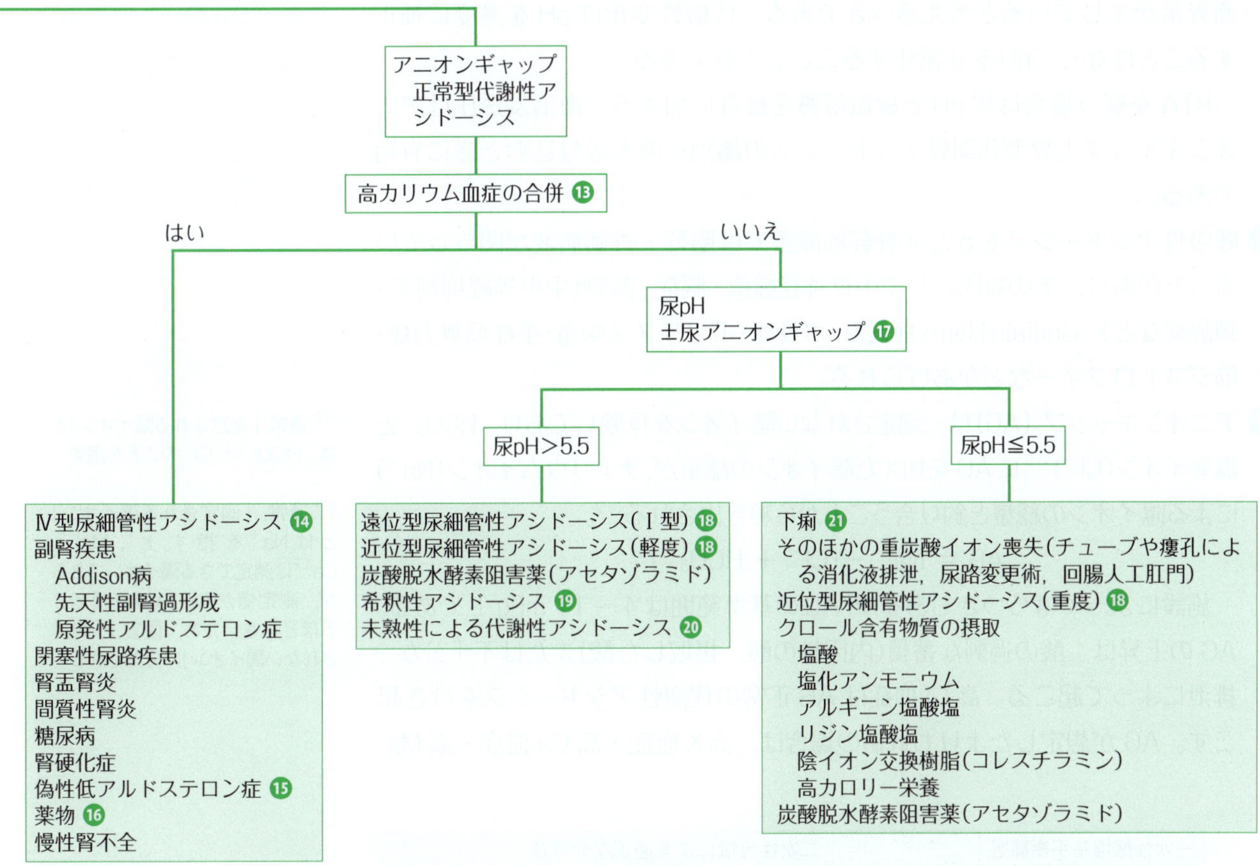


Nelson Textbook of Pediatrics, 19e. Chapter 52
ネルソン小児科学 原著 第19版．52章

❶ 急性アシドーシスでは，下痢やそのほかの消化管液の喪失※3，処方薬，毒薬物摂取の可能性について聴取する。幼若乳児の場合，経口摂取量減少・成長障害・嘔吐・不活発・けいれんの病歴が先天代謝異常症の診断の契機になることがある。年長児の場合，成長障害が尿細管性アシドーシス（RTA）診断の糸口になる。アシドーシスの非特異的症状として過換気やKussmaul呼吸（深く，速い呼吸）がみられる。普段と異なった呼気臭は糖尿病性ケトアシドーシスや毒薬物の摂取※4が疑われる。

❷ 診断は検査値の解釈で行う。酸塩基平衡異常を検討する場合，細胞外液中$H^+$濃度$[H^+]$，$PCO_2$，$[HCO_3^-]$のバランスを反映するpHをまず確認する。これらの関係はHenderson-Hasselbalchの式を改変した以下で表される。

$$[H^+] = 24 \times PCO_2 / [HCO_3^-]$$

$[HCO_3^-]$が低下したときは，正常pHを維持するために代償性の呼吸数増加が起こる※5。肺には酸を$H^+$として排泄する機能がないため，アシドーシスを最終的に是正するためには腎による代償（過剰な$H^+$の分泌や$HCO_3^-$の再吸収）が必要である。

混合性酸塩基平衡異常では，慢性肺疾患を有する小児に呼吸性アシドーシスと代謝性アルカローシス※6が併存するような，独立した病態の組み合わせが起こっている。アシデミアに対する腎性および呼吸性代償反応の予測式がある※7。代償性変化が代償予測値と異なる場合は，混合性酸塩基平衡異常が生じていると考えるべきである。代償性変化はpHを過度に補正することはなく，pHを正常化することもまれである。

RTAを疑う場合は尿pHと尿電解質を検査に加える。血清浸透圧はアニオンギャップ上昇型代謝性アシドーシスの鑑別診断を絞り込むときに有用である。

❸ 呼吸性アシドーシスをきたす神経筋障害では脳幹・脊髄病変が関与していることがあり，その原因として中枢神経腫瘍・脳症・薬物（中枢神経抑制薬・鎮静薬など），Guillain-Barré症候群・ポリオ・ボツリヌス中毒・重症筋無力症・筋ジストロフィーなどがあげられる。

❹ アニオンギャップ（AG）は，測定されない陰イオンを反映しており，$HCO_3^-$と塩素イオン（$Cl^-$）※8にAGを加えた陰イオンの総量が，ナトリウムイオン（$Na^+$）による陽イオンの総量と釣り合うことから導き出される※9。

$$AG = Na^+ - (Cl^- + HCO_3^-)$$

施設によってばらつきもあるが，AGの基準範囲は4～11 mEq/Lである。AGの上昇は，酸の過剰な蓄積（内因性の酸，摂取した酸）または不十分な排泄によって起こる。高Cl血症はAG正常の代謝性アシドーシスをひき起こす。AGが想定したよりも低値の場合は，高K血症・高Ca血症・高Mg

| 一次性酸塩基平衡障害 | 二次性代償による適正な代償値 |
|---|---|
| 代謝性アシドーシス | $PCO_2 = 1.5 \times [HCO_3^-] + 8 \pm 2$ |
| 呼吸性アシドーシス | |
| 急　性 | $PCO_2$が10 mmHg上昇するごとに，$[HCO_3^-]$が1ずつ上昇 |
| 慢　性 | $PCO_2$が10 mmHg上昇するごとに，$[HCO_3^-]$が3.5ずつ上昇 |

■ 訳者注釈

※3 胃よりも下位の膵液・胆汁などの腸液は総塩基濃度50～70 mEq/Lのアルカリ性

※4 シアン中毒のアーモンド臭など

※5 Henderson-Hasselbalch改変式から，$[HCO_3^-]$と同じ向きに$PCO_2$が変化すれば$[H^+]$は変化しないことがわかる

※6 フロセミド内服による低K血症・代謝性アルカローシス

※7 一次性酸塩基平衡障害に対する適正な代償値の予測式（ページ下の表を参照）

※8 通常，「測定される陰イオン」とは，$HCO_3^-$と$Cl^-$のことを指す

※9 通常，「測定される陽イオン」とは$Na^+$を指す。$K^+$，$Mg^{2+}$，$Ca^{2+}$は測定できる陽イオンであるが，測定値が$Na^+$より無視できるほど小さいため，便宜上「測定されない陽イオン」に分類される

血症，低アルブミン血症[※10]，臭化物中毒[※11]，検査エラーなどが考えられる。

⑤ 毒薬物中毒は，乳幼児や自殺リスクのあるうつ病の思春期男女における，急性発症の症状(多臓器症状を呈することが多い)，過去の毒薬物誤飲歴，意識障害を認める状況で考慮すべきである。

⑥ 血清浸透圧実測値と溶質濃度から計算した血清浸透圧値に10〜15 mOsm/L以上の差があれば，測定不能な浸透性物質(メタノール，エチレングリコールなど)が存在していると考えられる。

血清浸透圧計算値(mOsm/L)[※12]

$$= 2\ [\text{血清}(Na^{+} + K^{+})] + \text{BUN(mg/dL)}/2.8 + \text{血糖値(mg/dL)}/18$$

⑦ エチレングリコール(ラジエーターの凍結防止剤として用いられる)[※13]中毒は神経症状や呼吸不全，循環虚脱，腎不全の原因となる。AG増加は代謝産物のギ酸の蓄積によって起こる。乳酸アシドーシスもしばしば合併する。

⑧ メタノール(メチルアルコール，木精)中毒は消化管症状や神経症状をひき起こす。重度の網膜炎から失明に至ることがある。AG増加は代謝産物のグリオキシル酸，ギ酸，シュウ酸によって起こる。乳酸アシドーシスも合併する。

⑨ 小児のサリチル酸中毒では，神経症状(昏睡，意識変容，けいれん)と過換気が特徴的である。乳児では発熱が目立つ症状となることがある。年少児では代謝性アシドーシスを呈しやすい。年長児では呼吸性アルカローシスが優位な酸塩基平衡障害を呈する。

⑩ 飢餓，糖原病Ⅰ型，アミノ酸代謝異常症，有機酸代謝異常症がケトアシドーシスの原因になることは少ない。

⑪ 乳酸値[※14]が5 mEq/L以上の乳酸アシドーシスは，一般的に低血圧や循環血液量減少，敗血症が原因となる。ほかの原因には，運動・エタノール中毒・先天代謝異常症(とくに，ミトコンドリア異常症と糖代謝異常)などがある。

⑫ $H^{+}$排泄障害が$HCO_3^{-}$の適切な再生産を妨げるため[※15]，腎不全ではAGが上昇する。硫酸塩やリン酸塩といった陰イオンも蓄積する。

⑬ 高K血症はアルドステロン作用の欠如で起こることがある[※16]。原因として，原発性アルドステロン欠乏症や後天性腎障害による低レニン血症などがあげられる。

⑭ Ⅳ型RTAは，アルドステロン欠乏またはアルドステロンに対する遠位尿細管の反応性の障害が特徴的である。

⑮ 偽性低アルドステロン症では，高レニン性高アルドステロン血症が存在しているが，アルドステロンに対する遠位尿細管の反応が障害されている。

⑯ 特定の薬物(カリウム保持性利尿薬，β遮断薬，非ステロイド性抗炎症薬，アンジオテンシン変換酵素阻害薬，シクロスポリンなど)は機能的低アルドステロン症を呈することがある。

⑰ 尿pHは新鮮尿検体で測定する。$[HCO_3^{-}]$を計測するために，血清電解質[※17]は尿検体と同じタイミングで採取する。尿検体はいつ採取してもよいが，患者にアシドーシスがあるときに採取するべきである。

尿pHは単独の$H^{+}$($H^{+}$全排泄量の1％未満)のみを反映している。尿中への酸排泄を考えるときは，総酸排泄量，とくに尿中アンモニウム($NH_4^{+}$)

■ 訳者注釈

※10 アルブミンは陰性電荷を帯びているので，低アルブミン血症では「測定されない陰イオン」が減少することになる

※11 臭素が1 mEq/L上昇するとCl⁻が3 mEq/L高値に測定される「見せかけの高Cl⁻血症」をきたすため，AGが陰性になる

※12 浸透圧計測計を用いた実測値osmolalityの単位はmOsm/kg・$H_2O$，計算値osmolarityの単位はmOsm/Lである。単位が違うものを引き算するので厳密には正しい計算式ではないが，実際はosmolalityとosmolarityに臨床上の差異がほとんどないため，臨床現場で頻用されている

※13 身近なところでは，保冷剤(カチカチに凍らないタイプ)の不凍液としてエチレングリコールが使用されている製品があり，誤飲による中毒・死亡例の報告がある

※14 乳酸値の単位は，mmol(mEq)/L = mg/dL × 0.11で換算する

※15 接合部尿細管・集合管に存在するA型介在細胞は，細胞内で$H_2CO_3$から産生された$H^{+}$〔$H_2CO_3 \rightleftarrows H^{+} + HCO_3^{-}$〕を尿細管へ排泄する。残った$HCO_3^{-}$が血管内に吸収される。Ⅰ型〔遠位型〕RTAと腎不全ではこの機能が障害される

※16 アルドステロンは直接的に遠位尿細管での$H^{+}$排泄を刺激するため，アルドステロン作用の欠如は代謝性アシドーシス(酸排泄障害)の進行も促進する

※17 米国では，血液生化学検査の電解質一般に[総$CO_2$]の項目がある。[総$CO_2$]は[$HCO_3^{-}$ + $H_2CO_3$]を測定している。[$HCO_3^{-}$] = 0.03 × $PCO_2$であることから，血液ガス分析で測定した[$HCO_3^{-}$]と生化学的に測定した[$HCO_3^{-}$ + $H_2CO_3$]は1〜1.5 mmol/L程度の差しかなく，実用上は[総$CO_2$]を[$HCO_3^{-}$]として代用できる。つまり，[$Na^{+}$]，[$Cl^{-}$]とともに[総$CO_2$]を測定すれば血液ガス分析を行わなくともAGを計算できる

濃度を念頭におくことが有用である。アシドーシスを呈する患者の大部分で，アンモニア($NH_3$)の合成促進と$NH_4^+$としての尿中酸排泄増加を認める[※18]。尿AGが$NH_4^+$としての尿中酸排泄量を推定するために用いられる。

尿AG[※19] ＝(尿$Na^+$＋尿$K^+$)－尿$Cl^-$

尿AGが低いマイナス値をとる場合は，多量の酸が$NH_4^+$として排泄されていることになる。

⑱ RTAではアニオンギャップ正常型(高Cl性)代謝性アシドーシスの存在下で，尿を十分に酸性化することができないことが特徴的である。単独あるいは多発奇形症候群と関連した遺伝疾患として，または後天性の全身疾患と関連して発症する。遠位型および近位型RTAでは，循環血液量減少がアルドステロン作用を促進することで低K血症が起こる。

遠位型RTA(Ⅰ型または古典的)では，遠位尿細管の恒常的な$H^+$分泌障害があり，$HCO_3^-$を血管内に再吸収できない[※20]。代謝性アシドーシスが重度であっても$HCO_3^-$の全身循環への再吸収は増加せず，尿pHは5.8よりも酸性化されることはない。尿AGは低値またはゼロよりやや低いマイナス値となる。

近位型RTA(Ⅱ型または$HCO_3^-$排泄型)では，近位尿細管の$HCO_3^-$再吸収障害により，多量の$HCO_3^-$が遠位尿細管に到達する。軽度のアシドーシスでは[※21]，遠位尿細管に到達する$HCO_3^-$が正常な遠位尿細管の$HCO_3^-$再吸収能を上回っているために，$HCO_3^-$過剰分は尿中に排泄される。重度のアシドーシス[※22]では再吸収閾値以上のより少量の$HCO_3^-$が濾過され，正常な遠位尿細管で$HCO_3^-$が再吸収される。近位型RTAでは遠位尿細管の酸性化能に異常がないため，尿pHはより酸性化(＜pH 5.5)される。尿AGは，アシドーシスの重症度や罹病期間にかかわらず，より低いマイナスの値となる。合併する低K血症が重篤化する可能性がある。

⑲ $HCO_3^-$を含まない輸液製剤による急速輸液は，$HCO_3^-$の一過性尿中排泄を起こす[※23]。

⑳ 発育週数相応の腎機能を有する早産児または健常新生児では，一過性の$HCO_3^-$再吸収閾値の低下により軽度の代謝性アシドーシスを呈することがある。通常，早産児では生後4～6週で，健常新生児では生後3週で軽快する。

㉑ 下痢による$HCO_3^-$喪失量増加が代謝性アシドーシスの原因になることがある。


**参考文献**

- Brewer ED: Disorders of acid-base balance, Pediatr Clin North Am 37 : 429 –447 , 1990 .
- Hanna JD, Scheinman JI, Chan JC: Th e kidney in acid-base balance, Pediatr Clin North Am 42 : 1365 –1395 , 1995 .


**■ 訳者注釈**

※18 腎による$H^+$の排泄には①$H^+$単独で排泄，②$HPO_4^{2-}$と結合し$H_2PO_4^-$として排泄，③$NH_3$と結合し$NH_4^+$として排泄の3つがあり，前2者による排泄量には限界がある。代謝性アシドーシス時に大量の$H^+$を排泄するためには，大量の$NH_4^+$排泄が必要

※19 血液と異なり尿$K^+$は尿$Na^+$と比較して無視できない濃度であるため計算式に含める。また，尿$HCO_3^-$はきわめて低値であり測定も通常されないので，計算式に含めない

尿AGの考え方

尿中陽イオン＝$Na^+$＋$K^+$＋測定されない陽イオン…①

尿中陰イオン＝$Cl^-$＋測定されない陰イオン…②

陽イオンと陰イオンの電荷は等しく，①＝②となるため

$Na^+$＋$K^+$＋測定されない陽イオン＝$Cl^-$＋測定されない陰イオン…③

③を変形して，

測定されない陰イオン－測定されない陽イオン(尿AG)＝$Na^+$＋$K^+$－Cl(通常は正かゼロに近い数値)

となる。よって，測定されない陽イオン($NH_4^+$)が尿中に増加すれば，尿AGはより低いマイナス値になる

※20 本文⑫の訳者注釈を参照

※21 $HCO_3^-$再吸収閾値(たとえば，15 mEq/L)よりも血漿$HCO_3^-$濃度(たとえば，20 mEq/L)がある程度高い，軽度の代謝性アシドーシス

※22 $HCO_3^-$再吸収閾値(たとえば，15 mEq/L)よりも血漿$HCO_3^-$濃度(たとえば，16 mEq/L)がわずかに高いだけの重度の代謝性アシドーシス

※23 生理食塩液大量輸液などによる高Cl血症が原因となる

# column

## アニオンギャップと補正 $HCO_3^-$

測定されない陰イオンと測定されない陽イオンの差，すなわち「測定されない陰イオンの相対的過剰量」をアニオンギャップ（anion gap：AG）（計算式は本チャプター❹を参照）という。ほとんどのテキストではAGの基準範囲は12±2 mEq/Lとされているが，電解質の自動測定装置の改良に伴い基準範囲が7±4 mEq/Lに減少したとの報告[1]があり，本チャプター❹でも4～11 mEq/Lが基準範囲と記載されている。本コラムでも7±4 mEq/Lを基準範囲として話を進めていく。

アルブミン（Alb）は陰性電荷蛋白であり，AGは主にAlb値によって決まる。つまり，低Alb血症が存在するとAGは減少することになる。Alb正常値（4 g/dL）から1 g/dL低下するとAGは2.5 mEq/L低下するので，低Alb血症を認める症例では

補正AG（corrected AG：cAG）＝
実測AG＋2.5（4－実測Alb値）

を計算し基準範囲（7±4 mEq/L）と比較する。AGが増加している場合（gap acidosis）は体内に不揮発酸が蓄積していることが示唆され，その酸を中和するために$HCO_3^-$が1：1の割合で消費される（AGが1 mEq/L上昇すると$HCO_3^-$が1 mEq/L低下する）と考えられる。AG過剰分を実測$HCO_3^-$に加えたものを補正$HCO_3^-$といい，隠れた代謝性酸塩基平衡異常（正常AG性代謝性アシドーシスまたは代謝性アルカローシス）の有無を判断する重要な評価過程である。

AG過剰量（Δ AG）＝
実測AG（もしくはcAG）－AG基準値
＝実測AG（もしくはcAG）－7

補正$HCO_3^-$＝実測$HCO_3^-$＋Δ AG
　補正$HCO_3^-$＜22〔正常AG性代謝性アシドーシス（non-gap acidosis）を合併している〕
　補正$HCO_3^-$＞26（代謝性アルカローシスを合併している）

呼吸性アシドーシスと呼吸性アルカローシスの合併はありえないが，それ以外の酸塩基平衡異常は合併し得ることに注意が必要である。

### 症例：9歳，女子

約1か月前から多飲・多尿あり。2日前から口喝を訴え頻回に嘔吐するようになった。入院当日に意識レベルが低下し救急外来に搬入され，糖尿病性ケトアシドーシスと診断された。

**静脈血液ガス**

pH 7.072，$PCO_2$ 17.6 mmHg，$HCO_3^-$ 5.0 mEq/L，$Na^+$ 133 mEq/L，$K^+$ 5.9 mEq/L，$Cl^-$ 89 mEq/L，glucose 862 mg/dL

**生化学**

TP 5.9 g/dL，Albumin 2.0 g/dL，AST 28 IU/L，ALT 33 IU/L，LD 252 IU/L

アシデミア（pH 7.072）と代謝性アシドーシス（$HCO_3^-$ 5.0 mEq/L）を認める。

AG＝133－89－5＝39

であるが，低Alb血症（Alb 2 .0 g/dL）を認めるので

cAG＝39＋2 .5×（4－2）＝44（gap acidosis）

となる。

Δ AG＝44－7＝37

補正$HCO_3^-$＝5＋37＝42（＞＞26）

となり，この患者は糖尿病性ケトアシドーシス（高AG性代謝性アシドーシス）に代謝性アルカローシスの合併（頻回嘔吐によるHCl喪失・体液量減少が原因と考えられる）が隠れていることがわかる。

（上村克徳）

参考文献

1）Winter SD, Pearson JR, Gabow RA, et al. The fall of total serum anion gap. Arch Intern Med 150 : 311 -313 , 1990 .

chapter 83 ALKALEMIA

# アルカレミア

血液ガス分析でpH > 7.45の状態をアルカレミア(アルカリ血症)という。アルカローシスは，体内総重炭酸イオン($HCO_3^-$)過剰もしくは体内総水素イオン減少の過程※1を指す用語である。アルカローシスは，急性もしくは慢性，一次性代謝性障害もしくは一次性呼吸性障害，または混合性酸塩基平衡障害の一部として表れる。

(訳者注釈) ※1 血液をアルカリ性に傾ける病的な過程のこと

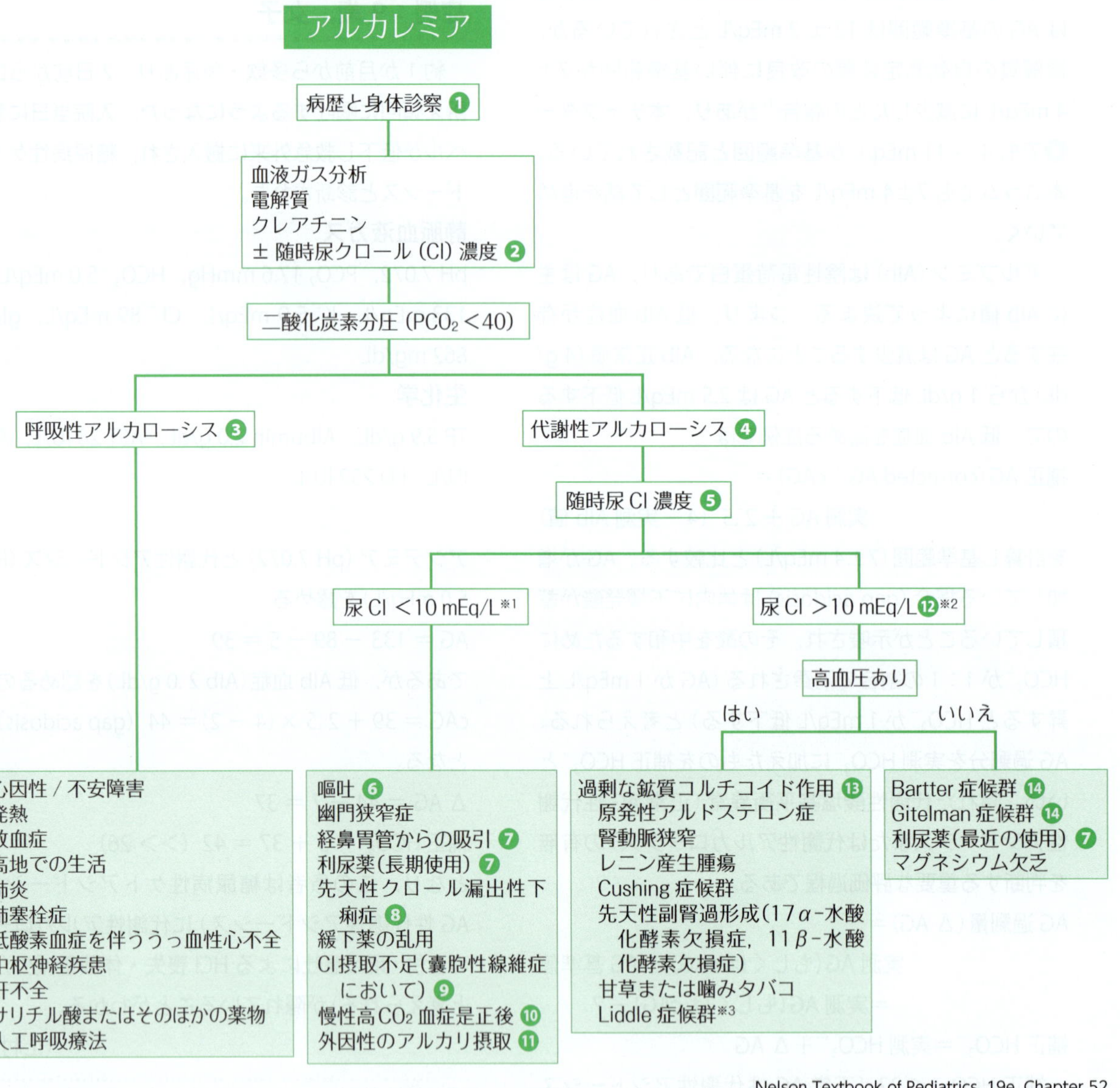


Nelson Textbook of Pediatrics, 19e. Chapter 52
ネルソン小児科学 原著 第19版．52章

(訳者注釈)
※1 ネルソン小児科学19版52章では，<15 mEq/Lとしている
※2 ネルソン小児科学19版52章では，>20 mEq/Lとしている
※3 低K血症・代謝性アルカローシス・高血圧を特徴とし，アルドステロン症と類似しているが，鉱質コルチコイドとは無関係でレニン・アルドステロンはともに正常値を示す

❶ 病歴では，基礎疾患，処方薬，消化管液喪失（嘔吐・下痢・経鼻胃管からの排液など）について聴取する。経口摂取歴では天然甘草（リコリス）※2 の摂取の可能性を質問すべきであるが，米国のほとんどの甘草には人工風味がついている。出生前の羊水過多や早産の病歴は原発性腎性低カリウム血症症候群（Bartter 症候群など）の手がかりになることがある。噛みタバコは銘柄によって鉱質コルチコイド作用を有する酸を含んでいるため，年長児にはその使用を聴取すべきである。

❷ 酸塩基平衡障害を検討する場合，pH（細胞外液中の $H^+$ 濃度 $[H^+]$ を反映），二酸化炭素分圧 $PCO_2$，血漿重炭酸イオン濃度 $[HCO_3^-]$ をまず検討する。これらの関係は Henderson-Hasselbalch の式を改変した以下で表される。

$$[H^+] = 24 \times PCO_2 / [HCO_3^-]$$

pH が上昇したときの正常な生体反応は，体内総 $HCO_3^-$ 減少（腎性代償）$PCO_2$ 増加（呼吸性代償）である※3。

❸ 呼吸性アルカローシスとは，一次性呼吸性障害として $PCO_2$ が低下し，pH ＞ 7.45 となることをいう。さまざまな原因による過換気がもっとも多い原因である。初期には頻呼吸がみられる。慢性呼吸性アルカローシスでは呼吸数はほぼ正常となることもあり，より深い呼吸を呈する。

❹ 代謝性アルカローシスとは，一次性代謝性障害として細胞外液中 $HCO_3^-$ が増加し，pH ＞ 7.45 となることをいう。発症の原因としては，$H^+$ の喪失，$HCO_3^-$ の増加，または $HCO_3^-$ 喪失を上回る $Cl^-$ 喪失を伴った細胞外液量減少※4 がある。代謝性アルカローシスが維持されるときは，$HCO_3^-$ の腎排泄を妨げる要因（腎機能低下，細胞外液量減少，重度の低 K 血症※5 など）※6 が存在する。細胞外液量減少があるとアルドステロン作用による $Na^+$ の再吸収増加と $K^+$ および $H^+$ の排泄増加※7 をきたし，奇異性酸性尿 paradoxical aciduria を伴った代謝性アルカローシス（体液濃縮性アルカローシス）が維持される要因となる。低 K 血症は腎での $H^+$ 分泌刺激になる。

❺ 病歴と身体診察で代謝性アルカローシスの原因が明確にならない場合は，随時尿 Cl 濃度が診断の一助になる※8。

❻ 嘔吐や経鼻胃管からの排液による塩酸（HCl）の喪失は，胃の HCl 産生を促進し，同時に $HCO_3^-$ 産生増加を伴う。循環血液量の減少により代謝性アルカローシスはさらに維持されるが，これはアルドステロン作用による Na 再吸収とその交換に $H^+$ と K が排泄される機序によって起こる。

❼ 利尿薬治療開始直後に多量の尿 Cl（塩化ナトリウム NaCl など）喪失が生じる。長期の利尿薬治療での尿 Cl の喪失は，Cl の枯渇や循環血液量減少により最小限におさえられる。循環血液量減少によりアルドステロン作用による Na 再吸収とそれに並行した Cl 再吸収，および $H^+$ の分泌が起こる。

| 一次性酸塩基平衡障害 | 二次性代償による適正な代償値 |
|---|---|
| 代謝性アルカローシス | $[HCO_3^-]$ が 10 mEq/L 上昇するごとに，$PCO_2$ が 7 mmHg ずつ上昇 |
| 呼吸性アルカローシス | |
| 急　性 | $PCO_2$ が 10 mmHg 低下するごとに，$[HCO_3^-]$ が 2 ずつ低下 |
| 慢　性 | $PCO_2$ が 10 mmHg 低下するごとに，$[HCO_3^-]$ が 3.5 ずつ低下 |

■ 訳者注釈

※2 日本では漢方薬の成分として知られているが，欧米では菓子・ソフトドリンクなどの食品添加物として使用されている

※3 一次性酸塩基平衡障害に対する適正な代償値の予測式〔ページ下の表を参照〕

※4 細胞外液量減少では水と NaCl が失われることにより，尿細管では $Na^+$ の再吸収が亢進する。近位尿細管では $Na^+$ と $HCO_3^-$ を同時に再吸収するため，$HCO_3^-$ 再吸収亢進が起こることで代謝性アルカローシスになる。このように，細胞外液量減少に伴うアルカローシスを体液濃縮性アルカローシス contraction alkalosis という

※5 低 K 血症は集合管における K 再吸収を刺激し，同時に $H^+$ を尿細管腔に排泄する。$H^+$ が排泄されると同時に体内へは $HCO_3^-$ が再吸収されるため，低 K 血症は代謝性アルカローシス維持の原因になる

※6 Cl 欠乏も集合管での $HCO_3^-$ 分泌低下をきたし，代謝性アルカローシス維持の要因となる

※7 遠位尿細管主細胞での反応

※8 代謝性アルカローシスでは細胞外液量・循環血液量を評価するときに尿 Na 濃度ではなく尿 Cl 濃度を用いる。細胞外液量欠乏（尿 Cl 低値）の場合は生理食塩液（NaCl）投与で改善するため Cl 反応性代謝性アルカローシスとよばれ，細胞外液量増加（尿 Cl 高値）の場合は生理食塩液投与の効果が期待できず Cl 不応性代謝性アルカローシスとよばれる

❽ まれな遺伝性疾患である先天性クロール漏出性下痢症は，回腸・結腸におけるClと$HCO_3^-$の交換機構の障害により，Clの腸液への喪失とそれに続く代謝性アルカローシスを呈する。

❾ 嚢胞性線維症の乳児では，通常の人工乳や母乳に含まれる量より多くのNaClが必要である。発汗によるNaClの多量の喪失が経口摂取により代償されなければ，循環血液量減少や軽度の代謝性アルカローシスが生じ得る。

❿ 代償された慢性呼吸性アシドーシスの急速是正は高$CO_2$血症後代謝性アルカローシスを起こし得る。この機序は気管支肺異形成症の小児が利尿薬を使用し，NaCl欠乏や循環血液量減少が生じた際にもっともよく起こる。高$CO_2$血症是正後およびpHの正常化後も，循環血液量減少とCl欠乏が是正されるまで腎での$HCO_3^-$再吸収は維持されている。

⓫ 外因性のアルカリ源(クエン酸，酢酸，乳酸，$HCO_3^-$など)の摂取は，代謝性アルカローシスの原因になることがある。クエン酸塩を含む輸血や酢酸塩を含む血漿タンパク分画製剤の過量投与も原因となり得る。

⓬ 尿Cl濃度高値は，Cl再吸収異常が疑われる[※9]。高血圧の有無は確定診断に役立つ。

⓭ 鉱質コルチコイド過剰は，典型的には循環血液量増加や高血圧をひき起こす。11β-水酸化酵素または17α-水酸化酵素欠損を伴う先天性副腎過形成では，十分な鉱質コルチコイド作用を発揮するデオキシコルチコステロン(アルドステロンの前駆体)が高値を示す。天然甘草やある種の噛みタバコは鉱質コルチコイド作用を示すグリチルリチン酸を含んでいる。

⓮ Bartter症候群は，低K性代謝性アルカローシス・尿中へのCl喪失・血漿レニン・アルドステロン値の上昇・低〜正常血圧を特徴とするまれな尿細管障害である。患児は，成長障害・低身長・多尿・多飲・脱水になりやすい傾向がある。Gitelman症候群はBartter症候群に類似[※10]しているがより良性な経過の尿細管障害を呈し，低K血症と尿中へのMg喪失が特徴である。この疾患の患児は低身長を呈し，熱性けいれんや低Mg血症によるテタニーの既往の頻度が高い。この2疾患は尿Ca濃度で鑑別することができ，Bartter症候群では高Ca尿症，Gitelman症候群では低Ca尿症がみられる。

■ 訳者注釈

※9 鉱質コルチコイド過剰で起こることが多く，循環血液量過剰のことが多い。Cl不応性代謝性アルカローシスを呈する

※10 高血圧を伴わない低K性代謝性アルカローシスを呈する点


参考文献

- Avner E: Clinical disorders of water metabolism, Pediatr Ann 24 :23 , 1995 .
- Brewer ED: Disorders of acid-base balance, Pediatr Clin North Am 37 :429 –447 , 1990 .
- Hanna JD, Scheinman JI, Chan JC: The kidney in acid-base balance, Pediatr Clin North Am 42 :1365 –1395 , 1995 .

# chapter 84 HYPERNATREMIA 高ナトリウム血症

ナトリウム($Na^+$)は細胞外液区画の主要な陽イオンであり，細胞外液の浸透圧活性を形成する主要な粒子である。浸透圧は単位容積中の溶質粒子数により測定される。浸透圧は次の式によって測定または推定が可能である※1。

血清浸透圧 serum osmolality

$$= 2\,[\text{血清}(Na^+ + K^+)] + \text{血中尿素窒素(BUN)(mg/dL)}/2.8 + \text{血糖値(mg/dL)}/18$$

浸透圧の変化に対して，身体は口渇※2や抗利尿ホルモン(ADH)の放出を増量または抑制することにより対応する。

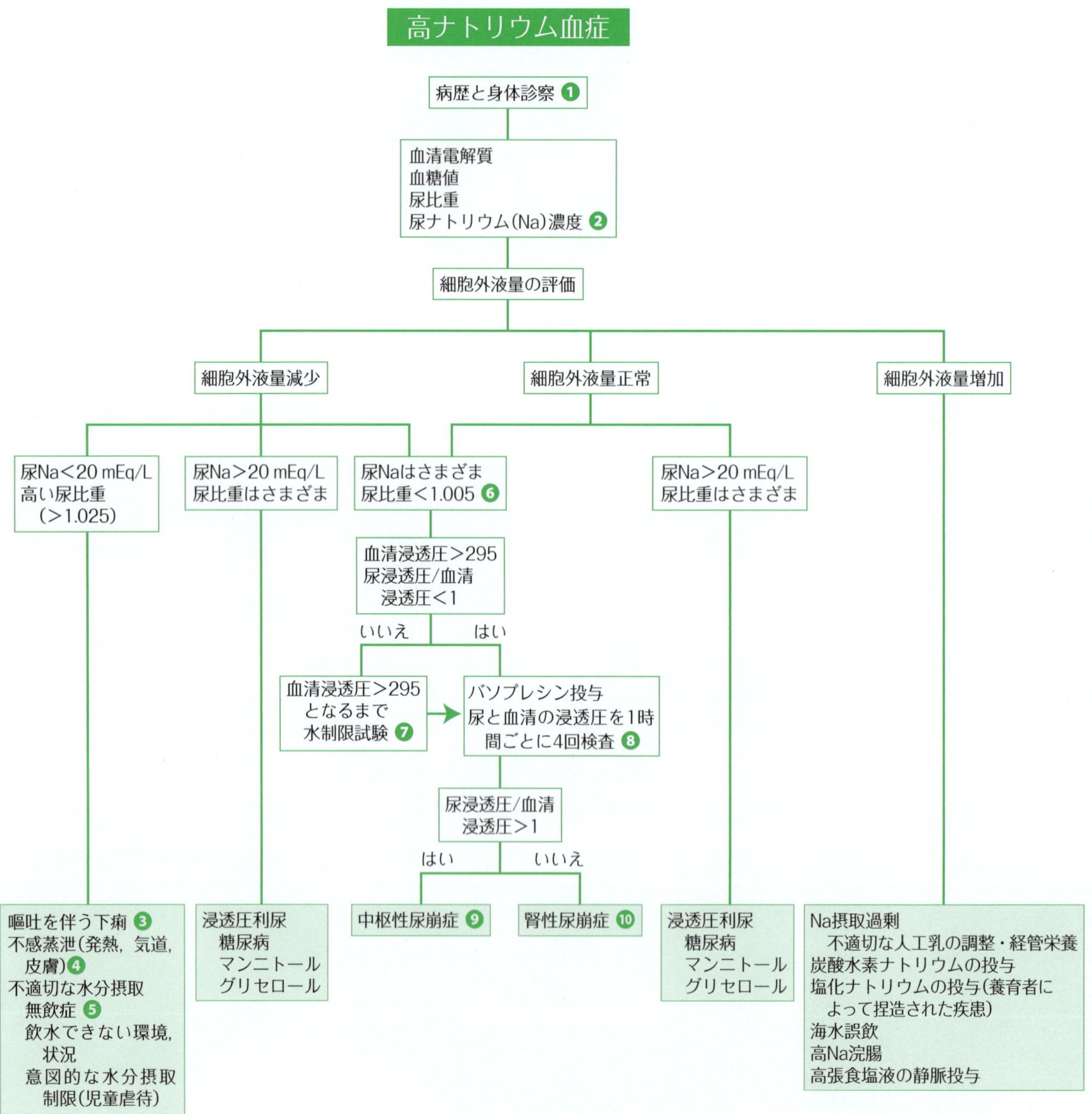


Nelson Textbook of Pediatrics, 19e. Chapters 52 and 552
ネルソン小児科学 原著 第19版．52章，552章

（訳者注釈）
※1 溶質濃度から計算した浸透圧は，単位溶液（L）当たりの浸透圧〔容量オスモル〕のことを指し，厳密にはosmolarityと表記され，単位はmOsm/Lである。一方，浸透圧計で実測した浸透圧は，単位溶媒（kg）当たりの浸透圧〔重量オスモル〕のことを指し，厳密にはosmolalityと表記され，単位はmOsm/kg・$H_2O$である。臨床的にはosmolarityとosmolalityにはほとんど差がないため同等のものとして扱われている
※2 浸透圧の上昇が視床下部の口喝中枢を刺激し飲水を促す

❶ 高Na血症の徴候や症状は非特異的である。口渇は脳内の口渇中枢が正常であれば増強する。病態に対応して生じた過度の口渇は睡眠や日常の活動を妨げ，夜尿症は糖尿病の診断の手がかりとなりうる。重症例では，神経学的症状（易刺激性，嗜眠，混乱，けいれんなど）を認める。

体液の喪失（下痢，嘔吐）や経口摂取量，尿量について問診する。とくに，人工乳の調整法[※3]や過度の塩分摂取（食卓塩，海水）の可能性について質問する。多尿および多飲の病歴は糖尿病や尿崩症を示唆する。発熱した乳児，極低出生体重児，嚢胞性線維症，熱中症では，過度の発汗（低張性）による高Na血症の危険性がある。中枢性尿崩症発症の危険因子として，腎疾患・中枢神経疾患・頭蓋内出血の病歴も聴取すべきである。

❷ 高Na血症の鑑別は，患者の細胞外液量の評価から始める。細胞外液量減少により嗜眠，口腔粘膜乾燥，皮膚ツルゴールの低下が顕在化する。乳児では涙液の減少や大泉門陥凹もみられる。頻脈や起立性低血圧，乏尿も一般的な所見である。発熱は高Na血症性脱水症 hypernatremic dehydration[※4]の原因としても結果としても生じうる。細胞外液量減少の症候は，高Na血症性脱水症よりも低Na血症性脱水症 hyponatremic dehydration[※5]のほうがはっきり現れることが多い。

体内の総Na量が正常または正常に近い量であれば，体内の総水分量が減少していたとしても，患者の循環動態は正常（正常細胞外液量）に保たれているようにみえる[※6]。この状況は，水の摂取が不十分であるか，自由水の喪失によって生じる。このような自由水の喪失には，腎外性[※7]または腎性（尿崩症）の機序がある。腎外性自由水喪失では高張尿となる。尿Na濃度はさまざまな値をとる。腎性自由水喪失では低張尿が排泄される。

細胞外液量増加は体内総Na量が増加し，体内総水分量が正常の場合に生じる。細胞外液量増加の症状として，浮腫やうっ血性心不全がみられる。

❸ 下痢で起きやすいのは低Na血症性脱水症または正Na血症性脱水症 isonatremic dehydration[※8]だが，水分摂取量が少ないとき（嘔吐，食思不振），発熱があるとき（不感蒸泄による自由水喪失増加），高張液が与えられたときには高Na血症性脱水症になる。

❹ 過換気や呼吸窮迫症状は，気道からの不感蒸泄量増加をきたす。ラジアントウォーマー上で環境温が上昇した乳児では，皮膚からの不感蒸泄増加がよくみられる。

❺ 無飲症[※9]はまれな病態だが，原発性として，あるいは視床下部障害・水頭症・

■ 訳者注釈

※3 人工乳を過度に薄めたり濃くしたりしていないか，なにか添加していないかを確認する

※4 高張性脱水症 hypertonic dehydration と同義

※5 低張性脱水症 hypotonic dehydration と同義

※6 細胞外区画と細胞内区画に生じた浸透圧勾配により，細胞内区画から細胞外区画（血管内，細胞間質）に水の移動が起こるため，細胞内脱水があるにもかかわらず循環動態は維持されやすい

※7 下痢など

※8 等張性脱水 isotonic dehydration と同義

※9 口渇の欠如により生じる

頭部外傷の続発症として起こることがある。

❻ 高 Na 血症時に低張尿や多尿を認める場合は，尿崩症の存在を示唆する。尿崩症は多飲・多尿の症状とともに，ADH 分泌低下（中枢性尿崩症）や腎の ADH 感受性低下（腎性尿崩症）による尿濃縮障害を呈する。尿崩症は，尿中自由水再吸収能が有効に機能していない状態である。尿崩症による高 Na 血症は，水分摂取へのアクセスが制限されている患者にもっともよく起こる。乳幼児は自分で水分摂取を制御できないので，小児の尿崩症のほとんどの症例で脱水症状を伴っている。

❼ 水制限試験は院内で慎重に監視しながら行う必要があり，夜間ではなく日中に行うべきである。水制限中は体重を 3 % 以上減少させてはいけない。

❽ 水溶性バソプレシン筋肉内投与（0.1 ～ 0.2 単位 /kg）に対する反応は，中枢性尿崩症と腎性尿崩症の診断確定の一助となる。

❾ バソプレシン投与後に尿浸透圧 / 血清浸透圧比＞ 1 となれば中枢性尿崩症の可能性が高い。バソプレシン投与により脱水症のとき以上の尿濃縮が得られる場合は，その濃縮の程度にかかわらず尿崩症と診断してよい。心因性多飲は通常，高 Na 血症をきたさない。

中枢性尿崩症は，原発性（遺伝性または特発性）として，もしくは続発性に頭部外傷やいくつかの疾患の症状（トルコ鞍上部※10 またはトルコ鞍内部の腫瘍※11，肉芽腫性疾患，組織球増殖症，中枢神経感染症や頭蓋内出血※12）として発症し得る。ADH の放出はストレス（手術や外傷後の疼痛など）や特定の薬物（α 受容体作動薬，アルコール，オピオイド拮抗薬，フェニトイン，クロニジンなど）や一酸化炭素中毒によっても阻害される。また，口唇口蓋裂にも関係することがある。

❿ 腎性尿崩症は，先天性もしくはさまざまな後天性腎疾患※13 に続発して発症する。先天性腎性尿崩症の男児※14 は，多尿・多飲や高 Na 血症性脱水症の病歴をもつ可能性が高い。先天性腎性尿崩症の女性の症状は軽微であり，男性よりも高年齢で診断される傾向にある。また，後天性尿崩症は，薬物（リチウム，デメクロサイクリン，メトキシフルラン，アムホテリシン B，シクロホスファミド，プロポキシフェン，シスプラチン，血管造影剤，浸透圧利尿薬など），低 K 血症，高 Ca 血症で発症する。

**■ 訳者注釈**

※10 頭蓋咽頭腫や視神経膠腫など

※11 血液悪性腫瘍のトルコ鞍内浸潤など

※12 リンパ球性下垂体炎の頻度も高い

※13 閉塞性尿路疾患，急性または慢性腎不全，間質性腎炎など

※14 X 連鎖性腎性尿崩症としてバソプレシン V2 受容体不活性型変異を生じる

参考文献


・Avner E: Clinical disorders of water metabolism, Pediatr Ann 24 :23 , 1995 .
・Conley SB: Hypernatremia, Pediatr Clin North Am 37 :365 –372 , 1990 .

# column

## 細胞外液量の臨床的評価法

高ナトリウム血症，低ナトリウム血症の鑑別アルゴリズムでは細胞外液量の「病歴と身体診察による臨床的評価」が重要である。血液検査（血液濃縮所見，BUN/Cr比，尿酸値など）は，頻脈・末梢循環不全（末梢冷感や毛細血管再充満時間遅延など）・起立性低血圧などの臨床的評価の補助検査として用いる。

病前体重との比較（体重減少率）が評価のゴールドスタンダードとされているが，罹患直前の正確な体重はしばしば不明であることや，非機能的細胞外液（イレウスで腸管内に貯留した腸液など）も体重にカウントされることを考慮すると，臨床現場で体重を判断根拠にする場合は慎重になる必要がある。細胞外液量減少の程度を判断する単一指標はないと考えるべきで，病歴・バイタルサイン・身体診察で総合的に判断する。Gorelickらの研究[1]によると，細胞外液量減少を示唆する10項目の徴候〔皮膚ツルゴール低下，毛細血管再充満時間＞2秒，患者の外観が悪い，流涙の欠如，呼吸様式の異常，口腔粘膜乾燥，眼窩の陥没，末梢動脈脈拍触知異常，頻脈（＞150/分），尿量減少〕に対して，少なくとも3項目があてはまると5%体重減少に対して陽性尤度比（LR＋）4.9（95% CI 3.3-7.2），少なくとも7項目があてはまると10%体重減少に対してLR＋8.4（95% CI 5.0-14）であった。また，同じ研究で行われたロジスティック回帰分析では，毛細血管再充満時間＞2秒，患者の外観が悪い，口腔粘膜乾燥，流涙の欠如，の4項目に予測的パワーのほとんどが含まれることが示され，これら4項目のうち2項目が存在すれば5%体重減少に対してLR＋6.1（95% CI 3.8-9.8）であった。この臨床研究をもとにした体液量減少評価ツールを表に示す。

（上村克徳）

### 参考文献


1）Gorelick MH, Shaw KN, Murphy KO: Validity and reliability of clinical signs in the diagnosis of dehydration in children. Pediatrics 99: E6, 1997
2）Fleisher & Ludwig's Textbook of Pediatric Emergency Medicine, 7e, 2015, chapter 86.


**表　体液量減少評価ツール**

| 【10項目】体液量減少評価ツール | 【4項目】体液量減少評価ツール |
|---|---|
| 全身状態不良（強いぐったり感，反応不良） | 全身状態不良（強いぐったり感，反応不良） |
| 頻脈（＞150/分） | 口腔粘膜が乾燥している |
| 呼吸パターンの異常 | 泣いても涙が出ない |
| 眼窩が落ち窪んでいる | 毛細血管再充満時間＞2秒 |
| 泣いても涙が出ない | |
| 口腔粘膜が乾燥している | |
| 橈骨動脈が触知しづらい | |
| 毛細血管再充満時間＞2秒 | |
| 皮膚ツルゴールの低下 | |
| 尿量減少 | |

10項目スコア

| 項目数 | 体液量減少の重症度 | 欠乏量（%） |
|---|---|---|
| 1～2 | 軽度 | 1～3 |
| 3～6 | 中等度 | 4～6 |
| 7～10 | 重度 | ＞6 |

4項目スコア

| 項目数 | 体液量減少の重症度 | 欠乏量（%） |
|---|---|---|
| 1 | 軽度 | 1～3 |
| 2 | 中等度 | 4～6 |
| 3～4 | 重度 | ＞6 |

文献2）より引用，日本語訳

# 低ナトリウム血症

ナトリウム($Na^+$)は細胞外液区画の主要な陽イオンであり，細胞外液の浸透圧活性を形成する主要な粒子である。浸透圧は単位容積中の溶質粒子数により測定される。浸透圧は次の計算式によって測定または推定が可能である※1。

血清浸透圧 serum osmolality

$$= 2\,[\text{血清}(Na^+ + K^+)] + \text{血中尿素窒素(BUN)(mg/dL)}/2.8 + \text{血糖値(mg/dL)}/18$$

浸透圧の変化に対して，身体は口渇※2や抗利尿ホルモン(ADH)の放出を増量または抑制することにより対応する。

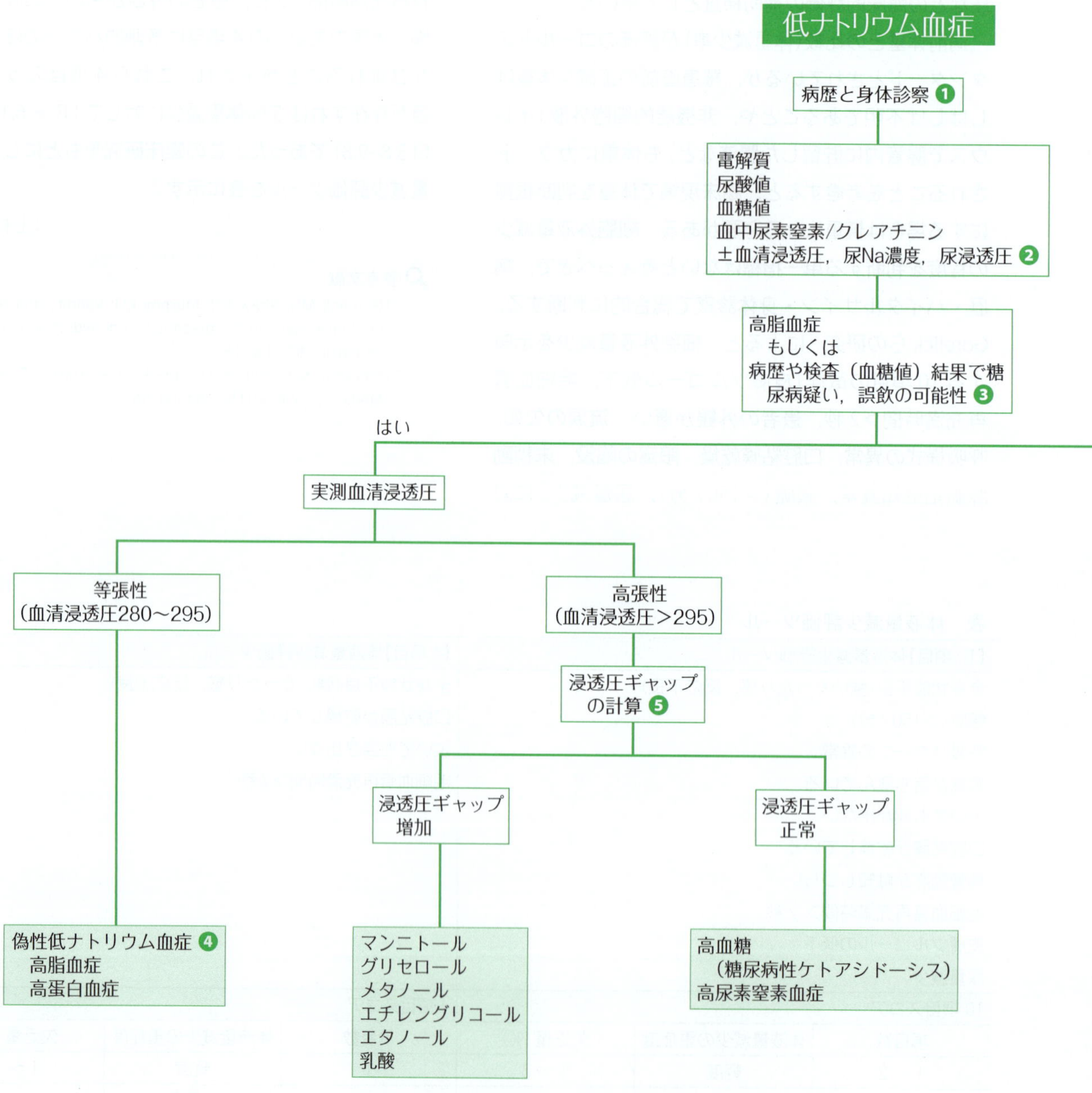

(訳者注釈)
※1 溶質濃度から計算した浸透圧は，単位溶液(L)当たりの浸透圧(容量オスモル)のことを指し，厳密にはosmolarityと表記され，単位はmOsm/Lである。一方，浸透圧計で実測した浸透圧は，単位溶媒(kg)当たりの浸透圧(重量オスモル)のことを指し，厳密にはosmolalityと表記され，単位はmOsm/kg・$H_2O$である。臨床的にはosmolarityとosmolalityにほとんど差がないため同等のものとして扱われている
※2 浸透圧の上昇が視床下部の口喝中枢を刺激し飲水を促す

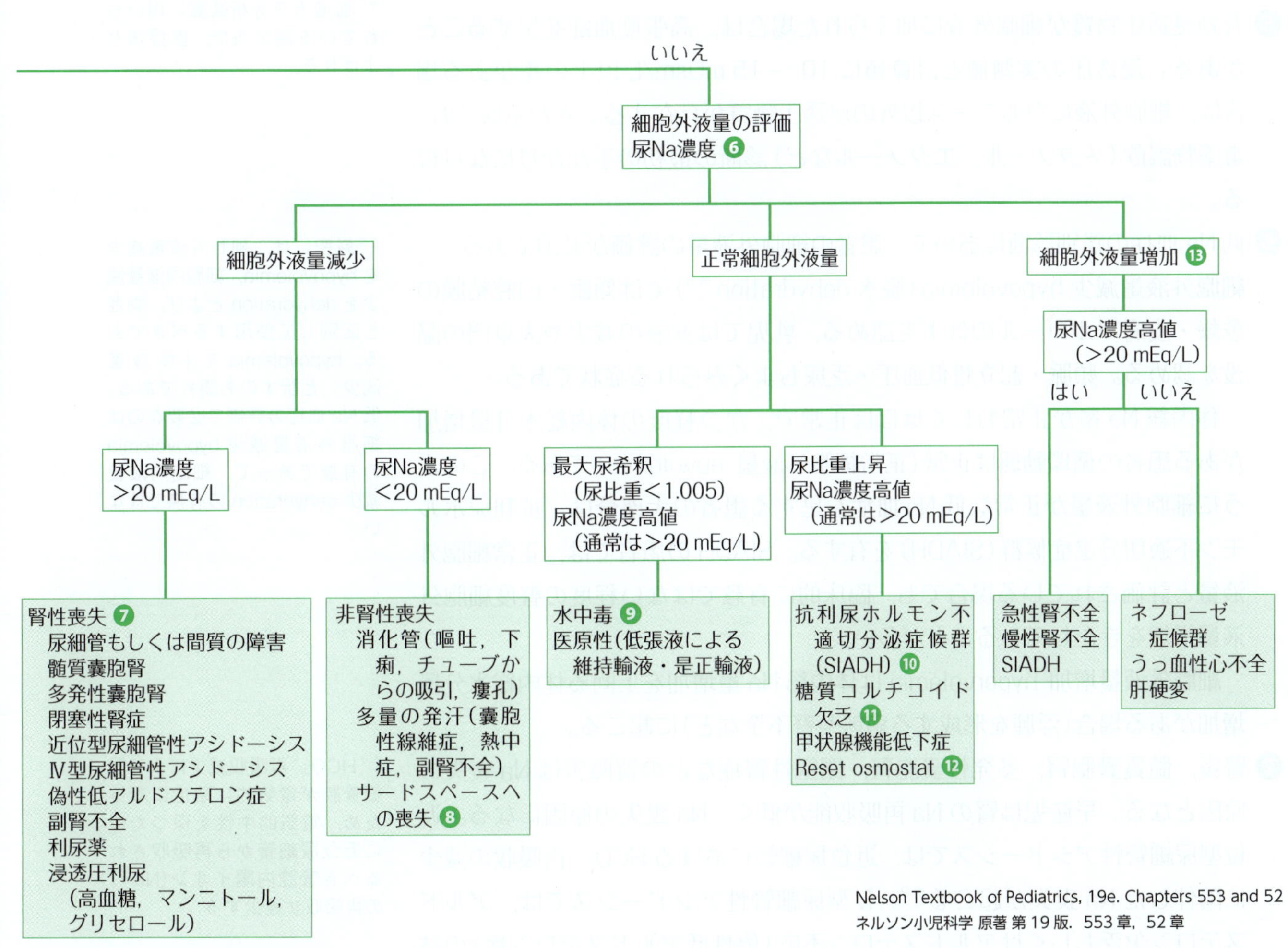


Nelson Textbook of Pediatrics, 19e. Chapters 553 and 52
ネルソン小児科学 原著 第19版．553章，52章

1 病歴では，消化管からの喪失（嘔吐，下痢など）を聴取すべきである。水分摂取量，尿量，処方薬，中毒物質の摂取の可能性も確認する。乳児においては，とくに人工乳の調乳方法※3や自由水の摂取量を知る必要がある。1～5歳の小児で，急性発症，毒物誤飲の既往，神経学的症状，呼気の異臭を認める場合は毒物誤飲を疑うべきである。低Na血症の徴候は，血清Na値が120 mEq/L以下まで急速に低下した場合にみられる。感情鈍麻，食欲不振，嘔気，嘔吐，意識変容，けいれんなどの症候や症状がみられる。筋骨格系の症状としては筋けいれんや筋力低下がみられる。

2 初期の検査結果で，体液量減少症のみが原因とは考えにくいBUNとクレアチニン（Cr）の異常高値を認める場合は，小児腎臓内科医に腎不全のさらなる精査を依頼すべきである。

3 大部分の低Na血症は低張度血症を伴うが，高脂血症・糖尿病を示唆する臨床的な手がかり（多飲，多尿，体重減少，高血糖），毒薬物誤飲の疑いがあれば，速やかに低張度血症を伴わない低Na血症の可能性を考慮すべきである※4。

4 血漿の液相のNa濃度ではなく血漿全体※5のNa濃度（mEq/L）を測定する旧来の電解質測定法※6では，高脂血症（ネフローゼ症候群）や高蛋白血症（小児ではまれ）がある場合，測定法の影響による低Na血症を認める（偽性低Na血症）。イオン選択電極を用いた新しい測定法※7では血漿の液相から直接Na濃度の測定が可能であり，測定法の影響による低Na血症は認めない。

5 有効浸透圧物質が細胞外液に加えられた場合は，高張度血症を呈することがある。浸透圧の実測値と計算値に10～15 mOsm/L以上の差がある場合は，細胞外液にグルコース以外の浸透圧物質が存在することが示唆され，毒薬物誤飲（メタノール，エタノールなど）診断の最初の手がかりになり得る。

6 低Na血症の鑑別診断において，患者の細胞外液量の評価が必須である。細胞外液量減少 hypovolemia（脱水 dehydration※8）では傾眠・口腔粘膜の乾燥・皮膚ツルゴールの低下を認める。乳児では涙液の減少や大泉門の陥没を認める。頻脈・起立性低血圧・乏尿もよくみられる症状である。

体内総Na量が正常もしくはほぼ正常で，かつ軽度の体内総水分量増加がある患者の循環動態は正常（正常細胞外液量 euvolemia）である。このように細胞外液量が正常な低Na血症を呈する患者の大部分は，抗利尿ホルモン不適切分泌症候群（SIADH）を有する。SIADHの患者では，正常細胞外液量と評価されている場合でも，臨床的に有意ではない程度の軽度細胞外液量増加をきたしていることが多い。

細胞外液量増加 hypervolemia は体内総Na量増加を上回る体内総水分量増加がある場合（浮腫を形成する病態や腎不全など）に起こる。

7 腎炎，髄質嚢胞腎，多発性嚢胞腎，閉塞性腎症などの腎障害はNa喪失の原因となる。早産児は腎のNa再吸収能が低く，Na喪失の原因になる。近位型尿細管性アシドーシスでは，近位尿細管における$HCO_3^-$再吸収の減少に随伴したNa喪失が起こる※9。Ⅳ型尿細管性アシドーシスでは，アルドステロン欠乏もしくはアルドステロン不応（偽性低アルドステロン症）の結

■ 訳者注釈

※3 人工乳を通常より薄めて調乳していないか

※4 浸透圧（osmolality）と張度（tonicity）の違い：浸透圧は溶液中のすべての溶質濃度を反映するのに対し，張度は体液の区画間（細胞内 ⇔ 細胞外）で移動が制限される溶質（有効浸透圧物質）の濃度のみを反映する。BUNは細胞膜を自由に通過し，細胞外・細胞内全体に分布するため有効浸透圧物質として機能しないので，張度の計算式は以下のようになる。

血清張度 serum tonicity = 2［血清（$Na^+$＋$K^+$）］＋血糖値（mg/dL）/18

※5 固相（蛋白質・脂質）＋液相

※6 血液の非血球成分（血漿）のうち，固相が7%・液相が93%として希釈検査する測定法で，間接法とよばれる

※7 血液ガス分析装置に用いられている測定法で，直接法とよばれる

※8 厳密には，細胞外液量減少を hypovolemia，細胞内液量減少を dehydration とよび，両者を区別して使用するべきである。hypovolemia を「体液量減少」と訳すのも誤りである。低Na血症の評価で必要なのは細胞外液量減少 hypovolemia の有無であって，細胞内液量減少 dehydration の有無ではない

※9 $HCO_3^-$再吸収減少により尿細管腔が電気的に陰性になるため，電気的中性を保つために近位尿細管から再吸収されるべき管腔内陽イオン（$Na^+$）の再吸収が減少する

果，腎からのNa喪失が増加する。

❽ 熱傷・膵炎・筋外傷・腹膜炎・腹水など，等張液がサードスペース third space[※10]に移行する状態のこと。

❾ 自由水排泄障害のある児に経静脈的輸液を行うと水中毒による低Na血症をひき起こすことがある。たとえば，乳児は自由水排泄能が十分ではないので，水中毒の危険性が高い。生後6か月未満の乳児に大量の水分を飲ませると，低Na血症やけいれんを起こすことがある。水道水を用いた浣腸やプールの水を飲むことで，まれだが水中毒を起こすことがある。精神疾患患者において，心因性多飲による水中毒がしばしばみられる。

❿ SIADHは細胞外液量や血清浸透圧に不相応な，持続的または間欠的なADH分泌を呈する状態[※11]である。一般的に，尿浸透圧は血清浸透圧より高値[※12]で，低Na血症の程度から予測される数値よりも高値である。SIADHにおいては尿Na濃度は通常，低Na血症の程度から予測される数値より高値である。診断は除外診断的であり，腎・副腎・下垂体・甲状腺機能が正常で，細胞外液量減少 hypovolemia，細胞内液量減少 dehydration，浮腫がないことを確認する必要がある。SIADHの原因は，中枢神経障害・肺疾患・腫瘍・薬物など多岐に渡る。術後疼痛やストレスも原因になる。

⓫ 糖質コルチコイド欠乏ではADH分泌は最大限に抑制されない。糖質コルチコイド投与に反応する点を除き，症状はSIADHと似ている。

⓬ Reset osmostatは，慢性疾患に罹患した児[※13]にみられるSIADHの一病態である。ADHが分泌される血清浸透圧が低くリセットされているために，慢性低Na血症を呈する。自由水負荷はADH分泌を抑制し，Na負荷はADH分泌を刺激し，尿を濃縮させる[※14]。

⓭ 細胞外液量増加は，体内総水分量増加が体内総Na量増加を上回る場合に起こる。通常，患者には自由水排泄障害が存在するとともに，血管内容量は減少[※15]していることがある。細胞外液量増加は，肝硬変や心不全などにみられるような末梢の浮腫を生じる。すべての症例においてADH分泌増加に伴う自由水再吸収増加が症状を増悪させている。

参考文献
・Avner E: Clinical disorders of water metabolism, Pediatr Ann 24 :23 , 1995 .
・Berry PL, Belsha CW: Hyponatremia, Pediatr Clin North Am 37 :351 –363 , 1990 .
・Trachtman H: Sodium and water homeostasis, Pediatr Clin North Am 42 :1343 –1363 , 1995 .

■ 訳者注釈

※10 非機能的細胞外液ともよばれる

※11 ADH分泌刺激には浸透圧性分泌刺激と非浸透圧性分泌刺激があり，前者には血清浸透圧上昇，後者には細胞外液量減少がある。つまり，SIADHでは血清浸透圧低下や細胞外液量増加によってADH分泌が抑制されない(ADHが測定可能な状態のことを指し，必ずしも高値でなく，正常値でもよい)

※12 尿浸透圧 > 300 mOsm/kg・$H_2O$

※13 低栄養，利尿薬長期服用など

※14 つまり，ADH分泌閾値が低めにリセットされている以外はADH分泌能に異常はなく，患者は比較的安定した低Na血症を呈する

※15 心不全による有効循環血液量減少や，肝硬変に伴う末梢血管拡張による有効循環血液量減少のことを指す

# chapter 86 HYPOKALEMIA
# 低カリウム血症

カリウム(K)は細胞内液区画における主要な陽イオンである。細胞外液中K濃度は4 mEq/L前後になるよう厳密に調整されている。$K^+$は神経・筋細胞の興奮，筋(平滑筋，骨格筋，心筋)の収縮において重要な役割を担っている。通常，アルドステロンが腎におけるK排泄を調整している。また，アルドステロンは遠位尿細管での$Na^+$再吸収や$H^+$分泌に関与し，同時に便中へのK排泄にも関与している。低K血症は血清K濃度＜3.5 mEq/Lと定義される[※1]。

(訳者注釈)[※1] 通常，臨床症状が出現するのは血清K濃度＜2.5 mEq/L

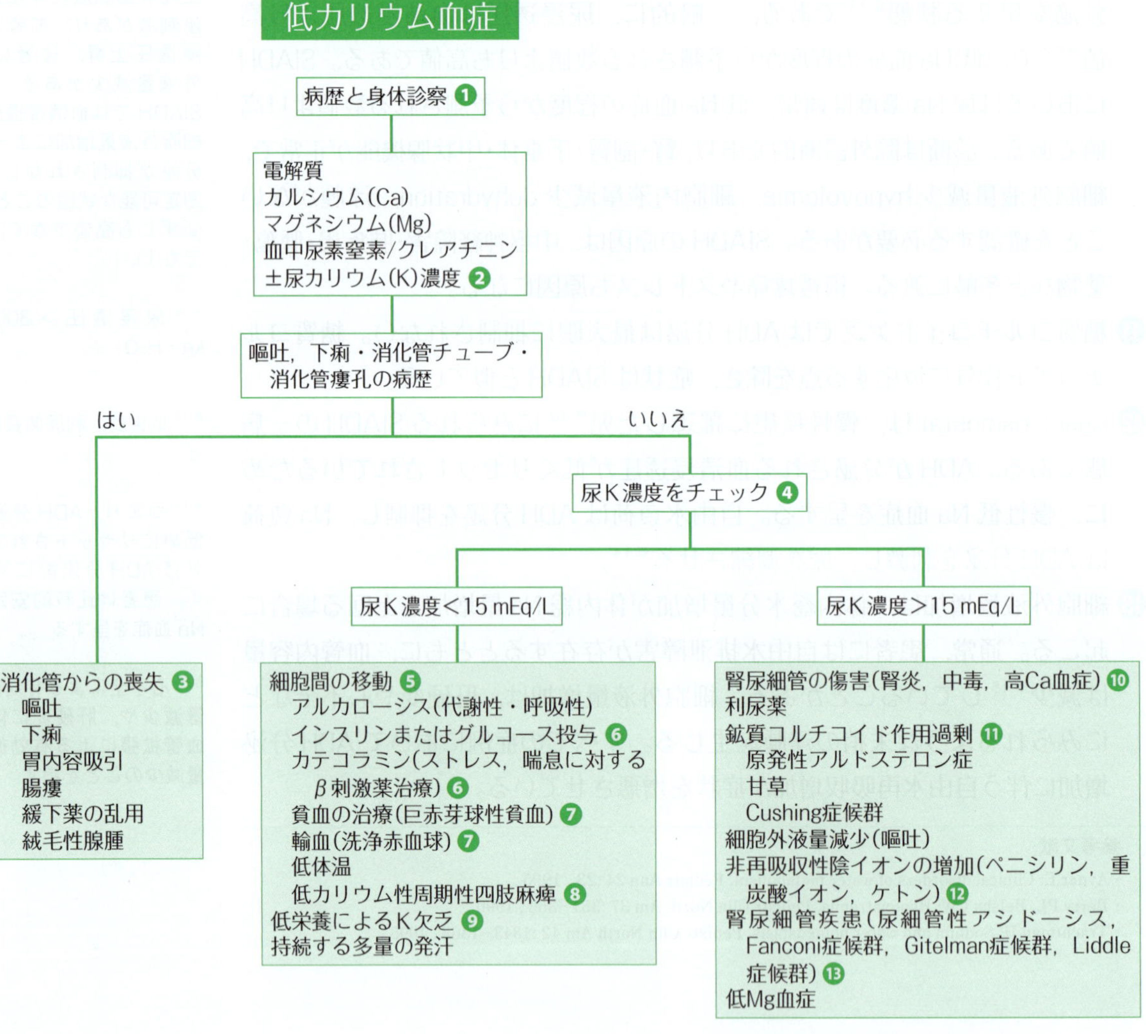


Nelson Textbook of Pediatrics, 19e. Chapter 52
ネルソン小児科学 原著 第19版．52章

❶ 病歴では処方薬，基礎疾患，食事内容（異食症や代替塩[※2]摂取など）を聴取する。低K血症では筋力低下，深部腱反射減弱，腸管イレウスを呈する。不整脈はもっとも重篤な合併症であり，心電図異常としては平坦T波，PR間隔の短縮，QT時間の延長が特徴的である。U波がQRS波の後に出現することがある。重度の低K血症[※3]では，傾眠，混迷，筋けいれん，横紋筋融解症とミオグロビン尿を認める。

❷ 酸塩基平衡異常[※4]，Cl濃度異常[※5]，Mg濃度異常[※6]は低K血症の原因になるため，Kの是正を行う前に，まずそれらを是正する必要がある。

❸ 消化管からのK喪失は，それにひき続く細胞外液量減少とアルドステロン作用増大から，K排泄をさらに促進する。

❹ 病歴から低K血症の原因が不明な場合，腎性喪失か非腎性喪失かの鑑別に尿K濃度が役立つ。

❺ さまざまな病態下でも細胞内外の電気的中性を維持するために，細胞間のK移動が起こる。代謝性アシドーシスにおいて，$K^+$は$H^+$の細胞内での緩衝作用との引き換えに細胞外へ移動する。代謝性アルカローシスにおいては逆の交換が行われるが，代謝性アシドーシスと比べその程度は小さい。これらの細胞間の移動は一次性呼吸障害による酸塩基平衡異常でも認めるが，一次性代謝性障害によるものと比較するとその程度は小さい。

❻ インスリン，カテコラミン，β刺激薬（アルブテロール）は急速にKを細胞内へ移動させる。

❼ 巨赤芽球性貧血の治療の過程で新たな赤血球や血小板が急速に産生される際に血球内へのKの取り込みが急増し，低K血症をきたすことがある。同様に，凍結洗浄赤血球（クエン酸-クエン酸Na-デキストロース[※7]非含有）の輸血は，急増した赤血球細胞のK取り込みにより低K血症を起こし得る。

❽ まれに，一過性のK濃度の変化が，発作性の筋力低下や麻痺症状を起こすことがある。家族性周期性四肢麻痺は筋のイオンチャネル遺伝子異常が原因の疾患である。低カリウム性周期性四肢麻痺は，運動，ストレス，$\beta_2$刺激薬使用，大量の食事[※8]などが誘因になって，細胞内への急速なK流入により発症する。食事からのバリウム中毒（放射線検査用のバリウムではない）でも同様の麻痺を起こす[※9]。高カリウム性周期性四肢麻痺では，運動後の安静やK摂取後に起こる。低カリウム性/高カリウム性とも常染色体優性遺伝形式をとる。

❾ 慢性的な粘土摂取[※10]は，摂取物が経口摂取したKに結合することで低K血症を起こす。通常の食事をしている患者での栄養性K欠乏はまれである。

❿ ゲンタマイシン，アムホテリシンB，化学療法薬[※11]などは尿細管を傷害し，腎性K喪失をきたすことがある。高Ca血症も腎障害を増悪させる。

⓫ 今日ではあまり使用しないが，天然甘草の成分であるグリチルリチン酸は鉱質コルチコイド作用を有している。乳児期発症のCushing症候群の原因疾患の一つに副腎皮質腫瘍があり，コルチゾールやそのほかの糖質コルチコイドと同様にアルドステロンの過剰産生をきたしている場合がある。

⓬ 尿細管腔の電気的中性を保つために，再吸収されない陰イオンの排泄に伴って陽イオン（$K^+$や$H^+$）の排泄が増加する。

■ 訳者注釈

※2 塩分摂取制限を目的としたNaClとKClの混合塩

※3 K＜2 mEq/L

※4 代謝性アルカローシスによる細胞内へのK流入増加

※5 高Cl血症による集合管内陰性電荷（$Cl^-$）増加が同部位でのK排泄を促進する

※6 低Mg血症による①集合管主細胞ROMK（K排泄の主要チャネル）からのK排泄促進，②Na, K-ATPase活性低下（フロセミド投与と同等の効果）によるK排泄促進，の機序がある

※7 ACD液のこと

※8 大量の炭水化物摂取によるインスリン分泌増加とKの細胞内への移動

※9 バリウムには細胞内から細胞外へのKの移動を阻害する作用がある

※10 異食症あるいは土食症とよばれる

※11 シスプラチンなど

⑬ Bartter 症候群は，腎性喪失による低 K 血症，正常血圧，昇圧物質に対する血管の感受性低下が特徴である。レニン・アルドステロン値は上昇している。臨床症状として発育不良，筋力低下，便秘，多尿，脱水症を呈する。Gitelman 症候群，Liddle 症候群は別のタイプの尿細管障害により低 K 血症をきたす疾患である[※12]。

■ 訳者注釈

※12 第 83 章⑭を参照

参考文献

・Brem AS: Disorders of potassium homeostasis, Pediatr Clin North Am 37 :419 –427 , 1990 .
・Watkins SL: Disorders of potassium balance, Pediatr Ann 24 :31 , 1995 .

column

## 血液ガス分析と高血圧の有無による低カリウム血症の鑑別

本チャプターのアルゴリズムでは病歴と尿カリウム濃度による鑑別が中心だが，施設によっては休日時間外の尿電解質検査ができないので，より一般的な検査である血液ガス分析（＋高血圧の有無）を用いた鑑別法を提示する（図）。低カリウム血症が代謝性アシドーシス・代謝性アルカローシスを随伴することが多い点を利用している。

まず，病歴〔摂取不足（長期低栄養状態），下痢・緩下薬乱用（腎外性排泄），薬物（細胞内シフト）〕を確認し，血液ガス分析を実施する。代謝性アシドーシスが随伴する場合は，下痢による腎外性喪失もしくは尿細管性アシドーシス（RTA）による腎性喪失と考えられる。2 つの病態ともアニオンギャップ非開大性（高クロール性）代謝性アシドーシスを呈する。代謝性アルカローシスが随伴する場合は高血圧の有無〔あればレニン・アルドステロン測定，なければ随時尿クロール測定で腎外性喪失（<15 mEq/L：クロール反応性代謝性アルカローシス）と腎性喪失（>25 mEq/L：クロール不応性代謝性アルカローシス）を鑑別〕が重要である。Bartter 症候群とループ利尿薬（Henle ループ上行脚に作用するナトリウム吸収阻害薬）の病態，Gitelman 症候群とサイアザイド系利尿薬（遠位曲尿細管に作用するナトリウム吸収阻害薬）の病態は同じであり，集合管に多くのナトリウムが到達することでカリウム排泄が促進される。両者は尿カルシウム排泄（Bartter 症候群は高値，Gitelman 症候群は低値）で鑑別する。

低マグネシウム血症は腎性カリウム排泄を促進するので，血液ガス分析が正常でカリウム投与に反応しない低カリウム血症では低マグネシウム血症を鑑別にあげる。

（上村克徳）


参考文献

1) 上村克徳　ナトリウム，カリウム，クロール，カルシウム，リン，マグネシウム．小児内科 49 増刊号：233-242，2017．


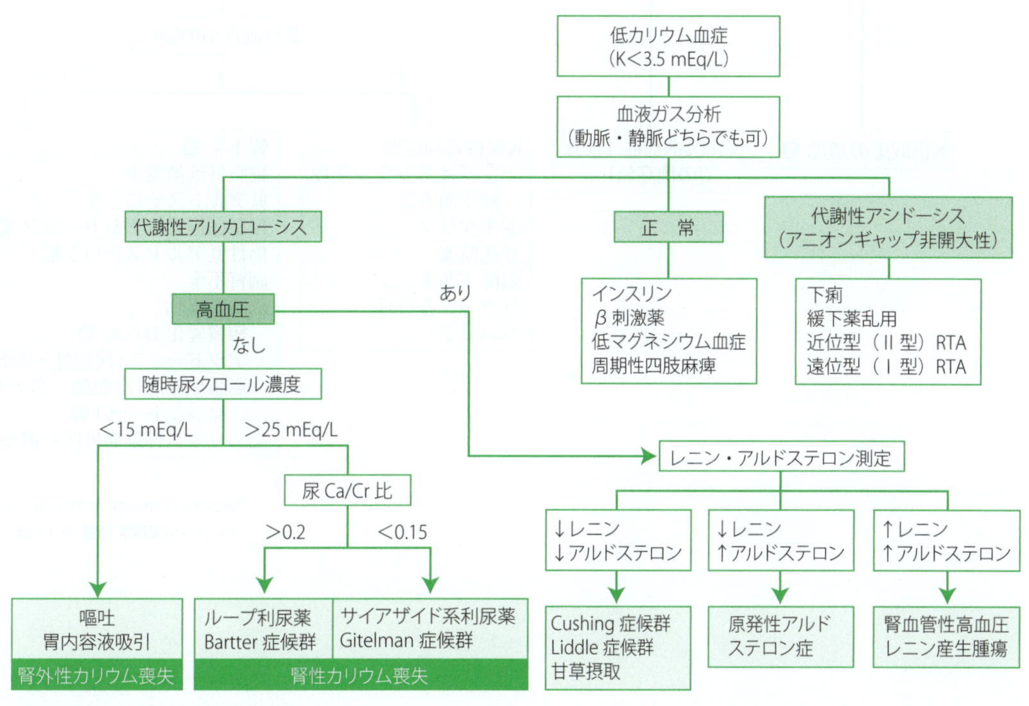


図 1　低カリウム血症の鑑別

文献 1）のより引用，一部改変

chapter 87 HYPERKALEMIA

# 高カリウム血症

カリウム(K)は細胞内液区画における主要な陽イオンである。細胞外液中K濃度は4 mEq/L前後になるよう厳密に調整されている。$K^+$は神経・筋細胞の興奮，筋(平滑筋，骨格筋，心筋)の収縮において重要な役割を担っている。通常，アルドステロンが腎におけるK排泄を調整している。また，アルドステロンは遠位尿細管でのNa再吸収や$H^+$分泌に関与し，同時に便中へのK排泄にも関与している。高K血症は血清K濃度＞5.5 mEq/Lと定義される。

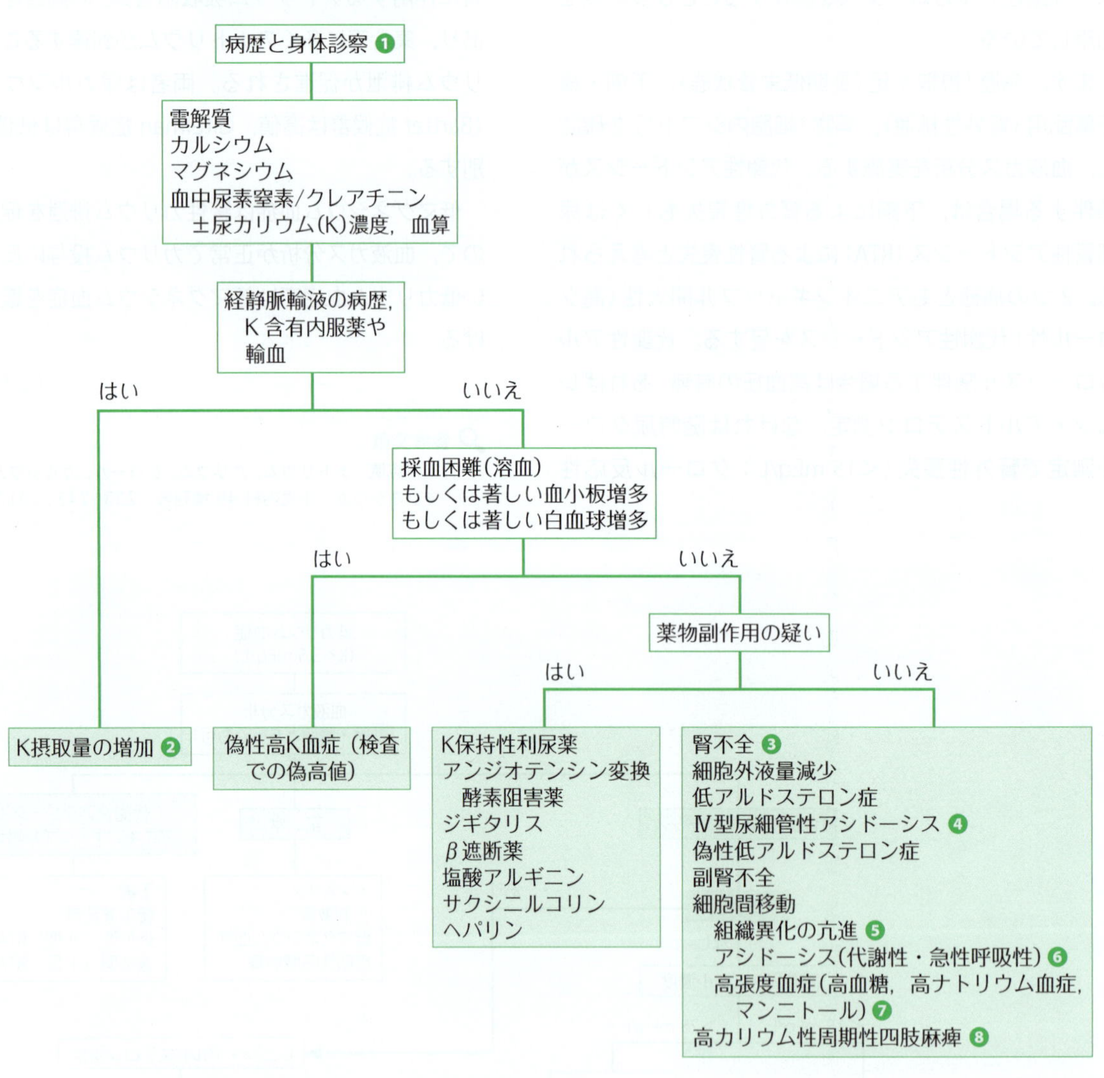


Nelson Textbook of Pediatrics, 19e. Chapter 52
ネルソン小児科学 原著 第19版．52章

❶ 病歴では処方薬，基礎疾患，食事内容（異食症や代替塩[※1]摂取など）を聴取する。

高K血症では筋力低下，ヒリヒリする疼痛 tingling，感覚異常，麻痺といった症状を呈する。心電図上の変化は尖鋭で幅の狭いT波[※2]，QT間隔の短縮が最初にみられる。より高いK濃度[※3]では脱分極の遅延が生じ，QRS幅の広がりとP波の消失を認め，これらの所見が重篤な不整脈（心室細動，心静止など）に先行することがある。

❷ 腎機能が正常な小児において，K摂取量増加が高K血症の原因になることはまれである[※4]。代替塩が原因になることがある。

❸ 急性・慢性の腎障害は尿中K排泄障害の原因となり得る。

❹ Ⅳ型尿細管性アシドーシス（RTA）は，アルドステロン欠乏もしくは尿細管に対するアルドステロン反応性の障害によって起きる。偽性低アルドステロン症はⅣ型RTAの亜型であり，アルドステロン値は高値[※5]だが遠位尿細管の反応性に障害がある。

❺ 外傷，細胞毒性物質の使用，重度の溶血，横紋筋融解症，（頻度は低いが）激しい運動[※6]は，組織破壊による細胞内K放出を増加させる。

❻ さまざまな病態下でも細胞内外の電気的中性を維持するために，細胞間のK移動が起こる。代謝性アシドーシスにおいて，$K^+$は$H^+$の細胞内での緩衝作用との引き換えに細胞外へ移動する[※7]。代謝性アルカローシスにおいては逆の交換が行われるが，代謝性アシドーシスと比べその程度は小さい。これらの細胞間の移動は一次性呼吸障害による酸塩基平衡異常でも認めるが，一次性代謝性障害によるものと比較するとその程度は小さい。

❼ 高張状態[※8]において，浸透圧勾配に従った細胞内液から細胞外液への水の移動に伴って，Kも細胞外に移行する[※9]。

❽ まれに，一過性のK濃度の変化が，発作性の筋力低下や麻痺症状を起こすことがある。家族性周期性四肢麻痺は筋のイオンチャネル遺伝子異常が原因の疾患である。高カリウム性周期性四肢麻痺では，運動後の安静やK摂取後に起こる。低カリウム性周期性四肢麻痺は，運動・ストレス・$\beta_2$刺激薬使用・大量の食事[※10]などが誘因になって，細胞内への急速なK流入により発症する。食事からのバリウム中毒（放射線検査用のバリウムではない）でも同様の麻痺を起こす[※11]。低カリウム性／高カリウム性とも常染色体優性遺伝形式をとる。

**参考文献**


・Brem AS: Disorders of potassium homeostasis, Pediatr Clin North Am 37 : 419 –427 , 1990 .
・Watkins SL: Disorders of potassium balance, Pediatr Ann 24 :31 , 1995 .


■ 訳者注釈

※1 塩分摂取制限を目的としたNaClとKClの混合塩

※2 テント状T波。血清K濃度6～7 mEq/L以上で出現する

※3 血清K濃度7～8 mEq/L以上

※4 すなわち，高K血症は尿中K排泄障害と関連していることがほとんどである

※5 高レニン性高アルドステロン血症を呈する

※6 血清K濃度への影響は運動量に依存し，長時間の激しい運動後には2 mEq/L程度上昇し，心電図変化が出現することもある

※7 細胞外液pHが0.1低下すると血清K濃度は0.5～0.6 mEq/L上昇する

※8 高血糖に伴う高張度血症など

※9 細胞外への水の移動によって細胞内K濃度が上昇すると，細胞膜に存在する選択的Kチャネルを通じて，濃度勾配に伴うKの受動輸送が行われる

※10 大量の炭水化物摂取によるインスリン分泌増加・Kの細胞内への移動

※11 バリウムにはKの細胞内から細胞外への移動を阻害する作用がある

## chapter 88 HYPOCALCEMIA

# 低カルシウム血症

細胞外液中の血清カルシウム(Ca)濃度は，腎臓や骨に作用する副甲状腺ホルモン(PTH)や腸管や骨に作用する 1,25-$(OH)_2$ ビタミン D によって維持される。Ca の約 50 %は生物学的に重要なイオン化 Ca であり，40 %は蛋白(おもにアルブミン)に結合し，10 %は陰イオン(重炭酸，クエン酸，硫酸，リン酸，乳酸など)と複合体を形成している。通常，軽度の低 Ca 血症は無症状である。重度の低 Ca 血症の症状や徴候には，四肢の感覚異常，Chvostek 徴候，Trousseau 徴候，筋けいれんや筋痙直，喉頭けいれん，テタニー，発作がある。心臓症状は QT 延長症候群を含み，房室ブロックへ進展することがある。

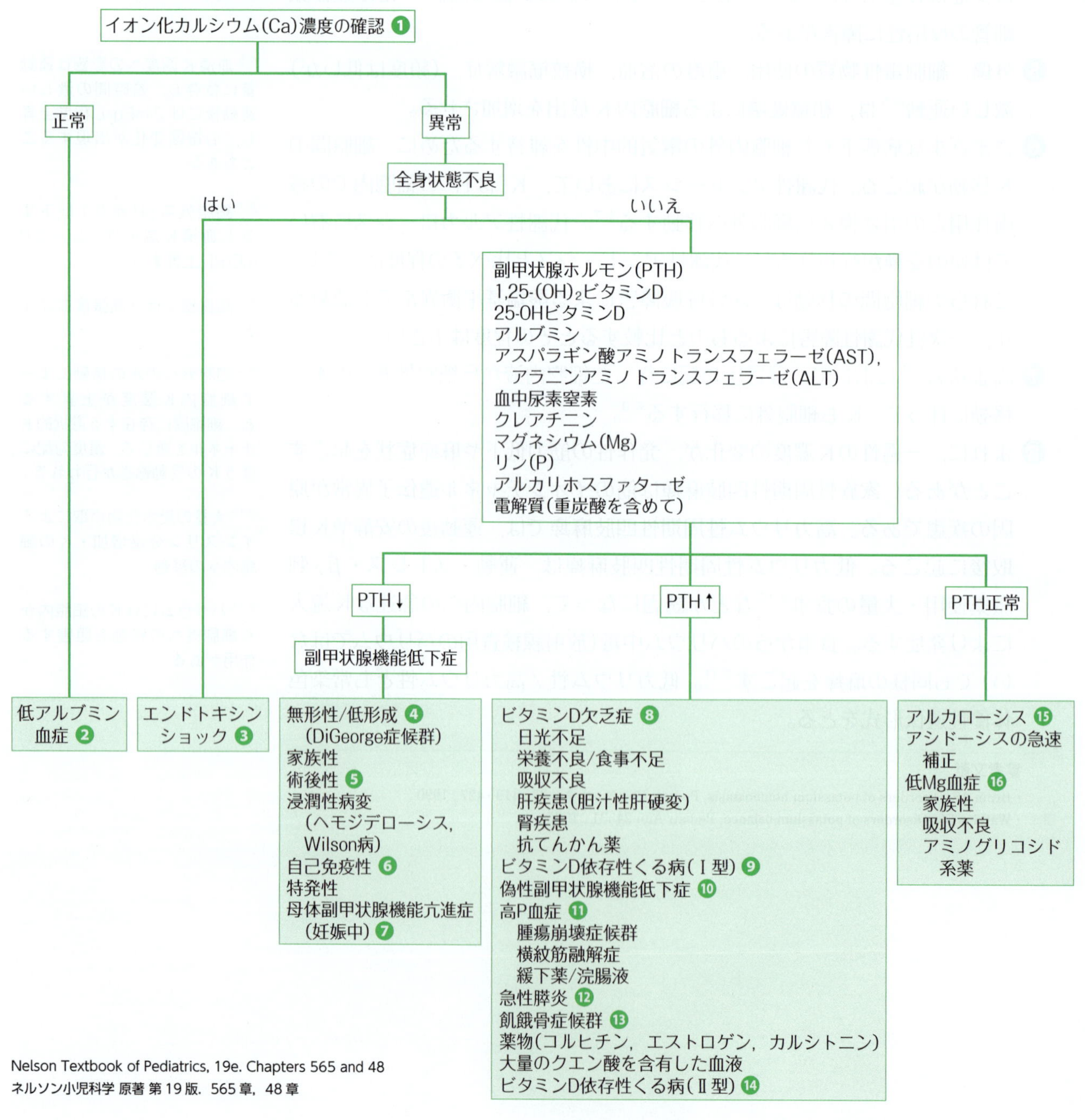


Nelson Textbook of Pediatrics, 19e. Chapters 565 and 48
ネルソン小児科学 原著 第 19 版．565 章，48 章

❶ Ca 値は血清アルブミン値や pH に影響を受ける。低アルブミン血症は血清総 Ca 濃度をより低下させ，アシデミアは蛋白結合を減少させイオン化 Ca 濃度を上昇させる。イオン化 Ca 濃度測定を実施することが重要である※1。イオン化 Ca 濃度測定が実施できない場合は，低アルブミン血症に対する補正をするために，正常値 4.0 g/dL から実測血清アルブミン値を引いた 1 g/dL ごとに 0.2 mmol/L (0.8 mg/dL) を実測総 Ca 値に加えなければならない※2。同様に pH が 0.1 低下するごとに，イオン化 Ca は 0.05 mmol/L 上昇する。しかし，これらの補正はイオン化 Ca 濃度測定に対する代用としては不十分である。

❷ 低アルブミン血症の状態は，血清総 Ca 濃度の低下をもたらす。通常，生物学的に重要なイオン化 Ca 濃度は正常であるが，本当にそうであるか確認する必要がある。原因疾患には，肝疾患，蛋白漏出性腸症，ネフローゼ症候群がある。

❸ 機序はわかっていないが，エンドトキシンショックは低 Ca 血症に関連する。低 Ca 血症は，アシドーシスの急速補正や過剰補正でも起こり得る。

❹ 副甲状腺の無形成あるいは低形成は，しばしば DiGeorge 症候群 / 口蓋帆・心臓・顔症候群※3 と関連している。多くの児は一過性の新生児低 Ca 血症を呈するが，後に低 Ca 血症が再発することがある。形態異常としては心臓の円錐動脈幹異常，鼻咽腔閉鎖不全，口蓋裂，腎形成異常，そしてさまざまな重症度の免疫不全を伴う胸腺の部分的あるいは完全欠損を伴う。

❺ 外科的副甲状腺機能低下症は，甲状腺切除術の合併症である。

❻ 自己免疫性副甲状腺機能低下症は，通常は Addison 病や慢性皮膚粘膜カンジダ症などほかの自己免疫疾患に随伴して発症する。尋常性白斑，円形脱毛症，悪性貧血，吸収不良などを含むほかの随伴症状は成人期まで現れないことがある。副甲状腺抗体が存在する。

❼ 妊娠中の母体副甲状腺機能亢進症は新生児一過性低 Ca 血症をひき起こすことがある。この状態は生後数週間～数か月にわたって持続することがある。テタニーなどの症状はとくに母乳栄養児では遅れて出現することがある。

❽ ビタミン D 欠乏症は，日照時間が少ない地域に住んでいる肌の色が濃い母乳栄養児に起こりやすい。これは，栄養が強化されていない牛乳栄養児にも起こり得る。とくに肌の色が濃い児の場合，紫外線への十分な曝露がなければビタミン D 欠乏症を呈し得る。ビタミン D や Ca の吸収不良はセリアック病，肝疾患（胆汁性肝硬変を含む），嚢胞性線維症のような疾患で認められる。フェノバルビタールおよびフェニトインは，ビタミン D 代謝を阻害する。腎不全もまたビタミン D 合成を低下させる。ビタミン D 欠乏症の臨床症状はくる病だが，これは血清 Ca 値を維持しようとする体の働きによって生じる病態である。ビタミン D 欠乏は，25-OH ビタミン D を測定することでもっともよくわかる。1,25-$(OH)_2$ ビタミン D はビタミン D 欠乏時に正常なことがある。

❾ ビタミン D 依存性くる病 I 型（ビタミン D 抵抗性くる病）は，通常適切な量のビタミン D を摂取している生後 3～6 か月の児に発症する※4。これは，25-ヒドロキシ-1 α-水酸化酵素の活性低下によってひき起こされ，血清

■ 訳者注釈

※1 生理学的活性をもつのはイオン化 Ca なので，総 Ca 濃度が低くてもイオン化 Ca が正常範囲内であれば臨床的な問題はない

※2 計算式で表すと，補正 Ca 濃度(mg/dL) = 実測 Ca 濃度(mg/dL)＋0.8×〔4－血清アルブミン値(g/dL)〕となる。補正 Ca 濃度(mg/dL) = 実測 Ca 濃度(mg/dL)＋〔4－血清アルブミン値(g/dL)〕という補正式が一般的だが，米国骨代謝学会では(4－血清アルブミン値)に 0.8 をかけたものを実測値に足すことを推奨している。

※3 両症候群の病態を包括した 22q11.2 欠失症候群の用語が用いられる

※4 遺伝性に天然型ビタミン D に対する抵抗性を示しくる病をきたす疾患で，生理量のビタミン D ではその作用が不足する病態

1, 25-$(OH)_2$ビタミンD濃度を減少させるとされている。アルカリホスファターゼとPTH濃度は増加し，血清リン(P)濃度は低値となる。

⑩ 偽性副甲状腺機能低下症(Albright遺伝性骨異栄養症)では，副甲状腺は正常あるいは過形成である。PTH濃度は正常あるいは上昇しているが，PTHに対して末梢では抵抗性を示す[※5]。この症候群は，テタニー，短指症を伴う特徴的な表現型，骨格異常，低身長，軽度の精神発達遅滞を呈する。

⑪ 腎不全では高P血症を呈することがある。化学療法による急速な細胞破壊(腫瘍崩壊症候群)により二次的に起こり得る。横紋筋融解症をきたすような外傷は細胞内からのP放出を起こす。高P血症は，緩下薬や浣腸液に含まれる外因性Pからも生じる。

⑫ 膵炎は膵リパーゼの放出をひき起こし，大網脂肪の分解および腹膜へのCa沈着をもたらす。

⑬ 飢餓骨症候群は，慢性副甲状腺機能亢進症を是正するための初期治療中に起こり，PとCa濃度の急激な低下を起こす。重度に脱灰された骨にCaとPが急に吸収されることにより発症する。

⑭ ビタミンD依存性くる病(Ⅱ型)は，1,25-$(OH)_2$ビタミンD値の上昇にもかかわらず低Ca血症を起こす受容体不応性の遺伝性疾患である。

⑮ 低Ca血症は，アルカローシス[※6]やアシドーシスの急速補正や過剰補正でも起こる。

⑯ 低マグネシウム(Mg)血症はしばしば低Ca血症に随伴し[※7]，吸収障害(吸収不良症候群)や摂取不足が原因のことがある。二次性低Ca血症を伴う家族性低Mg血症は，通常生後2～6週の間に発症する。アミノグリコシド投与は尿中へのMg排泄増加をひき起こす。PTH濃度は正常もしくは低下する。

■ 訳者注釈

※5 標的組織が抵抗性を示し，低Ca血症，高P血症など副甲状腺機能低下症と同じ症状を示す

※6 アルカローシスでは総Ca濃度が正常でもアルブミン結合Caが増加するためイオン化Caが低下する。イオン化Caの補正式は，
補正イオン化Ca(pH 7.4のとき)＝実測イオン化Ca×〔1－0.53×(7.4－実測pH)〕

※7 低Mg血症でもPTH分泌低下・作用不全による治療抵抗性低Ca血症を呈するので，低Ca血症ではMg値も必ず確認する

参考文献


・Bushinsky DA, Monk RD: Calcium, Lancet 352 :306 –311 , 1998 .
・Fouser L: Disorders of calcium, phosphorus, and magnesium, Pediatr Ann 24 :38 –46 , 1995 .

chapter 89 HYPERCALCEMIA

# 高カルシウム血症

細胞外液中の血清カルシウム(Ca)濃度は，腎臓や骨に作用する副甲状腺ホルモン(PTH)や腸管や骨に作用する 1,25-$(OH)_2$ ビタミン D によって維持される。Ca の約 50 %は生物学的に重要なイオン化 Ca であり，40 %は蛋白(おもにアルブミン)に結合し，10 %は陰イオン(重炭酸，クエン酸，硫酸，リン酸，乳酸など)と複合体を形成している。Ca 値は血清アルブミン値や pH に影響を受ける。高アルブミン血症は血清総 Ca 濃度をより上昇させ，アルカレミアは蛋白結合を増加させてイオン化 Ca 濃度を低下させる。イオン化 Ca 濃度測定を実施することが重要である。

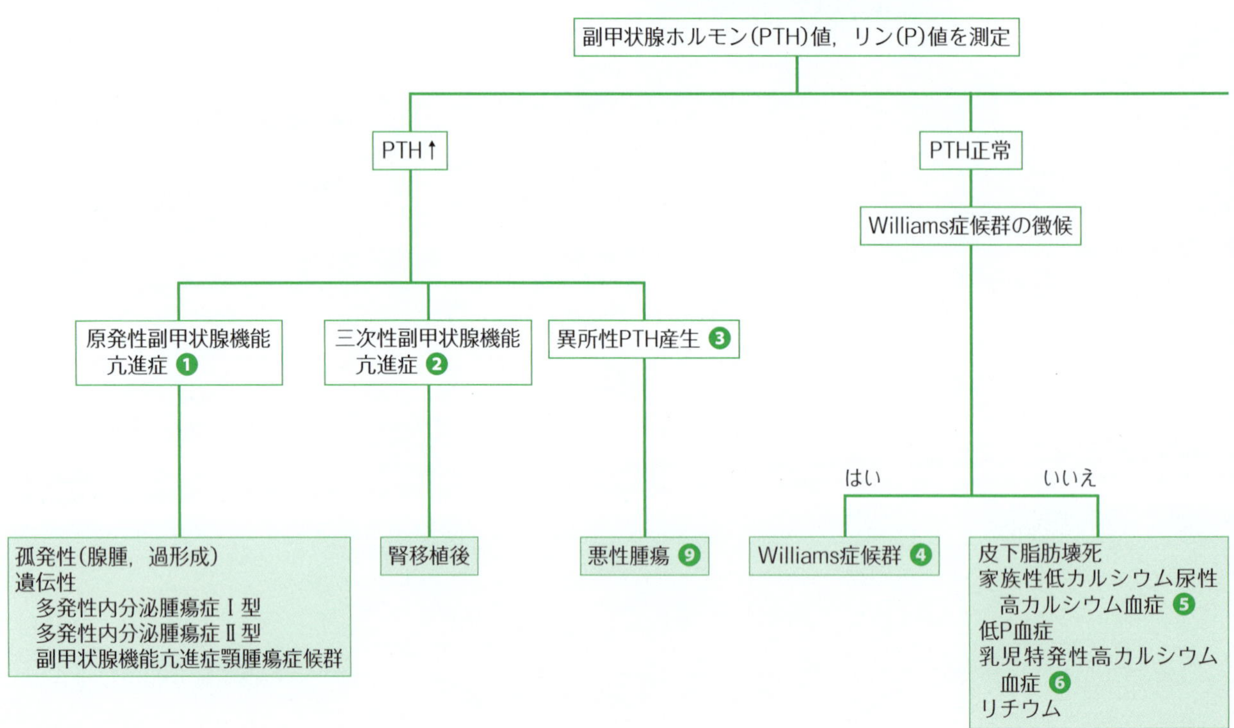

軽度の高 Ca 血症は通常無症状である。より重度の高 Ca 血症では，神経学的症状として傾眠から抑うつ，混迷，昏睡まで幅広い症状を呈することがある。消化管症状として便秘，嘔気，嘔吐，食欲不振，消化性潰瘍を呈することがある。高 Ca 尿症は腎性尿崩症から多尿をきたす。高 Ca 血症が腎に及ぼす影響としては，ほかに腎結石症と腎石灰化症がある。

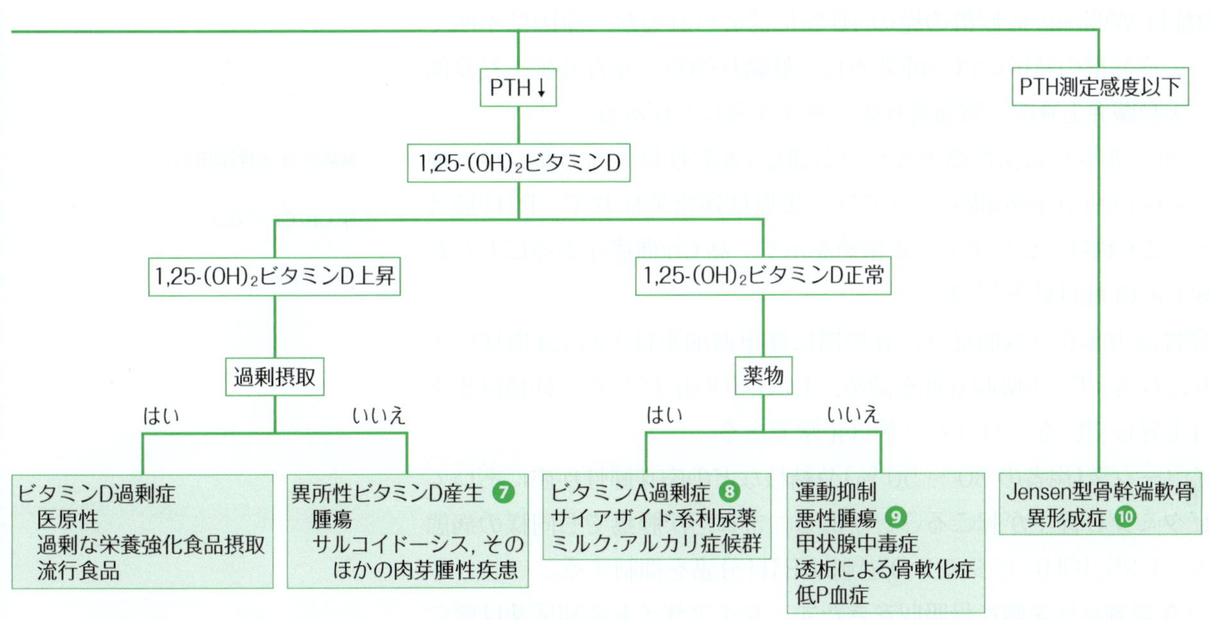


Nelson Textbook of Pediatrics, 19e. Chapter 564
ネルソン小児科学 原著 第 19 版．564 章

■ 訳者注釈

※1 MEN Ⅰ型＝下垂体＋副甲状腺＋膵β細胞〔PPP〕, MEN Ⅱa型＝副甲状腺＋甲状腺＋副腎髄質〔PTA〕

※2 副甲状腺過形成を呈し，副甲状腺のCaや活性型ビタミンDに対する感受性が低下するため

※3 常染色体優性遺伝形式

※4 尿Ca/Cr < 0.3

❶ 原発性副甲状腺機能亢進症は腺腫や過形成が原因のPTH過剰分泌により発症する。この疾患は孤発性に発症したり，多発性内分泌腫瘍症（MEN）として膵や下垂体前葉の腫瘍とともに発症する[※1]。副甲状腺機能亢進症顎腫瘍症候群は副甲状腺腺腫と顎骨の骨性線維腫が特徴である。患者は多発性嚢胞腎，腎過誤腫，Wilms腫瘍などを合併することもある。

❷ 二次性副甲状腺機能亢進症は低Ca血症に反応したPTH分泌亢進をきたし，慢性腎不全でみられる病態である。この状態が長期間持続すると，腎移植後のように低Ca血症を呈する病態が是正されたあとも副甲状腺が自律的にPTHを分泌しつづけるようになる[※2]。この状態は三次性副甲状腺機能亢進症として知られ，結果として高Ca血症を呈する。

❸ 高Ca血症は悪性腫瘍（神経芽細胞腫，白血病，腎腫瘍など）に随伴することがある。この病態は異所性PTH産生によるものかもしれないが，異所性副甲状腺ホルモン関連蛋白（PTHrP）によるものがより一般的である。

❹ 高Ca血症はWilliams症候群の児の10％に認められるが，原因は不明である。この症候群の特徴には，哺乳不良，妖精様顔貌，発育遅延，社交的な性格，大動脈弁上狭窄，腎血管疾患，発達遅滞などがある。

❺ 家族性[※3]低カルシウム尿性高カルシウム血症（家族性良性高カルシウム血症 familial benign hypercalcemia）では，患児は通常無症状で，PTH値は高Ca血症に不釣り合いなまでの正常値を示す。高Ca血症があるにもかかわらず尿Ca/Cr比は低下[※4]する。

❻ 乳児特発性高カルシウム血症は，乳児期に体重増加不良と高Ca血症により明らかになる。Caの吸収亢進を認め，1,25-$(OH)_2$ビタミンD値は正常もしくは上昇している。PTHとP値は正常である。

❼ サルコイドーシス（患者の30～50％）や結核などの肉芽腫性疾患において異所性ビタミンD産生が起こることがある。まれだが腫瘍でも同様の病態が起こる。1,25-$(OH)_2$ビタミンD過剰はPTH分泌を抑制する。

❽ ビタミンA過剰症は過剰な骨吸収をきたす。サイアザイド系利尿薬は腎におけるCa再吸収亢進をきたす。ミルク-アルカリ症候群はCaを含有した非吸収性のアルカリを大量に摂取したときに起こり，高Ca血症，アルカレミア，腎石灰化症，腎機能低下を呈する。

❾ 悪性腫瘍は高Ca血症をきたすことがある。副甲状腺ホルモン関連蛋白（PTHrP）産生によるものがもっとも多いが，骨融解や腫瘍が産生する1,25-$(OH)_2$ビタミンD，異所性PTH産生が原因になることもある。甲状腺中毒症ではPTH分泌は抑制されるが，甲状腺ホルモンによる過度の骨吸収が高Ca血症の原因である。人工透析を受けている児に高Ca血症を認めることがあり，とくにCa補充を受けていたり高Ca濃度の透析液が使用されている患者に多い。

❿ Jansen型骨幹端軟骨異形成症は四肢短縮型低身長症をきたすまれな遺伝性疾患である。血中PTHおよびPTHrP値は測定不能で，高Ca血症は重度だが，無症状である。

参考文献


・Bushinsky DA, Monk RD: Calcium, Lancet 352 :306 -311, 1998 .
・Fouser L: Disorders of calcium, phosphorus, and magnesium. Pediatr Ann 24 :38 -46, 1995 .

# あとがき

この翻訳書は，テキストでもなく，マニュアルでもない，“日常診療における小児症候診断スタディーガイド”になることを目指し，笠井正志先生とともに監訳に臨みました。小児科外来や病棟，あるいは救急外来で手元に置きつつ症候診断に役立てていただくことはもちろんですが，各アルゴリズム右下に記載されている Nelson Textbook of Pediatrics 19 th Edition，ネルソン小児科学　原著第 19 版，Nelson Essentials of Pediatrics 6 th Edition の関連項目を参照し，学習内容を本書の余白に書き込んだり，付箋を貼ったり，より個別化された学習ツール（自分自身の一冊）に作り上げてもらえれば二人の望外の喜びです。

原著の序文にも言及されていますが，各症候や検査値異常に対するすべての鑑別疾患がアルゴリズムに含まれているとは限りません。また，アルゴリズムの「正常」「異常」や「はい」「いいえ」などの枝分かれが常に明確だとは限らない（二者択一でないことのほうが多い）のが日常診療の難しいところです。アルゴリズムを利用するうえでもっとも大切なことは，「それぞれの症候や検査値異常に対する全体像（どのような疾患群を鑑別しなければならないか？）を俯瞰する」ことだと私たちは考えています。鑑別診断とは「各症候の全体像を把握したなかで除外診断をくり返し，確定診断に近づく作業」であることも多く，アルゴリズム上を一直線に確定診断に向かって進むだけではありません。自分なりのアルゴリズムの使い方を見つけてください。

翻訳書であるがゆえに日本と諸外国での有病率の違いが際立つ疾患（嚢胞性線維症，鎌状赤血球症，セリアック病，HLA B27 抗原関連疾患など）があります。訳者注釈で補足説明をしていますが，鑑別診断や検査オーダーでは有病率（検査前確率）が重要ですので，アルゴリズムを利用する際に留意してください。

この翻訳書が，小児科医を目指す学生，小児医療に従事するすべての医師の診療と教育に役立つこと，そして「小児症候診断」という私たちの診療の基本とも言える領域に光を当てる役目を担うことを願っています。

2018 年 4 月

上村 克徳

# 索引

しょうにしょうこうがく
**小児症候学 89 原著第 2 版**

定価（本体 5,000 円＋税）

2018 年 4 月 15 日 第 1 刷発行
2019 年 12 月 15 日 第 2 刷発行
2022 年 7 月 15 日 第 3 刷発行

原著者 —— Albert J. Pomeranz Svapna Sabnis Sharon L. Busey Robert M. Kliegman
監 訳 —— 上村 克徳 笠井 正志
発行所 —— エルゼビア・ジャパン 株式会社
編集・販売元 —— 株式会社 東京医学社
〒 101-0051 東京都千代田区神田神保町 2-40-5
編集部 TEL 03-3237-9114 FAX 03-3237-9115
販売部 TEL 03-3265-3551 FAX 03-3265-2750
URL : https://www.tokyo-igakusha.co.jp E-mail : hanbai@tokyo-igakusha.co.jp
正誤表を作成した場合はホームページに掲載します。



ISBN978-4-88563-289-1 ¥5000 E